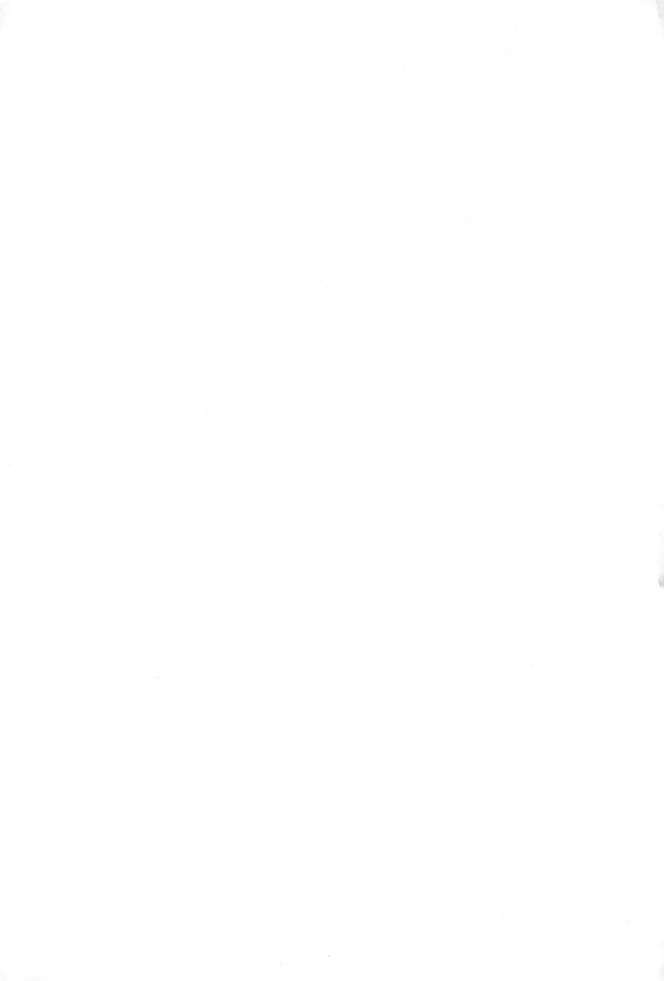

康复护理技术全书

主 编 陈锦秀 刘 芳

科 学 出 版 社

北 京

内 容 简 介

康复护理技术是护理人员必须掌握的一门技术。本书比较全面系统地介绍了康复护理的基本概念、基本知识和基础理论以及临床、社区常用的康复护理技术。本书具有三大特点：一是实用性强，在内容的选择上注重贴近康复护理实际；二是可操作性强，以文字配图解的形式详细介绍了康复护理技术，直观、易懂，便于读者对技术的学习与掌握；三是可阅读性强，以常见问题、常见疾病、常用技术为主线，从不同角度介绍康复护理技术。读者可以从不同角度切入，方便自学和查阅。

本书既可作为临床、社区护理人员提升康复护理实践能力的工具书与继续教育培训教材，也是医学、康复医学、护理学等专业学生必备的学习用书。

图书在版编目（CIP）数据

康复护理技术全书 / 陈锦秀，刘芳主编. —北京：科学出版社，2018.3
ISBN 978-7-03-056783-3

Ⅰ. ①康… Ⅱ. ①陈… ②刘… Ⅲ. ①康复医学–护理学 Ⅳ. ①R47

中国版本图书馆 CIP 数据核字(2018)第 048294 号

责任编辑：刘 亚 鲍 燕 / 责任校对：邹慧卿
责任印制：肖 兴 / 封面设计：陈 敬

科 学 出 版 社 出版
北京东黄城根北街 16 号
邮政编码：100717
http://www.sciencep.com

中国科学院印刷厂 印刷
科学出版社发行 各地新华书店经销
*

2018 年 3 月第 一 版 开本：787×1092 1/16
2018 年 3 月第一次印刷 印张：24
字数：572 000
定价：128.00 元
（如有印装质量问题，我社负责调换）

《康复护理技术全书》编委会

主　编　陈锦秀　刘　芳
副主编　陈焰南　陈凤翔　魏彩虹　梁汉英　吴小玉
编　者（以姓氏笔画为序）

王　玫（福建中医药大学）
卢玮旎（福建中医药大学附属康复医院）
邢琼波（海南省人民医院）
华　烨（福建中医药大学附属康复医院）
刘　芳（福建中医药大学）
江苏珍（福建中医药大学附属康复医院）
汤继芹（山东中医药大学）
李　翔（福建中医药大学）
李晓军（内蒙古医科大学）
李碧霞（福建省立医院）
吴小玉（日本京都光华女子大学）
吴成晖（福建中医药大学附属康复医院）
沈翠玲（福建中医药大学）
张　健（天津中医药大学）
张红石（长春中医药大学）
陈凤翔（福州市第二医院）
陈玲莉（福建中医药大学附属康复医院）
陈焰南（福建中医药大学）
陈婷玉（福建卫生职业技术学院）
陈锦秀（福建中医药大学）
林　洁（福州市第二医院）
徐　春（浙江萧山医院）
黄柳燕（上海中医药大学附属龙华医院）
梁汉英（福建省立医院）
魏彩虹（福建中医药大学附属泉州市正骨医院）

秘　书　陈婷玉　李晓军

前　言

随着社会经济的发展和科学技术的进步、人口老龄化和疾病谱的改变，人类的健康观和医学模式发生转变，社会对康复护理的需求日益凸显。康复护理学作为一门新兴学科发展迅速，其知识和技术被广泛应用于神经、精神、肿瘤、骨伤、内分泌等领域。康复护理成为护理工作的重要内容，康复护理技术成为护理人员必须掌握的一门技术。在此背景下，我们编写了本书。

本书编写的基本思路是，在介绍康复护理的基本概念、基本知识和基础理论的基础上，全面系统地介绍康复护理技术。全书共分九章：第一章简要介绍康复护理学的基本概念和基本理论，目的是引导初学者跨入康复护理学的大门。第二章介绍康复护理常用的评定技术、方法和常用的评定量表。第三章介绍常见问题的康复护理技术，旨在方便读者系统掌握解决常见康复护理问题的技术。第四章至第八章，以疾病为主线，介绍神经系统、骨骼肌肉系统、心肺系统、内分泌系统等常见病的康复护理技术。第九章以康复护理技术操作为主线，对 15 项常用康复护理技术操作的概念与目的、应用范围、禁忌证、操作准备、操作流程、操作要点、注意事项等作了详尽的介绍。本书具有三大特点：一是实用性强，在内容的选择上注重贴近康复护理实际；二是可操作性强，以文字配图解的形式详细介绍了康复护理技术，直观、易懂，便于读者对技术的学习与掌握；三是可阅读性强，以常见问题、常见疾病、常用技术为主线，从不同方位介绍康复护理技术。读者可以从不同角度切入，方便自学和查阅。

本书主要面向临床、社区护理人员，作为提升康复护理实践能力的工具书和继续教育培训教材，也可作为医学、康复医学、护理学等专业学生必备的学习用书。

在本书编写过程中，得到了有关专家的支持，参考并引用了一些国内外相关文献，在此一并致谢。尽管全体编写人员努力进行了整合和审定，但由于水平、时间有限，对书中不足之处，敬请读者不吝指正。

编　者

2017 年 11 月

目　　录

前言

第一章　绪论 ………………………………………………………………… 1
　　第一节　概述 …………………………………………………………… 1
　　第二节　工作特点及工作方式 ………………………………………… 7
　　第三节　康复护理实践 ………………………………………………… 10

第二章　康复护理评定 …………………………………………………… 14
　　第一节　概述 …………………………………………………………… 14
　　第二节　运动功能评定 ………………………………………………… 17
　　第三节　日常生活活动能力和生存质量评定 ………………………… 25
　　第四节　心理评定 ……………………………………………………… 35
　　第五节　环境评定 ……………………………………………………… 40

第三章　常见问题的康复护理技术 ……………………………………… 45
　　第一节　压疮 …………………………………………………………… 45
　　第二节　挛缩 …………………………………………………………… 51
　　第三节　神经源性膀胱 ………………………………………………… 58
　　第四节　神经源性直肠 ………………………………………………… 64
　　第五节　言语障碍 ……………………………………………………… 68
　　第六节　吞咽功能障碍 ………………………………………………… 75
　　第七节　慢性疼痛 ……………………………………………………… 84
　　第八节　抑郁 …………………………………………………………… 90
　　第九节　失眠 …………………………………………………………… 97

第四章　神经系统疾病的康复护理技术 ………………………………… 105
　　第一节　脑卒中 ………………………………………………………… 105
　　第二节　颅脑外伤 ……………………………………………………… 117
　　第三节　脊髓损伤 ……………………………………………………… 125
　　第四节　小儿脑性瘫痪 ………………………………………………… 135
　　第五节　老年期痴呆 …………………………………………………… 146
　　第六节　周围神经损伤 ………………………………………………… 158

第五章　骨骼肌肉疾病的康复护理技术 ………………………………… 163
　　第一节　骨折 …………………………………………………………… 163
　　第二节　手外伤 ………………………………………………………… 175
　　第三节　运动损伤 ……………………………………………………… 190
　　第四节　截肢 …………………………………………………………… 201
　　第五节　人工髋关节置换术 …………………………………………… 216
　　第六节　肩关节周围炎 ………………………………………………… 227
　　第七节　颈椎病 ………………………………………………………… 236

　　第八节　腰椎间盘突出症 …………………………………………………… 242

　　第九节　骨质疏松症 ……………………………………………………………… 250

第六章　心肺疾病的康复护理技术 …………………………………………… 258

　　第一节　冠心病 …………………………………………………………………… 258

　　第二节　原发性高血压 …………………………………………………………… 264

　　第三节　慢性阻塞性肺疾病 ……………………………………………………… 269

第七章　其他疾病的康复护理技术 …………………………………………… 277

　　第一节　糖尿病的康复 …………………………………………………………… 277

　　第二节　烧伤的康复护理 ………………………………………………………… 284

第八章　社区康复护理 ………………………………………………………… 289

　　第一节　概述 ……………………………………………………………………… 289

　　第二节　常见伤病的社区康复护理 ……………………………………………… 299

第九章　常用康复护理技术操作 ……………………………………………… 302

　　第一节　清洁间歇导尿术 ………………………………………………………… 302

　　第二节　膀胱容量及残余尿测定技术 …………………………………………… 304

　　第三节　肠道康复护理技术 ……………………………………………………… 306

　　第四节　呼吸功能训练技术 ……………………………………………………… 308

　　第五节　有效咳嗽训练技术 ……………………………………………………… 312

　　第六节　体位引流及排痰技术 …………………………………………………… 314

　　第七节　体位摆放技术 …………………………………………………………… 317

　　第八节　体位转移技术 …………………………………………………………… 322

　　第九节　日常生活活动训练指导 ………………………………………………… 336

　　第十节　吞咽障碍指导训练技术 ………………………………………………… 344

　　第十一节　康复辅助器具的使用指导 …………………………………………… 348

　　第十二节　心理康复护理技术 …………………………………………………… 365

　　第十三节　环境康复护理技术 …………………………………………………… 368

　　第十四节　节省体能技术 ………………………………………………………… 371

　　第十五节　康复营养支持 ………………………………………………………… 375

第一章 绪 论

一、康复护理的意义和要求

康复护理是把人与大自然作为一个整体而展开全面护理的过程中不可缺少的一个重要组成部分。随着由生物医学模式至生物-心理-社会医学模式的转变，护理模式也相应地发生了很大程度的转变，人类开始全面注重人的身体、心理、社会及自然环境对人体健康的影响，使护理学作为一门独立学科迈出了一大步。

由于我国健康寿命延长而出现高龄化的社会现象，以及疾病谱的改变而致生活习惯病等慢性疾患的增加等多种因素，导致需要照顾的人群仅仅依靠家庭难以解决，这已经成为社会需要攻克的一个重要课题。社会对康复护理知识的需求越来越大，从预防疾病、促进健康、恢复健康到减轻痛苦等都需要康复护理充分发挥其应有的作用，故康复护理对人类健康的维持和增进具有举足轻重和不可替代的意义。

（一）以世界卫生组织对健康的定义去理解康复护理的概念

健康是指一个人在肉体、精神和社会等方面都处于良好的状态，它包含了身体、心理及社会的健康。世界卫生组织（WHO）提出"健康不仅仅是躯体没有疾病，而且还是具备心理健康，社会适应良好的一种状态"。从这个定义来看，康复护理不仅要关注人的身体，同时也需要为人的心理和社会适应能力达到这种良好状态而实施相应的康复护理措施。

WHO 根据健康的定义对康复进行了如下定义：综合、协调地运用各种措施，预防或减轻病、伤、残者身心、社会功能障碍，以达到和保持生理、感官、智力精神及社会功能的最佳水平，使病、伤、残者能提高生存质量和重返社会。该定义强调了应该把人作为一个生物的、心理的、社会的、有生命伦理的尊重需求的一个整体存在，康复的理念必须是全身心地恢复患者应有的权利，提高其日常生活自理能力和提高生命的质量。

（二）康复的定义及康复护理在康复团队中的地位和作用

在我们开展整体护理前有必要了解康复学和康复护理学的关系，那么我们首先必须正确理解康复一词的词义。很多人将康复单纯理解为恢复身体机能和理学疗法等，这样理解是比较狭义的。机能训练和理学疗法等只能说是其中之一的有效手段，不包含全部词义。康复（rehabilitation）一词的动词原形是 rehabilitate。*Webster's New World Dictionary* 中对其有以下解释：①恢复失去的地位、名誉、财产。②恢复名声，平反。③换回心身良好的状态，回归健康状态。④用医学疗法、理学疗法、心理疗法使其达到最佳的健康状态和活动状态。⑤用职业指导和职业训练促进启用残疾人。

从以上定义来看，可以说康复一词的含义广大深远，用健康的概念去理解的话，上述①和②可以理解为恢复社会的健康状态，③、④和⑤是恢复身体、心理、精神的健康状态。这需要多领域的共同参与才能完成。因此康复学是一个跨领域的综合性的应用学科，而康复护理学则为其中一个不可缺少的领域，是康复学的一个重要组成部分。但是由于过去社会对护理的作用认识不足，没有将护理学作为一门独立的学科，而依然如前将护理学归属于医学的辅助部分。1991 年，日本的砂原先生在他所著的《康复学概论》中用图为康复学界定了一个领域范围，即康复学包括医学的、职业的、教育的、社会的领域，其中就没有单列护理学的领域。

人是一个整体，一个整体的康复需要多个综合领域分担，但是并不意味着各尽其责即可，而需要共同协调和紧密配合方能达到统一目标。根据上述说明，我们可以用图来理解康复的定义及其多领域的关系性和护理在康复中所处的地位（图 1-1-1）。

图的中心表示需要康复的对象，围绕对象的四周是为了达到全身心的康复所需要的支持领域，而医学和护理学的康复领域却是一个不可缺的平台，医护两个领域相辅相成，对康复对象承担着全面的主导和支撑作用，同时也起核心桥梁作用，紧密地、有机地协调各领域共同发挥最好的效力，而使康复对象达到全面康复的最佳状态。

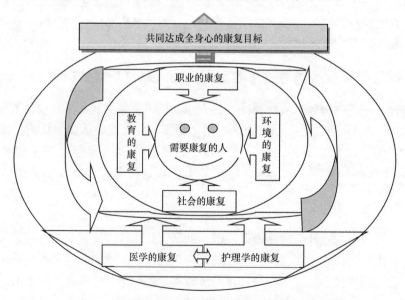

图 1-1-1　康复护理在康复领域中的地位及跨领域的关系

（三）康复医学

如前所述，康复学的领域中包含有医学的康复领域，医学的康复（medical rehabilitation）和康复医学（rihabilitation medicine）其实是两种不同的概念。而从康复医学的发展史来看，可以发现其起源来自物理医学和康复。物理医学是利用热、电、光、力等进行疾病的诊断和治疗。其治疗对象主要是有运动机能失调的患者，而这样的患者往往会留下残疾。由此将康复的理念渗透入医疗的必要性应运而生，随之将物理医学改称为物理医学和康复（physical medicine and rehabilitation），同时也被称为康复医学（rihabilitation medicine）。但是从治疗对象的局限角度来看，康复医学并不能概括临床全部领域。这就是"康复医学"和"医学的康复"的不同点。在"医学的康复"中不仅包括"康复医学"，也包括"康复医疗"，如理疗、身体功能的训练等，是"医学的康复"的手段之一。

（四）康复护理

在为康复护理下定义之前，我们先看看护理学和护理的定义。护理学是"增强人们控制影响健康的因素，最大程度地挖掘自身健康潜能的一门科学"。早在 1966 年，Virginia Henderson 就认为"护理是帮助健康人或服务对象保持健康，恢复健康或安宁地死亡所进行的活动"。1970 年，Martha Rogers 将护理定义为"护理服务的对象是整体的人，是协助人们达到其最佳的健康潜能状态"。国际护士协会认为护理是帮助健康的人或患病的人保持或恢复健康，预防疾病或平静地死亡。日本护士协会定义"护理是保护人们的生命和体力，调整日常生活环境，援助人们对日常生活的适应，而使其早日复归于社会"。由以上对护理的定义来看，关键词都是以人为本，"保持健康""恢复健康""维持健康潜能状态""回归社会"。那么可以说对康复护理的定义基本上也是等同的。有区别的仅仅是护理的对象包括健康人，而康复护理的对象是功能障碍的人。这与"医学的康复"和"康复医学"的不同点也是相似的。可以用护理学的基本理念来理解康复护理，即无论护理的对象是健康还是残疾，也无论对象的残疾程度有多大，都应该将对象作为一名生活中的人，当人在生命过程中健康时使其维持和增进健康，遇到健康问题时给予援助，使其减轻痛苦和恢复健康，从而维护人的生命全过程的权利和尊严。这就是护理学的理念，而康复护理就是在护理学理念的指导下对有健康障碍的人进行护理实践的一项活动和一种技术。其目标就是援助其发挥出最佳的健康潜能从而恢复健康状态回归于社会。陈锦秀等编写的《康复护理学》中也指出：康复护理学是护理学与康复医学交叉形成的新兴科学，是一门旨在研究与伤残病者及年老体弱者身、心、社会功能康复有关的康复护理理论、知识、技术及其变化规律的一门应用科学。

1999 年 WHO 为健康提出了新的定义，即健康不仅是身体没有疾病或虚弱，而且是身体、心理、精神、社会的一种完美状态（well-being）。WHO 从 1949 年到 1999 年经过多次改进对健康的定义，与社会的发展及医学模式的转变有很大的相关性。每次改进都进一步推动了护理学作为一门独立的学科的发展。因为护理的基本任务是帮助人们：维护健康，预防疾病，恢复健康，减轻病痛。由此也可以厘清康复护理学在护理学中所承担的重要的作用，即要完成护理的基本任务，离不开康复护理的实践，康复护理的实践是护理学的一种技术和手段，而护理学的理念也贯穿康复护理学的全过程。正确理解康复的含义及康复学与护理学、护理学与康复护理学的关系，对学习本书后续的各种康复护理技术内容有积极意义。

二、康复护理发展的变迁

康复护理学作为一门独立学科虽然起步晚，但早在古代就有一些简单的康复疗法和康复护理手段的雏形。随着时代的改变，健康观念也相应改变，随着人们对健康的需求日益增多，康复医学和康复护理学得以飞速发展。

（一）国内外的康复护理发展史

美国在 1974 年成立了康复护士协会（Association of Rehabilitation Nurses，ARN），查阅与康复护理相关的文献发现，日本的学者在《分析康复护理的历史》一文中写道：早在1949 年，一位美国医生曾经发表过一篇题为 *Rehabilitation Care for Patient* 的文章。该文被一位叫牛场的先生在 1952 年翻译为日文。当时由于康复医学的对象主要以骨科疾患为主流，因此被翻译为"肢体不自由的护理"。日本的护理界在 1955 年的第 5 次日本护理学会总会上，举办了一个关于康复护理的集会，继而在 1959 年在《护理杂志》中以康复护理的特辑进行了发表。1967 年，上田敏和远藤千惠子共同翻译了《康复护理必携》一书并由日本医学书院出版社出版，从而相继有了一些有关康复护理的书籍出版，至 1983 年《康复护理必携》被作为护理学校的教科书。但是在 1994 年成立的专门护理师制度（certified nurse specialist，CNS）和认定护理师（certified nurse）制度中，康复护理领域并没有被列入其中，日本护理界直到目前为止有 11 个领域依然没有康复护理，而在发展至 21 个分野的认定护理师制度中于 2008 年确定了"脑卒中康复护理"的分野。

（二）中国传统的康复护理学发展史

祖先们受自然界中一些现象及变化规律的启示，对砭石的运用催生了针刺康复治疗，从火的应用找到了灸和熨的治疗方法，祭祀舞蹈启发了"导引术"。1900 多年前华佗模仿五种动物的动作，创造了医学体操"五禽戏"，与其后发展的太极拳、八段锦、六字诀等中国传统运动方式一直沿用至今。随着传统经验的积累、医学理论水平的提高，中医康复思想逐渐形成。中医康复医学的大量学术内容，可见于各个时期养生、预防和临床医籍中。

在我国的历史中，康复护理在健康领域中进行着长久的实践。我国现存最早的医学著作《黄帝内经》（简称《内经》）对经络、腧穴、针灸方法及适应证等都做了较为详细的论述，为中医预防医学、临床医学和康复医学奠定了理论基础。《灵枢》记载的针灸理论丰富而系统，《素问》在论述瘫痪、肌肉萎缩的治疗中，就已重视运用针灸、导引、按摩等方法进行功能康复。《内经》受古代哲学思想影响，把人与自然、人与社会及人体自身视为一个整体，强调疾病康复应当考虑人体的身心功能及自然、社会和环境等综合因素，提倡全面康复的原则。著名医家张景岳在《类经附翼·医易》中指出："医之为道，身心之易也。"其明确了"身心"概念，强调疾病康复中必须重视身心功能并行恢复。他在《景岳全书》中还收载了大量的康复方法，尤其针对中老年人的生理特点，提出了一系列康复和养生的保健措施。

由于古代没有产生护理一词，护理行为被统称为医。实际上《内经》中有关整体辨证康复观和杂合而治的综合治疗的调理思想，从古至今都是中医辨证施护时应遵循的法则，并应用于疾病康复护理的实践中，例如，通过深呼吸指导或足浴等促进放松，通过局部按揉或热敷等可以减轻疼痛或促进排泄的技术等。但是我国对康复护理的概念及在康复领域中所起作用的认识起步较晚。如何将现代康复的理念与护理理论、护理知识、护理方法相结合，康复护理如何实施才能满足患者精神、心理、身体、社会等各个层次的需求，需要我们认真学习康复护理的理论知识和技术。

我国对康复医学认识较康复护理早，发展上亦较康复护理快，由于社会的重视和广大康复医学工作者的努力，1984 年我国出版了第一部康复医学专著《康复医学》，1986 年 2月创办了《中国康复医学杂志》，1988 年我国目前最大一套共有 93 分卷的《中国医学百科全书》出版了《康复医学》分卷。此后，《健康报》《中国医院管理杂志》《大众医学》《康复》等杂志，也成为康复医学工作者交流经验、辛勤耕耘的重要领域。1989 年 12 月卫生部颁布的《医院评审分级标准》中，把设置康复科作为一项评价标准，对不同等级的综合医院提出了不同要求，为了达到这个标准，各级综合医院陆续开展了相应的康复医疗业务，抽调临床护士担负起康复护士的工作。1993 年 3 月上海医科大学成立了国内第一所中西医综合康复研究所。1990 年 8 月卫生部医政司下发《康复医学教育方案》，其中包括康复医师、康复治疗士（师）、物理治疗士（师）、作业治疗士（师）的培养及教学计划，为逐步形成我国康复医学体系创造了条件。但是并没有将康复护理的发展和培育人才单独列出。在康复医学逐渐形成科学体系的过程中，康复护理的不可欠缺和重要性才被真正的认识。

通过护理先辈们的辛勤劳动，1987 年 6 月，在北京召开了由中国残疾人福利基金会康复协会举办的"康复护理研究会"成立大会，该研究会旨在致力康复护理研究。20 世纪90 年代以后《中华护理杂志》等护理学术期刊有关康复护理的临床实践报告逐渐增多。

1997 年中国康复医学会成立康复护理专业委员会，继 2012 年中华护理学会成立康复护理专业委员会之后，各省护理学会也相继成立了康复护理专业委员会。全国各级康复护理学术组织为康复护理搭建了学术交流平台，为中国康复护理与国际康复护理界的对话提供了机会，促进了国内外康复护理学术交流，在推广应用康复护理新理论、新知识、新方法、新技术方面，通过指导和推动我国康复护理工作的开展，发挥康复护理学独特的服务功能和社会效应，为改善伤病残者及老年人的生活质量、提高全民健康素质起到积极的推动和促进作用，促进了我国康复护理学术水平的提升。

（三）康复护理学发展趋势

早在 1854 年，南丁格尔率领 38 位护理人员奔赴克里米亚战场救死扶伤，运用护理专业和统计专业的知识发现伤病员往往不是因为受伤而致死亡，而是由于不卫生导致感染后的死亡率高，由此在一系列改善环境的措施后 3 个月内将死亡率由 42%降至 5%，取得了丰功伟绩，证实了环境的护理对伤病员康复的重要作用。同时南丁格尔意识到护理专业人才的重要性，于战争结束后在英国办起了世界史上第一所护理学校。

近年来我国的康复护理学发展迅速，不仅综合医院组建了康复科，区、县、街道、厂矿、学校的社区康复也正在加速向前推进。在这种形势下，人才与技术力量的培养，已成为突出的问题。为此，我国卫生计生委、教育部、中国康复医学会等部门举办了大量的培训班，推广康复技术，培养康复人才。护理人员如何将现代康复的理念与护理理论、护理知识、护理方法相结合，康复护理如何实施才能满足患者精神、心理、身体、社会等各个层次的需求，成为康复护理学发展过程中面临的重要课题。

随着"预防-保健-康复"三位一体大卫生观的提出，预防医学、康复医学得到迅速的发展，医护发展不协调的矛盾更显突出，引起了护理界的重视和呼吁。为适应21世纪社会发展的需要，康复护理作为全社会的康复保健事业之一，得到社会各界和各国政府，以及各阶层的关注和支持。在多方的积极努力下，康复护理理论、康复护理技术及康复护理科研方面的工作取得了十分显著的成绩。近几年来，国家颁布了《综合性医院康复医学科管理规范》、《中共中央国务院关于深化医药卫生体制改革的意见》及《"十二五"时期康复医疗工作指导意见》等管理条例，提出"注重预防、治疗、康复三者结合"的方针，构建分层级、分阶段的康复医疗服务体系，其中特别强调早期康复治疗可以避免残疾发生或减轻残疾程度，改善患者生活质量，减轻家庭和社会的经济负担。因此康复护理的领域不仅仅局限于康复专科或康复医院，已经渗透到临床各科护理及社区护理中。这对护理人员提出了新的挑战，护理人员不仅要有护理基础理论和临床实践经验，还要有康复医学及康复护理的理论知识和技能。因此康复护理学课程的开展对于康复护理人员的培养及临床康复护理工作的顺利进行起着至关重要的作用。对临床康复护理理论和实践的研究使护理界日益认识到康复护理在患者治疗全过程中的地位，预防为主的新康复观渗透到各科临床护理中，贯穿于创伤和疾病恢复的全过程，大大推进了康复护理实践和科学研究的进程。

临床康复护理工作重点从对创伤者残存生理功能的康复护理，逐步延伸至肿瘤、精神病、多种慢性病及重症患者的康复护理。对患者心理障碍的康复也已引起护理界的广泛关注，为使患者以良好的心理状态重返社会，心理康复护理的比重日益加大。由此进入了社会对康复护理的专业化需求时代，不久将来也可以借鉴国内外的专门护理师制度和认定护理师制度的经验，将康复护理领域向具有各种专业化水平的方向发展和强化。

自南丁格尔时代至今，护理的概念经历了由疾病为中心，向以患者为中心，进而向以人的健康为中心转变的过程，护理的内涵和外延、护理的理念、护理的目标及护理的工作重心都发生了巨大的转变，康复护理学在健康领域的作用越来越凸显。但是，学科定位不清晰、人才匮乏等问题阻碍了中国康复护理学的发展。随着社会的发展和康复护理需求的日益增长，康复护理学面临着巨大的发展机遇与挑战。随着康复护理学的迅速发展，学科定位问题摆在了中国康复护理学科面前。目前，康复护理学科定位不明确，学科内涵和外延界定不清，康复护理的作用和功能及护士在康复服务中的角色，都有待于进一步界定，学科知识体系需要进一步完善。康复护理学必须与康复医学、社区护理学、居家护理学、护理学基础、专科护理学、护理管理学、健康教育学等学科不断交叉融合，形成自己的知识体系。只有学科定位清晰，角色和功能明确，康复护理才能在康复大环境中发挥其应有的作用。

近年来，我国康复护理临床研究成果颇多，涉及的领域较广，包括脊髓损伤康复护理、骨和骨关节疾患的康复护理、心脑血管疾病的康复护理、残疾儿童康复护理、老年慢性病康复护理、康复护理健康教育、康复护理理论研究、康复护理管理等。康复护理的研究水平有了长足的进步，在广度和深度方面都有所提升。其中，以脑血管意外的康复护理研究成果居多。研究证明，早期介入康复护理干预、强化康复训练可以发挥脑的可塑性，促进神经功能恢复，减少肢体功能障碍对患者日常生活的影响，提高患者的生存质量。

同时，传统康复疗法的研究越来越受到重视，探讨传统运动疗法、传统音乐疗法、传统饮食疗法，以及针灸、推拿、热熨等传统康复方法对患者功能康复的影响的研究动态活跃。例如，六字诀对 COPD 患者肺功能的影响研究、徵调音乐对脑卒中后运动性失语的效果观察、芪药鸡金粥对化疗大鼠胃肠黏膜机械屏障损伤的保护作用等研究，验证了中国传统康复疗法在康复护理中的效果，为祖国传统康复疗法的挖掘、推广应用提供了科学依据，传统康复疗法便廉有效的优势逐步被揭示。

由上所述，中国的康复护理学应与其他领域交融的同时，更应将现代康复护理和传统康复护理的知识及技术不断融合，通过各种循证研究走出自己的特色之路，为促进人类的健康发挥积极的作用。

第二节 工作特点及工作方式

一、康复护理的对象

康复护理工作的对象包括身心功能下降或障碍者，以及可能出现身心功能下降或障碍者，即伤病者、残疾者、体弱者和亚健康状态者。

（一）伤病者

伤病者包括急、慢性病患者及损伤者。由于患病或损伤，致使身体活动减少或受限，并由此产生功能障碍。这些功能障碍可以是潜在的或现存的，可逆的或不可逆的，部分的或完全的，可以与疾病并存或为后遗症。例如，慢性阻塞性肺疾病患者，可因肺疾病的原因引起全身运动能力降低，进一步加重肺功能下降。应对 COPD 患者早期介入正确的呼吸训练、肺部物理治疗及有氧训练，以提高患者的肺功能及运动耐力。因此对于伤病者的康复护理工作，应将早期、主动、全面康复理念贯穿康复护理始终，既能加速功能恢复，又能预防残疾、减轻残疾。

（二）残疾者

残疾者包括先天性和后天性因素所致的残疾者。先天性残疾常因遗传、孕妇子宫内发育环境与产科因素所致新生儿出生时异常或发育过程中出现异常，如先天性心脏病、脑性瘫痪、先天性肢体残缺等。后天性残疾常因疾病、外伤或精神因素等造成明显的身心功能障碍，如肢体残缺、视力障碍、听力障碍、语言障碍、智力障碍、内脏器官功能不全、多重残疾和其他残疾等。据世界卫生组织 2011 年世界残疾报告统计显示，目前全球超过 10 亿人或 15%的人口带有某种形式的残疾生存，且以每年新增 1500 万人的速度递增。无论在全球范围还是在我国，残疾者都是一个特别突出、需要帮助和关怀的群体。

（三）体弱者

体弱者主要指身体虚弱的老年人。由于老年人体弱多病，绝大多数存在不同程度的退行性改变和功能障碍。研究表明，老年人的功能障碍程度与年龄老化成正比，体弱的老年人已成为康复护理的主要工作对象。为进一步提高老年人的生活质量，康复医学及康复护理的介入是非常必要的。

（四）亚健康状态者

亚健康状态者一般是指机体无明显的临床症状和体征，或者有病症感觉而临床检查找不出证据，但已有潜在的发病倾向，各种适应能力不同程度减退，处于一种机体结构退化和生理功能减退状态的患者。如不明原因的体力疲劳、神经衰落、腰酸腿疼等。此类人群康复护理的目标是保持和提高身心功能，预防功能障碍的发生。

二、康复护理的工作模式

以人及人的健康为中心的护理模式中，康复护理需要与康复医学同心协力，并与多个领域共同协调和紧密配合方能达到康复的目标。因此，康复的基本工作方式常常以团队模式进行，而康复护士在康复团队模式中承担康复护理作用及协调作用。

（一）团队模式

团队模式（team work）是一种涉及多专业和多学科合作，共同致力于患者功能康复的工作方式，包括学科内团队、多学科团队及急性期康复模式。

1. **学科内团队模式**　是由多种康复专业技术人员组成的康复团队，其主要成员通常包括康复医师、康复护士、物理治疗师、作业治疗师、言语治疗师、心理治疗师、社会工作者、康复工程人员等。团队成员对康复治疗的所有结果承担共同的责任。他们共同参与康复目标的确定，提供与目标相关的观察结果，在互相尊重的基础上，共享工作经验，互相学习，取长补短。这个模式的核心思想是将综合性的康复医疗工作分解为各个专项，由多人分工实施。团队合作模式的优点是专业分工细化，综合处理的专业技术水准提升，康复医疗质量提高。

2. **多学科团队模式**　是由不同学科的专业人员组成的康复团队。除康复专业技术人员外，团队成员还包括医生、护士、药剂师、营养师等。临床上常利用跨学科、跨专业的特点，把各学科的人力资源纳入康复医疗团队。团队成员相互协助，建立共同的康复目标和计划，从而更加全面、细致地为患者提供康复治疗服务。其目的是避免因专业的过度划分而失去对患者整体的关注，使创伤或残疾患者及其家庭发挥最大的康复潜能。

3. **急性期康复模式**　20世纪医疗的重点在疾病稳定期和恢复期。而21世纪的发展趋向是将康复医疗介入时间点前移到疾病的急性期，国家卫生和计划生育委员会将急性期康复医疗的早期介入纳为重要的工作内容。急性期康复模式强调多学科合作模式，将康复护理的触角延伸到临床各个学科。

（二）多学科团队模式的基本工作模式

1. **团队会议**　团队模式的交流机制是团队会议，旨在为团队成员提供相互交流的平台，使团队成员对患者状态、治疗目标及实现目标最重要的策略和方针达成共识。团队会议定期在康复治疗现场举行，通常每周一次。会议特别关注治疗结果，一般采取定量分析的方式来记录患者的功能改变，疗效评估通常以回归社会或出院后的结果为依据。

2. **以团队为单位的查房和会诊** 以团队为单位查房已经成为综合医院康复科常用的工作模式。根据康复对象的具体病情组织各领域相关人员、相关治疗师共同参与和讨论患者的问题。对于患者的特殊问题，可邀请相关学科或跨学科专业人员进行会诊，共同讨论治疗方案，即"多专业、多学科联合协作"。

三、康复护理工作流程

具有数千年历史的中国传统医学博大精深，其理论、技术、方法等正在不断地被现代康复护理挖掘、推广、应用。例如，运用阴阳五行学说指导生活起居、饮食调护等康复护理实践，以调整人体功能的整体平衡状态；应用药膳、导引、五行音乐等维持或改善功能水平；运用情志调护理论与方法，调整身心状态，提高社会生活适应性，激发人体潜能，消除障碍和痛苦，以获得和谐的身心功能，提高机体生命质量。因此在制订康复护理工作流程时，应重视中医传统的康复护理观。在重视学习吸纳先进的西方康复、康复护理理念和技术的同时，也需要提高中医护理理论水平和实践能力，挖掘、整理祖国医学的康复护理方法和技术，体现具有中国特色的中西医结合的康复护理工作流程。

（一）康复护理评估

1. **收集一般资料** 收集有关患者的一般资料，如性别、年龄、病史、用药情况、职业、兴趣爱好、教育程度、生活环境、家庭社会背景等。

2. **康复护理评定** 在整个康复护理流程中，康复护理评定是核心环节，循环贯穿于康复护理的始终。通常住院期间要进行三次评定，即初期、中期、后期评定。每次评定都应同康复医生、物理治疗师、作业治疗师、言语治疗师、心理治疗师、社会工作者等专业人员交换情况和资料，并认真记录，包括记录其他专业的意见和措施，并利用中医护理传统的手法全面掌握患者的康复情况，及时制订和修改康复护理计划。

（二）制订康复护理目标和计划

在制订康复护理目标和计划时，康复护理人员首先需认真了解患者损伤发病情况、以往治疗经过、目前身体状况、日常生活活动能力的改变、心理状态、入院目的与希望等，才有利于制订可行的目标和计划。其次康复护理人员需与康复团队其他成员共同协商和制订计划，并应用人与自然相互作用的视点分析，以利于目标和计划的全面性和整体性。

（三）实施康复护理计划

1. **环境的选择与准备** 尽可能选择与患者功能障碍相适应的环境，如为行走不便的患者提供轮椅及无障碍设施。室内用物的放置应便于乘坐轮椅患者的使用和取放。对于有言语障碍患者，应尽量不安排在同一病室，以免影响相互间的信息交流或丧失语言训练的机会。视觉障碍患者的病室内应避免在地面放置障碍物，室内物品的摆放要固定整齐。

2. **康复护理技术的应用** 康复治疗过程中，康复治疗师如物理治疗师、作业治疗师、言语治疗师等，针对患者功能障碍问题进行康复治疗。但这些治疗的时间是有限的。患者接受康复治疗后回到病房继续练习或练习中遇到困难时，则需由康复护理人员来协助。在病房内康复护理训练的目的主要是继续加强患者的功能训练，预防二次损伤，如指导患者进行穿衣训练、进食训练、体位转移、膀胱训练等。

3. **并发症的预防**　任何并发症的发生都会影响康复效果，延缓康复进程，甚至危及患者生命。因此，在康复护理工作中除了给予日常生活活动训练的指导与监督，强化良肢位、体位转移等康复护理技术外，在康复护理工作中还需特别注意预防各种并发症的发生，如压疮、泌尿系感染、肺部感染、直立性低血压等。

4. **心理护理**　心理护理工作贯穿于康复护理的全过程。在康复护理工作中应贯彻心理护理的原则与方法，注意观察患者的心理变化，做好安慰、劝解和心理疏导，全面系统地对患者及家属进行心理护理工作。主要内容：心理护理咨询、心理护理指导及执行心理医生的医嘱。

5. **健康教育**　健康教育贯穿于康复护理工作始终。由于部分患者将带着残疾回归家庭和社会，他们可能面临巨大的生活挑战，认真做好患者及其家庭成员的健康教育，可以帮助他们树立信心，更好地学会带着残疾适应生活。康复健康教育的主要内容：皮肤管理、感染预防、二便管理、残存肌力训练、功能障碍部位关节的保护、各种矫形器的保管方法、营养指导、安全问题管理等。康复健康教育的方法可由康复护理人员灵活掌握，定期组织患者集体听课、观看录像或个案咨询、以家庭为单位的小讲课及示范作业活动等都是行之有效的方法。

（四）康复护理评价

康复护理人员应在患者接受康复护理期间随时进行评价，根据其康复效果对患者在住院期间的康复护理的措施进行修改，以达到有效的康复目标和不断提高康复护理工作的质量。

第三节　康复护理实践

随着时代的发展、社会的进步和人民生活水平的提高，人们对健康日益重视，对康复护理的需求越来越高。为适应现代护理发展的需要，作为一名合格的康复护理人员，不仅需要掌握精湛的康复护理技术，而且要运用康复护理观指导康复护理实践。

一、以康复护理理念指导实践

康复护理的理念就是在护理学理念的指导下，在以人和健康为中心的康复护理模式过程中，当人在生命过程中健康时使其维持和增进健康，遇到健康问题时给予援助，使其减轻痛苦和恢复健康，从而维护人的生命全过程的权利和尊严，其目标就是援助其发挥出最佳的健康潜能从而恢复健康状态回归于社会。

二、以健康整体观制定康复护理措施

整体观、功能观、预防观和自护观是康复护理的重要内容和指导思想。随着康复护理学的发展、观念的更新，康复护理指导思想广泛地被临床护理工作者所重视，并有机地结合到康复护理常规工作中。

（一）整体观

整体观是康复学理论体系的重要内容，主要包含三层含义：①康复对象是一个生理、心理、社会、精神、文化等层面组成的整体。②康复对象与自然环境的整体性。③康复手段和康复团队的整体性。康复医学着眼于整体康复，其涉及的领域包括医学、护理、教育、职业环境、社会环境等跨领域的康复等。

因此，康复护理应以整体康复为基本理念，结合每位患者不同的功能问题、不同的工作环境、不同的生活背景开展个体化的整体康复护理。例如，脑卒中后局部脑组织损害，应该从整体把握患者的全身功能状况。如脑卒中后的长期卧床导致的不良生理效应及其他包括心理及社会方面的各种功能障碍、并发症和合并症。

（二）功能观

康复医学是以"功能"为核心的综合性学科，功能是康复医学的永恒目标。康复医学的工作内容主要围绕着功能障碍的问题展开。例如，康复评定、康复治疗训练、替代、适应和补偿、预防都是以解决功能障碍问题为中心。因此，功能观的培养对于康复工作人员具有重要的意义。

康复医学的功能观，并非单纯指某一脏器组织的生理功能，更重要的是要从整体上评价个体、家庭、社会生活及职业劳动的功能活动，尽早发现患者现存或潜在的功能问题，采取有效的康复护理措施防止二次损伤，从而使患者功能得到最大限度的恢复，有利于早日回归家庭，重返社会。

（三）预防观

康复医学的三级预防与临床医学的三级预防是一致的，它包括以下内容：

1. **一级预防** 主要是采取措施预防致残性的损伤和疾病发生。很多残疾的发生是可以避免的，根据造成残疾的原因，有针对性地采取积极有效的预防措施，可消除隐患，减少残疾的发生率。例如，加强交通安全教育，预防交通事故造成外伤致残；坚持有氧运动，增强心肺功能等都属于一级预防的措施。又如，生命各个时期的健康教育及保持健康的生活方式；控制危险因素，如戒烟、限酒、控制体重、控制血脂、减轻精神压力等；通过立法，以减少事故数量，降低职业病和发生率；预防意外伤害等都属于一级预防的措施。

2. **二级预防** 主要是针对已经出现的损伤，采取措施防止发生伤残，预防病损恶化。早发现、早诊断、早治疗是二级预防的重点。在病、伤、残将要发生时，或在病、伤、残发生的早期，只要病情变化稳定，一般情况许可，就应早期介入康复预防，消除或减少致残因素，防止二次损伤。如对上肢骨折的患者进行早期主、被动运动，可减轻肢体肿胀，防止患肢肌肉萎缩、关节僵硬；开展心理康复，防止躯体疾病之后再出现精神障碍。又如，促进残疾人参加社区生活的机会平等，消除建筑设计所造成的建筑障碍等也都属于二级预防的措施。

3. 三级预防　主要是针对病损已经发生，而且是不可逆转时，采取措施防止其恶化成为失能或残障。如训练伤残者的自理能力，提供社会职业咨询、指导职业训练，为缺乏自理能力或行动不便者提供适当的居住条件和交通工具；运用各种矫形器或支具等技术补偿和替代康复对象的功能等都属于三级预防的措施。这一阶段还需要广泛的社会干预，如提供社会职业咨询、指导及职业训练，使患者回归家庭、回归社会；教育群众改善对病损者的态度，为功能不全者提供教育和合适的工作，为缺乏自理能力或行动不便者提供适当的居住条件和交通工具等。三级康复预防的是预防失能及预防失能向残障发展。失能并非一定导致残障，康复工作者做好三级预防则会使更多康复对象重新走向生活，走向工作，走向社会。

（四）自护观

自我护理理论最早是由美国著名护理理论家多罗西·奥瑞姆提出的，该理论及自护观已经被广泛地应用于临床护理、护理管理、护理教育和护理科研等领域。康复护理强调患者主动参与，侧重"自我护理"和"协同护理"，这一观点与自我护理理论的观点相符合。因此，在临床护理实践应用中，康复护理人员可通过完全代偿、部分代偿、支持和教育等方法，帮助病、伤、残者克服自理方面的缺陷，使功能障碍者从被动地依赖他人，转变到充分发挥潜能，生活自理，为重返社会创造条件。例如，脑卒中患者按照临床常规护理程序一般是以"替代护理"为主，即让患者被动接受护理，包括翻身，拍背，保持皮肤清洁干燥，适当按摩、被动运动，预防压疮、肺部感染和泌尿系感染等。而从自我护理理论的观点出发，则应根据脑卒中患者不同阶段的自理需求，通过耐心的鼓励、指导、协助和训练等，让患者充分发挥自己的潜能进行自我照顾，达到部分或完全"自我护理"。

三、以人文精神为本的康复护理人员素质

康复护理人员肩负着救死扶伤的光荣使命。康复护理人员素质不仅与医疗护理质量有密切的关系，而且是护理学科发展的决定性要素。因此，作为一名合格的康复护理人员不仅要有扎实的专业知识，而且要以人文精神为本，始终站在患者的立场上设身处地，不断提高自身素质，有较高的思想境界、良好心理素质、优质的服务态度等，才能全心全意为人民服务，实行社会主义的人道救助。

1. 要有职业归属感　康复护理人员首先应当热爱自己的职业，如果没有这种对康复护理工作的热情，是不可能做好康复护理工作的。有了职业归属感，就能明确地进行职业生涯规划，进一步发展康复护理事业。

2. 要有崇高的奉献精神　由于康复护理工作任务繁重而辛苦，因此作为康复护理人员应具有无私奉献的精神，必要时要放弃个人利益。

3. 要有良好的心理素质　由于康复的对象主要是病、伤残者，在长期的康复治疗过程

中，患者常常伴有各种心理问题，如紧张、焦虑、抑郁、愤怒，甚至产生自杀心理等，并且有可能在治疗过程中与康复治疗师、家属产生矛盾而出现新的心理问题。因此，护理人员应以热情的态度去安慰患者，以良好的心理素质去影响、疏导患者。

4. **要有高度的责任心** 康复护理的对象是人，康复护理工作关系到生命，关系到患者的身心健康。因此需要护理人员具有对工作兢兢业业、一丝不苟、高度负责的敬业精神。

5. **要有厚实的专业能力** 康复护理人员必须掌握专业理论知识；技术操作熟练、准确；善于运用护理程序、康复护理流程对伤病残者实行整体的身心护理。除了具备本专业娴熟、扎实的知识外，还必须掌握相关学科的知识，如社会医学、心理学等。

（吴小玉）

第二章 康复护理评定

第一节 概述

康复护理评定是康复护理工作的重要内容。康复护理评定工作从初期评定开始，至末期评定结束，始终贯穿于康复护理的全过程。通过评定，可以掌握患者全身状态和心理状态，以判断障碍的程度、残存的功能、恢复的潜力及影响恢复的因素，为制订康复护理计划提供依据。只有掌握了正确的评定方法，康复护理人员才能根据本专业的特点，准确地为患者设计康复护理目标，使康复护理工作顺利进行。

一、概　　念

评定（assessment）也称评价或评估，是对患者的功能状态及潜在能力的判断，是采集患者功能障碍相关资料与正常标准进行比较、分析、解释结果并做出判断的过程。世界卫生组织根据不同疾病的功能障碍程度，将障碍分为功能形态障碍（impairment）、能力障碍（disability）和社会因素障碍（handicap），康复评定基于该三个层面进行。功能形态障碍评定包括关节活动度、肌力、肌张力、平衡与协调能力、感知觉、心肺功能评定等；能力障碍评定包括个人日常生活活动能力评定等；社会因素障碍评定包括职业评定、各种环境评定等。

目前，在国外康复医疗机构及国内较大的康复医疗中心内的康复评定工作主要是由康复小组来完成的。其成员：康复医师、物理治疗师、作业治疗师、言语治疗师、心理治疗师、康复工程师、康复护理人员和社会工作人员等；其形式为定期召开的小组评定会议。会议一般由康复医师主持，小组其他成员根据其本人的观察及理解对患者功能障碍的性质、部位、程度、发展预后及康复目标充分发表意见，提出各自的对策、目标和治疗处理意见（包括近、中、远期），然后由康复医师归纳总结为一个完整的康复评定和治疗方案，分配各专业人员分头实施。康复护理评定应与康复综合小组的评定工作密切配合，正确开展患者功能评定、康复护理质量评定和护理工作成本效益的评定等，并在护理过程中紧紧围绕康复综合小组制订的总目标，不断再评定，并充实康复护理计划，修正制订切实可行的护理措施，促进患者康复。

康复护理评定又称康复护理评估，是指收集康复护理对象的功能形态、能力和社会环境等资料，与正常标准进行比较和分析，确定康复护理问题，为制订康复护理措施提供参考依据。

二、康复护理评定的内容

康复评定的内容较多，评定时通常根据患者的情况由评定者根据自己的专业（如医师、物理治疗师、作业治疗师或护理人员等）选择相应的评定内容，常用的评定内容如下：

1. 躯体功能评定　一般包括上肢功能评定、下肢功能评定、脊柱功能评定、步态分析、神经电生理评定、关节功能评定、肌肉功能评定、痉挛与弛缓的评定、感知与知觉的评定、协调与平衡的评定、姿势反射与原始反射的评定、日常生活活动能力的评定、心肺功能的评定、泌尿和性功能的评定、上下肢穿戴假肢或矫形器后的功能评定、脊柱矫形器的评定等。

2. 精神（心理）功能评定　包括认知功能评定、心理状态评定、痴呆评定、性格测定、智力测定及疼痛评定等。

3. 言语功能评定　包括失语症评定、构音障碍评定、言语失用症评定、言语错乱评定、痴呆性言语评定、言语发育迟缓的评定、听力测定和发音功能的仪器评定等。

4. 社会功能评定　包括社会生活能力评定、生活质量评定及就业能力评定等。

三、康复护理评定的分类

（一）根据内容分类

1. 单项评定　如对运动或感觉、手或步行、心理或言语、皮肤等功能状态评定。
2. 个体评定　主要有日常生活活动能力评定，如 Barthel 指数和 Katz 指数。
3. 全面评定　包括个体和社会功能状态评定，如 WHOQOL-BREF 和社会生活能力概况评定等。

（二）根据时期及目的分类

1. 初期评定　是指在制订康复护理计划和开始康复治疗前进行的，为建立一个基线水平的评定，通常在患者入院时进行。通过初期评定可以掌握患者功能和社会因素等方面的状况与障碍程度、致残原因、康复潜力及患者对护理的需求，建立患者功能状况的基本资料，并估计康复预后，以此作为护理诊断或提出护理问题的依据，为拟定康复护理目标、制订康复护理计划提供依据，为判定护理活动的效果提供客观指标，为护理科研积累资料。

2. 中期评定　是了解患者在经过一段时间的康复治疗和康复护理后，身体状况及功能改善情况，是否有进步及进步的程度，一般在患者康复疗程中期进行，也可根据患者情况组织多次评定。通过将中期评定结果与初期评定结果进行比较，分析变化的原因，判断康复护理效果，并以此作为调整近、远期目标和康复护理计划的依据。如已达到近期目标，则可制订新的康复护理目标；如果护理效果不明显，或变化与目标不相符合，提示护理措施或方法不当，则需要更改护理措施或方法。

3. 末期评定　是指对经过康复治疗与康复护理后的患者总的功能状况的评估，从而判断患者康复治疗与护理的效果，判断是否达到预期目标，对尚存或潜在问题提出进一步解决的方法和建议，一般在患者治疗结束即将出院时进行。内容包括患者的日常生活活动能力较入院时提高的程度，生活自理能力和自我护理能力的现状，尚需何种教育和训练，患者目前的心理状态，回归家庭和社会尚存何问题和困难，回归后的康复护理计划及对存在问题的建议等。

4. **社区评定**　指康复护理人员对出院后回归社区的患者所进行的随访追踪评定。社区评定可以了解患者健康状况、功能状况是否维持原状，进步或退步否，是否需要继续护理指导。社区评定的对象一般以治疗进步缓慢、已不需接受常规康复治疗且有潜在护理问题者。社区评定的时间不定，内容包括患者日常生活活动（ADL）、各种功能的恢复情况、各种并发症的预防及预防基础疾病复发的措施等。

四、康复护理评定的流程

初期评定→明确康复护理诊断→拟定确定目标→制订护理计划→实施护理方案→中期评定→调整改进护理计划→实施新护理方案→末期评定→确定出院后护理目标→回归社区→社区评定→社区康复护理计划→实施社区康复护理方案→康复。

五、康复护理评定的意义

康复护理评定是一个反馈过程，利用评定检验护理计划的可行性和有效性，并作修订和补充，为下一个护理程序的系统运行提供新的起点。康复评定的作用主要包括以下几个方面：

1. **明确护理诊断**　通过系统的评定工作，可以获得关于患者存在或潜在哪些功能障碍、其障碍程度如何、需要何种类的护理、达到何种康复目标的护理诊断。只有明确诊断，护理工作才能有的放矢，才能在整体护理观的指导下拟定康复护理方案。

2. **制订护理目标**　根据评定结果确认患者残损的可逆程度及功能状态可改善的最大程度来制订预期目标，这样就可使护理目标具有了特定内容，便于在后期的评定中有具体标准进行比较，同时根据评定结果制订的目标还具有可测量和可观察的特点，避免了评定的盲目性和随意性。

3. **确定护理效果**　通过评定可以了解患者疾病康复与功能障碍恢复的程度，如皮肤压疮的修复、日常生活活动能力、使用轮椅等助行器的能力、控制排便、言语交流、心理及社会适应能力康复的程度等。通过与早期评定资料对照，以确定患者经过本阶段的护理是否达到了期望的护理效果。

4. **调整修正**　康复护理方案经过一段时间运行或达治疗中期后，必须对原方案的效果进行定量评定。因为康复进程的作用，可使患者机体状况不断出现变化（好转或恶化）。因此，评定的反馈作用可以确定该方案的护理效果是否达到预期目标，从而决定是否继续使用或调整修订该方案或另外制订新的方案及措施等，以适应患者当前的身体状态和康复护理需求。

5. **预后评估**　评定对预后的预测作用可以给患者及家属以必要的心理准备。如脑卒中患者 ADL 的 Barthel 指数低于 20 分者，预后差，死亡率高；指数高于 70 分以上者则预后良好，大多数患者可自愈，无须更多护理支持；而指数为 40～60 分者，通过积极的治疗和护理方案，患者一般都可获得较满意的康复效果，因而应在护理上给予高度重视。

6. 有利于开展护理科研工作　通过大量的积累、整理和分析成功与失败的护理方案，比较优劣，可以筛选出好的护理方案进行推广运用，从而促进护理学科的发展。

7. 回归社会前的准备作用　通过评定对患者的体能与功能残存情况作出关于日常生活能力及工作的鉴定，为患者回归家庭和社会提出指导性的建议和方案，并作为社会安排其生活和工作的依据。

六、康复护理评定的注意事项

1. 评定目的要明确　根据疾病诊断、功能状况的不同特点，正确选择评定的内容，所收集的资料应具有综合性和广泛性，并与患者的健康问题相关联。

2. 根据疾病与障碍诊断的不同特点选择适宜的评定方法　对所选用的评定方法要熟悉，应选择技术可靠、精确度高、重复性好的无创检查方法。

3. 评定过程要贯彻整体护理观　整体护理观认为患者的康复包括生理康复、心理康复和社会康复。结合患者不同的病情，不同的工作环境，家庭生活背景进行个体化早期介入。

4. 要根据评定的方法不同，选择适宜的环境　向患者说明目的和方法，以消除不安感，取得患者配合。检查时动作要熟练、迅速，时间尽量短，避免引起患者的疲劳。必要时用屏风遮挡患者，以减少干扰和减轻患者的心理负担。

5. 对所得结果要结合病史和其他资料做全面分析　防止只重视生理的、功能的评定，而忽视能力、心理和社会文化等因素的评定。

6. 要采取客观的态度　一般检查与测量需做三次取平均值，并健侧、患侧对照检查，所用测量工具应保持一致，尽可能由一个人从始至终地进行，避免出现误差。检查的结果应整理登记以备提交康复小组评定会议审议。

第二节　运动功能评定

一、肌 力 评 定

肌力是指肌肉主动收缩时产生的最大力量，表现为人体在主动运动时肌肉或肌群的力量。肌力评定是测定受试者在主动运动时肌肉或肌群产生的最大收缩力量。其目的是：判断肌力减弱的范围和程度，评定肌力增强的效果，有助于预后，为制订康复治疗计划提供依据。肌力评定分徒手肌力检查和器械肌力测定。

（一）徒手肌力检查

1. 概念　徒手肌力检查（manual muscle test，MMT）是评定者用双手凭借自身的技能和判断力，按照一定的标准，通过观察肢体主动运动的范围及感觉肌肉收缩的力量，来判断肌力是否正常及其等级的一种评定方法。MMT 的特点：①简便，不需要特殊的检查器具；②以自身各肢体的重量作为肌力评定标准，能够反映出与个人体格相对应的力量，比器械肌力测定所得数值更具有实用价值；③定量分级标准较粗略；④只能表明肌力的大小，不能表明肌肉收缩耐力。

2. 标准　国际上普遍应用的肌力分级法是 Lovett 6 级分级法（表 2-2-1），由 K.W.Lovett 于 1916 年提出，此法分级虽然较粗略，评定时也带有测试者的主观成分等缺点，但应用方便，可分别测定各组或各个肌肉的肌力，适用于不同肌力的肌肉测试（很多器械测试仅适用于 4 级以上的肌力测定），故广泛应用于临床医学及康复医学实际工作。1983 年，美国医学研究委员会在此分级基础上进一步细分，即当肌力比标准肌力稍强或稍弱时，根据肢体活动范围占整个活动范围的百分比，用"+、–"表示，即 MRC 肌力分级法（表 2-2-2）。

表 2-2-1　Lovett 6 级分级法

级别	名称	标准	相当正常肌力的百分比
0	零（zero，O）	无可测知的肌肉收缩	0
1	微缩（trace，T）	有轻微收缩，但不能引起关节运动	10%
2	差（poor，P）	在减重状态下能作关节全范围运动	25%
3	可（fair，F）	能抗重力作关节全范围运动，但不能抗阻力	50%
4	良好（good，G）	能抗重力、抗一定阻力运动	75%
5	正常（normal，N）	能抗重力、抗充分阻力运动	100%

表 2-2-2　MRC 肌力分级法

分级	评级标准
5	肌肉抗最大阻力时活动关节达到全范围
5–	肌肉抗较大阻力时活动关节达到全范围
4+	肌肉抗比中等度稍大的阻力时活动关节达到全范围
4	肌肉抗中等度阻力时活动关节达到全范围
4–	肌肉抗比中度稍小的阻力时活动关节达到全范围
3+	肌肉抗重力时活动关节达到全范围，肌肉抗较小阻力时活动关节达到部分范围
3	肌肉抗重力时活动关节达到全范围
3–	肌肉抗重力时活动关节达到最大范围的 50% 以上
2+	肌肉去除重力后活动关节达到全范围，肌肉抗重力活动关节在全范围的 50% 以内
2	肌肉去除重力后活动关节达到全范围
2–	肌肉去除重力后活动关节达到最大范围的 50% 以上
1+	肌肉去除重力后活动关节在全范围的 50% 以内
1	可触及肌肉收缩，但无关节运动
0	没有可以测到的肌肉收缩

3. 方法　根据受检肌肉或肌群的功能，采取合适的体位和姿势，结合肌力分级标准，分别运用重力检查、肌肉收缩检查、抗阻力检查和运动幅度检查进行评定。一般先固定关节近端肢体，令受试者收缩待测肌肉使远端肢体对抗自身重力做全幅度运动（在垂直面上作由下向上的运动），如能完成，说明肌力在 3 级或 3 级以上。观察抗阻力情况，所做抗阻需以同一强度连续施加，并保持与运动相反方向。若能完成，依据其能克服的阻力大小

判定肌力为 4 级或 5 级，不能承受外加阻力则为 3 级。当肢体不能克服重力作全幅度运动时，则说明肌力在 3 级以下，可使肢体旋转 90°，在水平面上运动（也可用带子悬挂远端肢体或在光滑平板上运动）以消除重力的作用，能完成大幅度运动，肌力为 2 级，如仅有微小关节活动或无活动，仅在肌腹或肌腱上扪到收缩感，肌力为 1 级，扪不到为 0 级。四肢及躯干主要肌肉的常用徒手肌力评定方法见表 2-2-3、表 2-2-4。

表 2-2-3　上肢主要肌肉徒手肌力检查

肌肉	检查方法		
	1 级	2 级	3、4、5 级
三角肌前部喙肱肌	仰卧，试图屈肩时可触及三角肌前部收缩	向对侧侧卧，上侧上肢放滑板上，肩可主动屈曲	坐位，肩内旋，屈肘，掌心向下；肩屈曲，阻力加于上臂远端
三角肌后部大圆肌、背阔肌	俯卧，试图伸肩时可触及大圆肌、背阔肌收缩	向对侧侧卧，上侧上肢放滑板上，肩可主动伸展	侧卧，肩伸展 30°～40°，阻力加于上臂远端背侧
三角肌中部岗上肌	仰卧，试图肩外展时可触及三角肌收缩	同左，上肢放滑板上，肩可主动外展	坐位，屈肘；肩外展 90°，阻力加于上臂远端外侧
冈下肌小圆肌	俯卧，上肢在床缘外下垂：试图肩外旋时在肩胛骨外缘可触及肌肉收缩	同左，肩可主动外旋	俯卧，肩外展至 90°，屈肘，前臂在床缘外下垂：肩外旋，阻力加于前臂远端背侧
肩胛下肌大圆肌胸大肌背阔肌	俯卧，上肢在床缘外下垂：试图肩内旋时在腋窝前、后壁可触及相应肌肉收缩	同左，肩可主动内旋	俯卧，肩外展至 90°，屈肘，前臂在床缘外下垂：肩内旋，阻力加于前臂远端掌侧
肱二头肌肱肌肱桡肌	坐位，肩外展，上肢放滑板上：试图屈肘时可触及相应肌肉收缩	同左，肘可主动屈曲	坐位，上肢下垂：前臂旋后（测肱二头肌）或旋前（测肱肌）或中立位（测肱桡肌），肘屈曲，阻力加于前臂远端
肱三头肌肘肌	坐位，肩外展，上肢放滑板上：试图伸肘时可触及肱三头肌收缩	同左，肘可主动伸展	俯卧，肩外展，屈肘，前臂在床缘外下垂：肘伸展，阻力加于前臂远端背侧
肱二头肌旋后肌	俯卧，肩外展，前臂在床缘外下垂：试图前臂旋后时可于前臂上端桡侧触及肌收缩	同左，前臂可主动旋后	坐位，屈肘 90°，前臂旋前：前臂旋后，握住腕部施加反方向阻力
旋前圆肌旋前方肌	俯卧，肩外展，前臂在床缘外下垂：试图前臂旋前时可于肘下、腕上侧触及肌收缩	同左，前臂可主动旋前	坐位，屈肘 90°，前臂旋后：前臂旋前，握住腕部施加反方向阻力

表 2-2-4　下肢主要肌肉徒手肌力检查

肌肉	检查方法		
	1 级	2 级	3、4、5 级
髂腰肌	仰卧：试图屈髋时于腹股沟上缘可触及肌肉收缩	向同侧侧卧，托住对侧下肢，可主动屈髋	仰卧，小腿悬于床缘外：屈髋，阻力加于股骨远端前面
臀大肌	仰卧：试图伸髋时于臀部及坐骨结节可触及肌肉收缩	向同侧侧卧，托住对侧下肢，可主动伸髋	俯卧：屈膝（测臀大肌）或伸膝（测臀大肌和股后侧肌群），髋伸 10°～15°，阻力加于股骨远端后面
大收肌、长收肌、短收肌、股薄肌、耻骨肌	仰卧，分腿 30°：试图内收时于股骨内侧部可触及肌肉收缩	同左，下肢放滑板上，可主动内收髋	向同侧侧卧，两腿伸，髋内收：阻力加于股骨远端内侧

肌肉	检查方法		
	1 级	2 级	3、4、5 级
臀中肌、臀小肌、阔筋膜张肌	仰卧：试图髋外展时于大转子上方可触及肌肉收缩	同左，下肢放滑板上，可主动外展髋	向对侧侧卧，对侧下肢半屈，髋外展：阻力加于股骨远端外侧
股方肌 梨状肌 臀大肌	仰卧，腿伸直：试图髋内旋时于股骨大转子上方可触及肌肉收缩	同左，可主动外旋髋	仰卧，小腿在床缘外下垂：髋外旋，阻力加于小腿远端内侧
上、下孔肌，及闭孔肌，内、外肌，臀小肌，阔筋膜张肌	仰卧，腿伸直：试图髋内旋时于大转子上方可触及肌肉收缩	同左，可主动内旋髋	仰卧，小腿在床缘外下垂：髋内旋，阻力加于小腿远端外侧
腘绳肌	俯卧：试图屈膝时于腘窝两侧可触及肌腱收缩	向同侧侧卧，托住对侧下肢，可主动屈膝	俯卧：膝从伸直位屈曲，阻力加于小腿远端后侧
股四头肌	俯卧：试图伸膝时可触及髌韧带收缩	向同侧侧卧，托住对侧下肢，可主动伸膝	仰卧，小腿在床缘外下垂：伸膝，阻力加于小腿下端前侧
腓肠肌 比目鱼肌	俯卧：试图踝跖屈时可触及跟腱活动	同左，踝可主动跖屈	仰卧，膝伸（测腓肠肌）或膝屈（测比目鱼肌），踝跖屈，阻力加于足跟
胫前肌	仰卧，试图踝背屈、足内翻时可触及跟腱活动	侧卧，可主动踝背屈及足内翻	坐位，小腿下垂：踝背伸并足内翻，阻力加于足背内侧缘

（二）器械肌力测定

1. **概念** 在肌力超过 3 级时，为了进一步作较细致的定量评定，可用专门器械作肌力测试。常用方法是在标准姿位下用测力器测定一个肌肉或肌群的等长收缩。器械肌力测定可获得精确数据，但测定肌力时要注意安全，特别是等速肌力测试，旋转角度预先设定，运动以恒速进行，故对关节活动范围受限、严重的关节积液、骨关节急性扭伤等的患者禁止应用；对于疼痛、慢性软组织损伤、骨质疏松、骨折术后的患者应慎重使用。

2. **方法**

（1）握力测试：用握力计测定，用握力指数评定。测试者取坐位，上臂置于体侧，屈肘 90°，前臂和腕部取中立位，手握住握力计的手柄，用最大力握 3 次，取最大值。握力指数=握力（kg）/体重（kg）×100，大于 50 为正常。握力主要反映手内肌和屈指肌群的肌力。

（2）捏力测试：用捏力计测定。测试者用拇指分别与其他手指相对，用最大力捏压捏力计 3 次，取最大值。捏力主要反映拇对掌肌和其他四指屈肌的肌力，正常值为握力的 30% 左右。

（3）背肌力测试：背肌力即拉力，用拉力计测定，用拉力指数评定。测试者双脚站在拉力计上，手柄高度平膝，双膝伸直，双手握住手柄两端，然后伸腰用力向上拉手柄。拉力指数=拉力（kg）/体重（kg）×100，正常值：男性为 150～300，女性为 100～150。不适合用于有腰部病变的患者和老年人。

（4）四肢肌群肌力测试：借助牵引绳和滑轮装置，通过与肌力方向相反的重量来评定肌力。

（5）等速肌力测试：用等速肌力测试仪测定，目前应用的等速肌力测试装置有 Cybex、Kincom 等型号。等速运动是在整个运动过程中运动速度（角速度）保持不变的一种肌肉收缩的运动方式，即做关节全范围运动，仪器的杠杆绕其轴心作旋转运动时，肌肉进行的等速收缩活动。等速仪器内部有特制的结构使运动的角速度保持恒定，角速度确定后，受试者用力越大，机器提供的阻力也越大；受试者用力越小，机器提供的阻力也越小，使运动时的角速度保持不变。其功能是记录不同运动速度下的最大肌力矩、爆发力、耐力、功率和达到峰力矩的时间、角度等多种数据，并可分别测定向心收缩、离心收缩和等长收缩的数据。等速肌力测试是目前肌肉功能评定和肌肉力学特性研究的最佳方法。测定范围包括四肢大关节运动肌群及腰背肌的力量大小，可作为运动功能评定、运动系统伤病的辅助诊断及疗效评价的准确指标。

测试的速度有慢速和快速两种。速度在 60°/s 或 60°/s 以下时为慢速测试，主要测定肌肉力量；速度在 180°/s 或 180°/s 以上时为快速测试，主要测定肌肉耐力。慢速测试时，测试次数为 4～6 次；快速测试时，测试次数为 20～30 次。测试中每种测试速度之间通常间歇 1 分钟，使肌肉有短暂休息。耐力测试后需要间歇 1.5 分钟以上。两侧肢体的测试间应间歇 3～5 分钟。

在正式测试前，根据测试要求摆放患者体位，并进行妥善的固定。同时，应先让患者进行 3～4 次预测试，以熟悉测试方法和要领。一般评价康复治疗的疗效，多是每月测试 1 次。

（三）注意事项

（1）要求熟悉各肌群的解剖及功能、体位与抗重力、抗阻力的关系等，才能得出较为准确的结果。

（2）检查前向受试者说明检查的目的、方法和步骤等，消除其紧张心理，取得充分理解和合作。

（3）室内温暖，适当脱去影响评定的衣物，并协助患者采取正确的体位与姿势，充分固定关节近端，防止某些肌肉的替代。

（4）每次测试都要作左右对比，先检查健侧同名肌，后查患侧，依据施加阻力大小与健侧对照判断。一般认为两侧差异大于 10% 才有临床意义。

（5）检查中如有疼痛、肿胀或痉挛，应在结果记录中注明。

（6）选择合适的时间，骨折未愈合，疲劳、饱餐后、中枢神经系统疾病和损伤所致的痉挛性瘫痪不宜运用手法肌力检查。有心血管疾病者，进行肌力测试时，应注意避免屏气使劲。

（7）器械测试仪器在测试前需要先行校正，以保证测试结果的可靠。测试中应告诉患者如何正确地按测试要求进行肌肉收缩，并给予适当的预测试，使患者熟悉测试方法。测试中应给予适当鼓励的指令，提高患者用力的兴奋性，以便获得最大肌力。

二、关节活动范围评定

（一）概念

关节活动范围 （range of motion，ROM）亦称关节活动度，是指关节运动时所通过的最大运动弧，常以度数表示。关节活动范围可分为主动关节活动范围和被动关节活动范围。评定关节活动范围为判断病因，评估关节活动障碍的程度，制订康复治疗计划，评价疗效提供依据。

（二）测量工具

1. **通用量角器**　通常由一个圆形或半圆形的刻度盘、固定臂和移动臂构成。固定臂与刻度盘相连，不能移动；移动臂的一端与刻度盘的中心相连，可以移动。固定臂和移动臂之间有足够的摩擦力，以防读数时两臂滑动，影响结果的精确性。通用量角器主要用于四肢关节活动范围的测量。

2. **电子角度计**　固定臂和移动臂为 2 个电子压力传感器，刻度盘为液晶显示器。电子量角器测量准确程度优于通用量角器，且重复性好，使用方便。

3. **脊柱活动量角器**　用专用的背部活动范围测量计或电子量角器来测量。也可通过测量直立位向前弯腰、向后伸腰及向两侧屈曲时中指指尖与地面的距离来评定脊柱的活动范围。主要用于测量脊柱屈、伸的活动度，也可用于脊柱侧弯的测量。

（三）方法

采用不同的测量工具或不同的测量部位，其测量方法也不同。

1. **通用量角器**　采用量角器测量，是通过关节的近端和远端骨运动弧度的测量而所得的量化结果。使用量角器测量关节活动范围时，重要的是确定关节活动的起点，即"0"点。对大多数运动来说，通常 0°位是开始位置。全身所有的关节凡按解剖的姿位放置者则为 0°，前臂的运动手掌面在呈矢状面上状态为 0°，轴、面的概念与解剖学一致。在标准的测量姿势体位下，把量角器的中心点放置在代表关节活动中心的骨性标志点，固定臂与构成关节的近端骨长轴平行，移动臂与远端骨长轴平行，量角器的刻度面与被测关节的运动平面一致。移动臂随着关节远端肢体的移动而移动，固定臂不动，移动臂移动终末所显示出的弧度即为该关节的活动范围。上肢和下肢主要关节活动范围的测量方法见表 2-2-5、表 2-2-6。

表 2-2-5　上肢主要关节活动范围测量方法

关节	运动	受检者体位	量角器放置方法			正常活动范围
			轴心	固定臂	移动臂	
肩	屈、伸	坐或立位，臂置于体侧，肘伸直	肩峰	与腋中线平行	与肱骨纵轴平行	屈：0°～180°；伸：0°～50°
	外展	坐或端位，臂置于体侧，肘伸直	肩峰	与身体中线（脊柱）平行	与肱骨纵轴平行	各 0°～180°
	内、外旋	仰卧，肩外展90°，肘屈90°	鹰嘴	与腋中线平行	与桡骨纵轴平行	各 0°～90°
肘	屈、伸	仰卧或坐或立位，臂取解剖位	肱骨外上髁	与肱骨纵轴平行	与桡骨纵轴平行	屈：0°～150°；伸：0°
桡尺	旋前、旋后	坐位，上臂置于体侧，肘屈90°	尺骨茎突	与地面垂直	腕关节背面（测旋前）或掌面（测旋后）	各 0°～90°

续表

| 关节 | 运动 | 受检者体位 | 量角器放置方法 | | | 正常活动范围 |
			轴心	固定臂	移动臂	
腕	屈、伸	坐或站位，前臂完全旋前	尺骨茎突	与前臂纵轴平行	与第二掌骨纵轴平行	屈：0°~90°；伸：0°~70°
	尺、桡侧偏移(尺、桡侧外展)	坐位，屈肘，前臂旋前，腕中立位	腕背侧中点	前臂背侧中线	第三掌骨纵轴	桡偏：0°~25°；尺偏：0°~55°

表 2-2-6　下肢主要关节活动范围测量方法

| 关节 | 运动 | 受检者体位 | 量角器放置方法 | | | 正常活动范围 |
			轴心	固定臂	移动臂	
髋	屈	仰卧或侧卧，对侧下肢伸直	股骨大转子	与身体纵轴平行	与股骨纵轴平行	0°~125°
	伸	侧卧，被测下肢在上	股骨大转子	与身体纵轴平行	与股骨纵轴平行	0°~15°
	内收、外展	仰卧	髂前上棘	左右髂前上棘连线的垂线	髂前上棘至髌骨中心的连线	各0°~45°
	内旋、外旋	仰卧，两小腿于床缘外下垂	髌骨下端	与地面垂直	与胫骨纵轴平行	各0°~45°
膝	屈、伸	俯卧或仰卧或坐在椅子边缘	股骨外髁	与股骨纵轴平行	与胫骨纵轴平行	屈：0°~150°；伸：0°
踝	背屈、跖屈	仰卧，膝关节屈曲，踝处于中立位	腓骨纵轴线与足外缘交叉处	与腓骨纵轴平行	与胫骨纵轴平行	背屈：0°~20°；跖屈：0°~45°

2. **电子角度计**　将固定臂和移动臂的电子压力传感器与肢体的长轴重叠，用双面胶将其固定在肢体表面，此时液晶显示器显示出来的数字即为该关节的活动范围。

3. **脊柱活动度测量**　可通过脊柱活动量角器测量背部活动度或用皮尺测量指尖与地面距离。

（四）注意事项

（1）测量时，应采取正确的测量体位，严格按操作规范进行测试，以保证测量结果准确、可靠。

（2）根据所测关节位置和大小的不同，选择合适的量角器。

（3）主动关节活动范围和被动关节活动范围均应测量，并分别记录，以分析关节活动受限的原因。

（4）在测量受累关节的活动范围前，应先测量对侧相应关节的活动范围。

三、肌张力评定

（一）概念

肌张力是指肌肉组织在静息状态下的一种不随意的、持续的、微小的收缩，即在做被动运动时，所显示的肌肉紧张度。正常的肌张力能够维持主动肌和拮抗肌的平衡运动，使关节有序固定，肢体保持一定的姿势，有利于肢体协调运动。肌张力评定主要是手法检查，首先观察并触摸受检肌肉在放松、静止状况下的紧张度，然后通过被动运动来判断。肌张力的评定对物理疗法治疗师和作业疗法治疗师了解病变部位、制订治疗计划、选择治疗方法具有重要作用。

（二）分类

肌张力是维持身体各种姿势和正常活动的基础。

1. 根据身体所处的状态将正常肌张力分类

（1）静止性肌张力：是肢体静息状态下（如正常情况下的坐、站状态）表现出来的肌张力特征，可通过触摸肌肉的硬度、观察肌肉外观、感觉被动牵伸运动时肢体活动受限的程度及其阻力来判断。

（2）姿势性肌张力：是患者在变换各种姿势的过程中，如正常情况下能协调地完成翻身、从坐到站等动作表现出来的肌张力特征，可通过观察肌肉的阻力和肌肉的调整状态来判断。

（3）运动性肌张力：是患者在完成某一动作的过程中，如做上肢前臂的被动屈曲、伸展运动所感觉出来的一定弹性和轻度的抵抗感等肌张力特征，可通过评定相应关节的被动运动阻力来判断。

2. 根据患者现有肌张力与正常静息肌张力水平的比较分类

（1）正常张力：被动活动肢体时，没有阻力突然增高或降低的感觉。

（2）肌张力增高：肌腹紧张度增高。患者在肢体放松的状态下，检查者以不同的速度对患者的关节做被动运动时，感觉有明显阻力，甚至很难进行被动运动。

（3）肌张力降低：检查者被动活动患者关节时，几乎感觉不到阻力；患者自己不能抬起肢体，检查者松手时，肢体即向重力方向下落；肌张力显著降低时，肌肉不能保持正常的外形和弹性，表现为松弛无力。

（4）张力障碍：肌肉张力紊乱，或高或低，无规律地交替出现。

（三）方法

肌张力临床分级是一种定量评定方法，检查者根据被动活动肢体时所感觉到的肢体反应或阻力将其分为 0～4 级（表 2-2-7）。

表 2-2-7　肌张力临床分级

等级	肌张力	标准
0	软瘫	被动活动肢体无反应
1	低张力	被动活动肢体反应减弱
2	正常	被动活动肢体反应正常
3	轻、中度增高	被动活动肢体有阻力反应
4	重度增高	被动活动肢体有持续性阻力反应

在肌张力异常中，痉挛是最常见和重要的损害之一。痉挛是由牵张反射高兴奋性所致的、以速度依赖的紧张性牵张反射增强伴腱反射亢进为特征的运动障碍。痉挛的速度依赖是指随着肌肉牵伸速度的增加，痉挛肌的阻力（痉挛的程度）也增高。在快速被动活动痉挛患者的相关肢体时能够明显感受到肌肉的抵抗。目前多采用改良的 Ashworth 痉挛量表

进行评定。评定时，患者宜采用仰卧位，检查者分别对其上、下肢关节被动运动，按所感受的阻力来分级评定。评定标准见表 2-2-8。

表 2-2-8 改良 Ashworth 量表

级别	评定标准
0 级	肌张力不增加，被动活动患侧肢体在整个 ROM 内均无阻力
1 级	肌张力稍微增加，被动活动患侧肢体到 ROM 之末时出现轻微阻力
1$^+$级	肌张力轻度增加，被动活动患侧肢体时在 ROM 后 50% 范围内突然出现卡住，并在此后的被动活动中均有较小的阻力
2 级	肌张力较明显增加，被动活动患侧肢体在通过 ROM 的大部分时，阻力均明显增加，但受累部分仍能较容易地活动
3 级	肌张力严重增加，被动活动患侧肢体在整个 ROM 内均有阻力，活动比较困难
4 级	僵直，患侧肢体僵硬，被动活动十分困难

（四）注意事项

由于痉挛的神经性因素影响，临床上同一痉挛患者每天的严重程度是高变异的；痉挛又是速度依赖的，所以涉及牵张反射的痉挛评定方法因被动而影响结果的信度。此外，痉挛量化评定的信度还受到患者努力的程度、情感、环境温度、评定同时并存的感觉刺激的改变、患者的体位等的影响。

第三节 日常生活活动能力和生存质量评定

一、日常生活活动能力评定

（一）概述

1. **概念** 日常生活活动（activities of daily living，ADL）是指人们为了维持生存及适应生存环境而每天必须反复进行的、最基本的、最具有共同性的活动。主要涉及衣、食、住、行、个人卫生等的基本动作和技巧。广义的 ADL 是指个体在家庭、工作机构与社区里自己管理自己的能力，除了包括最基本的生活能力之外，还包括与他人交往的能力，以及在经济上、社会上和职业上合理安排自己生活方式的能力。

2. **分类** ADL 分为躯体的 ADL 和复杂性的 ADL。

（1）躯体的或基本的 ADL（physical or basic ADL，PADL 或 BADL）：是指患者在家中或医院里每日所需的基本运动和自理活动。其包括生活活动，如床上活动、转移、行走、上下楼梯等；自我照顾，如穿衣、吃饭、上厕所、修饰、洗澡等。另外，性生活也是日常生活活动及生存质量的一个重要方面。BADL 的恢复以发育顺序而排列，即进食首先恢复，而上厕所则是最后恢复的项目。其评定结果反映了个体较粗大的运动功能。常在医疗机构中应用。

（2）复杂性或工具性 ADL（instrumental ADL，IADL）：是指人们在社区中独立生活所需的高级技能，常需使用各种工具，故称之为工具性 ADL。其包括家务（做饭、洗衣、打扫卫生等）、社会生活技巧（如购物、使用公共交通工具等）、个人健康保健（就医、服药等）、安全意识（对环境中危险因素的意识、打报警电话）、环境设施及工具的使用（如冰箱、微波炉、煤气灶等），以及社会的交往沟通和休闲活动能力。其评定结果反映了较精细的运动功能，适用于较轻的残疾，且在发现残疾方面较 PADL 敏感，故常用于调查，多在社区老年人和残疾人中应用。

3. 评定内容　ADL 的内容大致包括运动[以下（1）～（4）项]、自理[以下（5）～（9）项]、交流、家务活动和娱乐活动五个方面。

（1）床上活动：①床上体位，包括保持在仰卧位、侧卧位、俯卧位时的良好体位；②床上体位转换，包括仰卧位与侧卧位或俯卧位之间的相互转换，以及从卧位坐起和躺下；③床上移动，包括向上、下、左、右移动。

（2）转移：①坐位之间的转移，包括床与轮椅（或椅）之间的转移，轮椅与坐厕（椅）之间的转移；②坐站之间的转移等。

（3）室内、室外行走与上下楼：①室内行走，包括在地板、地毯或水泥地面上行走，上下楼梯；②室外行走，包括在水泥路、碎石路或泥土路面上行走，上下台阶或楼梯（有扶手或无扶手）；③借助助行器行走，包括使用助行架、手杖、腋杖、穿戴支架、支具或义肢行走及上下楼梯；④公共或私人交通工具的使用，包括骑自行车、摩托车、乘公共汽车、驾驶汽车等。

（4）操纵轮椅：①对轮椅各部件的识别，轮椅的保养与维修；②操纵轮椅进出厕所或浴室，户内外转移，上下斜坡、台阶等。

（5）更衣：包括穿脱内衣、内裤，穿脱套头衫、开衫，穿脱罩裤，穿拖鞋袜，穿脱义肢或矫形器，扣纽扣，拉拉链，系腰带，系鞋带，打领带等。

（6）进食：包括使用餐具，如持筷夹取食物，用调羹舀取食物，用刀切开食物，用叉叉取食物，用吸管、杯或碗饮水、喝汤，对碗碟的握持，包括端碗、持盘等，以及咀嚼肌吞咽能力等。

（7）上厕所：包括使用尿壶、便盆或进入厕所大小便及便后会阴部清洁、衣物的整理、排泄物的冲洗等。

（8）洗漱：包括洗手、洗脸、洗头、刷牙、洗澡（淋浴、盆浴、擦浴）。

（9）修饰：包括梳头、剃须、修剪指（趾）甲、使用化妆品等。

（10）交流方面：包括打电话，阅读，书写，使用电脑、电视机、收录机、DVD，打字，识别环境标记（如厕所标志、街道指示牌、各种交通标志和安全警示标志等）。

（11）家务活动方面：包括使用钱币、上街购物、备餐、清洗、晒晾、熨烫和整理衣物、照顾孩子、安全使用家用器具（如厨具、炊具、洗衣机、刀、剪、电冰箱、水瓶、开罐器等）、使用（扫帚、拖把、吸尘器等）清洁家居、使用环境控制器（如电源开关、插头、水龙头、门窗开关、钥匙等）的能力，以及收支预算等。

（12）娱乐活动方面：打扑克、下棋、摄影、旅游、社交活动等。

（二）方法

日常生活活动能力评定是用特定的方法，准确地了解患者日常生活的各项基本功能情况，即明确患者怎样进行日常生活的、能做多少日常活动、难以完成的是哪些项目、功能障碍的程度如何等。ADL 评定主要通过各种标准化量表来进行。

1. **实施方法**

（1）直接观察法：指由评定者亲自观察患者进行 ADL 的具体情况，评估其实际活动能力。测定时，由评定者向患者发出动作指令，让患者实际去做，必要时患者可以通过辅助设施或自助具完成。尽量做到客观，避免主观。评定地点可以在患者实际生活环境中，也可以在 ADL 评定训练室内。ADL 评定训练室的设计应尽量接近患者实际生活环境，设置有卧室、浴室、厕所、厨房及家具、电器、餐具等。ADL 评定训练室内除了可进行 ADL 评定外，还可以在其中对患者进行 ADL 训练。评定应注意选择在合适的时间进行，如在患者早上起床时观察其穿衣、洗漱、修饰等活动，在进餐时间观察其进食能力等。这种方法所需评定时间较长，对于体弱的患者，为避免疲劳，可分次进行检查。直接观察法能使评定者详细观察患者的每一项日常生活活动的完成细节，得到的结果较为可靠、准确，并有利于评定者针对患者的活动缺陷进行康复训练及指导。

（2）间接评定法：指通过询问的方式来收集资料和进行评定，包括口头提问和问卷提问，也可以采取电话、书信、邮件等形式进行。尽量让本人回答问题，如患者不能回答问题（因体力虚弱或认知障碍等），可请患者家属或护理人员回答。间接评定法有利于评定一些不便直接观察的较私密的活动（如穿脱内衣、如厕、洗澡等），可在较短时间内得到评定结果，评定较为简便。但其准确性不如直接观察法，应与直接观察法结合使用。

2. **常用量表**

（1）常用的 BADL 评定量表

1）Barthel 指数（Barthel index，BI）评定：Barthel 指数评定于 20 世纪 50 年代中期设计并用于临床。由于该方法简单，可信度、灵敏度高，是目前临床应用最广、研究最多的一种 ADL 评定方法（表 2-3-1）。评定内容包括大小便控制、梳洗、用厕、穿衣、进食、转移、步行、上下楼梯、洗澡共 10 项。根据患者是否需要帮助及被帮助的程度分为 0 分、5 分、10 分、15 分四个等级，总分 100 分，评分越高，独立性越强。结果提示：<20 分者生活完全依赖；20~40 分者生活需要很大帮助；41~60 分者生活需要帮助；>60 分者生活基本自理。当 Barthel 指数得分在 40 分以上时康复治疗的效益最大。

表 2-3-1　Barthel 指数评定表

项目	评分标准
穿衣	0 分=依赖他人 5 分=需一半辅助 10 分=能自理（系开纽扣、开闭拉锁、穿鞋、穿脱矫形器）
修饰	0 分=需要帮助 5 分=独立洗脸、梳头、刷牙、剃须
进餐	0 分=依赖他人 5 分=需部分辅助（夹菜、盛饭、切面包） 10 分=能自理
如厕	0 分=依赖他人 5 分=需部分辅助（穿脱衣裤、清洁） 10 分=能自理
大便控制	0 分=失禁或昏迷 5 分=偶尔失禁（每周≤1 次） 10 分=能控制

续表

项目	评分标准
小便控制	0分=失禁或昏迷或由他人导尿 5分=偶尔失禁（每24小时≤1次，每周>1次） 10分=能控制
洗澡（盆浴或淋浴）	0分=依赖他人 5分=能自理
转移	0分=完全依赖别人，不能坐 5分=能坐，但需大量（2人）辅助 10分=需少量（1人）帮助或指导 15分=能自理
平地行走45m（在病房及其周围，不包括走远路）	0分=不能步行 5分=在轮椅上能独立行动 10分=需1人辅助步行（体力或言语指导） 15分=独立步行（可用辅助器）
上楼梯（上下一段楼梯，用手杖也算独立）	0分=不能 5分=需帮助（体力或言语指导） 10分=能自理
总分	

虽然 Barthel 指数有较高的信度和效度，评定简单易行，临床应用广泛，但也有一定缺陷。如评定等级比较少，相邻等级之间的分数值差别较大，评估不够精确细致。后有学者在 Barthel 指数的基础上进行了改良，称为改良 Barthel 指数（modified Barthel index，MBI），评定项目与每项的满分值不变，而将每一项的评定等级进一步细化（表2-3-2）。

表 2-3-2　改良 Barthel 指数评定表

ADL 项目	完全依赖（分）	较大帮助（分）	中等帮助（分）	最小帮助（分）	完全独立（分）
进食	0	2	5	8	10
洗澡	0	1	3	4	5
修饰（洗脸、梳头、刷牙、刮脸）	0	1	3	4	5
穿衣	0	2	5	8	10
控制大便	0	2	5	8	10
控制小便	0	2	5	8	10
上厕所	0	2	5	8	10
床椅转移	0	3	8	12	15
行走（平地45m）	0	3	8	12	15
使用轮椅*	0	1	3	4	5
上下楼梯	0	2	5	8	10

*只有在行走评定为完全依赖时，才评定轮椅使用。

改良 Barthel 指数评定标准：①完全依赖。完全依赖别人完成整项活动。②较大帮助。某种程度上能参与，但在整个活动中（一半以上）需要别人提供协助才能完成。③中等帮助。能参与大部分的活动，但在某些过程中（一半以下）需要别人提供协助。④最小帮助。除了在准备和收拾时需要协助，患者可以独立完成整项活动，或进行活动时需要别人从旁监督或提示，以保证安全。⑤完全独立。可以独立完成整项活动，而不需别人的监督、提示或协助。

2）Katz 指数评定：20 世纪 60 年代由 Katz 等提出。Katz 等通过大量的临床观察发现，ADL 能力下降或丧失通常是按照与儿童个体功能发育顺序相反的顺序发生的，复杂的功能最先受到影响。Katz 指数将 ADL 由难到易分为 6 项：沐浴、穿脱衣服、如厕、转移、大小便控制和进食，并将功能状态分为 A、B、C、D、E、F、G 7 个等级（表 2-3-3）。A 级完全自理，G 级完全依赖，B 级至 F 级自理能力逐渐下降，依赖程度不断增加，其表现是沐浴能力最早丧失，依次为更衣、如厕、转移、大小便控制，最后为进食。

表 2-3-3　Katz 分级评定表

级别	评定标准
A 级	全部项目均能完全独立
B 级	能够独立完成 6 项中的任何 5 项活动
C 级	能够独立完成 4 项活动，洗澡和其余任何 1 项不能独立完成
D 级	能够独立完成 3 项活动，洗澡、穿衣和其余任何 1 项不能独立完成
E 级	能够独立完成 2 项活动，洗澡、穿衣、如厕和其余任何 1 项不能独立完成
F 级	只能独立完成进餐或大小便控制 1 项活动，其余 5 项皆不能独立完成
G 级	所有项目均不能独立完成

3）功能独立性评定（functional independence measure，FIM）：是 20 世纪 80 年代美国物理医学会与康复学会制定的。目前 FIM 量表已获得国际普遍认可，在许多国家的医疗康复机构都得到广泛的应用，其信度、效度已得到大量研究证实。它可用于记录入院、出院、随访时的功能评分，观察动态变化，综合反映患者功能及独立生活能力。FIM 评定内容为 6 方面 18 项功能，每项功能被分为 7 级，最高级得 7 分，最低级得 1 分，总积分最高 126 分，得分越高表明独立水平越好，反之越差（表 2-3-4、表 2-3-5）。由于 FIM 是一项专利，它的正式使用需要加入美国医学康复统一数据系统，进行注册，并每年缴纳一定的维持费用。

表 2-3-4　FIM 评定表

项目		得分	
		入院	出院
自理活动	1. 进食		
	2. 梳洗修饰		
	3. 沐浴		
	4. 穿上装		
	5. 穿下装		
	6. 上厕所		
括约肌控制	7. 膀胱控制		
	8. 直肠控制		
转移	9. 床、椅、轮椅		
	10. 坐厕所		
	11. 浴盆、浴室		

续表

项目		得分	
		入院	出院
行走	12. 步行/轮椅		
	13. 上下楼梯		
交流	14. 理解		
	15. 表达		
社会认知	16. 社会交往		
	17. 解决问题		
	18. 记忆		
总计			

表 2-3-5　FIM 各项目具体评分标准

分值	评价标准
7 分	完全独立：能独立完成所有活动，活动完成规范，无须纠正，不需要辅助设备和帮助，并在合理的时间内完成
6 分	有条件的独立：能独立完成所有活动，但活动中需要辅助设备（假肢、支具、辅助具），或超过合理的时间，或活动中不够安全
5 分	需要监护、准备或示范：患者在没有身体接触性帮助的前提下，能完成活动，但由于认知缺陷、平衡差等，需要他人监护、口头提示或引导；或者需要他人准备或传递必要的用具如支具、衣物等
4 分	需要少量身体接触的帮助：患者完成活动时，需最小的身体接触性帮助，其主动用力程度≥75%（帮助<25%）
3 分	需要中等帮助：患者在活动中要求中等的接触性帮助，其主动用力程度达到 50%～74%（帮助达 25%～49%）
2 分	需要大量帮助：患者在活动中要求最大的体力帮助，其主动用力程度为 25%～49%（帮助达 50%～74%）
1 分	完全依赖：患者在活动中的主动用力程度为<25%，不能做任何活动

　　总分评分标准如下：126 分为完全独立；108～125 分为基本独立；90～107 分为极轻度依赖或有条件的独立；72～89 分为轻度依赖；54～71 分为中度依赖；36～53 分为重度依赖；19～35 分为极重度依赖；18 分为完全依赖。

　　（2）常用的 IADL 评定量表

　　1）功能活动问卷（the functional activities questionnaire，FAQ）：是 Pfeffer 于 1982 年提出的，1984 年重新修订（表 2-3-6）。该量表包括与日常生活密切相关的 10 项内容，如理财、工作、娱乐等活动，根据患者完成各项活动的难易程度评分，所得总分越高，表示障碍越重，小于 5 分为正常，大于等于 5 分为异常。主要用于研究社区老年人的独立性和轻度老年性痴呆。FAQ 评定项目较全面，且效度是目前 IADL 量表中最高的，提倡在 IADL 评定时首先使用。

表 2-3-6　功能活动问卷（FAQ）

	正常或从未做过，但能做（0分）	困难，但可单独完成或从未做过（1分）	需要帮助（2分）	完全依赖他人（3分）
每月平衡收支的能力，管理钱财的能力				
患者的工作能力				
能否到商店买衣服、杂货和家庭用品				
有无爱好，会不会下棋和打扑克牌				

续表

内容	正常或从未做过，但能做（0分）	困难，但可单独完成或从未做过（1分）	需要帮助（2分）	完全依赖他人（3分）
会不会做简单的事，如点炉子、泡茶等				
会不会准备饭菜				
能否了解最近发生的事件（时事）				
能否参加讨论和了解电视、书、杂志的内容				
能否记住约会时间、家庭节目和吃药				
能否拜访邻居、自己乘公共汽车				

2）快速残疾评定量表（a rapid disability rating scale，RDRS）：是 Linn 于 1967 年提出，1982 年经过修订，可用于住院和在社区中生活的患者，对老年患者尤为适合。评定内容共包括日常生活需要帮助的程度、残疾的程度、特殊问题的严重程度三大方面，细项有 18 项，每项得分最高为 3 分，最低为 0 分，总分最高为 54 分，分数越高表示残疾越重（表 2-3-7），完全正常应为 0 分。该量表信度方面是 IADL 表中最可靠的，效度仅次于 FAQ，故值得推广应用。

表 2-3-7　快速残疾评定量表（RDRS）

内容	评分及其标准			
	0分	1分	2分	3分
Ⅰ日常生活需要帮助的程度				
（1）进食	完全独立	需要一点帮助	需较多帮助	喂食或经静脉供给营养
（2）行走（可用拐杖或助行器）	完全独立	需要一点帮助	需较多帮助	不能走
（3）活动（外出可用轮椅）	完全独立	需要一点帮助	需较多帮助	不能离家外出
（4）洗澡（需要提供用品及监护）	完全独立	需要一点帮助	需较多帮助	由别人帮助洗
（5）穿着（包括帮助选择衣物）	完全独立	需要一点帮助	需较多帮助	由别人帮助穿
（6）用厕（穿脱衣裤、清洁、造瘘管护理）	完全独立	需要一点帮助	需较多帮助	只能用便盆、不能护理造瘘管
（7）整洁修饰[剃胡子、梳头、修饰指（趾）甲、刷牙]	完全独立	需要一点帮助	需较多帮助	由别人帮助梳洗、修饰
（8）适应性项目（钱币或财产管理，使用电话，买报纸、卫生纸和点心）	完全独立	需要一点帮助	需较多帮助	自己无法处理
Ⅱ残疾的程度				
（1）言语交流（自我表达）	正常	需要一点帮助	需较多帮助	不能交流
（2）听力（可用助听器）	正常	需要一点帮助	需较多帮助	听力丧失
（3）视力（可佩戴眼镜）	正常	需要一点帮助	需较多帮助	视力丧失
（4）饮食不正常	没有	轻	较重	需经静脉输入营养
（5）大小便失禁	没有	有时有	常常有	无法控制
（6）白天卧床（按医嘱或自行卧床）	没有	有，但在3小时内	较长时间	大部分或全部时间
（7）用药	没有	有时用	每日服药	每日注射或加口服
Ⅲ特殊问题的严重程度				
（1）精神错乱	没有	轻	重	极重
（2）不合作，对医疗持敌对态度	没有	轻	重	极重
（3）抑郁	没有	轻	重	极重

（三）注意事项

1. **ADL 评定前** 应了解患者的一般病情和肌力、肌张力、关节活动范围、平衡能力、感知觉及认知状况等整体情况。

2. **ADL 评定时** 强调评定的是患者现有的实际能力，而不是潜在能力或可能达到的程度，故应注重观察患者的实际活动，而不是仅依赖其口述或主观推断。对动作不理解时可以由评定者进行示范。评定过程中注意加强对患者的保护，避免发生意外。重复评定时，应尽量在同一环境下进行。按照时间顺序记录每次评定的时间和详细结果。

3. **分析评定结果** 应考虑有关因素，如患者的生活习惯、工作性质、文化素质，所处的社会和家庭环境，所承担的社会角色及患者残疾前的功能状况，评定时的心理状态和合作程度等。这些都可能对评定结果产生影响。

二、生存质量评定

（一）概述

1. **概念** 生存质量（quality of life，QOL）是指生活于不同文化和价值体系中的个人对于其目标、期望、标准及所关注问题有关联的生存状况的体验，也称为生活质量、生命质量。它包含了个体的生理健康、心理状态、独立能力、社会关系、个人信仰及与周围环境的关系。生存质量起源于 20 世纪 30 年代的美国，最初是作为社会学指标被提出，直到 20 世纪 70 年代后期生存质量的研究广泛进入医学领域。目前生活质量评定已广泛应用于人群的健康状况评价、预防保健和临床治疗的效果评价、资源分配和决策的制定。康复医学着重关注患者存活后的功能恢复和生活质量的保持与提高，故 QOL 评定是康复护理评定的一项重要内容。

在康复医学领域，生活质量是指个体生存的水平和体验，这种水平和体验反映了病、伤、残患者在不同程度的伤残情况下，维持自身躯体、精神心理及社会活动处于一种良好状态的能力和素质。生存质量是一个广泛而抽象的概念，对其内涵的理解还存在一定争议，目前主要达成的共识有：①生存质量是一个多维的概念，由人的躯体、心理和社会功能等方面的状态所决定。②生存质量是评定对象的主观体验，主要依靠评定对象的主观判断。③生存质量具有文化依赖性，必须建立在一定的文化价值体系之上。

2. **评定内容** 在进行生活质量评定时，主要是围绕这些因素来选取特定的指标做出评判，具体包括：①躯体功能评定，包括睡眠、饮食、行走、大小便自我控制、自我料理、家务操持、休闲活动等内容。②精神心理功能评定，包括抑郁感、忧虑情绪、孤独感、自尊、记忆力、推理能力、应变能力等。③社会功能评定，包括家庭关系、社会支持、与他人交往、就业情况、经济状况、社会整合、社会角色等。④疾病特征与治疗，包括疾病症状、治疗及不良反应等。

（二）评定方法

1. **实施方法** 应用标准化量表对患者的生活质量进行多维综合评价，是目前广为采用的方法。

（1）访谈：通过当面访谈或电话访谈的方式，来了解对方的心理特点、行为方式、健康状况、生活水平等，从而对其生活质量进行评价。

（2）观察：在一定时间内由评定者对特定个体的心理行为表现或活动、疾病症状及治疗不良反应等进行观察，从而判断其综合的生活质量。此法比较适合一些特殊患者的生活质量评价，比如精神病患者、植物人、阿尔茨海默病、危重患者等。

（3）自我报告：由患者根据自己的健康状况和对生活质量的理解，自行在评定量表上打分。

2. 常用量表

（1）世界卫生组织生活质量评定量表（WHO QOL）：是目前应用最广泛的量表之一。评定内容包括六大方面，即躯体功能、心理状况、独立能力、社会关系、环境、宗教信仰与精神。量表包括 WHO QOL-100 和 WHO QOL-BREF。WHO QOL-BREF 是 WHO QOL-100 的简化版，有 26 个项目，每个问题的备选答案分为 1～5 个等级，得分越高，生存质量越好（表 2-3-8）。

表 2-3-8　WHO QOL-BREF 量表

总体评价：

1. 您怎样评价您的生活质量？	①很差②差③不好也不差④好⑤很好
2. 您对自己的健康满意吗？	①很不满意②不满意③既非满意也非不满意④满意⑤很满意

下面的问题是关于两周来经历某些事情的感觉：

3. 你觉得疼痛妨碍您去做自己需要做的事情吗？	①根本不妨碍②很少妨碍③有妨碍（一般）④比较妨碍⑤极妨碍
4. 您需要依靠医疗的帮助进行日常生活吗？	①根本不需要②很少需要③需要（一般）④比较需要⑤极需要
5. 您觉得生活有乐趣吗？	①根本没乐趣②很少有乐趣③有乐趣（一般）④比较有乐趣⑤极有乐趣
6. 您觉得自己的生活有意义吗？	①根本没意义②很少有意义③有意义（一般）④比较有意义⑤极有意义
7. 您能集中注意力吗？	①根本不能②很少有能③能（一般）④比较能⑤极有能
8. 日常生活中您感觉安全吗？	①根本不安全②很少安全③安全（一般）④比较安全⑤极安全
9. 您的生活环境对健康好吗？	①根本不好②很少好③好（一般）④比较好⑤极好

下面的问题是关于两周来您做某些事情的能力：

10. 您有充沛的精力去应付日常生活吗？	①根本没精力②很少有精力③有精力（一般）④多数有精力⑤完全有精力
11. 您认为自己的外形过得去吗？	①根本过不去②很少过得去③过不去（一般）④多数过不去⑤完全过不去
12. 您的钱够用吗？	①根本不够用②很少够用③够用（一般）④多数够用⑤完全够用
13. 在日常生活中您需要的信息都齐备吗？	①根本不齐备②很少齐备③齐备（一般）④多数齐备⑤完全齐备
14. 您有机会进行休闲活动吗？	①根本没机会②很少③有（一般）④多数有⑤完全有

下面的问题是关于两周来您对自己日常生活各方面满意程度：

15. 您行动的能力如何？	①很差②差③不好也不差④好⑤很好
16. 您对自己的睡眠状况满意吗？	①很不满意②不满意③既非满意也非不满意④满意⑤很满意
17. 您对自己做日常生活事情的能力满意吗？	①很不满意②不满意③既非满意也非不满意④满意⑤很满意
18. 您对自己的工作能力满意吗？	①很不满意②不满意③既非满意也非不满意④满意⑤很满意
19. 您对自己满意吗？	①很不满意②不满意③既非满意也非不满意④满意⑤很满意
20. 您对自己的人际关系满意吗？	①很不满意②不满意③既非满意也非不满意④满意⑤很满意
21. 您对自己的性生活满意吗？	①很不满意②不满意③既非满意也非不满意④满意⑤很满意
22. 您对自己从朋友那里得到的支持满意吗？	①很不满意②不满意③既非满意也非不满意④满意⑤很满意
23. 您对自己居住的条件满意吗？	①很不满意②不满意③既非满意也非不满意④满意⑤很满意

续表

24. 您对得到卫生保健服务的方便程度满意吗？	①很不满意②不满意③既非满意也非不满意④满意⑤很满意
25. 您对自己的交通情况满意吗？	①很不满意②不满意③既非满意也非不满意④满意⑤很满意
下面的问题是关于两周来您经历某些事情的频繁程度：	
26. 您有消极感受吗？（如情绪低落、绝望、焦虑、犹豫）	①没有消极感受②偶尔有消极感受③时有时无④经常有消极感受⑤总是有消极感受

（2）健康状况 SF-36（36-item short-form，SF-36）：由美国医疗结局研究组开发的普适性评定量表。评定内容包括 8 个维度，36 个项目（表 2-3-9）。SF-36 是目前世界上公认的具有较高信度和效度的普适性生活质量评价量表之一。

表 2-3-9　SF-36 各项问题内容

项目	问题内容
躯体功能（10）	进行激烈的活动
	进行适度的活动
	手提日用品
	上几级楼梯
	上一级楼梯
	弯腰、屈膝、下蹲
	步行 1500m
	步行 800m
	步行 100m
	自己洗澡、穿衣
心理健康（5）	精神紧张
	垂头丧气，什么事不能振作
	心情平静
	情绪低落
	心情好
角色-躯体功能（4）	减少了工作或其他活动的时间
	只能完成一部分事情
	工作或活动的种类受限
	工作或活动困难增多
躯体疼痛（2）	身体疼痛的程度
	疼痛对工作和家务的影响
总体健康观念（6）	对现在健康状态的评定
	与一年前相比现在的健康状态
	易生病
	与别人一样健康
	健康状况正在变坏
	健康状况非常好
活力（4）	生活充实
	精力充沛
	筋疲力尽
	感觉疲劳
社会活动功能（2）	身体或心理的原因妨碍社会活动的程度
	身体或心理的原因妨碍社会活动的时间
情感职能（3）	减少了工作或其他活动的时间
	本来想要做的事情只能完成一部分
	做工作或其他活动不如平时仔细

（3）健康生存质量表（quality of well-being scale，QWB）：是由 Kaplan 等在 1967 年设计，评定内容包括日常生活活动、走动或行动、躯体功能活动、社会功能活动等方面。该量表指标定义清晰明确，权重较合理。

（4）生活满意指数 A（life satisfaction index A，LSIA）：是一种常用的、主观的生存质量评定方法，共计 20 个项目，每个项目的备选答案分为"同意""不同意""其他"，满分 20 分，评分越高者生存质量越好。

（5）生活满意度量表（satisfaction with life scale，SWLS）：由 5 个项目的回答，从 7 个判断中选取一个。对生活满意程度分为 7 级，分别从完全不同意到完全同意，用来评价生活的满意程度。

（6）脑卒中专用生存质量量表（stroke-specific quality of life scale，SS-QOL）：是由美国学者 William 等研究编制的专门用于脑卒中患者的生存质量量表，包括体能、家庭角色、语言、移动能力、情绪、个性、自理、社会角色、思维、上肢功能、视力和工作能力等 12 个方面，49 个条目。此量表的最大优点就是针对性较强，覆盖面较全，弥补了其他量表的一些不足。

（三）注意事项

（1）应做好解释工作，取得理解患者的理解与配合。

（2）选择恰当的评定环境和时间，在患者实际生活环境中或 ADL 评定训练室中进行；评定的内容若是日常生活中的实际活动项目，应尽量在患者实际实施时进行。

（3）应根据患者情况正确选择合适的评定方式和评定量表。

（4）评定过程中，应注意安全、避免疲劳。

（5）在对结果进行分析判断时，应考虑患者的生活习惯、文化程度、工作性质、所处的社会和家庭环境、所承担的社会角色、患者残疾前的功能状况、评定时的心理状态和合作程度等有关因素，对评定结果进行正确分析。

第四节 心理评定

一、概　　述

心理评定（psychological assessment）是指评定者依据心理学的理论和方法对个体某一心理现象做全面、系统和深入的客观描述，即对人的心理过程和人格的状态、特征和水平做出客观测量或描述。心理功能评定可用于康复的各个时期，通过心理功能的评定能够准确地掌握患者的心理状况，帮助患者采取积极的应对措施，调整心理环境，这对于患者的康复具有重要意义。

二、方　　法

心理评估的方法有多种，包括观察法、访谈法、心理测验法、心理生理评估法等。一般主张多种方法结合会达到更好的效果。

1. **观察法**　是通过对被试者外显行为的观察进行由表及里的推测，以对其心理活动进行评估，可分为自然情境下的观察和特定情境下的观察两类。主要内容包括仪表、体型、人际沟通风格、言谈举止、注意力、各种情景下的应对行为等。

2. **访谈法**　是指心理医生或医护人员运用词语或非词语语言与患者进行的一种有目的的沟通和交流，以便深入了解患者心理状况的评估方法。在访谈过程中，要注意收集患者非言语的一些信息，如患者的姿势、手势、表情等。主要内容包括对病伤残和康复的认识、伤后情绪表现、睡眠和饮食情况、对残疾生活的态度等。

3. **心理测验**　是指在标准的环境下，运用一套预先经过标准化的问题（量表）来测量患者的某些心理品质的方法。它包括心理测验和评估量表，是心理评估中的主要方法。标准化的心理测验必须由经过专门训练的人员进行施测。

4. **心理生理评估**　通过监控心理生理变量来评估，包括大脑的活动情况及其功能状况如脑电图（EEG）、功能性磁共振成像技术（fMRI）、脑磁图（MEG）、激素和免疫系统参数及反应形式；自主神经系统–心血管系统反应模式如心电图（ECG）、呼吸参数；汗腺活动变量如皮肤电活动（EDA）；肌肉紧张参数如肌电图（EMG）等。

三、常用心理评定

1. **智力测验**

（1）概念：智力（intelligence）也称智能，是指人认识、理解客观事物并运用知识、经验等解决问题的能力，包括观察力、理解力、记忆力、思维能力等。智力测验（intelligence test）是通过测验的方式衡量个体智力水平高低的一种科学方法。医护人员可根据评估结果指导患者进行康复训练。智商（intelligence quotient，IQ）是智力数量化的单位，是将个体智力水平数量化的估计值，能反映个体智力水平的高低。

（2）常用测验量表

1）韦克斯勒智力量表（Wechsler intelligence scale）：是目前使用最广泛的智力测验量表，包括韦氏儿童智力量表（WISC）、韦氏成人智力量表（WAIS）和韦氏学龄前及学龄初期智力量表（WPPSI），适用于4～74岁被试者。中国修订版韦氏成人智力量表（WAIS-RC）适用于16岁以上的成人，测试包括11个分测试，分言语和操作两类，言语有6个分测试，操作有5个分测试（表2-4-1）。

表 2-4-1　WAIS-RC 测试项目和内容

类别	分测试项目和内容	所测能力
言语测试	知识：29个题目，包括历史、地理、天文等	知识、兴趣范围和长时记忆等能力
	领悟：14个题目，涉及社会风俗、价值观、成语等	对社会的适应程度，尤其是对伦理道德的判断能力
	算术：14个心算，要计时	对数的概念和操作（加、减、乘、除）能力，注意力及解决问题的能力
	相似性：有13对词，念给患者听时要求说出每对词的相似性	抽象和概括能力
	数字广度：念给患者听一组数字，要求顺背 3～12 位数，倒背 2～10 位数	瞬时记忆和注意力
	词汇：念40个词汇给患者听，要求在词汇表上指出并说明其含义	词语理解和表达词义的能力

续表

类别	分测试项目和内容	所测能力
操作测试	数字符号：阿拉伯数字 1～9 各配一符号，要求患者给测验表上 90 个无顺序的数字配上相应的符号，限时 90 秒	手–眼协调，注意记住能力和操作速度
	图画填充：21 个图画，都缺失一个重要部分，要求说出缺失什么并指出缺失部分	视觉辨认能力，对组成物件要素的认识能力及扫视后迅速抓住缺点的能力
	木块图案：要求患者用 9 块红白两色的立方形木块按照木块测验图卡组合成图案，共 7 个	辨认空间关系的能力、视觉分析综合能力
	图片排列：把说明一个故事的一组图片打乱顺序后给患者看，要求摆成应有的顺序，共 8 组	逻辑联想，部分与整体的关系、思维灵活性
	图形拼凑：把人体、头像等图形的碎片给患者，要求拼成完整的图形，共 4 个	想象力、抓住事物线索的能力、手–眼协调能力

评估者可根据相应百分等级常模表转换成量表分，再根据不同年龄组的转换表得出言语智商（verbal intelligence quotient，VIQ）、操作智商（performance intelligence quotient，PIQ）和全量表智商（full intelligence quotient，FIQ）。FIQ 代表患者的总智力水平，VIQ 代表言语智力水平，PIQ 代表操作智力水平。智商与智力等级关系如表 2-4-2。但智商与文化教育程度相关，不等同于社会适应能力，对智商的解释和应用必须十分谨慎。

表 2-4-2　韦氏智力量表的智力水平分级

智商	分级
>130	极超常
120～129	超常
110～119	高于平常
90～109	平常
80～89	低于平常
70～79	临界
<69	智力缺损

2）其他的智力测验量表：①斯坦福–比内智力量表（Stanford Binet intelligence scale）：测验对象以儿童为主，测验得到的智商量可表明受试者在同岁儿童中或青少年中的相对智力水平，可测验 2～8 岁的儿童和青少年，在学龄儿童中使用比较准确。②贝利婴儿发展量表（Bayley scale of infant development）是美国常用的婴儿智力量表，适用于 1～30 月龄的孩子，包括运动量表、心智量表和社会行为量表。

2. **人格测验**

（1）概念：人格是指个体所具有的全部品质，是行为、心理特征的整合、统一体。它代表着个体对现实稳定的态度和与之相应的习惯化了的行为方式。人格测验是对人格特点的揭示和描述，即测量个体在一定情境下经常表现出来的典型行为和情感反应，通常包括气质或性格类型的特点、情绪状态、人际关系、动机、兴趣和态度等内容。人格测验同样是康复工作中进行心理鉴定、评价的重要方法。

（2）常用测验量表

1）艾森克人格问卷（Eysenck personality questionnaire，EPQ）：是由英国伦敦大学的艾森克夫妇编制，分为儿童（7～15 岁）和成人（16 岁以上）两种类型。经过多次修订，在不同人群中试测具有可靠的信度和效度，为国际所公认。EPQ 的理论基础是认为人格是多维结构，量表由 N 量表（调查神经质）、P 量表（调查精神质）、E 量表（内向–外向）和 L 量表（掩饰量表）所组成，各维的典型特征表现如下。①N 量表：N 分高的人表现为焦虑、紧张、易怒，有时又有抑郁。对各种刺激的反应都过于强烈，情绪激发后难以控制和平复下来。N 分低的人倾向于情绪反应缓慢、弱，即使激起了情绪也很快平复下来，通常是平静而不紧张。②P 量表：P 分高的人不关心人，倾向于独身，往往难以适应环境，感觉迟钝，对人有敌意，容易进攻等。P 分高的儿童性格古怪、孤僻，对人和动物缺乏感情，往往易于仇视，不考虑安危，几乎没有社会化概念。P 分低的人友善、合作、适应环境。③E 量表：E 分高的人表现为外向性格，爱交际，喜欢活动，不爱一个人静下来阅读和做研究，渴望兴奋和冒险。E 分低的人表现为内向性格，安静，离群，喜欢一个人读书做事，不喜欢冒险和冲动，对日常生活有规律，很少进攻。④L 量表：L 分高的人说明受试者过分掩饰和虚假，待人接物比较成熟和老练。L 分低的人纯朴，不够成熟和老练。

我国龚耀先修订的 EPQ 有 88 条，要求受试者按照测定手册回答"是"与"否"。按照规定的标准予以记分，再参考年龄、性别常模判定各量表得分的高低。以 E 量表为例，若受试者 E 量表得分等于或接近于该年龄组样本中的 E 分的平均值，为中间状态；若高于平均值+标准差，则为高分，外倾；若低于平均值–标准差，则为低分，内倾。倾向的程度依偏离平均数的大小而变化。其他量表以此类推。

2）明尼苏达多相人格调查表（Minnesota multiphasic personality inventory，MMPI）：是美国明尼苏达大学心理学家哈特卫与精神科医生麦金利于 20 世纪 40 年代合作编制而成，已被广泛应用于人类学、心理学和医学领域。MMPI 内容范围很广，包括身体各方面的情况、精神状态、神经失调、家庭、婚姻、宗教、政治、法律、社会等方面的态度和看法。我国宋维真主持修订的 MMPI，共 566 个问题，分 14 个量表，即 4 个效度量表和 10 个临床量表，对问题要求回答"是"或"否"。测验结果用电子计算机或算板统计分数，将 14 个量表的原始分换算成量表分。以量表分为纵坐标，14 个量表为横坐标，绘出曲线图形，即成为受试者个性剖面图，与常模比较，分析可得出该受试者的人格特征倾向（表 2-4-3，表 2-4-4）。

表 2-4-3　MMPI 临床量表

序号	临床量表	略语	说明
1	疑病	Hs	疑病倾向及对身体健康的不正常关心
2	抑郁	D	情绪低落、焦虑等问题
3	癔病	Hy	对身心症状的关注和敏感，自我中心等特点
4	精神病态性偏倚	Pd	脱离社会道德规范
5	男子气或女子气	Mf	男、女性格的倾向
6	妄想	Pa	强迫观点或行为焦急、抑郁
7	精神衰弱	Pt	精神衰弱、强迫、恐惧或焦虑等神经症特点
8	精神分裂症	Sc	思维混乱
9	轻躁症	Ma	被试感情发生的速度、强度和稳定性
10	社交内向	Si	不善社交、遇事退缩

表 2-4-4　MMPI 效度量表

序号	项目	略语	说明
1	问题	Q	高分表示回避现实
2	掩饰	L	高分表示答案不真实
3	效度	F	高分表示诈病或粗心
4	校正分	K	高分表示有防御反应

3. 情绪测验

（1）概念：情绪是人对客观事物所持态度在内心产生的一种反应。情绪状态有积极和消极之分，临床上常见的消极情绪有焦虑和抑郁两种。焦虑是对事件或内部想法与感受的一种紧张和不愉快的体验，表现为持续性紧张或发作性惊恐状态，但此状态并非由实际威胁所引起。抑郁是一种对不良外界刺激发生长时间的沮丧感受反应的情绪反应。用于焦虑、抑郁的评估量表分为他评量表和自评量表。

（2）常用测验量表

1）焦虑评估量表：常用的焦虑评估量表有汉密尔顿焦虑评估量表、Zung 焦虑自评量表等。汉密尔顿焦虑评估量表（Hamilton anxiety scale，HAMA）是英国学者汉密尔顿于1959 年编制的一种医生常用的焦虑测验量表。它能很好地衡量治疗效果，一致性好，长度适中，简便易行，用于测量焦虑症及患者的焦虑程度，是当今用的最广泛的焦虑量表之一（表 2-4-5）。

表 2-4-5 汉密尔顿焦虑评估量表（HAMA）

项目	分数（分）	说明
1. 焦虑心境	0 1 2 3 4	担心，担忧，感到有最坏的事情待要发生，容易激惹
2. 紧张	0 1 2 3 4	紧张感，易疲劳，不能放松，易哭，颤抖，感到不安
3. 害怕	0 1 2 3 4	害怕黑暗，陌生人，独处，动物，乘车或旅行及人多的场合
4. 失眠	0 1 2 3 4	难以入睡，易醒，睡眠不深，多梦，梦魇，夜惊，醒后感疲倦
5. 认知功能	0 1 2 3 4	或称记忆，注意障碍，注意力不能集中，记忆力差
6. 抑郁心境	0 1 2 3 4	丧失兴趣，对以往爱好缺乏快感，忧郁，早醒，昼重夜轻
7. 肌肉系统症状	0 1 2 3 4	肌肉酸痛，活动不灵活，肌肉抽动，肢体抽动，牙齿打颤，声音发抖
8. 感觉系统症状	0 1 2 3 4	视物模糊，发冷发热，软弱无力，浑身刺痛
9. 心血管系统症状	0 1 2 3 4	心动过速，心悸，胸痛，血管跳动感，昏倒感，期前收缩
10. 呼吸系统症状	0 1 2 3 4	胸闷，窒息感，叹息，呼吸困难
11. 胃肠道症状	0 1 2 3 4	吞咽困难，嗳气，消化不良，肠动感，肠鸣，腹泻，体重减轻，便秘
12. 生殖泌尿系症状	0 1 2 3 4	尿频，尿急，停经，性冷淡，过早射精，勃起不能，阳痿
13. 自主神经症状	0 1 2 3 4	口干，潮红，苍白，易出汗，起"鸡皮疙瘩"，紧张性头痛，毛发竖立
14. 会谈时行为表现	0 1 2 3 4	紧张，不能松弛，忐忑不安，咬手指，紧握拳，摸弄手帕，面肌抽动，不停顿足，手发抖，皱眉，表情僵硬，肌张力高，叹息样呼吸，面色苍白；吞咽，呃逆，安静时心率快，呼吸过快（20 次/分以上），腱反射亢进，震颤，瞳孔放大，眼睑跳动，易出汗，眼球突出

注：总分<7分，没有焦虑；>7分，可能有焦虑；>14分，肯定有焦虑；>21分，有明显焦虑；>29分，可能是严重焦虑。

2）抑郁评估量表：常用的抑郁评估量表包括汉密尔顿抑郁评估量表、Zung 抑郁自评量表等。汉密尔顿抑郁评估量表（Hamilton depression scale，HAMD）是汉密尔顿于 1960年编制，是最标准的抑郁量表之一（表 2-4-6）。

表 2-4-6 汉密尔顿抑郁评估量表（HAMD）

项目	分数（分）	项目	分数（分）
1. 抑郁情绪	0 1 2 3 4	3. 自杀	0 1 2 3 4
2. 有罪感	0 1 2 3 4	4. 入睡困难	0 1 2

续表

项目	分数（分）	项目	分数（分）
5. 睡眠不深	0 1 2	15. 疑病	0 1 2 3 4
6. 早睡	0 1 2	16. 体重减轻	0 1 2
7. 工作和兴趣	0 1 2 3 4	17. 自知力	0 1 2
8. 迟缓	0 1 2 3 4	18. 日夜变化　A 早 　　　　　　　B 晚	0 1 2 0 1 2
9. 激越	0 1 2 3 4	19. 人格或现实解体	0 1 2 3 4
10. 精神性焦虑	0 1 2 3 4	20. 偏执症状	0 1 2 3 4
11. 躯体性焦虑	0 1 2 3 4	21. 强迫症状态	0 1 2 3 4
12. 胃肠道症状	0 1 2	22. 能力减退感	0 1 2 3 4
13. 全身症状	0 1 2	23. 绝望感	0 1 2 3 4
14. 性症状	0 1 2	24. 自卑感	0 1 2 3 4

注：总分越高，病情越重。总分<8 分为无抑郁状态；>20 分可能为轻、中度抑郁；>35 分可能为重度抑郁。

第五节　环境评定

一、概　　述

对于患者的某些损伤，通过医疗康复后能有所改善，而有些损伤是无法改变的。患者出院后能否真正独立生活，能否参与社会生活，环境是重要的影响因素。居住环境、工作环境及社区环境，包括建筑物的结构设计、可利用空间、服务与公共交通及安全问题等都可能成为阻碍患者实施日常作业活动的消极因素。为此，在出院前，需根据患者的具体情况与要求，对其生活和工作环境进行系统评定。

环境评定可通过问卷调查或实地考察完成。问卷调查主要是通过患者或家属回答提问来了解患者在将要回归的生活或工作环境中从事各种日常活动可能会遇到的情况，了解有哪些环境障碍（建筑结构或设施）会阻碍患者活动。实地考察患者在实际环境中进行各种活动的表现，评定结果真实、可靠。通过实地考察可以大大减少患者本人、家属及雇主对于患者功能独立的担心。实地考察也使康复护理人员可以制订出更切实际的克服环境障碍的方案。

二、各种环境的评定

1. **居住环境的评定**　住宅内外环境的评定包括住宅类型、入口、进入住宅的通道、户内入口和通道、卧室、盥洗室、客厅、餐厅、厨房、洗衣、打扫卫生、应付紧急情况等 12 项内容。在评定中，评定者在"□"中对所选答案打"√"，并在横线上填空（表 2-5-1）。

表 2-5-1　居住环境的评定

1. 住宅类型
（1）公寓楼房□：患者住在哪一层？ _____，有电梯吗？ _____
（2）独宅□：有几层？ _____，患者住在几层？ _____
（3）平房□

2. 入口

（1）台阶　患者能够上下户外的台阶吗？能□　否□

台阶的宽度_____，台阶级数_____

上台阶时扶手在：左边□　右边□　双侧□

有无轮椅用斜坡？_____，长度_____，高度_____

（2）门

患者是否能够：开锁□　开门□　关门□　锁门□

是否有门槛？_____，门槛的高度_____，门槛的材料_____，门的宽度_____

患者能够进_____出_____门吗？

（3）走廊　宽度_____有任何障碍物阻碍通过吗？有□　无□

3. 进入住宅的通道

（1）走廊　宽度_____阻碍：有□　无□

（2）楼梯

患者能上下楼梯吗？能□　否□

楼梯的宽度_____，楼梯的级数_____，楼梯的高度_____

上楼梯时扶手在：左边□　右边□　双侧□

有无轮椅用斜坡？_____，长度_____，宽度_____

（3）门

患者是否能够：开锁□　开门□　关门□　锁门□

能够使用球形门把手？_____，长柄门把手？_____

是否有门槛？_____，门槛的高度_____，门槛的材料_____

门的宽度_____，轮椅能否出入？能□　否□

患者能够进_____出_____门吗？

（4）电梯

有电梯吗？有□　无□

电梯开门时是否与地面同高？是□　否□

电梯门宽_____，电梯控制按钮的高度_____

患者能自己独立乘电梯吗？能□　否□

4. 户内

记录走廊和门口的宽度_____

记录有无门槛，如有则记录高度_____

记录是否需要上楼梯或台阶才能进入房间_____

（1）患者能否从家里的一处到另一处？如：

走廊□　卧室□　厨房□　盥洗室□　客厅□　户内其他地方□

（2）在家里从一个房间到另一个房间需使用：

拐杖□　助行器□　矫形器□　假肢□　手动/电动轮椅□　电动车□　其他□

（3）患者能否在以下几种情况安全地活动？

在地毯上行走□　不平的地面□　打蜡的地板□　家具边角锐利□　家中有宠物□

（4）对患者而言，潜在的不安全区域或因素是什么？_____

5. 卧室

（1）电灯：能开关吗？能□　否□

（2）窗户：能开关吗？能□　否□

（3）床：高度_____，宽度_____，两边均可上下吗？_____，有无床头板？_____，床尾板？_____，床有轮子吗？_____，如有，床稳定吗？_____，患者可否从床转移到轮椅上？_____，或从轮椅转移到床？_____

（4）床头柜：床头柜是否位于患者可及的位置？_____

床头柜上有电话吗？_____

（5）衣服：患者的衣服放在卧室吗？_____

患者从何处取衣服：箱子□　柜子□　抽屉□　其他处□

（6）在卧室中活动所遇到的最大的问题是什么？_____

6. 盥洗室

（1）在盥洗室里，患者使用：轮椅□　步行器□

（2）盥洗室空间的大小允许轮椅_____或步行器_____进入其中吗？

（3）患者能够触到开关吗？_____

（4）使用厕所类型：坐式厕所□　蹲式厕所□

患者能否独立进行轮椅与坐便器之间的转移吗？能□ 否□

坐便器的高度_____，坐便器附近有无扶手？有□　无□

有无安装扶手的位置？有□　无□

能否取卫生纸和使用卫生纸？能□　否□

（5）使用水池

水池的高度_____，能开关水龙头吗？能□　否□

水池下方有无放腿的位置？有□　无□

患者能否拿到所需用品？能□　否□

（6）洗澡

患者洗　盆浴□　淋浴□

盆浴时患者能否在没有帮助的情况安全地转移？能□　否□

浴盆旁有无扶手？有□　无□

是否需要辅助用品，如座椅、防滑垫、扶手、其他____等

患者能否开关水龙头和使用塞子？能□　否□

浴盆边到地面的高度_____

浴盆的内径宽度_____

淋浴时，患者能否独立转移和拧水龙头？能□　否□

洗澡所遇到的最大问题是什么？_____

7. 客厅

（1）能开关电灯吗？能□　否□

（2）能开关窗户吗？能□　否□

（3）为了使轮椅能够通过，可否重新摆放家具？可□　否□

（4）能否从轮椅转移到座椅，或从座椅转移到轮椅？_____，座椅的高度_____

（5）能否从　座椅□　沙发□　上站起或坐下

（6）能否使用　电视□　收音机□　空调□　或其他电器□

（7）客厅活动所遇到的最大问题是什么？_____

8. 餐厅

（1）能开关电灯吗？能□　否□

（2）桌子高度_____，能在餐桌上吃饭吗？能□　否□

（3）轮椅能否推到桌子下方？能□　否□

9. 厨房

（1）患者能打开冰箱取食品吗？能□　否□

（2）患者能打开冰柜取食品吗？能□　否□

（3）水池

患者能否坐在水池前？能□　否□

患者能否触及到水龙头？能□　否□ 能否开关水龙头？能□　否□

（4）橱柜

患者能否开关柜门？能□　否□

患者能否拿到餐具、水壶、食品？能□　否□

（5）移动患者能否携带器皿在厨房里从一处到另一处？能□ 否□

（6）炉灶

患者能到达炉灶前并使用炉灶？能□　否□

能否使用烤箱？能□　否□

（7）其他电器

患者能否使用电源插座？能□　否□

患者能否拿到并使用其他电器？能□　否□

（8）操作空间

操作台前有足够的操作空间吗？有□　无□

绘制示意图，指示炉灶、冰箱、水池、操作台等的位置

（9）使用厨房对你来说十分重要吗？＿＿＿＿

（10）厨房活动所遇到的最大问题是什么？＿＿＿＿

10. 洗衣

（1）患者有无洗衣机？有□　无□

（2）能否到达洗衣机处？能□　否□

能否放入？＿＿＿＿，取出？＿＿＿＿

能否控制开关或按钮？能□　否□

（3）如果没有洗衣机，如何洗衣服？＿＿＿＿

（4）患者能晒衣服吗？能□　否□

（5）患者能否熨衣服？能□　否□

（6）洗衣所遇到的最大问题是什么？＿＿＿＿

11. 打扫卫生

（1）患者能否拿到拖把、扫帚或吸尘器？能□　否□

（2）能使用哪种工具？＿＿＿＿

12. 应付紧急情况

（1）电话在室内的位置＿＿＿＿

（2）患者单独在家时，能否迅速从安全口或后门撤离？能□　否□

（3）患者有邻居、警察、火警及医生的电话号码吗？有□　无□

2. **工作环境的评定**　在工作环境中评定一个人的功能水平时，节省能量和符合人体工程学是评定者考察应该遵循的主要原则。

（1）外环境的评定：①停车场与办公地点之间的距离。②停车场有无残疾人专用停车位及其标志。③残疾人停车位面积是否足以进行轮椅转移。④残疾人停车位是否便于停放和进出。⑤残疾人专用停车位数量。⑥停车场与路沿之间有无斜坡过渡。⑦建筑物入口有无供轮椅使用者专用的无障碍通道及入口引导标志。

（2）工作所需的躯体功能水平的评定：在了解被评定者的工作及其特点的基础上，评定者应分析完成该项工作需具备的各种功能及水平，如肌力（躯干、上下肢）、姿势、耐力、手指灵活性、手眼协调性、视力、听力及交流能力等。

（3）工作区的评定：检查被评定者的工作区，包括照明、温度、座椅种类以及工作面的种类、高度和面积；被评定者坐在轮椅中时，其活动空间及双上肢的水平和垂直活动范围等。

（4）公共设施与场所的评定：残疾者除了在自己的工作区活动，还要去工作区以外的地方活动，如上下电梯、去洗手间、使用公用电话等，这些地方是否无障碍，同样是制约残疾者返回工作岗位的重要因素（表 2-5-2）。

表 2-5-2　建筑物调查评定表

设施	有（Yes）	无（No）
电梯		
（1）有电梯吗		
（2）电梯到达所有楼层吗		
（3）电梯控制按钮距地面的高度		

续表

设施	有（Yes）	无（No）
（4）控制按钮易操作吗		
（5）有无紧急用电话		
公用电话		
（1）残疾人能够使用电话吗		
（2）电话是触键式？拨号式？（在选择上画圈）		
（3）电话距地面的高度		
地面		
（1）地面滑吗		
（2）如果有地毯，地毯用胶黏固定在地面上吗		
洗手间		
（1）残疾人能够进入吗		
（2）厕所的入口宽度		
（3）厕所内有无扶手		
（4）坐便器高度		
（5）容易取用卫生纸吗		
（6）洗手间内公共活动面积		
（7）洗手池下面有无容纳膝部的空间		
（8）能使用水龙头吗		

　　3. 社区环境的评定　社区环境包括各种社区资源和社区服务。对于期望回归和参与社区生活的残疾者来说，社区环境的评定十分必要。通过评定，可使康复护理人员、患者及家属了解可以利用哪些社区资源和社区服务。在社区环境评定中，残疾者能否利用交通工具及各种社区服务是两个重点。有无适用于不同肢体残疾的交通工具便于残疾者出行；公共汽车有无残疾者进出专用门；汽车上有无液压升降装置可直接将四肢瘫或高位截瘫患者和轮椅转运入车厢内等。工作环境评定的许多要点同样适用于社区各种服务设施，无论是商店、剧院、餐馆、会馆、学校、体育场馆等都需要考虑入口处的无障碍通道、走廊的宽度、残疾人是否能进入并使用洗手间、能否使用公用电话等。

（刘　芳　陈锦秀　陈婷玉　李晓军）

第三章 常见问题的康复护理技术

第一节 **压疮**

一、概　述

（一）概念

压疮是指皮肤和（或）皮下组织的局部损伤，通常位于骨突部位，由压力或者压力联合剪切力引起。

（二）发生机制

1. **与持续时间、压力强度有关**　表皮压强达到 60mmHg 时，皮肤内血流降至正常的33%；承受 69mmHg 的压力持续 2 小时以上即可发生不可逆损伤。

2. **与剪切力有关**　剪切力是施加于相邻物体的表面，引起相反方向的进行性平滑的力量。剪切力作用于深层，引起组织的相对移位，能切断较大区域的血液供应，导致组织氧张力下降，因此它比垂直压力更具危害。

（三）危险因素

1. **外源性因素**　主要有压力、剪切力、摩擦力、潮湿等。

2. **内源性因素**　包括高龄、营养不良、感觉障碍、运动受限、局部皮温升高、心脑血管疾病、心理因素等。

（四）好发部位与高危人群

压疮好发于缺乏脂肪组织保护、没有肌层包裹或仅有较薄肌层的骨隆突部。压疮的常见部位：坐骨、骶尾骨、足跟、外踝、髂前上棘等骨隆突部及长期使用鼻导管、气管插管、夹板、留置尿管、支架等与皮肤接触的相关部位。各种体位的压疮好发部位不同：仰卧位好发于枕骨粗隆、肩胛部、肘部、脊髓体隆突处、骶尾部及足跟部；侧卧位好发于耳廓、肩峰、肋骨、肘部、髋部、膝关节内外侧及内外踝处；俯卧位好发于面颊部、耳郭、肩部、女性乳房、男性生殖器、髂嵴、膝部及足尖处；坐位好发于坐骨结节处。

易发生压疮的高危人群：脊髓损伤患者、老年患者、重症患者、手术患者、营养不良患者、肥胖患者、儿科患者、姑息治疗患者和严重认知功能障碍的患者等。

（五）分期

2007 年美国国家压疮顾问小组（简称 NPUAP）对压疮重新分期，在原有的压疮分期（根据局部解剖组织的缺失量分为 I～IV 期）的基础上，新增加了可疑深部组织损伤期和难以分期两个特殊的阶段，2009 年 NPUAP 和欧洲压疮专家咨询组（简称 EPUAP）再次确认了 NPUAP 更新后的压疮分期。

1. **I 期压疮**　皮肤完整伴有压之不褪色的局限性红斑，即在受压发红部位用手指按压 3 秒钟皮肤颜色没有变。深色皮肤可能无明显的苍白改变，但其颜色可能与周围组织不同（图 3-1-1）。

2. **II 期压疮**　皮肤表皮或真皮部分缺失，表现为一个浅的开放性溃疡，伴有粉红色的伤口床（创面），无腐肉，也可能表现为一个完整的或破裂的血清性水疱（图 3-1-2）。

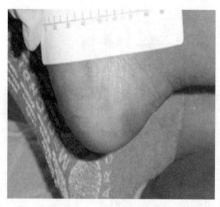
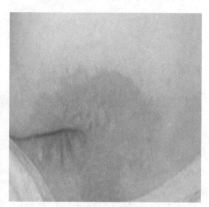

图 3-1-1　I 期压疮　　　　　　　图 3-1-2　II 期压疮

3. **III 期压疮**　全层皮肤组织缺失，可见皮下脂肪暴露，但骨头、肌腱、肌肉未外露，可能有腐肉存在，也可能包含有潜行和窦道（图 3-1-3）。

4. **IV 期压疮**　全层组织缺失，伴有骨、肌腱或肌肉外露，伤口床的某些部位有腐肉或焦痂，常伴有潜行或窦道（图 3-1-4）。

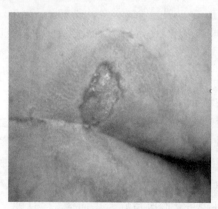
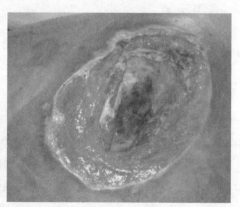

图 3-1-3　III 期压疮　　　　　　　图 3-1-4　IV 期压疮

5. **可疑深部组织损伤期压疮**　皮肤完整，但可出现颜色改变如紫色或褐红色，或导致充血的水疱。与周围组织比较，这些受损区域的软组织可能有疼痛、硬块、有黏糊状的渗出、潮湿、发热或冰冷（图 3-1-5）。

6. 难以分期的压疮　全层组织缺失，溃疡底部有腐肉覆盖（黄色、黄褐色、灰色、绿色或褐色），或者伤口床有焦痂附着（炭色、褐色或黑色），清创后才能界定压疮的分期（图 3-1-6）。

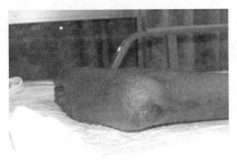 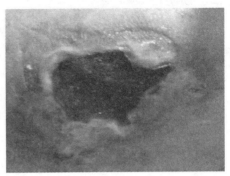

图 3-1-5　可疑深部组织损伤期压疮　　　　　图 3-1-6　难以分期的压疮

（六）对机体的危害

1. 压疮的并发症　压疮可能引发的并发症包括蜂窝织炎、骨髓炎、骨质破坏、菌血症、败血症，甚至死亡。

2. 压疮的危害

（1）增加患者痛苦，影响生活质量。

（2）延长住院天数，增加住院费用。

（3）增加护理工作量。

（4）伤口难愈合。

（5）感染败血症，增加死亡率。

（6）有可能引发法律纠纷。

压疮彩图

二、康复护理评定

目前临床上最常用的压疮危险因素评估表有 Braden 评估表、Norton 评估表、Waterlow 评估表等。

三、预 防 措 施

（一）预防性皮肤护理

（1）摆放患者体位应尽量避免红斑区、好发部位受压。

（2）受压部位使用薄膜敷料、水胶体敷料、泡沫敷料，减少卧床患者皮肤承受的剪切力。

（3）保持皮肤清洁干燥，使用温水或中性溶液清洁患者皮肤。

（4）不可按摩或用力擦洗有压疮风险的皮肤。

（5）制订个性化二便失禁管理计划，排便后及时清洗会阴部及污染皮肤。

（二）预防性敷料

考虑在经常受到摩擦力与剪切力影响的骨隆突处（如足跟、骶尾部）使用聚氨酯泡沫敷料预防压疮。

选择预防性敷料时要考虑：

（1）敷料形态、尺寸符合贴敷的解剖部位。

（2）敷料控制微环境的能力。

（3）敷料可反复打开，以评估皮肤的情况。

（4）敷料贴敷及去除的容易程度。

（三）体位变换和早期活动

（1）除非禁忌证，对所有压疮风险或已发生压疮的患者进行体位变换，减少易受压部位承受压力的时间和强度。

（2）协助患者体位变换或移动患者时，应抬高患者身体，避免拖、拉、拽、推。

（3）通过体位变换来解除压力或压力再分布。

（4）使用30°倾斜侧卧位或俯卧位，若患者能够耐受且医疗状态允许。

（5）对于卧床患者，床头抬高<30°，除非有医疗禁忌证。

（6）坐位患者的体位更换：①合理摆放患者体位，以维持其全方位范围的活动；②选择一个患者易于接受的姿势，将对暴露的皮肤和软组织产生的压力和剪切力最小化；③当双足不能到地面时，把患者的双足放在脚蹬或脚踏板上；④限制患者坐在没有减压的座椅上的时间。

（四）支撑面

（1）选择符合患者需要的支撑面，考虑患者对压力再分布的需求。

（2）对于压疮形成风险更高的患者，若频繁人工更换体位无法实现，则应使用有效的支撑面。

（3）对于Ⅰ、Ⅱ类压疮的患者，考虑使用高规格记忆性泡沫床垫或非动力性压力再分布支撑面。

（4）为Ⅲ、Ⅳ类和无法分期的压疮患者，选择可提供强化式压力再分布降低剪切力、控制微环境的支撑面。

（5）对于可疑深部组织损伤的患者，若通过体位变换无法缓解局部压疮，则选择可提供强化式压力再分布降低剪切力、控制微环境的支撑面。

（五）营养与压疮的预防

（1）对有压疮或存在压疮风险的患者制订个体化营养治疗计划。

（2）有营养风险、压疮风险的成年患者，若通过膳食无法满足营养需求，则除了提供常规膳食外，还应提供热量、高蛋白的营养补充剂。

四、康复护理

（一）康复护理原则与目标

（1）预防压疮的发生或恶化。

（2）促使压疮伤口愈合。

（二）康复护理措施

1. Ⅰ期压疮的护理　Ⅰ期压疮经过及时有效解除压力并护理得当，其组织损害是可逆的，一般1～3周可完全恢复。

（1）加强翻身，避免局部继续受压。

（2）保持皮肤清洁，避免潮湿刺激。

（3）不可按摩局部以免加重损伤。

（4）为减少摩擦力，可在局部皮肤使用透明薄膜敷料、水胶体敷料、泡沫敷料。

2. Ⅱ期压疮的护理　此期压疮有浅层溃疡及水疱两种状态。Ⅱ期压疮创面经积极有效的处理，通常可在2～4周愈合。

（1）浅层溃疡

1）液量少时选择薄型水胶体敷料。

2）渗液量中等或较多时，可用薄型水胶体敷料加藻酸盐敷料、厚型水胶体敷料或泡沫敷料。

3）当周围皮肤脆弱、菲薄时可用软聚硅酮泡沫敷料。

4）根据渗液情况决定更换频率，通常3～5天更换一次。

（2）水疱

1）直径＜2cm的水疱，不必刺破，让其自行吸收，局部可粘贴透明薄膜敷料或薄型水胶体敷料保护皮肤。

2）直径＞2cm的水疱，用碘伏消毒局部皮肤两遍后，在水疱边缘底处用5～10ml注射器配小号针头穿刺抽吸水疱中的液体，表面覆盖透明薄膜敷料或薄型水胶体敷料，观察渗液情况，3～7天更换一次。

3）若水疱破溃，创面暴露，则按浅层溃疡伤口处理。

3. Ⅲ期、Ⅳ期压疮的护理　Ⅲ期、Ⅳ期压疮均有全层皮肤组织缺损，创面通常覆盖较多的黄色腐肉或黑色坏死组织，可伴有潜行和窦道，甚至伴有感染，创面处理有保守性创面处理及外科手术治疗。

（1）保守性创面处理

1）清洗伤口：NPUAP/EPUAP指南建议，用生理盐水或饮用水定期清洗伤口。清洗方法包括冲洗、擦洗、淋浴或涡流冲洗等。清洗动作应轻柔，压力不可过大，避免损伤伤口床。

2）清除坏死组织：在清创之前应评估患者的病情，包括血液循环情况、有无出血倾向、疼痛等，根据可用的资源和患者的意愿选择合适的清创方法，如外科手术清创、机械性清创、自溶性清创、酶学清创、生物清创等。

3）控制感染：伤口出现感染时，可选择合适的消毒液清洗伤口，再用生理盐水冲洗。伤口局部可用银离子抗菌敷料、高渗盐敷料等控制感染。必要时可在细菌培养和药敏试验后，使用抗生素。对损伤累及骨骼、肌腱的伤口应控制骨髓炎、筋膜炎的发生。

4）伤口渗液管理：①黑痂覆盖的伤口渗液量少或无渗液，可在黑痂表面用刀片划痕后涂抹水凝胶，覆盖密闭型保湿敷料，如水胶体敷料，促进自溶性清创。②伤口渗液多，可选用吸收能力强、可促进自溶性清创的敷料，如藻酸盐类敷料、泡沫敷料、亲水纤维敷料、高渗盐敷料、交互式敷料等。③当伤口有窦道和潜行时应进行填充或引流，可选藻酸盐敷料、水胶体油纱等。注意填充时不可太紧以免对伤口产生压力。④对深度创面，可用藻酸盐等敷料填充腔穴，外层覆盖水胶体或泡沫敷料。⑤条件允许时可行伤口负压治疗，吸去多余渗液，促进肉芽组织生长和伤口收缩。⑥当伤口内肉芽组织填满，渗液减少，部分上皮开始爬行时可用水胶体敷料或薄的泡沫敷料促进伤口的愈合。⑦足跟部压疮的处理：注意减压、保护伤口、保持局部清洁干燥，避免清创。

（2）外科手术治疗：当前，全球伤口愈合的金标准：缩短伤口愈合时间。因此，Ⅲ期、Ⅳ期压疮，可通过外科手术行皮瓣转移、游离皮瓣移植等手术方式尽快修复压疮伤口。

4. 可疑深部组织损伤的护理

（1）完全解除局部皮肤的压力及剪切力，减少局部的摩擦力，密切观察局部皮肤的颜色变化，注意有无水疱、焦痂的形成。

（2）局部皮肤使用水胶体敷料，以改善缺血缺氧状态，避免拿捏按摩。如出现血疱，可按Ⅱ期压疮处理；如局部形成薄的焦痂，可按焦痂伤口处理；如出现较多的坏死组织，则清除后按Ⅲ期、Ⅳ期压疮处理。

（3）可疑深部组织损伤，即使辅以最佳治疗，也可能会迅速发展成为深部组织的溃疡，在提供护理措施前必须先向家属交代预后，防止护理纠纷的出现。

5. 难以分期的护理

（1）当伤口无法界定属于哪一期损伤，判断为"难以分期"时，应准确记录，而不应猜测记录属于哪一期。

（2）当伤口因覆盖焦痂或坏死组织无法进行界定时，可先清除坏死组织后再确定分期，伤口按Ⅲ期、Ⅳ期压疮处理。

（3）对于足跟部稳定型黑痂（黏附牢靠，没有红、肿、浮动及渗出的干痂）可作为天然屏障，予以保留，不做清创处理。

（三）康复教育

（1）护理人员的规范化培训：培训内容包括压疮的概述、风险因素及评估、体位更换技术、管理流程、预防及治疗等，定期对培训效果进行评价和改进，提高全体护理人员对压疮的预防及护理水平。

（2）患者和家属的教育：通过压疮知识讲座、现场示教如何预防与处理压疮等方式，让患者和家属能有效参与或独立地采取预防与处理压疮的措施。

第二节 挛缩

一、概 述

（一）概念

挛缩（contracture）是由于关节、软组织、肌肉缺乏活动或被动运动范围受限而致的。从解剖学上来说可以分为关节源性挛缩、关节周围软组织起源的挛缩和肌源性挛缩等。其病理变化主要是关节及相关韧带处筋膜、肌肉的结缔组织缩短，由疏松状态向致密状态演变，从而使关节及其周围结缔组织失去弹性，降低了关节的伸缩性能。

导致挛缩的常见原因有疼痛、肢体功能运动障碍、痉挛、长时间关节静止不动等。临床表现为病变部分活动受限，肢体呈屈曲位的紧缩状态，并且进行性发展。

挛缩是康复医学中常见的并发症之一，以老年人多见，且常发生于肢体及其附近关节，是影响疾病康复和降低患者生活质量的重要原因。

（二）发生机制

关节内韧带损伤、创伤后挛缩；关节内外瘢痕粘连及挛缩；髋关节的肌肉、肌腱及周围滑液囊的挛缩和粘连使肌腱上下滑移的程度缩小，导致关节活动度受限；关节内外骨折后制动带来的失用性肌肉、肌腱及关节囊的挛缩；关节挛缩于非功能位会造成关节畸形；关节、肌肉及肌腱本身损伤或炎症时，可使关节结构破坏，从而使更多的纤维组织损伤与修复，产生更严重的挛缩，引起更为广泛、致密的瘢痕粘连。

（三）发生原因

挛缩常见于骨骼、关节和肌肉系统损伤，各种类型的神经元性疾病及长期卧床、坐轮椅患者。卧床不动半天以上，挛缩就会开始。正常人在晚上 8 小时的睡眠中，如果蜷缩不动，晨起时就会有僵硬感。2～3 周卧床不动，挛缩就会严重，此时，必须借助关节活动方能矫治。2～3 个月卧床不动所致的挛缩则只能借助外科手术才能解决。

（四）分类

挛缩可分为先天性挛缩和后天性挛缩，后天性挛缩又可分为以下几种：

1. **皮肤性挛缩** 因烧伤、创伤、炎症等造成皮肤瘢痕而出现的挛缩。

2. **结缔组织性挛缩** 因皮下组织、韧带、肌腱等收缩而出现的挛缩。

3. **神经性挛缩**

（1）反射性挛缩：为了减少疼痛，长时间的置于某一种被迫体位造成的挛缩，如因极度呼吸困难被迫日夜端坐的患者。

（2）痉挛性挛缩：中枢神经系统疾患所致的痉挛性瘫痪，因肌张力亢进造成的挛缩，常见于脑卒中、脑外伤、脑瘫患者。

（3）弛缓性麻痹性挛缩：因末梢神经疾患所致的弛缓性瘫痪造成的挛缩。常见于小儿麻痹症患者。

4. 肌性挛缩　因关节长期固定、肌肉疾患、创伤等造成肌肉短缩、萎缩及瘢痕导致的挛缩。如卧床过久不动的患者出现髋关节外翻、足下垂。

（五）常见类型

1. 关节性挛缩　关节本身病变，如软骨、滑膜、关节囊等。

2. 软组织性挛缩　关节周围软组织、皮肤、皮下组织、肌腱、韧带病变引起。

3. 肌源性挛缩　多发生在跨越双关节的肌肉，如髂腰肌、阔筋膜张肌、腘绳肌、腓肠肌等，由于外伤、炎症、变性、缺血性或痉挛性、弛缓性瘫痪所致。

（六）对机体的危害

关节挛缩是长期卧床者或肢体活动受限者常见的合并症之一。临床表现为该部位活动受限，其肢体呈屈曲位的挛缩状态，并且有进行性发展。关节挛缩一旦形成，如果得不到及时的矫正将给自理生活带来很大的困难，严重影响机体的运动和完成日常生活活动的能力，是康复医学所面临的常见问题。

二、康复护理评定

1. 躯体功能评定　挛缩早期，通常患者关节活动范围受限显著，难以产生理想的摆动，导致关节附近肌群长期处于收缩不充分的状态，肌萎缩明显。如通过外科手术途径解决关节、挛缩组织的松解，以及瘢痕、粘连组织的剥离，此过程中会产生出血、充血，又会导致新的挛缩和粘连。神经瘫痪后所导致的肌无力和肌痉挛状态时，会导致肌肉、肌腱、关节内外结缔组织的挛缩，从而加重瘫痪肢体的功能障碍。

2. activities of daily living，ADL 与社会功能评定　骨科术后，原发性疾病恢复过程中，患者 ADL 会有所下降，但由于制动或直接创伤所致的关节活动受限会产生比原发性疾病更为严重的 ADL 影响。挛缩所致的关节活动障碍涉及上肢会影响到患者的个人卫生、进食、穿衣、写字等日常生活及工作；涉及下肢会影响患者的步行、上下楼梯、蹲踩及下蹲等日常生活中所要频繁产生的动作和行为。

3. 心理功能评定　所有关节功能障碍均会不同程度地影响个人形象，给患者带来一定的心理压力。

三、预防措施

1. 及早康复介入　详细了解患者原发病症的处理方式，动态掌握其治疗变化过程。尽最大可能早期康复介入可有效预防挛缩。

2. 术后被动运动　通常强有力的骨科内固定术后应尽早进行被动运动及主动活动，可在不影响手术部位愈合的前提下有效地防止挛缩。

3. 持续被动运动（continuous passive motion，CPM）　选择相应关节的专用器械对关节进行持续较长时间缓慢被动运动的一种训练方法。预先设定关节活动范围、运动速度、被动运动持续时间等参数，使关节在一定活动范围内进行持续缓慢的被动运动，以防止关节粘连和挛缩。

（1）应用范围：四肢骨折固定术后、人工关节置换术后、韧带重建术后、关节成形及引流术后、关节滑膜切除术后、关节挛缩、粘连松解术后、关节镜术后和关节软骨损伤术后等。

（2）设备：选用各关节专用的 CPM 训练器械，由活动关节的托架和控制运动的机械装置两部分组成，主要包括针对四肢关节的专门训练设备。

（3）作用机制：①持续温和地牵引关节及周围组织，可防止纤维挛缩和松解粘连，保持关节活动范围。②关节面相对运动可促进关节液的流动和更新，关节内压的周期性改变可促使软骨基质内液与关节液之间的交换，保持无血运区关节软骨的营养，防止其退变。③在软骨修复过程中，通过 CPM 对关节面施加应力，可促进未分化细胞向软骨细胞转化，受损关节面由透明软骨覆盖，降低骨关节疾病发生率。④CPM 可减轻韧带修复术后的萎缩程度，并增加修复后韧带的强度。⑤CPM 可向关节本体感受器不断发放向心冲动，可阻断疼痛信号的传递，减轻疼痛。⑥CPM 与一般被动运动相比，持续时间长，运动过程和缓、恒定，患者感觉舒适；运动过程可控，故较为安全；运动时关节受力小，在关节损伤和炎症早期时使用可不引起损害。

（4）操作程序：①开始训练的时间：可在术后即刻甚至患者处于麻醉状态下进行。即便手术部位敷料较厚，也应在术后 3 天内开始。②将待训练肢体放置在训练器械的托架上，合理充分固定。③确定关节活动范围：术后即刻常在 20°～30° 的短弧范围内训练；关节活动范围可根据患者的耐受程度每日渐增或适当的时间间隔渐增，直至最大关节活动范围。④确定运动速度：可耐受的运动速度为每 1～2 分钟为一个运动循环。⑤设定运动时间：根据不同的程序，使用不同的训练时间，每次训练 1～2 小时，每日 1～3 次，可连续训练 24 小时，逐渐转化为每日 12 小时、8 小时、4 小时或 2 小时。但防止粘连形成宜 24 小时持续进行，训练周期不少于 1 周。⑥训练中密切观察患者的反应及 CPM 训练器械的运转情况。

（5）注意事项：①术后伤口内若有引流管，要注意运动时不要夹闭引流管。②手术切口若与肢体长轴垂直，不宜过早采用 CPM 训练，以免影响伤口愈合。③训练中避免合并使用抗凝治疗，否则易造成血肿。④训练程序的设定应根据患者的反应、手术方式及疾病的整体情况而调整。

四、治疗要点

1. 关节活动度练习

（1）被动运动：①关节功能牵引：利用器械施加的牵引力对患者关节进行一定时间的被动持续牵引，使挛缩的纤维组织产生更多的塑性延长，该方法牵引力稳定，不易引起新的损伤。具体方法为：将挛缩关节的近端肢体在牵引装置上进行充分固定，在其远端肢体按需要的生理方向进行重力牵引。所施载荷应在牵引 15～20 分钟后引起挛缩关节轻度或能忍受的疼痛为度，每日重复做 4～6 组。②手法治疗：用中医推拿术将患者关节周围软组织充分放松，然后进行关节松动术的附属运动和生理运动的操作，以改善关节活动范围。

（2）主动-辅助运动：①悬吊摆动训练：患者早期卧床时，利用滑轮、绳索固定带及网架系统组合悬吊肢体进行摆动活动。②助力运动：利用器械传导、旋转产生助力带动患肢进行运动。③水中运动：利用水的浮力帮助肢体进行运动。

（3）主动运动：在进行关节活动度练习的同时可提高肌力，促进肢体血液循环，消除肿胀。主动运动对早期或轻度挛缩效果较好，对后期牢固的关节粘连挛缩效果欠佳。练习时，力求每个动作均达到最大关节活动幅度，再稍作维持。以引起紧张或轻度疼痛为度，通常每一动作重复至少 20 次。

2. **热塑板矫形器**　在术后一段时期内可替代管型石膏固定，以方便及早介入康复治疗；在术后早期固定关节于理想的最大角度，或在康复治疗进展期巩固疗效；根据关节挛缩状况的改变可以重复进行 3～4 次的塑形，使其角度能与挛缩关节功能状况相应。应用时应防止局部压力过高，造成皮肤压伤，禁忌产生剧烈疼痛。

3. **理疗**　传导热、音频电疗、超声波等物理因子疗法均可防治粘连的形成，后期也起到软化挛缩纤维组织的作用。

4. **手术治疗**

（1）麻醉状态下被动活动：通常在以上治疗未取得理想效果后采用。对关节内骨折或创伤的患者慎用。操作方法：常规手术麻醉，助手固定挛缩关节近端肢体，术者手法用力牵拉挛缩关节，并向不能及的生理方向行大力被动活动，撕裂关节内外粘连组织，起到松解关节的作用。术后即刻冰敷、加压包扎以减轻关节内外出血和水肿，再采用矫形器辅助固定。该治疗方法易造成新的骨折、软组织损伤、关节内出血及血管神经损伤等多种并发症。

（2）关节镜下松解术：通常适用于已形成关节内粘连的患者。在关节镜下切除关节内增生的瘢痕组织，解除引起关节活动受限的关节内因素。术中可配合手法牵引，进一步牵拉关节囊及松解引起关节活动受限的关节外因素，使疗效更为理想化。

（3）手术路径松解术：研究患者病情、评定功能状况，确定挛缩的主要部位，分析引起关节功能受限的主要因素，最终商榷手术方案。常用松解术：关节成形术、关节囊松解术、肌腱延长术、关节内粘连松解术、肌腱和肌肉间粘连松解术等。术后应及时进行运动疗法和理疗，以防止形成新的粘连。

五、康　复　护　理

（一）康复护理原则与目标

关节挛缩一旦形成，将严重影响康复训练，如不及时矫正将严重影响患者的生活自理能力，故康复护理中应当给予重视，及时采取有效的护理措施。

（1）随时注意保持肢体的功能位，必要时采取相应的措施改变肢体的紧缩程度。

（2）定时进行体位转换，维持关节活动度，及时纠正不正确的体姿，预防挛缩的发生。

（3）按照康复治疗计划，定时给予关节可动域的功能训练。

（二）康复护理措施

1. 预防挛缩的护理措施

（1）保持良肢位：患者肢体制动后，在短期内就可能引起关节的挛缩和变形。因此，在患者卧床期间，只要有发生关节挛缩的可能，早期就应置该关节于功能位，预防挛缩的发生。当关节处于活动范围的中间位置，可以使肌肉萎缩和关节囊的挛缩、粘连的出现降到最低限度，这样能够使关节恢复正常活动范围。具体方法则可以通过将患者肢体置于功能位或用不同支具、矫形器等保持肢体的位置。例如，股骨颈骨折固定后，用枕头、被褥等维持患侧髋关节于中立位，略外展 $20°\sim30°$，防止内旋、外旋，必要时用箱型足夹板或穿"丁"字鞋。如偏瘫患者处于肢体紧缩状态阶段时，可采用毛巾置于偏瘫侧的手中，以矫正掌指关节的挛缩。毛巾卷（也可以用海绵等其他松软物制作）的大小要求，一般粗细为 $5\sim6cm$，长短为 $7\sim8cm$。另外，在偏瘫侧的肩关节、肘关节、髋关节、膝关节屈曲部位处，可放置薄的软枕（或其他松软物）支撑，以矫正其关节挛缩状态。

（2）体位转换：不仅对保持关节活动度、肢体的功能位和防止挛缩有利，而且对预防压疮、呼吸道感染和神经受压及改善循环等也很有利。因此，在保持良好的体位的同时应进行体位转换，每隔 2 小时协助患者改换体位。无论患者是处于卧位还是坐位均应进行。体位转换应取得患者的主动配合，以鼓励其发挥残存的功能，康复护理人员可给予必要的协助和指导，同时应观察受压部位皮肤的情况；在体位转换过程中，避免用暴力拖、拉、拽、推；体位转换之后，应使患者保持良肢位并使其感到舒适。注意观察患者有无头晕、面色苍白、虚弱、脉速等反应。

（3）被动运动：适当的被动运动可保持肌肉的生理长度和张力，达到维持关节活动度的目的。一般是由康复专业的 PT 治疗师、OT 治疗师和康复护士进行，也可在康复医生指导下，由其本人或家属协助用健侧给患侧进行训练。在训练时，关节活动度要从小到大，活动时间要由少到多，训练动作要轻柔，不可过猛过急，以免发生二次损伤。关节被动运动应注意以下原则：①早期开始，一般在发病后的 $2\sim3$ 天开始，患者仰卧位。②活动之前应向患者及家属做好解释，以取得患者及家属的配合。③关节的各个运动方向均要进行训练，随关节功能的改善逐渐加大活动度。④每次针对一个关节，各方向活动 $3\sim5$ 遍。⑤一般按从肢体近端到远端的顺序，活动某一关节时，近端关节须予以固定。⑥在运动某一关节时，应对该关节施加一定的牵引力，以减轻关节面之间的摩擦力，达到保护关节、防止对关节面挤压的目的。⑦动作均匀、缓慢、有节奏。⑧一般在无痛状况下完成全关节活动范围的运动，对伴有疼痛的关节训练前可进行热敷、熏蒸等理疗。⑨尽早鼓励患者做自助被动运动。

2. 挛缩的康复护理措施　因组织粘连或痉挛等引起关节活动度发生障碍时，用以改善关节活动范围的各种训练方法很多，应根据患者关节的具体情况选择不同的训练方法。

（1）心理护理：护理人员要经常关心并帮助患者，掌握患者心理活动，做好心理护理，使患者保持心理平衡；要为患者创造清洁、舒适的病室环境，适当地安排一些娱乐活动，如听音乐、看电视等，分散患者注意力，从而使患者勇敢地面对现实，树立新的生活目标，积极主动配合康复治疗和护理工作。

（2）运动疗法：因皮肤、肌肉等关节周围软组织变化所致的运动限制，运动疗法是有效改善组织粘连挛缩的方法，常用的有伸张训练、摆动训练、自动滑轮；而对于肌痉挛所致的关节活动障碍，则可利用特殊的抑制或促进技术来治疗。根据患者关节情况及主动用力程度分为被动活动、助力活动、主动运动、抗阻运动。

1）被动活动：当患者主动活动有困难时，可利用人力或器械进行被动活动。常用的方法有：

A. 关节被动活动：必须由经过专业培训的康复人员或康复护理人员完成的被动运动。对关节的各个方向进行的被动运动，范围尽可能大，动作缓慢，忌暴力，可维持关节现有的活动范围。为了维持正常的关节活动度，每天应活动关节 1～2 次，每次让所有关节至少做 3 遍全范围运动。对于肢体已发生功能障碍者，操作动作应在达到现有的最大可能范围时再稍用力，力求略有超过，稍停留后还原再做。每天必须坚持锻炼数遍，使训练效应得以积累，并逐步恢复关节活动范围。

B. 关节松动术：指康复护理人员利用较大振幅，低速度的手法作用于患者的某一关节，对其进行推动、牵拉、旋转等被动活动，从而缓解疼痛，松解粘连，改善功能。常用手法有牵引、挤压、旋转、滚动、滑动和快速的推压。应用时，先让患者尽可能放松，利用关节的生理运动，即利用小幅度振动持续约 2 分钟，然后将患者的肢体停留在关节受限的终末端，再利用关节的附属运动进行小幅度的振动。

C. 关节牵引：又称牵拉，即应用力学原理，通过机械装置，使关节和软组织得到持续的牵伸，从而解除肌肉痉挛和改善关节挛缩。关节牵引的重量应根据病情加减，不可随意增减或放松，以保证牵引的有效性牵引过程中应定期测量患肢的长度，避免牵引过度。轻中度的挛缩，每次 20～30 分钟，每日 2 次。严重的挛缩，每次 30 分钟或更长，每日 2 次。

D. 持续性被动活动（continuous passive motion，CPM）与其他被动活动相比，CPM作用时间更长，运动较缓慢，稳定，更为安全舒适。

2）助力活动：当患者肌力或疼痛好转时，可进行主动助力运动，以进一步改善关节活动范围。常用的方法有：

A. 人力引导：由康复护理人员根据患者的具体情况，沿着关节活动的方向帮助患者活动。如康复护理人员在偏瘫患者的早期利用 PNF 技术中导引手的作用帮助患侧肢体进行对角线和螺旋形的运动，维持和改善关节活动度。

B. 器械训练：利用杠杆原理，以器械为助力，带动活动受限的关节进行活动。如体操棒，肩关节练习器，腕关节练习器和踝关节练习器等。又如，利用体操棒进行侧方推举以扩大肩关节的活动范围。

C. 悬吊训练：利用挂钩吊带和绳索及网架装置将拟活动的肢体悬吊起来，使其在无重力的前提下进行主动活动。如将上臂悬吊后可以进行肩关节水平方向的伸张运动。

D. 滑轮训练：利用滑轮装置和绳索，通过健侧肢体带动患侧肢体作超出关节活动受限的范围的运动或是在受限部位加大牵引力以伸张患侧挛缩的组织，从而改善关节的活动范围。此种训练较容易掌握其活动幅度，患者乐于接受。

E. 水中运动：严重无力的肌群可借助水的浮力，无须使用多大的力即可进行活动，而在一般情况下，如无支持和帮助是很难完成的；对于有一定肌力的肌群则可以利用水的阻力进行抗阻运动。

3）主动运动：在患者肌力进一步增加的情况下可鼓励其进行主动运动，常应用各种徒手体操。一般根据患者关节活动受限的方向和程度，设计一些有针对性、多种形式的动作。主动运动适应性广，不受场地限制，可充分发挥患者的主动性。

4）抗阻运动：在肌力达到3级以上时，为增强患者的肌力，可以进行抗阻运动锻炼。利用PNF技术中的维持-放松技术和收缩-放松技术可有效地使关节活动度增大。首先使患侧肢体活动至关节活动的终末端时，进行拮抗肌的等长抗阻收缩，维持6～10秒后，收缩已缩短的肌肉以防进一步的运动，最后逐渐放松。此时再进行主动肌收缩，移动肢体至比运动前更大的活动范围。抗阻运动对增强肌力和耐力有显著的效果，但是必须在医师的正确指导下进行。抗阻运动有徒手抵抗和器械抵抗两种形式。

5）注意事项：运动疗法训练时应注意：①关节活动度训练时，应熟练掌握障碍关节的解剖结构，关节运动的方向，运动轴及正常的关节活动范围。②关节活动范围要从小到大，活动时间由短到长。多采用力量中等，时间较长，一日多次重复的方法。③在训练过程中对障碍关节的近端加以适当固定，以保证最佳疗效。④训练动作应轻柔，不可过急过猛，所加的各种助力均以引起轻微的疼痛为度。如出现关节疼痛或肌肉肿胀，并持续24小时，则说明用力过度。⑤为了减轻疼痛，应事先进行温热疗法等理疗。⑥禁忌证：近期有骨折，牵拉中有骨性阻挡、急性炎症、血肿、肌肉紧张等不宜进行训练。

（3）热疗：作用于局部，以减轻疼痛，放松紧张的肌肉，改变局部血液循环，减轻水肿，改善结缔组织的黏弹性，增加牵伸效果，包括传导热的水疗、蜡疗、泥疗、红外线疗法、高频电疗法、超声波疗法等。热疗提倡在关节运动和牵伸练习前进行，热疗过程中应经常询问和观察患者反应，特别是治疗部位的温度，以防烫伤。

（4）中医康复疗法：挛缩常采用推拿疗法。推拿具有通经络、行气血、消瘀行滞、散肿止痛的功效，能增加局部营养，防止肌肉失用性萎缩，促进瘢痕变软及损伤修复。常用推、拿、揉、擦等手法使肌肉放松，也可用动、拨等手法缓解肌肉的痉挛和松解粘连，改善关节活动度。使用推拿治疗之前首先必须明确诊断，病情允许方可采用；其次，手法应娴熟，柔中有刚，才能达到应有的效果；再次，手法不宜过重或使用暴力，操作时间不宜过长，一般以30分钟为宜。

（三）康复教育

指导患者在日常生活中应注意保护关节，合理使用关节，学会防御挛缩的方法。强调患者主动参与治疗和护理的重要性。挛缩关节保护教育要点：

（1）保持正确的姿势。不论是休息还是工作时，都应注意采取正确的姿势，防止关节的劳累或损伤。如卧床时保持各关节于功能位；工作时应注意根据人体节力原理。

（2）用力应适度，以不引起关节明显疼痛为度。

（3）尽量用大的肌群，用健全的关节辅助病变关节，减轻挛缩关节的负荷。

（4）正确使用辅助具是功能康复的一个重要方面，在使用辅助具时要注意安全。

（5）注意劳逸结合。保持心情愉快，在心理康复的基础上，促进产生理想的康复效果。

一、概　述

（一）概念

神经源性膀胱（neurogenic bladder）是由于神经系统损伤或疾病导致神经功能异常后，引起膀胱储存和排空尿液的功能障碍。尿不畅或尿潴留是其最常见的症状之一。由此诱发的泌尿系并发症，如上尿路损害及肾衰竭等是患者死亡的主要原因。神经源性膀胱有明确的神经系统病史，如脑血管病变、脊髓损伤等。膀胱护理的目的是恢复和改善患者的膀胱功能，降低膀胱内压力，减少残余尿，控制和消除泌尿系统并发症的产生，提高患者生活质量。

（二）解剖生理

在正常情况下，膀胱逼尿肌在副交感神经的影响下处于轻度收缩状态，膀胱内压保持在 10cmH$_2$O 以下。当膀胱内尿液增加时，膀胱内压也增高。当膀胱内尿液增加至 350～550ml，膀胱内压力超过 15cmH$_2$O，刺激膀胱壁牵张感受器产生神经冲动，神经冲动沿着盆神经传导至骶髓的初级排尿反射中枢，同时将冲动上传至大脑的高级排尿中枢，从而产生尿意。在环境不许可时，低级排尿中枢受到高级排尿中枢的抑制，当环境许可时，抑制被解除，这时脊髓排尿反射中枢的兴奋沿盆神经传出，引起膀胱逼尿肌收缩和膀胱内括约肌松弛，迫使尿液进入后尿道，并刺激后尿道感受器，冲动沿盆神经传到排尿中枢，后者发出冲动至 S$_{2\sim4}$ 前角细胞，抑制阴部神经，使外括约肌松弛，于是尿液排出。此外，膈肌和腹肌收缩，使腹内压增高也促进膀胱内尿液排空。

（三）发生原因

1. **中枢神经系统因素**　脑血管意外、颅脑肿瘤、压力正常的脑积水、脑瘫、智力障碍、基底核病变、多系统萎缩、多发性硬化、脊髓病变、椎间盘病变及椎管狭窄等。

2. **周围神经系统因素**　糖尿病、酗酒、药物滥用、卟啉病、结节病等其他不常见的神经病变。

3. **感染性疾病**　获得性免疫缺陷综合征、急性感染性多发性神经根炎、带状疱疹、人T淋巴细胞病毒感染、莱姆病、脊髓灰质炎、梅毒及结核病等。

4. **医源性因素**　脊柱手术、根治性盆腔手术如直肠癌根治术、根治性全子宫切除术、前列腺癌根治术、区域脊髓麻醉等。

5. **其他因素**　Hinman 综合征、重症肌无力、系统性红斑狼疮及家族性淀粉样变性多发性神经病变等。

（四）发生机制

神经系统病变的不同部位与水平，以及病变的不同时期均表现出不同的下尿路病理生理变化。

1. **脑桥上损伤**　人的高级排尿中枢位于大脑皮质，丘脑、基底核、边缘系统、下丘脑和脑干网状结构参与调节排尿调控过程，而协调排尿反射的中枢位于脑桥。脑桥水平以下的神经通路受到损害，可能会出现逼尿肌过度活动、逼尿肌括约肌协同失调等改变，对上尿路损害较大。而脑桥水平以上的神经通路受到损害（如老年性痴呆、脑血管意外等），尽管下尿路神经反射通路完整，但大脑皮质无法感知膀胱充盈，膀胱过度活动，不能随意控制排尿，往往出现尿失禁症状；逼尿肌括约肌协同性通常正常，很少发生逼尿肌括约肌协同失调，因此对上尿路的损害通常较小。

2. **脊髓损伤**　脊髓是控制逼尿肌和尿道内、外括约肌功能活动的初级排尿中枢所在，也是将膀胱尿道的感觉冲动传导至高级排尿中枢的上行神经纤维和将高级排尿中枢的冲动传导至脊髓初级排尿中枢的下行神经纤维的共同通路。脊髓的排尿中枢主要位于 3 个部分，即交感神经中枢、副交感神经中枢和阴部神经核，分别发出神经纤维支配膀胱和尿道。不同节段的脊髓损伤导致的神经源性膀胱具有一定的规律性，但并非完全与脊髓损伤水平相对应。同一水平的脊髓损伤、不同的患者或同一患者在不同的病程，其临床表现和尿动力学结果都可能有一定差异。

3. **周围神经病变**　周围神经的病变，如糖尿病周围神经病变、盆底神经损伤、免疫性神经病等，累及支配膀胱的交感和副交感神经，或同时累及支配尿道括约肌的神经，导致逼尿肌收缩力减弱和（或）尿道内、外括约肌控尿能力减低，出现排尿困难或尿失禁。

（五）常见类型

神经源性膀胱可根据尿流动力学的检查结果及临床表现进行分类。

1. **根据尿流动力学的检查结果进行分类**

（1）逼尿肌过度活跃性膀胱，其中包括逼尿肌、括约肌协调性膀胱和逼尿肌、括约肌失调性膀胱。

逼尿肌过度活跃性的神经源性膀胱又称为痉挛性膀胱，多见于病变部位在脊髓的初级排尿中枢（$S_{2\sim4}$）以上的中枢神经损伤。痉挛性膀胱患者的膀胱逼尿肌出现不自主收缩、膀胱内压力增高、膀胱容量减少、膀胱顺应性降低，表现为尿失禁。当合并有括约肌不协调时，逼尿肌收缩时括约肌不松弛，从而导致膀胱内压力更高，有发生尿液反流的危险。表现为尿失禁，残余尿量增多。

（2）逼尿肌活动不足性神经源性膀胱：又称为弛缓性膀胱。弛缓性膀胱患者的膀胱逼尿肌收缩乏力、残余尿量增多、膀胱顺应性增加，表现为尿潴留、残余尿增多。

2. **根据临床表现分类**　可将神经源性膀胱分为尿失禁和尿潴留。尿失禁是指排尿失去意识控制，尿液不自主的由尿道流出；尿潴留是指膀胱充满尿液但是不能自主排出。

二、康复护理评定

1. **病史采集**　是排尿障碍评定的主要组成部分。进行病史采集时应注意询问：

（1）发病经过及排尿障碍的特点。如目前的排尿方式、排尿控制情况、有无尿意、排尿耗时、尿液的性状、有无并发症等。

（2）是否有外伤、手术、糖尿病、脊髓炎等病史，或抗胆碱能药物、三环类抗抑郁药、α受体阻滞药等药物的用药史等。

（3）有无膀胱充盈感、排尿感等膀胱感觉的减退或丧失。

（4）饮水和排尿习惯。

2. 临床检查

（1）全身体格检查：在进行全身体格检查时应注意患者的血压变化；腹部检查应注意下腹部有无包块、压痛，肾区有无叩击痛；判断膀胱充盈情况；皮肤检查应重点检查骶尾部皮肤处有无破损；神经系统检查应注意脊髓损伤平面的评定、肛周感觉、运动情况、各种神经反射，如感觉、反射、肌力、肌张力等；会阴部检查，如检查肛门括约肌的张力和主动运动、会阴部感觉、球海绵体反射等。

（2）简易膀胱容量和压力测定：简易膀胱容量与压力测定方法可以评估患者的膀胱逼尿肌及括约肌功能，以判断患者膀胱容量大小和压力变化情况。它是根据压力量表的原理，将与大气压相通的压力管与膀胱相通，膀胱内压力随储量的改变通过水柱波动来显示。

（3）膀胱残余尿量测定：指排尿后立即导尿或用 B 超检查测定膀胱内的残余尿量。正常女性残余尿量不超过 50ml，正常男性不超过 20ml。残余尿量＞100ml，需要采用导尿等方法辅助排出。通过膀胱残余尿量测定，可以了解膀胱排尿功能，或判断下尿路梗塞程度，为膀胱护理提供依据。

3. 辅助检查

（1）实验室检查：监测患者的实验室检查结果，如血常规、尿常规、尿液细菌培养、血尿素氮、血肌酐等。

（2）尿流动力学检查：能客观反映逼尿肌、尿道内括约肌、尿道外括约肌各自的功能状态及其在储尿排尿过程中的相互作用。尿流动力学测试有助于准确诊断和治疗神经源性膀胱。

（3）B 超：泌尿系统 B 超检查可了解有无泌尿系统结石、积水，有无尿道梗阻，并可测量膀胱残余尿量。

（4）尿流动力学和 B 超或 X 线联合检查：在做尿流动力学检查时同步获得各项参数及膀胱动态形态变化。

三、预 防 措 施

（1）导尿时严格无菌技术操作。留置导尿期间，引流管、尿袋妥善固定，不可高于尿道口，防止尿液反流，不要经常倒空尿袋中的尿液以免增加污染可能。间歇性导尿期间，每周查尿常规及细菌计数 1 次。

（2）减少残余尿量，保持会阴部清洁，每日两次用温水清洗会阴后，用 0.5%碘伏棉球消毒尿道口并擦净近尿道口尿管上的污垢。

（3）服用尿酸化药，如维生素 C 或蓝莓汁可使细菌无法繁殖。

（4）鼓励患者多饮水，每日饮水量在 3000ml 左右，增加尿量、稀释尿液、减少细菌生长繁殖。

四、治 疗 要 点

1. 膀胱功能训练　膀胱功能训练的目的是维持膀胱正常的收缩和舒张的功能，重新训练反射性膀胱。常用的训练方法有留置导尿管法和间歇导尿法。留置导尿管法采用定期开放留置导尿管，可使膀胱适当的充盈和排空，促进膀胱壁肌肉张力的恢复；脊髓损伤患者间歇性导尿可使膀胱周期性扩张和排空，促进膀胱功能恢复。

2. 触发排尿刺激法　对神经源性膀胱尿道功能障碍的患者，在导尿管插入期间或在间歇性导尿之前，需用耻骨上压腹手法或在耻骨弓上进行刺激以触发排尿。

（1）耻骨上区轻叩法：用手指在耻骨联合上进行有节奏的拍打，拍7～8次，停3秒，反复进行2～3分钟。

（2）扳机点法：在腰骶神经节段区寻找扳机点，通过反复挤捏阴茎、牵拉阴毛、耻骨上区持续有节律轻敲、肛门指检刺激或牵张肛门括约肌等，诱导反射排尿。

（3）屏气法：患者身体前倾，快速呼吸 3～4 次，以延长屏气增加腹压的时间。做 1 次深呼吸，然后屏住呼吸，向下用力做排尿动作。反复间断数次，直到没有尿液排出为止。

（4）挤压法：先用指尖部在耻骨上区对膀胱进行深部按摩，以增加膀胱张力，再用手掌根于脐下 3cm 处，用力向会阴部挤压，按压时患者身体前倾，直到尿流停止。

（5）电刺激法：是将电极置入体内通过电极直接刺激逼尿肌，诱导逼尿肌收缩。电刺激也可以对骶神经根（$S_{1\sim4}$）进行刺激，使骶神经兴奋，促使逼尿肌收缩，引起排尿。

（6）磁刺激法：为近年来试验用的方法，较电刺激法具有无创伤、相对无痛等优点。

五、康 复 护 理

（一）康复护理原则与目标

1. 护理原则　①应从整体上考虑患者的膀胱管理，采取个体化的处理方案；②恢复膀胱的正常容量；③增加膀胱的顺应性，恢复低压储尿功能，减少膀胱输尿管反流，保护上尿路；④恢复控尿能力，减少尿失禁；减少和避免泌尿系感染及结石等并发症。

2. 护理目标　使患者能够规律排出尿液，排尿间隔时间不短于 3 小时，以便从事日常活动，并且夜间睡眠不受排尿干扰，减少并发症。

（二）康复护理措施

在康复护理中，应根据神经源性膀胱的类型制订患者的康复护理计划。弛缓性（自主性）膀胱患者应尽早实施间歇导尿，减少膀胱内残余尿量，促进膀胱功能的恢复和预防并发症的出现；痉挛性（反射性）膀胱患者应减少逼尿肌的不自主收缩，减少膀胱内压力，预防上尿路的损伤。膀胱护理技术包括各种膀胱管理方法、膀胱功能训练及电刺激等。

1. 膀胱管理方法　包括间歇导尿术、经尿道留置导尿术、耻骨上膀胱造瘘等。

（1）间歇导尿术（intermittent catheterization）：指在需要时将导尿管插入膀胱，排空尿液后立即将导尿管拔出的方法。间歇导尿可使膀胱间歇性扩张，有利于保持膀胱容量和恢复膀胱的收缩功能。间歇导尿被国际尿控协会推荐为治疗神经源性膀胱功能障碍的首选方法（详见第九章第一节）。

　　饮水计划是患者进行间歇性导尿前的准备工作及进行间歇导尿期间要遵从的重要原则，以避免膀胱因不能排尿而过度膨胀，有损其功能。饮水计划的具体内容：①每日饮水量应限制在 1500～2000ml，并于 6～20 时平均分配饮水量，每次不超过 400ml；②睡前 3 个小时避免饮水；③指导患者不要饮利尿饮品，如茶、汽水、含酒精饮品、糖水、薏米水、西瓜等，避免引起口干的食物，如含味精的食物等；④患者口服抑制膀胱痉挛的药物时会有口干等不良反应，护士应指导患者不要因此而大量进水，只需间断少量饮水、湿润口腔即可；⑤进食或进饮后，及时准确地记录水分量，每天的进出量须保持平衡并按照需要和实际情况作出适当的调整。

　　注意事项：①间歇导尿期间应指导患者严格遵守饮水计划；②指导患者学会记录、观察自排尿液和导出尿液的性状；③当插入导尿管有困难或遇到阻力，应稍候约 5 分钟，让膀胱的括约肌松弛，然后再尝试，若情况没有改善，应前往医院诊治；④理想情况下，导尿的尿量应控制在 400ml 以下；⑤指导患者如遇下列情况应及时报告医护人员：发热，小便有血、混浊、有异味，下腹或背部疼痛，尿管插入时感到异常疼痛或遇阻力难以插入等。

　　（2）经尿道留置导尿术：是用无菌技术经尿道将大小合适的导尿管插入膀胱并长时间留置以引流尿液；在临床上通常使用双腔气囊导尿管进行留置导尿。导尿管末端与密闭式集尿袋相接。

　　神经源性膀胱患者经尿道留置导尿的目的主要是为了引流尿液，预防因膀胱过度膨胀或膀胱内压力过高引起的上尿路损害；另外，对于尿失禁或会阴部有伤口的患者，留置导尿可保持会阴部清洁干燥。

　　注意事项：①每日两次消毒患者尿道口和导尿管近尿道口部分，排便后清洗肛门及会阴部皮肤；②留置尿管期间应鼓励患者每日摄入水分在 2000ml 以上，包括口服和静脉输液等，以达到生理性膀胱冲洗的目的；③不常规行人工膀胱冲洗。应根据膀胱感染的情况来决定是否冲洗；④每周更换集尿袋 1～2 次，若有尿液性状、颜色改变。需及时更换；⑤定时更换尿管，频率根据导尿管产品说明书指导，一般 1～4 周更换 1 次。

　　（3）耻骨上膀胱造瘘：指由下腹部耻骨联合上缘穿刺进入膀胱，放置导管将尿液引流到体外的一种方法，分为暂时性和永久性两种。其目的：①引流尿液，保持上尿路通畅，保护肾脏功能；②减少尿道并发症；③保持会阴部清洁。

　　注意事项：①保持导管清洁畅通；②每日消毒造瘘口皮肤，清除分泌物，覆盖无菌敷料，如造瘘口周围皮肤红肿，应及时保护和处理；③集尿袋须低于耻骨联合或膀胱水平，防止尿液反流至膀胱造成感染；④每周更换集尿袋 1～2 次，每月更换引流管 1 次；⑤每日摄入水分 2500ml 左右，避免膀胱内感染和结石形成；⑥造瘘管不宜持续放尿，否则会导致逼尿肌失用性萎缩，最终引起膀胱挛缩，一般 2～3 小时放尿 1 次，以维持膀胱容量。

　　2. **膀胱功能训练**　是根据学习理论和条件反射原理，通过患者的主观意识活动或功能锻炼来改善膀胱的储尿和排尿功能，从而到达下尿路功能的部分恢复，减少下尿路功能障碍对机体的损害。主要包括行为技巧、排尿意识训练、反射性排尿训练、代偿性排尿训练、肛门牵张训练和盆底肌训练。

　　（1）行为技巧：习惯训练是根据排尿规律安排患者如厕时间的方法，这种训练方法可以提醒患者定时排尿。①详细记录患者 3 天的排尿情况，以确定患者排尿模式。②根据患者排尿模式和日常习惯，确定排尿间隔时间表。③排尿间隔时间不少于 2 小时，在预定时间协助并提示患者排尿。若 24 小时尿失禁超过 2 次，将排尿间隔时间减少 0.5 小时；若 24 小时尿失禁不超过 2 次，保持排尿间隔时间不变；若患者 48 小时内都没有尿失禁，将排尿间隔时间增加 0.5 小时，直至达到 4 小时排尿一次的理想状态。

对于因膀胱逼尿肌过度活跃而产生的尿急症状和反射性尿失禁的患者，可用延时训练。部分患者在逼尿肌不稳定收缩启动前可感觉尿急，此时收缩括约肌阻断尿流出现，最终中断逼尿肌的收缩。治疗目标为形成 3～4 小时的排尿间歇，无尿失禁发生。

（2）排尿意识训练（意念排尿）：适用于留置尿管的患者，每次开放尿管前 5 分钟，患者卧于床上，指导患者全身放松，想象自己在一个安静、宽敞的卫生间里，听着潺潺的流水声，准备排尿，并试图自己排尿，然后由家属或陪护缓缓放尿。本方法开始由专业的康复护士指导，直到患者掌握了正确的方法后由患者自己训练，家属配合协助放尿，护士每天督促、询问其训练情况。

（3）反射性排尿训练：此训练应用范围有限，仅适用于一些特殊病例，其前提是逼尿肌、括约肌功能协调，膀胱收缩容易触发，且收缩时压力在安全范围，收缩时间足够，无尿失禁。训练方法为在导尿前 30 分钟，通过寻找刺激点，如轻叩耻骨上区或大腿 1/3 内侧，牵拉阴毛，挤压阴蒂（茎）或用手刺激肛门诱发反射性收缩，产生排尿。如在排尿时膀胱内压力明显增加，超过 $40cmH_2O$，时间过长，须配合药物降低逼尿肌张力或弃用该方法。T_6 平面以上的脊髓损伤在刺激时可出现自主神经反射异常，一旦发生应停用该方法。

（4）代偿性排尿训练：适用于逼尿肌及括约肌活动均不足的患者。对于括约肌反射亢进，逼尿肌括约肌失调，膀胱出口梗阻，膀胱-输尿管反流，颅内高压，尿道异常，因心律失常或心功能不全而不宜行屏气动作的患者禁忌。临床常用的方法有 Valsalva 屏气法和 Crede 按压法。①Valsalva 屏气法：患者取坐位，身体前倾放松腹部，屏住呼吸 10～12 秒，增加腹压，向下用力做排便动作帮助排出尿液；②Crede 按压法：用拳头于脐下 3cm 处按压，并向耻骨方向滚动，动作缓慢柔和，同时嘱患者增加腹压帮助排尿。

（5）肛门牵张训练：肛门牵张导致尿道括约肌活动的断续现象类似于正常自主排尿方式，适用于盆底肌痉挛的患者。方法：先缓慢牵张肛门括约肌使肛门放松，再用 Valsalva 屏气法排空膀胱。

（6）盆底肌训练：患者有意识地反复收缩盆底肌群，增强支持尿道膀胱、子宫、直肠的盆底肌肉力量，以增强控尿能力。适用于盆底肌尚有功能的尿失禁患者。慎用于心律失常或心功能不全、膀胱出血（血尿）、尿路感染急性期和肌张力过高的患者。训练方法：患者在不收缩下肢、腹部及臀部肌肉的情况下自主收缩盆底肌肉（会阴级肛门括约肌）。每次收缩动作维持 5～10 秒，重复 10～20 遍，每日训练 3 次。

3. **电刺激** 已经是膀胱护理技术中重要的手段。护士可在治疗师协助下为患者进行电刺激。目前常用的电刺激有盆底肌电刺激、骶神经根电刺激等。

4. **注意事项**

（1）膀胱护理前检查：要接受尿流动力学检查，以确定膀胱类型并制订安全的康复护理计划。

（2）预防自主神经反射异常：自主神经反射异常（autonomic dysreflexia，AD）是伴有高血压的一种综合征，是由于不受控制的交感神经系统反射亢进而引起的，大部分发生在

T_6 水平以上的脊髓损伤患者，经常是在损伤后 2 个月起病，表现为突发性血压升高、心跳过缓、搏动性头痛、面色潮红、视力模糊、鼻塞等，有可能威胁生命。尿潴留是导致自主神经反射异常的主要原因之一，因此，当患者出现以上临床表现和体征时，应及时检查膀胱情况，及时排除尿液，缓解压力。

（3）患者配合：实施清洁间歇导尿的患者应遵守饮水计划，并指导患者做好自我监控和并发症的监测、预防。

（4）因人而异：应根据患者的病情、日常生活活动能力、家庭支持情况等综合评估，选择合适的膀胱管理方法。

（5）皮肤护理：在进行神经源性膀胱的康复护理中，应加强患者的皮肤护理，保持皮肤清洁干燥，防止感染和压疮的发生。

（三）康复教育

（1）神经源性膀胱疾病知识：介绍膀胱训练的方法、残余尿的测定方法及间歇性导尿的相关知识。

（2）指导患者自我管理膀胱的方法：教会膀胱自我管理技术：饮水计划，按时记录排尿日记。

（3）并发症的观察及预防：尿液颜色、气味、透亮度、尿量等的观察；正确执行间歇导尿，控制饮水量，避免膀胱过度膨胀，及时发现、治疗并发症。

（4）患者功能训练必须医护、家属和患者共同参与，让家属介入的目的是为患者回归家庭创造条件。

（5）心理康复指导：心理护理贯穿整个病程，做好患者的心理疏导工作，帮助排解因排尿障碍带来的生活和社交困难，向患者说明膀胱训练的重要性，以取得患者合作。

第四节　神经源性直肠

一、概　　述

（一）概念

排便功能障碍，临床上主要是以神经源性直肠功能障碍多见。神经源性直肠（neurogenic rectum）是指支配肠道的神经组织失去支配或由神经因子诱发的或神经调控障碍导致的直肠神经功能障碍，主要表现为便秘、大便失禁或大便排空困难。

（二）解剖生理

结肠通过蠕动、逆蠕动和团块蠕动将粪便送入直肠，刺激直肠壁内的感受器，冲动经盆神经和腹下神经传至脊髓腰骶段的低级排便中枢，同时上传到大脑皮质，引起便意和排便反射。这时通过盆神经的传出冲动，使降结肠、乙状结肠和直肠收缩，肛门内括约肌舒张，使粪便排出体外。与此同时，通过支配腹肌和膈肌的神经使腹肌和膈肌也发生收缩，腹压增加，协助将粪便排出。

（三）发生原因

瘫痪患者由于腹肌、膈肌、括约肌无力，加上长期卧床及排便姿势改变使得排便力量减小或排便反射消失，出现便秘；由于支配肛门括约肌的神经作用失常，造成肛门括约肌不受意识控制而不自主的排便，或肛门外括约肌的深浅部受损导致大便失禁。

（四）发生机制

1. 无抑制性直肠 由大脑上运动神经元损伤引起，如脑卒中、多发性硬化、脑肿瘤及外伤等。此时，尽管排便感觉冲动从骶反射中心传至大脑，但是大脑无法理解并抑制排便冲动，即产生无意识的排便行为。

2. 反射性直肠 即上运动神经源性直肠，骶反射中枢以上脊髓的运动神经元及感觉通路受损，而 $S_{2\sim4}$ 节段相应的周围神经仍然完好，则直肠功能是属于反射性的。此时虽然有完整的低反射弧存在，但缺乏排便的感觉冲动，同时，括约肌的自主性活动也有部分或完全缺失。由于副交感神经性排便仍有功能，其肛门内括约肌维持正常的休息张力，而当直肠充盈刺激直肠黏膜时即引起反射性松弛，即反射性排便。反射性直肠常见于四肢瘫痪、多发性硬化、血管性疾病及脊髓空洞症患者。

3. 自主性直肠 即无反射性直肠。由于脊髓或周围神经损伤，致使骶反射弧受损，副交感神经对内括约肌的正常抑制作用消失，因而内括约肌收缩。加上副交感性排便反射亦因该神经损伤而消失，结果肠道蠕动减少，肠内容物推进缓慢，水分过度吸收，大便硬结、便秘，从而引起大便潴留。另外，由于体壁神经受损，支配肛管外括约肌阴部神经作用丧失，外括约肌舒缩紊乱，直肠自身内压增高时，外括约肌松弛反射消失，排便障碍，静息状态下肛管外括约肌紧张度下降，大便失禁导致自主性直肠病的产生。

（五）常见类型

1. 根据神经损伤部位分类 主要依据脊髓的初级排便中枢是否受损伤分类。

（1）反射性大肠：是指病变部位在脊髓的初级排便中枢（ $S_{2\sim4}$ ）以上的中枢神经损伤所致的排便障碍。在这种情况下，初级排便中枢完整，排便反射存在，但高级排便中枢被破坏，因此肛门张力高，缺乏主动控制能力。通过训练和局部刺激，患者能够实现排便。此类患者主要表现为便秘。

（2）弛缓性大肠：是指病变部位在脊髓初级排便中枢（ $S_{2\sim4}$ ）以下的周围神经损伤导致的排便障碍。由于排便的初级反射弧被破坏，无排便反射，控制排便的肌肉张力低下。在这种情况下，患者不能实现通过反射自动排便。此类患者的肛门括约肌松弛，可同时表现为便秘和失禁。

2. 根据临床表现分类 主要依据排便次数及能否控制排便分类。

（1）大便失禁：指肛门括约肌不受意识控制而不自主排出粪便，任何原因使肛门括约肌出现失神经控制症状均可引起大便失禁。

（2）便秘：指排便次数减少，排出的粪便干硬且便不畅和困难，多见于中枢神经系统损伤、直肠肛门手术、长期卧床等。某些药物的不合理使用、饮食结构不合理、饮水量不足、滥用泻药也可导致便秘的发生。

二、康复护理评定

排便障碍评定的目的是确定排便障碍的原因、类型，以及排便障碍对患者生理、心理、社会交往的影响，还有排便障碍所导致的并发症，从而为制订康复护理计划提供依据。排便障碍评定的内容包括病史采集、临床检查及辅助检查。

1. **病史采集** 进行病史采集时，应询问患者的患病经过及目前的排便情况，包括排便前有无感觉、排便方式、排便次数、排便量、排便耗时、排便控制能力等。同时，还应了解患者患病前的排便习惯及饮食习惯。询问是否有胃肠道疾病、外伤、手术、糖尿病、脊髓炎等病史及用药史。

2. **临床检查**

（1）肛门括约肌张力：进行肛门指诊，确定肛门括约肌是痉挛、松弛还是正常。

（2）肛门和会阴区感觉：帮助确定神经损伤平面和程度。

（3）球-肛门反射检查：帮助判断脊髓休克是否结束。

（4）其他：确定腹部肠鸣音有无异常，有无压痛、强直。

3. **辅助检查** 排便障碍的评定应参考肛肠测压、排粪造影、纤维结肠镜等辅助检查结果。

（1）肛肠测压：肛管及直肠末端有众多的括约肌和盆底肌肉围绕，直肠壁内也有平滑肌、正常时肛管和直肠内存在一定的压力梯度以维持和协助肛门的自制。肛管压力高于直肠远端，直肠远端压力高于直肠近端，在排便时机体借助一系列协调的神经肌肉活动将直肠肛管的压力梯度倒置以完成排便。肛肠肌肉功能紊乱必然导致肛肠压力的异常通过测定肛肠压力的异常变化可以了解某些肌肉的功能状况，有利于疾病的诊断。将气囊或灌注式测压导管置入肛管、直肠内，通过压力转换器将信号传导到生理测压仪或电子计算机，测定静息压、收缩压、直肠顺应性及直肠肛门抑制反射等指标。

（2）排粪造影：是评定肛门、直肠和盆底肌功能的重要检查办法，是在符合生理状态下对肛门、直肠和盆底肌做静态和动态的观察。主要用于诊断肛门、直肠的功能性疾病。

（3）纤维结肠镜：纤维结肠镜的重要价值在于排除大肠器质性疾病。对神经性肠道进行评价和治疗前必须排除肿瘤、炎症等器质性疾病。

三、治 疗 要 点

1. **手法刺激** 是指手指环绕肛管进行刺激或轻松牵拉肛管来诱发排便反射，是促进肠道排泄有效的辅助手段。操作者食指或中指戴指套，涂润滑油，缓缓插入肛门，把直肠壁向肛门一侧缓慢持续地牵拉约 5 秒，按摩肛门括约肌 3～5 圈，每圈 5～10 秒可有效地缓解肛门内外括约肌的痉挛，同时扩大直肠腔，诱发肠道反射，促进粪团排出。但需要注意，手指直肠刺激易诱发自主神经反射，要注意监测患者的血压。

2. **腹部按摩** 餐后 30 分钟或便前 20 分钟进行腹部按摩，把手指并拢平放在肚子上微微施压，从直肠部位开始，顺着结肠的走向，以顺时针方向按摩 15 分钟。腹部按摩能增强直肠蠕动动力，缩短通过结肠时间，促进感觉反馈的传入和传出，减轻腹胀，增加每周的大便次数。

3. **肌肉训练**　腹肌和骨盆肌肉的力量在排便动作中发挥着重要作用,应协助患者进行腹肌训练和呼吸训练,如腹式深呼吸、提肛运动等。

4. **手法清除**　圆锥部或圆锥以下脊髓损伤者常需手法清除,但操作时动作应轻柔,避免伤及肛门和直肠黏膜,甚至伤及肛门括约肌。

5. **饮食管理**　改变饮食结构,尽量选择粗纤维饮食,多食新鲜蔬菜水果,避免刺激性食物,减少高脂、高蛋白食物的大量摄入。通过改变粪团形状以改善肠道排空阻力。同时要保证足够的水分摄入,液体摄入对调节粪便黏稠度、平衡膀胱管理有益。每日 2000~3000ml(包括开水、果汁、饮料、菜汤、中药)。液体摄入可按公式计算:1ml/kcal+500ml/d 或 40ml/kg+500ml/d。

6. **神经阻滞技术**　对于肛门括约肌痉挛导致便秘的患者,可以采用肉毒毒素注射肛门周围肌肉,或者进行骶神经注射,以缓解局部肌肉痉挛。

7. **药物**　便秘时可使用肠道活动促进剂、缓解剂、解痉剂和肛门润滑剂(石蜡油类);大便失禁时使用肠道活动抑制剂、肠道收敛剂和水分吸附剂。有肠道感染时采用敏感的抗菌药物,减少刺激。

8. **中医传统疗法**　便秘时可以在天枢、大横、上巨虚、丰隆等穴进行温和灸,每个穴位 10 分钟左右;大便失禁时,可选择大肠俞、会阳进行温和灸,每个穴位 10 分钟左右。

四、康　复　护　理

(一)康复护理原则与目标

肠道护理的目的是帮助患者建立排便规律,并在规定时间内能排净大便,以预防或消除因便秘、腹泻与大便失禁导致的并发症。

(二)康复护理措施

1. **定时排便**　了解患者排便习惯,如姿势、次数、间隔天数等,选择适当的排便时间,一般安排在早餐后胃肠反射最强的时候,并安排充足的时间排便。卧床患者取侧卧位,以左侧卧位为好,垫上专用的防水胶单及便纸,防止污染床铺。恢复坐位平衡者,可采用坐位排便,坐位时直肠角度变大,拉伸达到有效的排便角度,同时借助重力作用使大便易于通过,每次坐位训练 20 分钟。给患者以合适的排便环境,如用屏风或布帘遮挡。

2. **辅助排便**　①对肛门括约肌痉挛型患者做局部按摩。在饭后 30 分钟,将手指伸入肛门放在肛门外括约肌处对肛门做轻柔的环状按摩,隔 15 分钟后再抠出大便。②对肛门括约肌松弛型患者,饭后利用腹部压力使大便排出,若无效可做环状肛门刺激法或放栓剂后做环状肛门刺激。局部用药无效者,用手指扩张肛门括约肌来刺激直肠以协助排便并将粪便抠出。③经上述处理仍无法排便者采用灌肠法,灌肠时需把导管插入直肠 15~20cm 才可灌入。

3. **腹部及盆底肌肉训练**　首先协助患者取侧卧位,用示指及中指牵拉肛门外括约肌 10~15 次、按摩肛门内括约肌 5~10 次,2 次/天;提捏脊柱旁穴位 5~10 次,2 次/天。然后协助患者取平卧位,指导盆底肌、腹肌收缩训练 10~15 次,2 次/天;然后顺时针按摩腹部 5～10 次，2 次/天；增加腹肌训练指导其模拟排便 5～10 次，2 次/天。①进行腹部及盆底肌肉训练时患者的情绪一定要放松，避免紧张及情绪受干扰。整个训练过程中需要有耐心和毅力，要坚持几周甚至数月，不要因为暂时效果不佳而停止训练。②训练前须首先了解患者伤前的生活史及排便习惯，如厕姿势，有无肠道疾病，职业及休闲活动等。

4. **注意事项**　直肠控制功能恢复需要一定的时间，因此训练时应注意循序渐进。做好心理疏导，同时注意保护患者隐私，以防因情绪欠佳影响排便。患者发生严重腹泻时，注意对肛门周围皮肤的保护，防止局部皮肤破溃。当合并痉挛时，直肠活动与痉挛相关，需要加以注意。训练时间要符合患者的生活规律，并根据患者的情况进行调整和评价。

（三）康复教育

1. **知识教育**　护理人员与患者及家属进行有关大肠功能障碍相关知识的教育，使其认识排便障碍对身体的危害和保持大便通畅的重要性。

2. **饮食指导**　根据患者的身体状况合理调配饮食，督促患者摄入充足的水分，摄入富含纤维素的蔬菜及粗纤维的糙米等，最初每天饮食中纤维素的含量不应少于 40g，如韭菜、芹菜、豆芽等以增加肠蠕动。纤维素具亲水性，能吸收水分，使食物残渣膨胀并形成润滑凝胶，在肠内推进，粗纤维食物的残渣能刺激肠蠕动，促进排便（详见第九章第三节）。

3. **注意事项**　①最好不要使用便盆，若患者肢体无知觉，易造成压疮。②训练成功仍不可忽视饮食、水分、时间及运动的重要，以免再度造成排便的紊乱。③神经源性大肠功能障碍的患者因肠的运动已低下，要尽可能多地活动身体，促进肠蠕动，因此白天尽量乘轮椅或进行适当的身体活动，运动量越多肠蠕动会越好，才能把粪便排出，否则容易产生便秘。

第五节　言语障碍

一、概　　述

（一）概念

言语障碍是指对口语、文字或手势的应用或理解的各种异常。本节指由局限性脑或周围神经病变所致的言语障碍，包括失语症和构音障碍。

1. **失语症**　是指大脑功能受损导致的语言功能受损或丧失。

2. **构音障碍**　指发音器官神经肌肉的病变或构造的异常使发音、发声、共鸣、韵律异常，表现为发声困难、发音不准、咬字不清、声响、声调及速率、节律等异常和鼻音过重等言语听觉特征的改变。

（二）解剖生理

言语的产生起始于大脑皮质，发出指令到呼吸、构音器官，相关结构活动产生语声，同时通过相关关节、肌肉、肌腱的特殊感受器、听知觉感受器等将言语活动的信息反馈回大脑。各系统相互影响，相互作用，共同参与，只要有一个部分受损就会造成言语异常。

大脑的两侧半球存在功能侧化和功能分工，大部分右利手的人语言中枢位于左侧大脑半球。右侧大脑半球也有与语言相关的中枢，例如，管理语调和韵律的中枢。语言定位学派认为，每种语言行为模式都由特定的脑区管理，相应脑区损伤就会造成此种语言行为模式的异常。比较常见的语言相关区域（图 3-5-1）：①Broca 区：位于左侧第三额回下部，此区损伤将影响语言的表达；②Wernicke 区：位于颞上回后部，此区损伤将影响对语言的理解和复述；③弓状纤维：位于优势半球缘上回或深部白质内，此区损伤将造成复述障碍；④交界区或分水岭区：位于大脑中动脉与大脑后动脉分布的交界区，此区损伤将表现为经皮质性失语。

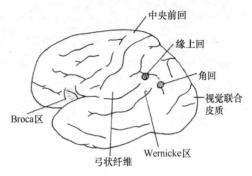

图 3-5-1　语言功能区示意图

参与产生语声的器官有发声器官和调音器官。发声过程包括从肺产生呼气流的过程和在声门将呼气流转变成间断气流并生成声波的过程。发声过程涉及的器官组织有肺、气管、胸廓、呼吸肌、声带、喉肌等。调音是指通过声门以上的各个器官的协调运动产生语音的过程。调音器官包括口唇、硬腭、软腭、舌、咽、下颌、鼻腔及他们构成的通道等。

（三）常见类型

1. **失语症的常见类型**　至今失语症还没有国际公认的分类标准，我国学者以 Benson 失语症分类为基础，根据汉语失语症的临床特点及损伤部位制订了汉语失语症分类法，常见的类型有 Broca 失语（运动性失语）、Wernicke 失语（感觉性失语）、传导性失语、经皮质运动性失语、经皮质感觉性失语、经皮质混合性失语、完全性失语、命名性失语、皮质下失语等。

2. **构音障碍的常见类型**　根据造成构音障碍的原因分为三大类，即运动性构音障碍、器官结构异常性构音障碍和功能性构音障碍。运动性构音障碍分为痉挛型、迟缓型、失调型、运动过弱型、运动过强型、混合型。器官结构异常性构音障碍，顾名思义，即由于先天或后天的原因导致的构音器官结构异常所引起的构音障碍。功能性构音障碍是指发音错误表现为固定状态，但找不到明显原因的构音障碍。

（四）病因及常见疾病

1. **失语症的病因及常见疾病**　失语症可由多种疾病导致，其中最常见的为脑血管疾病，除此之外脑外伤、脑肿瘤、感染等也可造成不同程度的失语症，在我国约 1/3 的脑卒中患者存在各种言语障碍。

2. **构音障碍的病因及常见疾病**　运动性构音障碍的病因常见的有脑血管疾病、脑外伤、脑肿瘤、脑瘫、帕金森病、运动神经元病等。器官结构异常性的构音障碍临床上最常见的病因是唇腭裂所致的构音障碍，其次是舌系带短缩。功能性构音障碍病因不明，临床上多见于儿童，尤其是学龄前儿童。

（五）症状和表现

1. **失语症**　言语障碍发生在听、说、读、写四大方面，可表现为无法按语言规则明确的经口语表达意思、只能发刻板的几个音、仅能说部分单词而无法说符合语法结构的句子、听到语声但无法理解其中的含义、常常答非所问、看得见文字但无法理解其含义或无法读出来、书写不能、镜像书写等，重度失语症的患者可能表现为完全听不懂、无有意义的言语。

2. **构音障碍**　主要表现为口语表达中发音的问题，而无任何听理解、阅读理解、书写、计算及语法结构上的问题。表现为完全不能说话、发声异常、构音异常、音调和音量异常、吐字不清，不包括由于失语症、儿童语言发育迟缓、听力障碍所致的发音异常。重度构音障碍的患者也可表现为完全无法发音，但其听理解没有问题。

临床上有部分患者同时存在失语症和构音障碍的问题，需细致观察和评估。

（六）影响言语康复的因素

1. **原发病因、病变部位、严重程度**　损害已不再进展的言语障碍的患者，如脑卒中、脑外伤患者，预后好于进行性疾病的言语障碍患者，如运动神经元病。病变范围大，言语障碍重的患者，预后差。

2. **年龄**　发病年龄越小预后越好。

3. **认知情况**　存在认知障碍的患者，预后不如无认知障碍的患者。存在听理解障碍的患者，预后不如无听理解障碍的患者。

4. **智力及文化程度**　智力水平高、受教育程度高的患者预后好。

5. **训练开始的时间**　越早介入训练，预后越好。

6. **康复欲望**　患者的康复欲望越强，训练效率越高，配合度越好，预后越好。

二、康复护理评定

（一）言语障碍的筛查

临床上需先判断言语障碍患者的障碍类型，后再选择适合的评价工具进行详细的评价。应先排除患者是否存在听力障碍、喉结构是否存在。之后通过交谈，对患者的口语理解能力、口语表达能力做初步的判断。可使用失语症筛查量表从口语理解、书面语理解、手语理解、口语表达、书面表达几方面判断患者是否可能存在失语症。可通过构音器官结构检查、构音器官活动检查、发音检查等方面判断患者是否可能存在构音障碍。结合患者的原发病因、大脑损伤部位、利手情况，综合判断患者可能存在的言语障碍类型。

（二）言语障碍的评定

1. **失语症的评定**　临床上常用的汉语失语症标准化评价量表有汉语标准失语症检查（SLTA，由中国康复研究中心编制）和汉语失语成套测验（ABC，由北京医科大学神经心理研究室编制）。

以汉语失语症标准失语症检查为例，通过统一的指导语、评分标准、文字、图片、实物工具，使得评价结果更具可比性和科学性。汉语失语症标准失语症检查先通过 12 个问题了解患者言语症状的一般情况，观察患者在对话的过程中回答是否切题、自发语言的语量、语言的流畅程度、口语表达是否费力、能否使用肢体语言表达简单的意思、表达中是否存在语法错语、发音和语调是否正常等。本量表分为 9 大项目：听、复述、说、出声读、阅读理解、抄写、描写、听写、计算，每一项目又分为不同水平的分项目，例如，名词水平、动词水平、句子水平、段落水平等。所有项目均有统一的评分标准，大部分项目采用 6 级或 4 级评分标准，对患者的言语能力进行量化评估。通过本量表可判断患者失语症的性质、类型、残存功能水平，预测言语障碍的预后，指导言语康复治疗，并可通过对比治疗前后的评估结果了解治疗效果，及时调整治疗计划。值得注意的是本量表只适用于小学高年级以上文化水平、汉语普通话的失语症患者的评估。

需要的工具为汉语标准失语症检查评价箱、白纸、铅笔，评估场所内摆放一张治疗桌、两把椅子，并且避免视听觉的干扰。

2. **构音障碍的评定**　临床上常用的构音障碍检查法有 Frenchay 构音障碍评定法和汉语构音障碍评定法（中国康复研究中心版）。

以汉语构音障碍评定法（中国康复研究中心版）为例，其不仅适用于运动性构音障碍的评估，也可用于器官结构异常性构音障碍、功能性构音障碍的评估，要注意的是其只适用于成人和 3 岁半以上的、汉语普通话的构音障碍患者评估。该量表分为两大部分构音检查和构音器官检查。其中构音检查包括会话的交流、单词检查、音节复述检查、文章检查、构音类似运动检查，通过会话交流，了解患者的自发语言情况，包括语音语调、音量、语音清晰程度、呼吸控制情况等，通过不同水平的发音检查了解患者的障碍发生的水平。构音器官检查包括肺、喉功能、面部、口部肌肉检查、舌、下颌、反射 7 个部分。通过对构音器官形态和粗大运动的检查来确定构音器官是否存在结构异常和运动障碍。

需要的工具为构音障碍检查 50 词图片、压舌板、鼻息镜、手套、手电筒、时钟、叩诊锤等，评估场所为一间安静的治疗室，室内应避免视听觉的干扰，还需要一张治疗桌、两把椅子。

三、治 疗 要 点

（一）失语症的治疗

失语症的治疗不适用于存在明显意识障碍，情感、精神、行为异常，全身状态差无法配合，没有康复欲望完全不配合的患者，除外这些情况的失语症患者原则上都可以进行言语康复训练。

1. **Schuell 刺激法**　是多种失语症训练的基础，是目前临床上最广泛运动的失语症治疗方法。其主要原则为以下 6 点：利用强的听觉刺激，适当的语言刺激，多途径的语言刺激，反复利用感觉刺激，刺激应引起反应，正确的反应要强化及矫正刺激。

2. **交流促进法（PACE）**　是由 Davis 与 Wilcox 创立的，目前国际上公认的促进使用交流能力提高的训练方法之一。其具体的训练方法为，将一叠训练图片向下扣于桌面上，由患者和治疗师交替摸取卡片，不能让对方看到图片内容。通过各种方式，包括口语描述、手势语、交流板交流册、绘画等，将图片上的信息传递给对方，另一方通过反复的猜测、询问等方式进行反馈，直到猜对图片上内容为止，治疗师可根据患者的能力给予适当的帮助，并通过反馈调整训练难度。

3. **课题的选择**　根据评估结果选择患者需要治疗的模块，例如，存在命名障碍的患者，就进行命名训练。对于存在重度理解障碍的患者应先提高理解能力，因理解是进行所有训练的基础，否则患者会由于无法有效接收信息，影响训练效率。还可根据失语症类型选择治疗课题，例如，运动性失语的患者，训练重点应放在口语表达、书写上。对于轻度、中度失语症的患者，以改善功能和日常生活交流能力为原则选择训练课题；对于重度失语症的患者，以活化残存功能，充分利用各种代偿方法，使其能完成简单的表达为原则选择课题。

（二）构音障碍的治疗

1. **运动性构音障碍**

（1）目的：使构音器官重新获得运动功能，促进患者更清晰的发音。

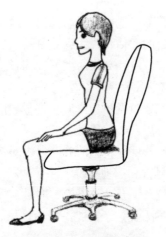

图 3-5-2　正确的呼吸姿势

（2）治疗原则：针对异常的言语表现进行治疗；根据评定结果选择治疗顺序，由易到难，由简单到复杂；选择适当的治疗方法与训练强度。

（3）治疗方法

1）呼吸训练：呼吸是发声的基础，通过呼吸运动训练，对改善无力音、气息音、提高音量、提高语音清晰度均有帮助。指导患者正确的呼吸姿势（图 3-5-2），保持端坐位、挺胸、收腹、下颌微收，对于无法保持坐位的患者，也可在仰卧位下进行呼吸训练。口鼻呼吸分离训练（图 3-5-3），嘱患者从鼻子吸气，嘴呼气。若患者呼气时间短而弱时，还可采取辅助呼吸训练手法，将手掌置于患者上腹部正中，当患者呼气时手掌逐渐向后上推腹部，当呼气快结束时，继续用力推挤并保持 3 秒，延长患者的呼气末时间。

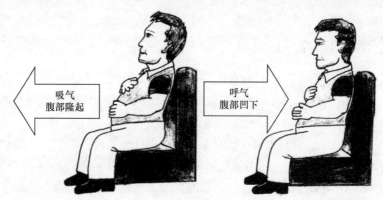

图 3-5-3　口鼻呼吸分离训练

2）放松训练：适用于痉挛型构音障碍的患者改善喉部肌群紧张，通过全身肌肉的放松来带动喉肌群的放松。嘱患者取放松体位，集中精力于放松的部位，可以先紧张肌肉，后放松。如先做双肩上耸，保持 3 秒，然后放松。

3）构音器官活动训练：主要有下颌、唇、舌、软腭活动训练。当患者存在下颌活动障碍导致构音问题时，可训练下颌的张开、闭合、左右运动（图 3-5-4）、前后运动。有些患者因唇闭合无力可发生置换、歪曲现象，应训练唇的张开、闭合、前突、后缩运动，自主活动能胜任后应进行抗阻训练。舌作为构音的重要器官，其应训练前伸、后缩、上举、侧方运动等，对于舌几乎无法活动的患者，可借助吸舌康复器帮助患者做舌运动训练。软腭活动障碍的患者可通过"推撑"疗法（图 3-5-5）发"啊"、"卡"音来改善软腭活动，也可用冰棉棒帮助软腭上抬，同时嘱患者发"啊"的音。

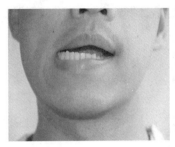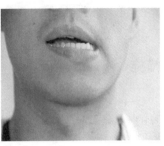

图 3-5-4　下颌左右活动训练

4）语音训练：患者学习正确的构音动作，熟悉动作后再轻声发目的音，原则上先从元音开始，然后是辅音，后再将元音和辅音组合成简单音节，熟悉后再慢慢过渡到复杂音节、词语、句子水平。

5）克服鼻音化训练：鼻音化是由于软腭上抬无力，无法闭合腭咽部使得将非鼻音发成鼻音的障碍类型。除上文提及的软腭活动训练外，引导气流通过口腔的呼吸训练也有助于改善鼻音化，如吹蜡烛、吹口哨、用吸管吹气等训练。

6）克服费力音训练：费力音是由于声带过分内收所致。训练前应先放松全身，降低喉部肌肉紧张度，还可通过缓慢得左右转动颈部来放松。可通过打哈欠和随着"呵"音之后发音的方式训练，因做这两个动作时声带处于打开的状态。还可训练患者在做咀嚼动作时发音，因咀嚼能使声带放松并产生适当的肌肉张力。

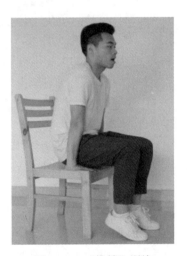

图 3-5-5　"推撑"训练

7）克服气息音训练：气息音是由于患者声带闭合不全所致，可通过"推撑"疗法下屏气训练来促进声门闭合，也可通过发"ama"、"eima"等音来诱导产生单词、句子。

2. **器官结构异常性构音障碍**　器官结构异常应先通过手术等手段消除结构异常，之后若还存在言语障碍再行言语康复训练。例如，唇腭裂的患者应先进行唇腭裂修补术，之后再评估器官活动情况，根据评估结果，参考运动性失语器官活动训练，针对活动情况进行训练。

3. **功能性构音障碍**　功能性构音障碍训练原则为改变错误的构音动作、学习正确的构音动作，同时加强对听辨音能力、改变错误的构音习惯。训练以学习正确构音动作开始，然后运用动作发音，进一步熟悉正确发音，最后向其他发音泛化。在训练的过程中可通过语言描述、示范动作和照镜子的方式使患者更好地理解正确构音动作，先从单音开始熟悉，后发展到单字、单词、句子、段落水平。可通过录音再现患者发音，让其辨别正确和错误的发音。

四、康 复 护 理

（一）康复护理目标

充分激发患者残存的言语功能，结合其他语言形式，并利用各种辅助手段，实现患者与他人的交流。

（二）护理措施

1. 一般护理

（1）明确患者的言语障碍类型，了解相关障碍特点，以便给予患者更合适的帮助与指导。

（2）训练场所应安静、独立，保证患者注意力集中和保护患者的隐私，集体训练除外。房间陈设应简单，减少干扰。备好高度适宜的治疗桌，带扶手和靠背的椅子，保证患者在舒适、安全的条件下训练。

（3）训练用的大字卡片、书籍、可固定的纸张、适合患者抓握的笔等训练用具应事先准备好。治疗桌上尽量减少与治疗无关的物品，降低对患者的干扰，提高其注意力。

（4）选择患者精神状态较好的时段进行训练，训练时间以 30 分钟为宜，时间太短训练强度不够，时间太长患者易疲劳，易降低患者训练的积极性和训练效率。

2. 护理中的相关沟通

（1）对于存在听理解障碍的患者，沟通时应使用简短、意思明确的语句，放慢说话速度，结合手势语、文字、图片等手段帮助患者理解。必要时可重复刚说过的话。若患者无法理解，可试用其他字句表达同样的意思。

（2）对于口语表达困难、言语含糊的患者，应给予患者足够的时间去表达，不应催促患者，不应露出不耐烦的表情，耐心猜测、询问患者的意思，必要时给患者适当的帮助。

（3）完全无法言语的患者，可鼓励患者使用交流板、交流册、书写、绘画的方式表达。与患者的沟通中应利用各种手段进行交流，也鼓励患者利用多种手段表达。

3. 心理护理
多数言语障碍的患者都存在心理问题。有些患者对照顾者的依赖性增加，有些患者感觉生活失去信心，产生消极的情绪，训练积极性不高，有些患者表现为回避自己的障碍。对待言语障碍的患者，更需要耐心，应更关心患者的需求，给予患者信心。在日常护理工作中，应密切注意患者的心理状况、异常行为、情绪等，及时疏导不良情绪，必要时请心理医生给予专业的评估、指导和治疗。

4. 针对性护理

（1）失语症患者的康复护理措施：失语症的康复是一个贯穿在日常生活中的过程，要想取得明显进步需要多运用语言，要求患者在日常交流中尽可能地减少对照顾者的依赖，自己能表达的尽量自己表达。根据患者的失语症类型、严重程度、听理解能力、口语表达能力结合失语症临床治疗方法、原则配合治疗师的治疗计划，监督患者进行家庭语言训练，加强疗效。

（2）构音障碍患者的康复护理措施：为了进一步提高构音障碍患者构音器官的灵活性，对正确发音的熟练度，康复护理人员在日常接触过程中应利用一切机会使患者将训练贯穿在日常交谈中，例如，在日常交谈中要求患者尽可能准确地发音。监督患者加强构音器官活动的训练，正确构音动作的训练。

（三）康复教育

（1）对家属进行相关疾病和言语障碍相关知识的健康教育。

（2）对家属说明言语治疗的目的、训练内容和方法，争取家属的配合，指导家属进行家庭言语训练。

（3）对家属、照顾者进行如何与言语障碍患者沟通的指导。

1）多利用手势、肢体语言、表情及指向实物，以帮助患者更好地理解。

2）应该也鼓励患者用手势来表达意思，如指向所需的物品；家属亦可用是非题或选择题去引导患者使用最简单的回答来表示所需。

3）说话时应尽量使用简短、直接的句子，并先说出话题，使患者更容易掌握谈话的内容。

4）尽量放慢说话速度，使患者有足够的时间理解说话内容。

5）当患者不能理解某些说话内容时，试用其他字句去表达同样的意思。

6）让患者放慢速度、一字一句的表达；应耐心引导患者、给患者充足的时间理解及作出回应。

7）使用合适的沟通交流板，帮助家属与患者建立有效的沟通。

8）家属应多与患者沟通，使患者有更多的机会练习表达能力，并多给予鼓励和体谅患者的困难，使其容易适应，逐步建立自信。

第六节　吞咽功能障碍

一、概　　述

（一）概念

1. **吞咽**　是指食物经由口腔、咽、食管到胃的全过程（图3-6-1）。

2. **吞咽障碍**　是由于下颌、双唇、舌、软腭、咽喉、食管括约肌或食管功能受损，不能安全有效地把食物有口送到胃内取得足够营养和水分的进食困难。

（二）正常生理性吞咽

正常的吞咽过程可分为口腔前期、口腔准备期、口腔期、咽期、食管期。

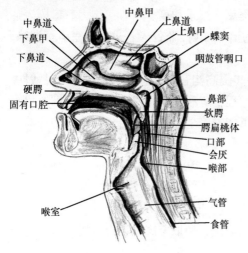

图 3-6-1　吞咽相关解剖结构

（图中标注：中鼻甲、中鼻道、上鼻道、上鼻甲、蝶窦、下鼻甲、下鼻道、咽鼓管咽口、硬腭、固有口腔、鼻部、软腭、腭扁桃体、口部、会厌、喉部、喉室、气管、食管）

1. **口腔前期**　又称为认知期，是人们通过嗅觉和视觉对食物的量、性状、温度、味道等食物信息产生认知并编码进食程序的阶段。认知障碍、感觉障碍、感觉异常或过度敏感都可能影响此期。

2. **口腔准备期**　是为吞咽食物作准备的阶段，包括充分张口使食物进入口中，口唇闭合，口腔感知食物的量、性状、温度、味道等信息，神经支配完成食物的咀嚼、支配软腭和舌肌防止食物溢入咽部，并且使食物形成食团保持于口内。唇、舌、软腭、面肌、咀嚼肌等的运动障碍，口腔内的感觉障碍均可影响此期。

3. **口腔期**　是将经咀嚼的食团运送至咽部的阶段，是唇、颊、舌、腭在神经支配下共同协调运动将食物从口腔推送至口腔后部最后到达咽部的过程。唇、颊、舌、腭任一运动障碍或运动不协调都可影响此期。

4. **咽期**　是食团在咽部进行一系列顺序、快速反应的阶段，包括食团向后进入咽部，刺激咽部感受器引起吞咽反射，软腭上抬防止食物进入鼻腔，声门关闭防止误吸，会厌向下反折封闭喉口，喉向前上运动，咽肌运动将食团推挤向下至环咽肌处，环咽肌开放食团进入食管，环咽肌关闭等过程。软腭运动障碍、喉运动障碍、咽肌运动障碍、环咽肌失迟缓等均可影响此期。

5. **食管期**　是指食团在食管由蠕动波向下运送进入胃的阶段。食管蠕动障碍、胃食管反流、食管占位性病变等均可影响此期。

（三）常见类型及病因

按照是否有解剖结构的改变，可将吞咽障碍分为功能性吞咽障碍和器质性吞咽障碍，造成吞咽障碍的病因也各不相同。

1. **功能性吞咽障碍**　是指口腔、咽、食管等吞咽器官并无解剖学改变，但是由于吞咽器官的运动障碍导致的吞咽问题。临床上最常见的病因为脑卒中，其他神经系统疾病，如痴呆、帕金森病、脑外伤、格林-巴利综合征、肝豆状核变性等也能引起不同程度的吞咽障碍。肌肉病变、食管动力性病变、心理精神疾病也能造成吞咽障碍，如重症肌无力、胃食管反流病、癔症等。

2. **器质性吞咽障碍**　是指口腔、咽、食管等吞咽器官存在解剖学改变而引起的吞咽障碍。常见的病因有吞咽器官及其周围结构的炎症、损伤、肿瘤、外伤、放化疗后等，如食管癌、鼻咽癌放化疗后等。

（四）症状、表现及并发症

1. **常见症状与表现**

（1）口咽阶段吞咽障碍：可表现为①饮水进食相关的呛咳，咽后的清嗓动作，进食后声音改变；②吞咽启动延迟，甚至不能，喉上抬幅度降低；③一口量减小，进食时间延长；

④唾液等分泌物无法咽下，需定期吐出；⑤吞咽后出现喘息、喘憋症状；⑥咽反射异常；⑦咳嗽咳痰较前增多，反复发生的肺炎，不明原因的体重减轻；⑧异常进食方式：分次吞咽、仰头吞咽、低头吞咽、用力吞咽、无效吞咽、吞咽后食物残留；⑨构音障碍、发声障碍；⑩流涎、唇无法闭合、咬肌力量减弱、舌活动差、软腭活动差等。

（2）食管阶段吞咽障碍：可表现为①胸部阻塞感；②烧心感，胃内容物反流史；③胸痛；④进食后呕吐；⑤食物无法咽下等。

2. 并发症

（1）误吸：是指食物或液体进入真声带以下的气管，可表现为咳嗽、呼吸困难等体征，但有一部分患者由于喉部感觉减退，并不表现为咳嗽、清嗓等症状，称为隐性误吸。临床中存在隐性误吸的患者更容易出现反复肺部感染，应引起重视。

（2）肺部感染：由于吞咽功能障碍，食物无法安全进入食管，发生误吸，随之异物或细菌进入肺内，造成吸入性肺炎。但并不是所有误吸的患者都会发生肺部感染，与患者咳嗽能力、意识水平、认知情况、进食体位等有关。患者口腔卫生不佳，也可能引起肺部感染。

（3）营养不良：部分吞咽障碍患者会出现营养不良，是由于吞咽困难、对吞咽的恐惧心理、消化不良等因素引起。营养不良不仅会影响患者康复的速度，也会降低患者的生活质量，更有甚者会加重患者的病情。

（4）脱水：部分吞咽障碍患者由于无法安全、顺利的饮水，造成患者惧怕饮水，导致水摄入不足，引起脱水。鼻饲饮食或胃造瘘进食的患者，由于照顾者的疏忽，也可能造成水摄入不足导致。

二、康复护理评定

（一）吞咽障碍的一般评估

了解患者的原发病及其控制情况，一方面判断原发病是否可能造成吞咽障碍，另一方面也能对判断患者吞咽功能的预后和制订相应的治疗计划起指导作用。

了解患者近期的体温、体重、营养状况，是否存在肺部感染、脱水等问题，是否有流涎、口腔感觉减退、口腔内卫生等。判断患者目前的进食方式是否安全，以及其身体情况是否允许经口进食。

判断患者的意识水平，通过适宜的量表评估语言、认知情况，精神、心理情况。对制订合适的治疗计划和判断预后均起到重要作用。

（二）吞咽功能的评估

1. 反复唾液吞咽测试 嘱患者取坐位或仰卧位稍抬高上身，检查者将手指置于患者喉结及舌骨处，嘱患者反复快速吞咽口水。喉结和舌骨随吞咽向前上方运动 2cm 左右，越过手指，随后下降复位的过程，记为一次吞咽。计数患者在 30 秒内吞咽的次数，并观察喉结构上抬幅度是否充分，吞咽口水是否存在呛咳，吞咽启动速度等。如患者述口干，可用棉签蘸取少量水润湿口腔后吞咽。意识障碍或认知障碍无法配合测试的患者可通过冰刺激

表 3-6-1　饮水试验分级与判断标准

分级
Ⅰ. 可一次喝完，无呛咳
Ⅱ. 分两次及以上喝完，无呛咳
Ⅲ. 一次喝完，但有呛咳
Ⅳ. 分两次及以上喝完，且有呛咳
Ⅴ. 常常呛咳，无法喝完

判断
正常：Ⅰ级，5 秒内喝完
可疑：Ⅰ级，5 秒以上喝完；Ⅱ级
异常：Ⅲ、Ⅳ、Ⅴ级

喉部，来观察吞咽启动。

2. **饮水试验**　询问患者饮水史，先用小勺让患者饮少量水，安全无呛咳后，嘱患者按平常饮水方式饮下 30ml 水，记录患者分几次饮水，饮水时间，有无呛咳，是否存在异常饮水方式，如含饮、吸饮、水从口内流出、小心翼翼地喝等。饮水试验分级与判断标准如表 3-6-1 所示。

3. **吞咽相关器官的评估**

（1）解剖结构：观察面部是否对称，鼻唇沟是否对称存在，面部皮肤是否完整，唇结构及黏膜是否完整，牙的完整性及坚固程度，口腔内黏膜是否完整，舌结构、颜色及舌苔情况，硬腭的结构是否完整，软腭的形态结构是否正常，腭咽弓、咽后壁的结构及黏膜情况。

（2）口面部：观察静止情况下唇、颊的形态位置。观察唇闭合能力，唇力度如何，是否存在流涎，以及撅嘴、呲牙、鼓腮的运动范围，是否对称活动，交替完成撅嘴和呲牙观察运动协调性。嘱患者咬紧压舌板，分别观察患者两侧咬肌力量。

（3）舌：观察静止情况下舌的形态位置。观察舌外伸范围和是否对称，分别舔上、下、左、右嘴唇外侧，范围是否正常，还应观察舌的灵活性。舌的味觉、触压觉、温度觉都影响安全的进食。

（4）软腭：观察软腭的张力是否正常，两侧是否等高。嘱患者发短暂的"啊"音，观察软腭的活动幅度和是否对称。

（5）喉：嘱患者深吸气后发"啊"音，发的时间越长越好，越平稳越好，观察发音时长，男性<14 秒、女性<9 秒为异常，还需观察发音的音量、音质、音调是否存在异常。用示指、中指、环指、小指分别置于下颌骨下方、舌骨、甲状软骨上缘、甲状软骨下缘，嘱患者吞咽口水，观察喉上抬幅度，正常吞咽甲状软骨可向前上方运动，上抬约 2cm，触碰到中指。嘱患者屏气，将鼻息镜置于鼻孔处，观察能否完成。嘱患者随意咳嗽，咳嗽力量足够才能将误入喉前庭及声门的异物咳出。

（6）下颌：嘱患者做张口、闭口交替运动，观察下颌活动范围及是否对称活动，下颌运动相关肌肉的张力是否存在异常，下颌关节是否稳定。

（7）反射：检查者用拇指快速按压甲状软骨下第一个气管环，观察患者咳嗽反射是否存在。检查者用长棉签触碰患者的咽后壁，观察咽反射是否存在。咽反射中枢位于延髓，延髓损伤的患者咽反射常常完全消失。

4. **摄食–吞咽过程评估**

（1）食物的选取：选取不同性状的食物，流质、半流质、糊状、半固体、固体各选至少一种，最好兼顾食物的色香味，以引起患者的食欲。也可用增稠剂调配不同性状食物进行评估。

（2）喂食工具的准备：准备碗，杯子，能进入患者口内大小的汤匙，吸管，20ml针筒或量杯。

（3）进食顺序：先进食糊状食物，然后过渡到半流质、流质，最后尝试半固体、固体。进食的量从0.5～1ml逐渐增加至15ml左右或一汤匙，进食过程中出现呛咳应立即停止喂食该性状食物，并嘱患者咳嗽、空吞咽口水。喂食固体食物前一定要评估患者咀嚼能力、咳嗽能力、认知能力、意识状态，避免窒息的发生。

（4）食物的认知：将食物置于患者的视野内，观察患者是否有进食的欲望，将食物靠近患者的口腔，观察患者是否有张口的动作，并让患者感受食物的气味和温度。意识障碍、认知障碍的患者常常有食物认知的障碍。

（5）食物的入口：观察患者是否能张口，是否能将食物送入口内，是否能将食物包在口内，是否存在鼻腔反流等。

（6）食物的研磨：半固体、固体食物还要观察患者是否能对食物进行充分的研磨，咬肌力量如何，舌是否能搅拌食物使其研磨充分等。

（7）食物的入咽：观察患者是否能通过舌的运动将食物送入咽部，吞咽启动速度如何，口腔内是否有食物残留。存在分次吞咽，提示存在一口量的减少或大口容易发生呛咳。存在仰头吞咽则提示舌后送食团无力，必须依靠重力才能将食团送入咽部。

（8）食物进入食管：观察患者是否存在呛咳，多少量、什么性状的食物容易发生呛咳。吞咽后是否存在梗阻感，何种食物容易出现梗阻感，若固体食物易出现，而流质食物则不会，要进一步检查是否存在占位性病变的可能。出现咽部异物感，可能存在会厌谷和梨状窝食物残留，会厌谷的残留可通过反复的转头吞咽减少。观察吞咽后患者发声是否出现"湿音"、声音嘶哑，这往往提示存在误吸的可能，应嘱患者反复清嗓后吞咽，清除声带上的食物。还要观察是否出现胸口堵闷感、咽喉部反酸、呕吐、鼻腔反流等异常。

（9）进食相关能力的评估：①进食的体位：颈部控制力差的患者，无法保持颈部处于正中位，头部的侧偏、后仰均使得吞咽变得更加困难。选取最佳进食体位的原则是最大程度地减少发生误吸的可能。体力尚可的患者，应尽量取坐位进食，如体力不允许或存在直立性低血压的患者，可取仰卧位，稍抬高上半身，应将头部抬高至少30°。②进食时间：正常吞咽仅需2～3秒就能将食物送入胃中，正常人进食一餐正餐所需时间约20分钟，如超过30分钟则考虑存在进食时间的延长。③呼吸控制：正常吞咽过程中，食物经咽喉部进入食管的过程中，呼吸会有一瞬间的停止，此时会厌反折，声门关闭，软腭上抬，关闭鼻腔，防止食物误入气道。吞咽和呼吸的协调运动失调，会厌、声门、软腭的活动异常或闭合时机不恰当，均可能造成误吸。

（10）吞咽失用：是指直接给患者食物及餐具，而没有给任何语言指示时，患者能正常进食，吞咽也正常，当给予患者语言提示吞咽后，患者却无法完成进食，也无法吞咽。嘱患者运动唇舌时患者无法完成，但在日常言语和吞咽时能看到唇舌活动正常。

根据以上摄食-吞咽的评估，可对患者的吞咽功能进行分级（表3-6-2）。

表 3-6-2　摄食-吞咽功能等级评定（藤岛一郎，1993）

Ⅰ. 重度 无法经口吞咽，完全辅助进食	1. 吞咽困难或无法进行，不适合吞咽训练 2. 误咽严重，吞咽困难或无法进行，只适合基础性训练 3. 条件具备时误咽减少，可进行摄食训练
Ⅱ. 中度 经口腔和辅助混合进食	4. 可以少量、乐趣性进食 5. 一部分（1～2 餐）营养摄取可经口腔进行 6. 三餐均可经口腔摄取营养
Ⅲ. 轻度 完全口腔进食，需辅以代偿和适应等方法	7. 三餐均可经口腔摄取吞咽食品 8. 除特别难吞咽的食物外，三餐均可经口腔摄取 9. 可以吞咽普通食物，但需要临床观察和指导
Ⅳ. 正常 完全口腔进食，无须代偿和适应等方法	10. 摄取-吞咽功能正常

5. 辅助检查

（1）吞咽造影检查：通过吞咽带有造影剂的不同性状的食物，在 X 线透视下，从唇到胃对吞咽功能进行较全面的评估。吞咽造影技术是评估吞咽障碍的"金标准"，通过此技术不仅可以发现吞咽障碍的结构性异常，也能就功能性吞咽障碍的障碍部位、严重程度给出直观的评价，还能发现临床评估中无法确诊的隐性误吸，是选择有效的治疗措施和观察治疗效果的有力依据。其不足之处：需要特定的设备，操作复杂，检查费用高；转运患者费时费力；需要接受辐射；不能发现咽喉处是否存在唾液的残留；不能反映咽的感觉功能；误吸的造影剂沉积于肺泡导致肺功能损伤，影响呼吸。

（2）电子鼻咽喉镜吞咽检查：通过电子鼻咽喉镜直接观察患者的鼻、咽喉、会厌、杓状软骨、声带等的功能情况，并了解食物在咽喉部的残留情况。相对于吞咽造影检查，电子鼻咽喉镜吞咽检查在以下方面具有优势：操作简单易行，设备小巧，可推至床边行床边检查；检查过程安全无痛，无辐射，可反复检查；图像清晰直观；能更好地反映咽喉部解剖结构及分泌物聚集情况；能用于感觉功能评估；能发现隐匿性误吸和轻微渗透，敏感性高；检查过程可显示在电视屏上，供多人同时观看，亦可反复观看。但最大的不足就是无法观测到吞咽瞬间喉部的运动情况及咽部以下吞咽情况。

三、治疗要点

1. 吞咽器官活动训练

（1）唇：在吞咽过程中，唇的闭合使食物能保持在口腔内。若唇活动障碍、力量减弱，将导致进食时食物易从口腔内掉出、流涎，造成口腔期吞咽障碍。唇活动训练的目的主要为加强唇闭合力度，提高唇活动的协调性，减少口腔期吞咽障碍。

（2）下颌与面颊：在吞咽的过程中，下颌与面颊的运动，影响着食物在口腔内的研磨。下颌的张开、闭合、左右活动的范围、活动的协调性和稳定性，咀嚼的力量，面颊的活动范围和力度，若出现障碍，会使得食物在口腔内研磨不充分，还会使食物残留在口内。

（3）舌：在吞咽过程中，舌起到搅拌食团，协助食物研磨，后送食团的作用。舌的活动障碍，可引起食物研磨不充分，食团后送困难，仰头吞咽，无法清理口内食物残留等异常。

（4）咽喉：正常吞咽的过程中，吞咽的瞬间，声带闭合，呼吸暂停，防止食物进入气道；软腭上抬，防止食物进入鼻腔；喉上抬，运送食团向食管运动。咽喉部吞咽障碍时，由于咽喉部肌肉力量减弱、运动不协调，可出现声音嘶哑、呛咳、鼻音、食物从鼻腔喷出、喉上抬无力、咽部异物感等异常。通过声门闭合训练、软腭上抬训练、喉上抬训练，能提高咽喉部肌肉的力量与协调性，强化气道闭合能力，改善喉上抬，使食团更顺利、安全地通过咽喉部。

2. **呼吸训练**　吞咽障碍的患者，有部分由于呼吸控制能力差，吞咽时吸气，引起误吸。腹肌力量下降、胸廓过度紧张、呼吸肌力量下降、咳嗽力量减弱的患者，无法将误吸物排出气道，增加了肺部感染的风险。声门闭合不全的患者，由于气道保护机制的不全，也容易引起误吸。所以，通过训练呼吸控制能力、声门闭锁能力，提高呼吸肌、腹肌的力量，提高自主咳嗽能力等能有效减少误吸和肺部感染的风险。

3. **感觉刺激训练**　包括感觉促进综合训练、冷刺激训练、嗅觉训练等。感觉促进综合训练是指在患者吞咽开始之前给予各种感觉刺激，使其能够触发吞咽。适用于吞咽失用、口腔内感觉减退、吞咽启动延迟、食物感觉失认的患者，以增强其吞咽前口腔内的感觉。可通过下压舌体、增加食团的触感、口腔按摩棒刺激口腔和舌、冰刺激、酸刺激、嗅觉刺激、黑胡椒刺激、薄荷脑刺激等增加口腔敏感性，同时也能起到治疗吞咽障碍的作用。提高患者对食物的认知，鼓励患者自己动手进食，能使患者得到更多方面的感觉刺激。

4. **吞咽辅助手法**

（1）声门上吞咽：适用于声带关闭不全，关闭时机异常，咽期吞咽启动延迟的患者，能通过自主屏气使声带关闭，减低误吸的风险。

（2）超声门上吞咽：适用于气道入口关闭减少的患者，通过用力屏气使勺状软骨向前倾斜关闭气道。

（3）用力吞咽：适用于舌根向后运动减少的患者，通过用力吞咽来提高舌根向后的力量，增加舌根向后的运动。

（4）门德尔森手法：适用于吞咽运动不协调、喉结构运动减少的患者，通过门德尔森手法能增强喉结构上抬的幅度和时间，从而延长食管上括约肌开放时间，也通过调整食管上括约肌开放的时机改善吞咽的协调性。

5. **电刺激治疗**　电刺激技术被广泛地应用于吞咽障碍患者的治疗中，包括神经肌肉电刺激疗法、电肌肉刺激疗法、肌电生物反馈治疗、中频电刺激治疗等。电刺激治疗通过刺激吞咽相关肌群，提高吞咽相关肌群力量、协调性，延缓肌肉萎缩，改善局部血流，从而改善喉上抬能力、吞咽启动速度，达到改善吞咽功能的效果。电刺激治疗对于安装心脏起搏器植入性电极和癫痫发作的患者慎用，不可直接用于肿瘤或感染部位，不可直接在颈动脉窦处使用电极，不可在主动运动禁忌处使用，对于严重痴呆且不停说话、药物中毒、使用鼻饲管而反流严重的患者由于存在误吸的风险应根据具体情况谨慎使用。

6. **中医传统治疗**　中医的针灸、推拿、中药熏蒸对各型的吞咽障碍有一定的疗效。其中针灸的应用较为常见。可通过舌针刺激咽喉周围组织以重塑神经功能、增强咽喉肌群肌力，项针刺激咽喉周围组织以重塑神经功能、增强咽喉肌群肌力，还可辅助头针刺激相应中枢，眼针改善脑血管循环。

四、康复护理

（一）康复护理目标

康复护理的目标是早期发现吞咽障碍、对患者的进食给予专业指导、对家属及照顾者进行相关教育、减少由于护理不当导致的吞咽相关并发症。

（二）常规护理

1. 吞咽障碍患者的进食情况监测　严密观察患者进食的情况，特别是进食的食物性状、进食一口量、进食的姿势、是否有进食相关的呛咳。根据患者的进食情况给予专业的调整建议。

2. 吞咽障碍患者的相关体征监测

（1）定期监测记录患者的体温变化情况，并绘制体温折线图，如出现异常应及时报告主管医生和治疗师。能早期发现误吸引起的肺部感染，特别是老年患者，由于年龄较大或基础疾病的影响，有时不会有典型的肺炎症状，仅表现为低热，早期发现能改善预后，避免引起更严重的并发症。

（2）定期监测记录患者的体重，绘制折线图，记录患者体重的变化，如出现不明原因的持续体重减轻，在进食营养充分的情况下，应考虑是否存在隐匿性误吸。

（3）定期监测患者的机体水化情况，如尿量、尿色，及时调整进食结构，并记录患者的热量和水量摄入情况，防止脱水和营养不良的发生。

（三）康复护理措施

1. 吞咽障碍患者的筛查　在患者入院后应对患者做吞咽障碍的筛选，如果筛查提示患者存在吞咽障碍，特别是严重吞咽障碍和存在明显认知障碍的患者，应先鼻饲饮食，待言语治疗师进行全面评估后再决定患者的进食方式。筛查应先了解患者的意识状态、姿势控制能力、认知水平、进食史、口腔卫生情况等。再嘱患者分别进食水、糊状食物最后再进食固体食物，并观察患者是否存在呛咳、噎食、喘息、音质改变、自主咳嗽减弱、喉功能减低、吞咽启动延迟等异常。饮水应从 0.5～1ml 开始，逐渐增量，未出现异常征象；再进食糊状食物，也是从少量开始逐渐增量，未出现异常征象，再进食固体食物，并进一步观察是否出现异常征象，是否存在误吸的风险等。

2. 进食护理　包括进食时的体位姿势、进食一口量、食物的性状、食团入口的位置、进食的速度、进食后的口腔清洁、排痰等。

（1）体位和姿势：能坐位的患者尽量坐位进食，不能保持坐位的患者至少应是躯干保持 30°仰卧位（图 3-6-2），头部稍前屈。可根据患者的不同吞咽障碍情况选取不同的姿势进食，包括侧方吞咽（图 3-6-3）、头颈部旋转、低头吞咽、头部后仰、从仰头到点头吞咽、空吞咽、交互吞咽等。

（2）进食一口量及速度：应选取浅口、圆钝、长柄的调羹喂食，试验性的从少量开始逐步增加一口量，以患者一次吞咽动作能将口内食物送至咽部为宜。患者将上一口食物完全吞咽后，再喂食下一口。

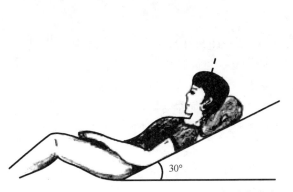

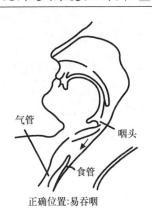

图 3-6-2　仰卧位进食

（3）食物的性状：选取不同性状的食物进食，先从糊状食物开始，慢慢过渡到半流质、半固体，最后再到流质、固体。吞咽障碍患者最容易、安全吞咽的食物是糊状食物，因为糊状食物流速适中，易变形，质地均匀，黏性适中不易粘在黏膜上。部分环咽肌功能障碍的患者，进食流质食物更容易，因其环咽肌开放时间短和范围较小的缘故，需要更易变性和流速更快的流质食物才容易进入食管。

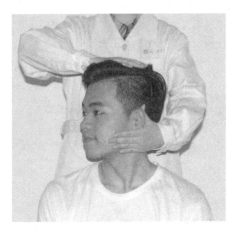

图 3-6-3　侧方吞咽

（4）食物在口中的位置：进食训练时应把食物放置在口腔内最能感觉到食物的部位，有利于食物在口腔中的保持和运送。最佳的位置是将食物放在健侧舌后部或健侧颊部，有利于食物的吞咽。

（5）进食习惯与环境：培养患者尽可能采用直立坐位的进食习惯，此种体位可较好地发挥吞咽相关肌群的功能，使易疲劳、瞌睡的患者最大限度保持觉醒，减少食物反流。同时吞咽障碍患者应尽量在安静环境下进食，避免在进餐时讲话，以免忘记吞咽动作，从而影响吞咽的整个过程。

（6）进食前后清洁口腔：患者不能单独进食，进食或摄食前后应认真清洁口腔，预防肺炎发生。

3. 吞咽障碍的并发症护理　吞咽障碍的患者由于照顾和护理不当容易并发误吸、肺部感染、脱水、营养不良等。应选取适合患者的进食体位、进食方式，进食后不立即平躺防止反流，做好进食后的口腔护理、拍背等，防止误吸的发生，一旦发生误吸应嘱患者充分咳嗽，并予拍背处理，降低进一步发展为肺部感染的风险。定时监测体温、咳痰情况也能及时发现肺部感染，对于无力咳痰或肺部感染严重的患者应定期排痰。对于脱水和营养不良的患者，应根据患者的身体基础情况和每日运动情况，在营养师的指导下调整每日热量和水量的摄入，并记录。能经口进食饮水的尽量经口，不能经口进食的患者，应注意每次管饲的速度不宜过快，量不宜过多，少量多次为宜。

（四）康复教育

家属和照顾者在吞咽康复中扮演着协助者的身份，所以对家属和照顾者进行必要的培训和基础知识的教育，更有利于患者的康复、且能减少并发症的发生。

（1）严格执行言语治疗师选择的进食方式、进食体位、食物性状。

（2）根据营养师制订的营养计划给患者提供营养支持。

（3）能自己进食的患者鼓励自己进食，鼓励患者小口进食，给予患者充足的进食时间，家属给予监督和提示。

（4）需要喂食的患者，应确定上一口食物吞咽后才可喂食下一口。

（5）进食时，如出现呛咳，应鼓励患者咳嗽，并空吞咽唾液。

（6）如出现窒息，应立即停止进食，并通知医师。

（7）进食时取躯干屈曲 30°仰卧位，头部前屈，用枕垫起偏瘫侧肩部，休息 20～30 分钟。

（8）及时向医护人员反映患者的进食情况，观察体温、咳痰情况。

第七节　慢性疼痛

一、概　　述

（一）概念

1979 年，国际疼痛研究协会对疼痛所下的定义为：疼痛（pain）是一种令人不快的感觉和情绪上的感受，伴随着现有的或潜在的组织损伤。1995 年，疼痛被列为继体温、脉搏、呼吸、血压之后的第五大生命体征。疼痛根据其发生情况和延续时间分为急性疼痛和慢性疼痛两类。急性疼痛有明确的开始时间，持续时间较短，常用的镇痛方法可以控制。慢性疼痛的时间界限说法不一，多认为持续疼痛 3 个月以上，临床上难以控制，对人的身心健康危害也很大。2002 年国际疼痛大会上提出，慢性疼痛是一种疾病，应加以重视，及早治疗，以免造成患者不必要的伤害。从 2004 年开始，国际疼痛学会将每年的 10 月 11 日定为"世界镇痛日"。

（二）病因及流行病学

疼痛发生的原因包括温度刺激、化学刺激、物理损伤、病理改变、心理因素等，这些刺激只要达到一定强度都会引起疼痛。痛觉感受器是广泛存在于组织中的某些游离的感觉神经末梢，它是一种化学感受器。当伤害性刺激作用于机体后，损伤的组织细胞和神经末梢即释放致痛物质，如缓激肽、5-羟色胺、组胺、前列腺素等，这些致痛物质作用于痛觉感受器，后者即产生神经冲动，传入中枢神经系统而引起痛觉。

慢性疼痛的发病率非常高，老年人慢性疼痛的患病率为 22%～44%，中年人为 25%～40%，在中国遭受慢性疼痛的患者约 1 亿，慢性疼痛不但限制了患者的活动，减少食欲，影响睡眠，使人更加衰弱，而且使患者产生抑郁、恐惧甚至自杀的念头。因此，1936 年美国麻醉学教授 EA Rovenstine 在纽约创办了"Pain Clinic"专门治疗痛症的诊疗机构，使疼痛治疗走上专业化道路。

（三）诊断要点

慢性疼痛的诊断要点主要：多无明显组织损伤；持续时间 3 个月以上；易导致焦虑、抑郁，丧失社会交往和工作能力，影响患者的生活质量。

二、康复护理评定

（一）主要功能障碍

1. **睡眠功能障碍**　慢性疼痛会影响患者的睡眠及睡眠质量，甚至会失眠。失眠又会导致患者对疼痛的敏感性增加，导致镇痛效果不理想，恢复睡眠能降低疼痛的敏感性。因此，患者的睡眠情况也是镇痛治疗过程中应合并考虑的因素之一。

2. **自主神经功能障碍**　长期的疼痛还会使患者产生食欲减退、便秘、性欲减退、兴趣缺乏、个性改变、嗜睡等自主神经功能紊乱的症状，甚至会产生内分泌功能紊乱、心跳加快、血压升高及机体免疫力下降的临床表现。

3. **日常活动能力下降**　长期疼痛、严重的慢性疼痛致使患者日常生活活动受限，因此容易引起一系列并发症，如坠积性肺炎、压疮、泌尿系感染、关节僵硬、肌肉萎缩、骨质疏松等。同时，患者因惧怕活动引起或加重疼痛而限制自己的活动，甚至长期卧床，使日常活动能力下降，甚至丧失。

4. **心理功能障碍**　持续、反复的慢性疼痛不仅给患者带来躯体上痛苦，以及沉重的经济负担，也使患者在精神、社会、家庭多方面的不适应而产生心理障碍。长期疼痛的折磨容易导致患者产生抑郁、恐惧甚至丧失生的希望，这种心理状态反过来又可以降低痛阈，使疼痛反应加重，造成恶性循环。

（二）康复护理评估

1. **一般评估**　评估疼痛史有助于了解患者的慢性疼痛概况，包括疼痛性质（如疼痛特点、强度、时间、部位等）、疼痛的诱发因素、疼痛伴随症状、如何缓解疼痛，以及疼痛所带来的影响等。评估患者的家族史、既往史、用药史及症状、体征、辅助检查结果等。

2. **疼痛评估**

（1）疼痛强度评估

1）词语描述：常用言语描述评分法（verbal rating scale，VRS），是根据患者的主诉，把疼痛分为以下等级：0 级：表示无痛；Ⅰ级（轻度）：表示有疼痛但可忍受，生活正常，睡眠无干扰；Ⅱ级（中度）：疼痛明显，不能忍受，要求服用镇痛药物，睡眠受干扰；Ⅲ级（重度）：疼痛剧烈，不能忍受，需用镇痛药物，睡眠受严重干扰，可伴自主神经紊乱或被动体位。

2）数字评定：可用数字评分法（numerical rating scale，NRS），是用数字代替文字来表示疼痛的程度，数字越大疼痛程度越严重，0～10 代表不同程度的疼痛，0 为无痛，1～3

为轻度疼痛，4～6 为中度疼痛，7～9 为重度疼痛，10 为剧痛（图 3-7-1）。此种方法类似于 VAS 法，具有较高的信度和效度，易于记录，适用于文化程度较高的患者。

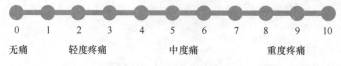

图 3-7-1　0-10 疼痛量表

3）面部表情评定：常用 Wong-Baker 面部表情量表（Wong-Baker faces rating scale，FRS），是用六种表情从微笑、悲伤到痛苦得哭泣的图画来表示疼痛的程度（图 3-7-2），此种方法简单、直观、形象、方便，特别适用于儿童、老人、急性疼痛患者、文化程度较低者、表达能力丧失者及认知障碍者。

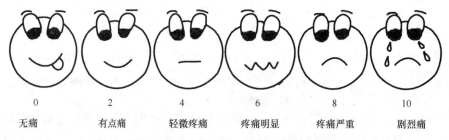

图 3-7-2　Wong-Baker 面部表情量表

4）手术后疼痛的评估：可用 Prince-Henry 评分法，主要用于胸腹部大手术后的患者，气管切开插管不能讲话者，术前训练患者用手势表达疼痛的程度，从 0～4 分共为 5 个级别，评分方法如下。

0 分：咳嗽时无疼痛。

1 分：咳嗽时才有疼痛发生。

2 分：深呼吸时即有疼痛发生，安静时无疼痛。

3 分：静息状态下即有疼痛，但较轻，可以忍受。

4 分：静息状态下即有剧烈疼痛，难以忍受。

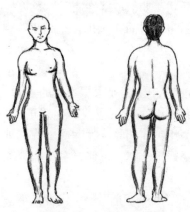

图 3-7-3　人体正反面

（2）疼痛部位评估：多数疼痛的部位就是病变的所在部位，详细询问疼痛部位对疼痛的诊断非常重要。给患者提供人体正反面线条图，请患者在感觉疼痛的部位画上阴影，并在最痛的部位画"×"（图 3-7-3）。

（3）疼痛行为评估：有晚期老年痴呆疼痛评估量表（PAINAD）、非语言疼痛指标核对量表（CNPI）、观察疼痛行为评估量表（OPBAI）等。

（4）镇痛效果评估：镇痛效果的评估是有效缓解疼痛的重要步骤，包括对疼痛程度、性质和范围的重新评估，为下一步疼痛管理提供可靠的依据。

1）百分比量表评定见图 3-7-4。

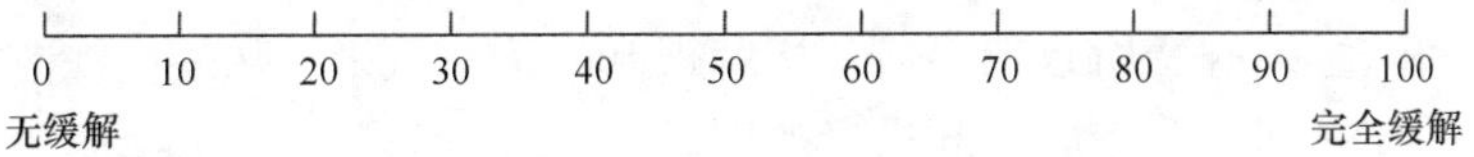

```
0    10   20   30   40   50   60   70   80   90   100
无缓解                                          完全缓解
```

图 3-7-4　百分比量表

2）4级法评定：完全缓解（CR）：疼痛完全消失；部分缓解（PR）：疼痛明显减轻，睡眠基本不受干扰，能正常生活；轻度缓解（MR）：疼痛有些减轻，但仍感到有明显疼痛，睡眠生活仍受干扰；无效（NR）：疼痛没有减轻。

（5）疼痛的综合评估：应全面、系统地、综合评估疼痛的情况，包括病因、疼痛的性质、程度、部位、伴随症状等。有些疼痛有明显的诱发因素，如神经血管性疼痛在精神紧张时易发病；疼痛的性质如神经根或神经干受压常引起放射痛；各种疼痛性疾病通常都有各自的伴随症状，掌握这些规律可更加明确诊断到某个疾病，如关节疼痛伴有肿痛、晨僵多为类风湿关节炎。还应了解疼痛的诊断及治疗过程、效果等。

（6）社会心理评估：了解患者的病史同时，应全面评估患者的精神和心理状态，了解患者的家庭、社会支持情况，如绝大多数癌痛患者都存在不同程度的恐惧、抑郁、焦虑等心理障碍。

三、治 疗 要 点

1. **药物镇痛**　目前仍然是一种解除疼痛的主要手段。对于癌性疼痛的药物治疗，目前临床上普遍采用 WHO 所推荐的三阶梯疗法。康复护理人员应掌握相关的药理知识，了解患者的身体状况和有关疼痛治疗的情况，正确使用止痛药物。使用止痛药物时应注意：①掌握药理知识，根据患者病情，把握好用药时机，正确用药。如麻醉性镇痛药具有成瘾性和耐受性，故仅应用于重度疼痛的患者；而轻度和中度疼痛的患者，应使用非麻醉性镇痛药。②严格掌握用药的时间和剂量。对慢性疼痛的患者应掌握疼痛发作的规律，最好在疼痛发生前用药，因在此时给药，疼痛容易控制，且用药量小、效果好。③对于手术后患者，适当应用止痛药物，可促使患者早期下床活动，以减少并发症的发生。给药 20～30 分钟后须评估并记录使用镇痛药的效果及不良反应，当疼痛缓解或停止时应及时停药，防止药物的不良反应、耐药性及成瘾性。④在疼痛原因未明确诊断前，不能随意使用任何镇痛药物，以免掩盖症状，延误病情。⑤注意观察药物疗效。

2. **物理镇痛**　可用电刺激疗法，冷疗法、热疗法、光疗法、磁疗法等，其中冷疗法一般用于急性疼痛的镇痛护理，不用于慢性疼痛。

（1）电刺激镇痛疗法：它可以产生舒适感，同时抑制疼痛和其他损害性刺激传入而止痛，对局限性疼痛效果较好。适用于骨折、扭挫伤、肌痛、神经痛、癌痛、术后伤口痛、慢性骨关节炎等。治疗时要注意掌握适应证和禁忌证，电量强度控制要适当，操作时间不宜过长，一般控制在 30 分钟之内，操作过程中要及时观察患者的反应，如有不适，及时停止操作，给予对症处理。

（2）热疗：热疗可以提高痛阈，使肌梭兴奋性低下，导致肌肉放松，减轻肌肉痉挛；热可使血管扩张，增加血液循环，降低患部充血，促进炎症吸收；热可刺激皮肤温度感受器，抑制疼痛反射。常用热疗有红外线疗法、微波疗法、电光浴、热水袋、熏蒸和蜡疗等，对肌肉、关节和软组织病变所致的疼痛，均有很好的治疗效果。热疗应注意温度适宜，避免烫伤患者，治疗过程中要随时询问患者的感觉，如发生心慌、恶心、头晕、多汗、全身疲倦、脉搏加快等不良反应，应及时中止治疗。

3. 介入性疼痛治疗　是运用高科技的影像定位技术进行的神经阻断或毁损术的一种治疗方法。在明确诊断后，找出诱发疼痛的病根所在，运用高科技的影像定位，在靶目标处注射药物，阻断疼痛的传导途径，打断疼痛的恶性循环，达到消炎镇痛的目的。特别是对一些顽固性的、神经源性的疼痛，还可在靶目标处使用神经破坏药物或利用激光、射频热凝器及冷冻探针等手段，对引起疼痛的病变神经进行阻断或毁损，以达到根治的目的。术前 4～6 小时禁食、禁水，常规术前备皮，遵医嘱备好术中用药；术中应观察患者的反应及情绪，安慰鼓励患者，增强其信心，积极配合手术。如有不适，及时报告医生。术后卧床休息，防止移动性出血，并严密监测生命体征变化，观察有无出血、渗血和血肿形成，避免并发症的发生。

4. 臭氧镇痛　臭氧注射后可直接作用于神经末梢，刺激抑制性中间神经元释放脑啡肽等物质，从而达到镇痛目的；也可通过清除氧自由基而镇痛；还可通过中和炎症反应中过量产生的反应性氧化产物，拮抗炎症反应中的免疫因子释放，扩张血管，改善回流，减轻神经根周围的水肿而镇痛。臭氧操作前要严格掌握适应证和禁忌证，选择合适的治疗方案及治疗浓度；操作中密切观察患者的反应，谨慎操作；术后要加强监护，指导患者循序渐进地活动，避免不良反应及并发症的发生。

5. 中医镇痛疗法

（1）针刺疗法：操作前要先评估患者病情，有无禁忌证，还要了解其心理状况，是否愿意接受此项操作，以避免发生针刺意外。

（2）推拿疗法：推拿过程中要摆放合适体位，既要患者舒适又要便于操作；推拿治疗时要辨证施治，手法要因人而异，轻重合适，并随时观察患者表情，使患者有舒服感；要注意保暖，以防感冒；在情绪激动、饱食等情况下，不要立即进行推拿。

（3）针刀疗法：其适应证主要是软组织损伤性病变和骨关节病变。针刀治疗后前 3 天要注意保护好针孔，不能弄湿、弄脏创口，避免感染；术后忌服酒类及辛辣食品，以减轻术后反应；对关节及颈腰部疾病，针刀治疗后，局部应减少活动 3～5 天，使病灶处有一个良好的愈合条件。

（4）贴敷疗法：将中药熬成膏状或研磨成粉状后调和油、酒、醋、水等溶剂，贴敷在体表的特定部位，通过药力作用刺激经络穴位，调整经络气血，达到行气、活血、通络、消肿、止痛的作用。贴敷前，要详细询问病史，对胶布过敏者，可改用其他固定方法；操作时要注意随调配随敷用，以免蒸发，并按时更换；使用膏剂贴敷时，应注意膏的软硬度，以防药膏干燥，裂伤皮肤；温化膏药时，应掌握好温度，及时贴敷，勿致烫伤或贴不住；贴药后，告知患者不要过分活动，以免药物移动脱落。并随时注意观察有无过敏反应，一旦出现过敏现象，应立即停用，并及时处理；贴药后应当禁食生冷、肥甘、厚味、海鲜及辛辣刺激之品。

（5）拔罐疗法：是以罐为工具，借助负压使罐吸附在腧穴或应拔部位的皮肤表面，造成局部充血或瘀血，产生刺激以调节脏腑功能，达到防治疾病，减轻疼痛的一种治疗方法。操作前要先评估患者有无禁忌证，操作过程中要避免烫伤皮肤，及时观察局部及全身情况，如有头晕、心慌、恶心、面色苍白、呼吸急促、四肢厥冷、脉细数等异常情况，应立即起罐，给予平卧休息，喝温开水，按压人中、关元、合谷、足三里、百会等处理。

四、康 复 护 理

（一）康复护理原则与目标

1. **康复护理原则**　慢性疼痛患者的康复护理应遵循有效缓解疼痛、尽可能减少药物不良反应、最大程度提高患者的躯体功能和满意度的原则。

2. **康复护理目标**

（1）短期目标：减少疼痛行为，提高活动能力。

（2）长期目标：减少不必要的镇痛药，提高患者日常生活独立能力和生活质量。

（二）康复护理措施

1. **减少或去除引起疼痛的原因**　首先应设法减少或消除引起疼痛的原因，避免引起疼痛的诱因。如外伤所致的疼痛，应酌情给予止血、包扎、固定等措施；胸腹部手术患者会因咳嗽或呼吸引起伤口疼痛，术前应对其进行健康教育，指导术后深呼吸和有效咳嗽、排痰的方法，术后协助患者按压伤口，进行深呼吸和咳痰。

2. **支具与矫形器的应用**　支具和矫形器可稳定、支撑关节，减少压力和应力，减轻疼痛。应正确使用支具矫形器，避免使用不当影响患者的功能，给患者带来不必要的负担。

3. **心理康复护理**

（1）建立信赖关系：康复护理人员必须与患者建立起相互信赖的友好关系，争取患者的信任与配合，鼓励患者说出自己的疼痛感受，以利有针对性地帮助患者控制和处理疼痛问题。

（2）尊重患者对疼痛的反应：有些患者害怕别人对自己在疼痛时的行为反应不理解，或不能接纳他的困境。这些担心会加重患者的不安和焦虑而使疼痛加重。因此，康复护理人员应尊重，耐心倾听其苦衷，鼓励患者表达疼痛的感受及对适应疼痛所做的努力，并帮助患者及家人接受其行为反应。

（3）创造舒适的环境：病室应布置简单，整洁美观，并注意赏心悦目。同时要注意保持病室安静，保证合适的温度和湿度，这样不但可以增进患者身体的舒适感，而且可使患者精神愉快，从而减轻疼痛。

（4）减轻心理压力：焦虑、害怕、恐惧或对康复失去信心等，均会加重疼痛程度，疼痛的加重反过来又会影响患者的情绪，形成恶性循环。因此，康复护理人员应设法减轻患者的心理压力，运用语言和非语言的交流方式，引导患者摆脱疼痛或淡化疼痛的意念。尽量多陪伴患者，与其谈心交流。根据其爱好，进行力所能及的娱乐活动，如读书报，听轻松音乐，看喜剧电视，练习深呼吸、意念法、气功等，使患者身心放松、心情平静。

（5）分散注意力：转移患者对疼痛的注意力，减轻痛苦，可用行为疗法。如不要对患者的疼痛过分关心和注意，药物治疗由按时给药逐渐转变为按需给药，逐渐减少用量。减少患者的疼痛行为，如呻吟、求助、长时间卧床等，鼓励患者增加体力活动、文娱活动和体育活动，以帮助慢性疼痛患者提高其日常活动能力和生存质量。

（三）康复教育

1. **用药指导** 合理选择有效的镇痛药，使用药量个体化。避免滥用药物，防止出现药物依赖性。密切观察用药后的反应，以达到满意的治疗效果。

2. **疼痛知识指导** 指导患者掌握疼痛发生的规律，有助于减轻患者对疼痛的焦虑和恐惧，并教会患者缓解疼痛的措施，以便在疼痛发作时懂得如何面对和处理。

3. **康复训练指导** 指导患者合理使用支具，这样可以稳定和支持关节，减轻疼痛。

4. **活动指导** 疼痛加剧时指导患者放松，有意识地训练患者的意志和毅力；短暂疼痛时可指导患者换气或打哈欠的方法缓解；持续疼痛时可指导患者屈膝、屈髋、放松全身肌肉、闭目养神及缓慢呼气的方法，也可气功止痛疗法，唤起机体的自然自愈能力。

5. **心理指导** 指导患者转移注意力，排除不良情绪，有效地减轻疼痛。帮助患者寻找社会、家庭等支持系统，如癌痛患者参加病友俱乐部活动，让积极乐观的患者分享抗癌经历，培养或发挥自己的兴趣爱好，如下棋、弹琴、唱歌等，分散注意力，减少疼痛对生活的困扰，从消极情绪中解脱出来。

第八节 抑郁

一、概　　述

（一）概念

抑郁（depression）又称为抑郁障碍，是一种常见的心境障碍，可由各种原因引起，以显著而持久的心境低落为主要临床特征，且心境低落与其处境不相称，临床表现可以从闷闷不乐到悲痛欲绝，甚至发生木僵；部分病例有明显的焦虑和运动性激越；严重者可出现幻觉、妄想等精神病性症状。多数病例有反复发作的倾向，每次发作大多数可以缓解，部分可有残留症状或转为慢性。抑郁已成为临床上常见的一个问题。

抑郁障碍主要包括抑郁症、恶劣心境、心因性抑郁症、脑或躯体疾病患者伴发抑郁、精神活性物质或非成瘾物质所致精神障碍伴发抑郁、精神病后抑郁等。

（二）病因及流行病学

抑郁的发生与遗传因素密切有关，血缘关系越近发病一致率越高，父母兄弟子女发病一致率为12%～24%，在抑郁症患者的调查中发现有40%～70%的患者有抑郁症家族史。抑郁的发生与性别相关，成年女性与男性比例约为2∶1。此外，抑郁的发生还与个人的儿童期经历、人格因素、心理社会环境、躯体疾病及药物等因素相关。

早在1993年，WHO的一项以15个城市为中心的全球性合作研究，调查综合医院就诊者中的心理障碍，发现患抑郁症和恶劣心境者达12.5%，而上海调查表明，在综合医院内科门诊的抑郁症患病率为4.0%。

（三）诊断要点

抑郁的诊断以心境低落为主，并至少有下列内容中的 4 项：兴趣丧失、无愉快感；精力减退或疲乏感；精神运动性迟滞或激越；自我评价过低、自责，或有内疚感；联想困难或自觉思考能力下降；反复出现想死的念头或有自杀、自伤行为；睡眠障碍，如失眠、早醒，或睡眠过多；食欲降低或体重明显减轻；性欲减退。

抑郁与抑郁症的鉴别诊断在于情绪发作有无原因，持续时间是否有一定的时限性，发作的严重程度、伴随的生物症状、有无变化规律、有无既往发作倾向及家族病史。

二、康复护理评定

（一）主要功能障碍

1. **睡眠功能障碍** 抑郁症患者常有顽固性睡眠障碍，发生率高达 98%，表现为失眠、入睡困难、早醒、睡眠节律紊乱、睡眠质量差等形式。抑郁症患者早醒尤其是在清晨 3～5 时醒来，此时情绪低落，自杀的危险最大，这也是抑郁症的危害之一。

2. **躯体功能障碍** 有些抑郁症患者常伴有自主神经功能障碍的躯体症状，如胸闷气短、心慌、腹胀、头痛、尿频、尿急、便秘等各种躯体疾病，因此到医院诊疗时如果医师疏忽患者的抑郁症疾病的存在，未能给予妥当的抗抑郁治疗而给予其他药物治疗，势必使病情迁延不愈。

3. **日常生活能力下降** 抑郁患者身体功能差，丧失劳动力是非抑郁症患者的 5 倍。在患有抑郁症患者中，有一半以上的患者完全丧失了工作和生活能力，不能工作，不能操持家务。

4. **心理社会功能障碍** 抑郁患者的忧郁心境可导致思维消极、悲观和自责、自卑，犹如带着有色眼镜看世界，感到任何事情都困难重重，对前途悲观绝望。忧郁症患者把自己看得一无是处、对微不足道的过失和缺点无限夸大，感到自己对不起他人、家属和社会，认为自己罪恶深重。一项评估抑郁症患者社会功能的为期 16 年的随访研究显示，有 11% 的患者存在社会功能的减退，包括不能上班、工作能力下降、婚姻不和谐及亲子关系问题等。最重要的是，抑郁患者的自杀、自伤、甚至杀害亲人的危险性增高，2/3 抑郁症患者曾有自杀想法与行为，15%～25% 抑郁症患者最终自杀成功。目前研究证实，自杀死亡者中 90%～93% 患者死前至少符合一种或多种精神障碍的诊断，其中主要是抑郁症，占全部自杀患者的 50%～70%。抑郁的治疗时间较长，往往会给患者、家庭及社会带来沉重的经济负担。

（二）康复护理评估

1. **一般评估** 评估患者的一般情况，评估患者抑郁情绪发作有无诱因、持续时间、严重程度、有无伴随睡眠障碍等生物症状、发作有无变化规律、既往发作史、家族病史、用药史，以及症状、体征、辅助检查结果等。

2. **抑郁的严重程度及治疗效果的评估**

（1）自评抑郁量表（self-rating depression scale，SDS）：是 Zung 于 1965 年编制，用于评估抑郁状态的严重程度及治疗效果。SDS 反映了抑郁状态四组特异性症状：精神性-情感症状、躯体性障碍、精神运动性障碍和抑郁的心理障碍。SDS 评估的时间跨度为最近 1 周，每一条目相当于一个相关症状，按 1~4 级评分。受试者选出最适合自己情况的时间频度：1=从无或偶尔（<1 天）、2=有时（1~2 天）、3=经常（3~4 天）、4=总是如此（5~7 天）。20 个条目中有 10 条是正性词陈述（第 2、5、6、11、12、14、16、17、18 和 20 条），计分时反序计分，其余 10 条用负性词陈述，计分时按 1~4 顺序计分，该量表的最高分为 80 分。SDS 评估抑郁严重程度指数的计算分为：抑郁严重指数=各条累计分/80。指数范围为 0.25~1.0，指数越高，抑郁越重（表 3-8-1）。

表 3-8-1　自评抑郁量表（SDS）

问题	从无或偶尔（<1 天）	有时（1~2 天）	经常（3~4 天）	总是如此（5~7 天）
1. 我感到情绪沮丧，郁闷				
2. 我感到早晨心情最好				
3. 我要哭或想哭				
4. 我夜间睡眠不好				
5. 我吃饭像平时一样多				
6. 我的性功能正常				
7. 我感到体重减轻				
8. 我为便秘烦恼				
9. 我的心跳比平时快				
10. 我无故感到疲劳				
11. 我的头脑像往常一样清楚				
12. 我做事像平常一样不感到困难				
13. 我坐卧不安，难以保持平静				
14. 我对未来感到有希望				
15. 我比平时更容易激怒				
16. 我觉得决定什么事情很容易				
17. 我感到自己是有用的和不可缺少的人				
18. 我的生活很有意义				
19. 假若我死了别人会过得更好				
20. 我仍旧喜爱自己平时喜爱的东西				

（2）贝克抑郁问卷（Beck depression inventory，BDI）：由 Beck 于 1967 年编制，是最常见的抑郁自评量表，主要用来评估抑郁程度，常用于评估睡眠和情绪障碍患者的抑郁症状。此表由 21 个 "症状-类别" 组成，总分范围为 0~64 分，根据研究目的的不同，判断抑郁程度的临界值可有不同，但以下标准可作为参考：小于 5 分，无抑郁或抑郁极轻微；5~13 分，轻度抑郁；14~20 分，中度抑郁；21 分或更高，重度抑郁。

3. **抑郁的检测与动态评估**　可用 Hamilton 抑郁量表（Hamilton depression rating scale for depression，HRSD），由 Hamilton 于 1960 年编制，适用于成年人抑郁症状的检测及动态观察，被公认为经典的抑郁评估量表，曾经过多次修改，现常用 17 项版本。HRSD 使用时由 2 名训练有素的评估员联合检查，采用交谈与观察的方式，检查结束后，两名评估员分别独立评分。HRSD 大部分项目采用 0~4 分的 5 级评分法：0 分=无，1 分=轻度，2

分=中度，3 分=重度，4 分=很重。少数采用 0~2 分的 3 级评分法：0 分=无，1 分=轻~中度，2 分=重度。17 项版本的最高分是 52 分，如果总分超过 24 分，可能为严重抑郁；超过 17 分，可能是轻度或中度抑郁；如低于 7 分，则没有抑郁（表 3-8-2）。

表 3-8-2　Hamilton 抑郁量表（HRSD）

项目	评分
1. 抑郁情绪	0　1　2　3　4
（1）只有在问到时才诉述	
（2）在访谈中自发地表达	
（3）不用言语也可以从表情、姿势、声音或欲哭中流露出这种情绪	
（4）患者的自发言语和非自发言语（表情、动作）几乎完全表现为这种情绪	
2. 有罪感	0　1　2　3　4
（1）责备自己，感到自己连累他人	
（2）认为自己犯了罪，或反复思考以往的过失和错误	
（3）认为目前的疾病，是对自己错误的惩罚，或有罪恶妄想	
（4）罪恶妄想伴有指责或威胁性幻觉	
3. 自杀	0　1　2　3　4
（1）觉得或者没有意义	
（2）希望自己已经死去，或常想到与死有关的事	
（3）消极观念（自杀念头）	
（4）有严重自杀行为	
4. 入睡困难	0　1　2
（1）主诉有入睡困难，上床半小时后仍不能入睡（要注意患者平时入睡的时间）	
（2）主诉每晚均有入睡困难	
5. 睡眠不深	0　1　2
（1）睡眠浅，多噩梦	
（2）半夜（晚 12 点钟以前）曾醒来（不包括上厕所）	
6. 早醒（末段睡眠）	0　1　2
（1）有早醒，比平时早醒 1 小时，但能重新入睡（应排除平时的习惯）	
（2）早醒后无法重新入睡	
7. 工作和兴趣	0　1　2　3　4
（1）提问时才诉述	
（2）自发地直接或间接表达对活动、工作或学习失去兴趣，如感到没精打采，犹豫不决，不能坚持或需要强迫自己去工作或活动	
（3）活动时间减少或成效下降，住院患者每天参加病房劳动或娱乐不满 3 小时	
（4）因目前的疾病而停止工作，住院者不参加任何活动或没有他人帮助不能完成病室日常事务（注意不能凡住院就打 4 分）	
8. 阻滞（指思维和语言缓慢，注意力难以集中，主动性减退）	0　1　2　3　4
（1）精神检查中发现轻度阻滞	
（2）精神检查中发现明显阻滞	
（3）精神检查进行困难	
（4）完全不能回答问题（木僵）	

续表

项目	评分
9. 激越	0　1　2　3　4
（1）检查时有些心神不定	
（2）明显心神不定或小动作多	
（3）不能静坐，检查中曾起立	
（4）搓手、咬手指、扯头发、咬嘴唇	
10. 神经性焦虑	0　1　2　3　4
（1）问后及时述诉	
（2）自发地表达	
（3）表情和语言流露出明显忧虑	
（4）明显惊恐	
11. 躯体性焦虑（指焦虑的生理症状，包括口干、腹胀、腹泻、打嗝、腹绞痛、心悸、头痛、过度换气不和叹气，以及尿频和出汗）	0　1　2　3　4
（1）轻度	
（2）中度，有肯定的上述症状	
（3）重度，上述症状严重，影响生活或需要处理	
（4）严重影响生活或活动	
12. 胃肠道症状	0　1　2
（1）食欲减退，但不需他人鼓励自行进食	
（2）进食需他人催促或请求和需要应用泻药或助消化药	
13. 全身症状	0　1　2
（1）四肢，背部或颈部沉重感，背痛、头痛、肌肉疼痛，全身乏力或疲倦	
（2）症状明显	
14. 性症状（指性欲减退，月经紊乱等）	0　1　2
（1）轻度	
（2）重度	
（3）不能肯定，或该项对被评者不合适（不计入总分）	
15. 疑病	0　1　2　3　4
（1）对身体过分关注	
（2）反复考虑健康问题	
（3）有疑病妄想	
（4）伴幻觉的疑病妄想	
16. 体重减轻	0　1　2
（1）1周内体重减轻 0.5kg 以上	
（2）1周内体重减轻 1kg 以上	
17. 自知力	0　1　2
（1）知道自己有病，表现为忧郁	
（2）知道自己有病，但归于伙食太差、环境问题、工作太忙、病毒感染或需要休息等	
（3）完全否认有病	

4. 老年抑郁的评估　可用老年抑郁量表（the geriatric depression scale, GDS），由 Brink 等于 1982 年编制，用于老年人的抑郁症状筛查。量表共有 30 个条目，每一个条目都是一个问句，要求受试者定式回答"是"或"否"，其中有 10 条（第 1、5、7、9、15、19、21、

27、29 和 30 条）用反序计分（答"否"表示存在抑郁症状），20 条（其余部分）用正序计分（答"是"表示存在抑郁症状）。每项表示抑郁症状的回答得 1 分。量表最高分 30 分，Brink 等建议根据研究目的不同划分抑郁的界限分。一般来讲，0～10 分为正常范围（无抑郁），11～20 分为轻度抑郁，21～30 分为中重度抑郁。

5. **社会参与能力评估**　抑郁患者的社会参与能力常常表现为不同程度的受限，如社会交往、休闲娱乐活动常常受到部分或完全限制，甚至很多患者在抑郁期间，由于对疾病与健康失去信心，往往主动调离原有的岗位和学习环境，放弃较好的工作和学习机会。

6. **社会心理评估**　抑郁患者早期多有情绪低落、睡眠障碍等症状，往往未引起患者、家属及医生的重视，护士应详细了解患者抑郁的诱因、临床表现、发病频率、治疗情况及家庭的支持情况。由于抑郁治疗时间较长、病情反复、患者又往往丧失工作能力，加上社会对抑郁症的偏见，因此给患者及家庭带来极大的心理压力和精神负担，如果不及时给予心理干预与治疗，将会导致患者自杀等严重后果。

三、治疗要点

1. **药物治疗**　当前抑郁症的临床治疗还是以药物治疗为主要策略，各类抗抑郁药的应用能有效解除抑郁心境及伴随的焦虑、紧张和躯体症状，有效率为 60%～80%。目前常用的抗抑郁药主要分为三类：三环类抗抑郁药（TCAs），单胺氧化酶抑制药（MAOIs）和非三环类抗抑郁药。首次治疗的患者宜根据临床特点选药，如失眠症状突出者，应选择有镇静作用的抗抑郁药，如阿米替林、阿普唑仑、氯硝西泮等；若焦虑症状突出者，宜选抗焦虑作用的阿米替林、米塔扎平等；若有食欲不振、消瘦等应考虑选用舒必利；若精神病性症状突出或妄想性抑郁者，往往需要在抗抑郁的基础上合用利培酮等抗精神病药。对于难治性抑郁症可联用碳酸锂等药物。总之，对于患者来说较理想的抗抑郁药应具备疗效好、不良反应小、服用简单、价廉等特点。

2. **抗抑郁症综合疗法**

（1）电痉挛治疗法（electric convulsive therapy，ECT）：又称为电休克治疗，采用低压电流短时通过大脑诱发患者皮质脑电广泛放电，短暂的意识丧失，全身性抽搐，通过人为制造这种可控的癫痫发作从而达到治疗抑郁症的目的。有资料表明电抽搐治疗是对重症抑郁最有效的一种治疗方法，比抗抑郁药起效快，能使病情迅速缓解，但 ECT 的治疗后仍需要抗抑郁药维持治疗，以防复发。

（2）光疗法：在抑郁症的研究中将与季节有关的心境障碍称为季节性抑郁。人一天中接受日光照射的强度和时间随季节有明显的变化，冬季日照时间的缩短与郁郁症的发生似有一定相关性，光疗法可作为季节性抑郁症的首选治疗手段。光疗法需要一个强度大于2500lx（勒克斯）的荧光灯箱，灯箱使用白色的荧光灯。治疗时间一般认为在早晨进行治疗更易取得最佳疗效。开始治疗的推荐剂量为 2500lx 的荧光灯箱每天 2 小时或者 10 000lx 的荧光灯箱每天 30 分钟。

（3）其他治疗方法包括睡眠剥夺（sleep deprivation）疗法（又称"觉醒治疗"）、胰岛素低血糖治疗法、音乐疗法和运动疗法等。

3. 心理学治疗

（1）精神分析法（psychoanalysis therapy）：以心理动力学理论为基础，认为患者的心理障碍是由于压抑在"潜意识"中某些幼年时期所受的精神创伤所致，通过内省的方式，用自由联想的方法将这些痛苦的体验挖掘出来，让抑郁的情绪得到发泄，并对患者所提供的谈话内容进行分析解释，使患者领悟，从而改变原行为模式，重建自己的人格而达到治疗目的，是心理治疗中最主要的一种治疗方法。主要治疗方法：精神分析疗法、分析性心理治疗、认知领悟疗法等。

（2）行为疗法（behavior therapy）：是建立在行为主义理论基础上的心理治疗方法，是根据行为学习及条件反射理论，消除和纠正异常状态并建立新的条件反射和行为的治疗方法。主要治疗方法：系统脱敏疗法、厌恶疗法、满灌或冲击疗法、发泄疗法、放松疗法、生物反馈疗法等。

（3）认知疗法（cognitive therapy）：兼容了行为疗法、认知疗法、精神分析疗法等各个经典治疗方法的基本原理与技术，力图通过调整个体的认知来改变个体行为，运用认知重建的方法纠正人们不合理的信念，教会人们改善行为的技能和解决问题的策略，是各种治疗方法相互吸纳、相互补充的系统心理治疗方法。认知治疗不直接纠正患者的情绪障碍，而是通过改变患者的不良认知来消除其症状的。主要治疗方法：理性情绪治疗、贝克认知治疗、认知行为矫正法等。

（4）森田疗法：是由20世纪20年代日本的森田正马教授创立的，主要用于治疗神经质症，现其适应证已扩大到精神病、人格障碍等治疗领域及正常人的生活适应及改善生活质量。主要治疗方法：安静疗法、作业疗法、说理疗法、生活疗法等。

（5）中医心理疗法：主要分为心疗、知疗、情疗三大类。在选择心理疗法之前，首先要了解患者的精神活动特点，以重建良好的认知方式为主；其次，掌握中医心理疗法的特点、原理、作用、理论根据等，综合考虑患者的文化、个人教养、性格、家庭生活环境等因素，选择合适的心理疗法；最后为患者制订相应的治疗计划。主要疗法：移情易性法、情志相盛法、开导劝慰法、引导吐纳法等。

（6）其他心理疗法，还包括人本主义疗法、格式塔疗法、支持性心理疗法、集体疗法及催眠疗法等，还可以通过音乐、绘画、赏花、读书等活动进行心理治疗，不仅有益于陶冶情操，而且能将压抑在心里的感情发泄出来，调节精神，改善症状，加快恢复健康，从而达到治疗抑郁症的目的。

四、康复护理

（一）康复护理原则与目标

1. 康复护理原则　抑郁患者的康复护理应遵循及时提供正确的诊断和治疗，改善预后的原则。

2. 康复护理目标　分为短期目标和长期目标。

（1）短期目标：有针对性地、自始至终、全面改善或消除抑郁患者的核心症状。

（2）长期目标：恢复患者的社会功能（工作、学习、生活），最大限度地减少复发，降低直接与间接经济损失。目标的表达方式，提高患者的治愈率及改善患者的生活质量，降低疾病负担。

（二）康复护理

1. **创造良好的住院环境** 为患者提供安全、舒适、明亮的住院环境，安排患者与积极开朗的患者同住一个病房，谨慎观察患者周围的环境，使用不具有自伤的工具，对严重抑郁的患者，要求家属陪护。给予患者佩戴手腕带，以便有效的身份识别。夜间护士加强病房巡视，观察患者的睡眠状况，各班做好床边交接。

2. **培养良好的人格** 指导患者正确把握自己的性格，发现自己的优势和潜能，从事适合自己性格的职业。做自己感兴趣的事，如听音乐、逛街、养花鸟，阅读一些优秀的文学作品。广交良友，交一些可倾诉衷肠、风趣幽默、能正性引导和鼓励的知心朋友，养成和朋友经常保持接触的习惯，循序渐进地克服原来的消极情绪和思维模式，减轻抑郁情绪。学会直率、坦诚，不要过分自责、自悲、自怜，合理调节自己的抱负水准，常常保持积极乐观的心态。坚持日常正常的活动，如坚持工作，维持正常、有规律的生活，每天适当的体育锻炼。

（三）康复护理指导

1. **疾病知识指导** 指导患者和家属学习疾病相关知识及预防复发的知识。同时应提高人群对精神健康的重视意识及对精神疾病的正确认识，纠正不正确的看法，消除患者及家属的病耻感，及时识别和处理，促使患者主动就医治疗。

2. **用药指导** 抗抑郁药物的维持治疗对预防抑郁症的复发起很大作用，因此指导家属帮助出院患者管理药物并监督患者按时服药，观察药物的不良反应，定期门诊随访、定期监测血药浓度，减少不良反应的发生。

3. **康复训练指导** 指导患者学习抑郁情绪的心理应对方式，通过自助心理训练的方式养成积极的思维方式，用积极乐观的态度面对生活，加强抗挫力，如积极心理疗法、意义疗法等。同时也应关注抑郁患者的家属或照护者的心理干预。

4. **自杀、自伤危机的预防** 指导患者家属观察患者有无自杀、自伤的倾向。保证患者足够的睡眠，去除生活中危险品，如锐器、绳索、药物等，尽早识破患者在语言、行为、情感等方面所暴露的自杀倾向。

5. **心理指导** 严密观察患者的情绪变化，尊重患者，对待患者要具有同情心，恰当使用语言和非语言沟通技巧。引导患者谈出致病因素，同时与家属共同协助患者认识负性认知，打断负性循环，帮助患者应付所遇到的心理危机。

第九节　失眠

一、概　　述

（一）概念

失眠（insomnia）是睡眠障碍中最常见的表现，是指入睡困难（入睡时间超过30分钟），睡眠维持困难（整夜觉醒次数≥2 次），或者恢复性睡眠（restorative sleep）的缺失，同时伴随着日间功能下降的临床现象。失眠可以独立存在，也可以作为各种类型睡眠障碍的一个症状，还可能并发或并存于其他多种躯体和精神疾病。失眠症则是一种以失眠为主的睡眠质量不满意状况，其他症状均继发于失眠，包括难以入睡、睡眠不深、易醒、多梦、早醒、醒后不易再睡、醒时不适感、疲乏或白天困倦。

（二）病因及流行病学

失眠的病因有多方面，如心理、生理因素，遗传因素，环境因素，生活规律因素，药物因素及疾病因素等。失眠的发病率很高，青年人群中约有 10%患慢性失眠，中年人约为 20%，65 岁以上的老年人为 35%～50%。失眠可引起患者焦虑、抑郁或恐惧心理，并可导致日间活动效率下降，长期失眠可引起神经、内分泌、免疫系统等的紊乱，甚至精神障碍，妨碍社会功能。

（三）诊断要点

失眠的诊断必须符合以下条件：存在以下症状之一：入睡困难、睡眠维持障碍、早醒、睡眠质量下降或日常睡眠晨醒后无回复感（noll-restorativesleep）。在有条件睡眠且环境适合睡眠的情况下仍然出现上述症状，患者主诉至少有下述 1 种与睡眠相关的日间功能损害：①疲劳或全身不适。②注意力、注意维持能力或记忆力减退。③学习、工作和（或）社交能力下降。④情绪波动或易激惹。⑤日间思睡。⑥兴趣、精力减退。⑦工作或驾驶过程中错误倾向增加。⑧紧张、头痛、头晕，或与睡眠缺失有关的其他躯体症状。⑨对睡眠过度关注。

失眠根据病程分为：急性失眠（病程＜1 个月）；亚急性失眠（病程≥1 个月，＜6 个月）和慢性失眠（病程＞6 个月）。失眠按病因可划分为原发性和继发性两类。失眠常与其他疾病同时发生，有时很难确定这些疾病与失眠之间的因果关系，故近年来提出共病性失眠（eomorbid insomnia）的概念，用以描述那些同时伴随其他疾病的失眠。

二、康复护理评定

（一）主要功能障碍

1. **睡眠障碍**　表现为入睡困难、睡眠质量下降和睡眠时间减少。

2. **日间认知功能障碍**　表现为记忆功能下降、注意功能下降、计划功能下降从而导致白天困倦，工作能力下降，在停止工作时容易出现日间嗜睡现象，对患者的正常生活和工作会产生严重负面影响。

3. **躯体功能障碍**　心血管系统表现为胸闷、心悸、血压不稳定，周围血管收缩扩展障碍；消化系统表现为便秘或腹泻、胃部闷胀；运动系统表现为颈肩部肌肉紧张、头痛和腰痛；体重减低，免疫功能减低和内分泌功能紊乱；性功能方面男性容易出现阳痿，女性常出现性功能减低等表现。

（二）康复护理评估

1. **一般评估** 询问病史包括失眠发生的时间、诱因、病程长短、睡眠环境、睡眠质量、治疗情况、用药史等。评估患者的家族史、疾病既往史、药物史、睡眠史及症状、体征、辅助检查结果等。还应注意患者精神心理社会因素的评估。

2. **睡眠状态的主观评估**

（1）睡眠主观感受评估：可用睡眠日记评估，主要包括记录以下情况：上床时间、起床时间、睡眠潜伏期、夜间醒来次数和持续时间、打盹、使用帮助睡眠的物质或药物、各种睡眠质量指数和白天的功能状况。睡眠日记作为一个最实用、最经济和应用广泛的评估睡眠的方法，可以让患者在一个较长时间里追踪睡眠模式，比单一的方法（如多导睡眠图，图 3-9-1）来评估睡眠模式更能准确地反映患者的睡眠情况。睡眠日记可能是反映患者睡眠紊乱主观感受的最好的指标，但不是反映真实的睡眠障碍量的改变。

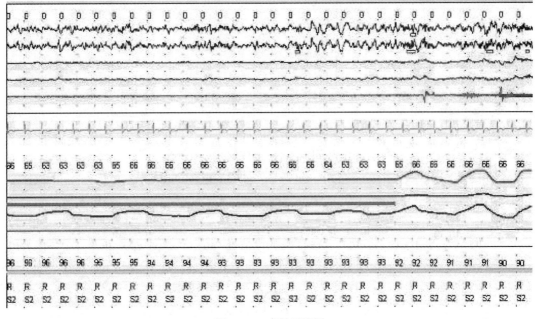

图 3-9-1 多导睡眠图

（2）睡眠质量的评估：可用匹兹堡睡眠质量指数（Pittsburgh sleep quality index，PSQI）评估，由 Pittsburgh 精神科医生 Buysse 博士等于 1989 年编制，主要用于评估受试者最近 1 个月的睡眠质量。量表由 18 个自评条目和 5 个他评条目组成。其中，18 个自评条目可组成 7 个因子：睡眠质量、入睡时间、睡眠时间、睡眠效率、睡眠障碍、催眠药物、日间功能（表 3-9-1）。

表 3-9-1 匹兹堡睡眠质量指数（PSQI）

项目	评分			
	0 分	1 分	2 分	3 分
1. 近 1 个月，晚上上床睡觉通常在 _____ 点钟				
2. 近 1 个月，从上床到入睡通常需要 _____ 分钟	□≤15 分钟	□16～30 分钟	□31～60 分钟	□≥60 分钟

续表

项目	评分			
	0分	1分	2分	3分
3. 近1个月，通常早上____点起床				
4. 近1个月，每夜通常实际睡眠____ 小时（不等于卧床时间）				
5. 近1个月，因下列情况影响睡眠而烦恼				
a. 入睡困难（30分钟内不能入睡）	□无	□<1次/周	□1~2次/周	□≥3次/周
b. 夜间易醒或早醒	□无	□<1次/周	□1~2次/周	□≥3次/周
c. 夜间去厕所	□无	□<1次/周	□1~2次/周	□≥3次/周
d. 呼吸不畅	□无	□<1次/周	□1~2次/周	□≥3次/周
e. 咳嗽或鼾声高	□无	□<1次/周	□1~2次/周	□≥3次/周
f. 感觉冷	□无	□<1次/周	□1~2次/周	□≥3次/周
g. 感觉热	□无	□<1次/周	□1~2次/周	□≥3次/周
h. 做噩梦	□无	□<1次/周	□1~2次/周	□≥3次/周
i. 疼痛不适	□无	□<1次/周	□1~2次/周	□≥3次/周
j. 其他影响睡眠的事情	□无	□<1次/周	□1~2次/周	□≥3次/周
如有，请说明：				
6. 近1个月，总的来说，您认为您的睡 眠质量：	□很好	□较好	□较差	□很差
7. 近1个月，您用药物催眠的情况：	□无	□<1次/周	□1~2次/周	□≥3次/周
8. 近1个月，您常感到困倦吗？	□无	□<1次/周	□1~2次/周	□≥3次/周
9. 近1个月您做事情的精力不足吗？	□没有	□偶尔有	□有时有	□经常有

结果：$$睡眠效率 = \frac{条目4(睡眠时间)}{条目3(起床时间) - 条目(上床时间)} \times 100\%$$

PSQI总分：每个因子按0~3分等级计分，各因子得分总和为PSQI总分，5个他评项目不参与计分。PSQI总分范围0~21分，得分越高表示睡眠质量越差。0~5分，睡眠质量很好；6~10分，睡眠质量尚可；11~15分，睡眠质量一般；16~21分，睡眠质量很差。

（3）睡眠改善情况评估：可用Leeds睡眠评估表（the Leeds sleep scale）评估，该表由10个项目组成，用于评估受试者的健康状态、精力、警觉行为、认知功能、工作行为、处理家政、社会交往、生活满意度等9个方面的情况。各项单独计分、单独分析，得分越高表示生活满意度越高。该量表多用于评估药物治疗前后睡眠的改善情况（表3-9-2）。

表3-9-2　Leeds睡眠评估表

项目	评分
1. 您如何给您昨天晚上入睡评分？	A. 非常困难 1 2 3 4 5 6 7 8 9 10 非常容易 B. 非常慢 1 2 3 4 5 6 7 8 9 10 非常快 C. 没有问题 1 2 3 4 5 6 7 8 9 10 非常严重
2. 您如何给昨天晚上睡眠质量评分？	D. 非常不安定 1 2 3 4 5 6 7 8 9 10 非常安定 E. 醒来许多次 1 2 3 4 5 6 7 8 9 10 很少醒来
3. 您今天早上醒来后起床如何？	F. 非常困难 1 2 3 4 5 6 7 8 9 10 非常容易 G. 要很长时间 1 2 3 4 5 6 7 8 9 10 只要很短时间
4. 您今天早上醒来感觉如何？	H. 疲倦 1 2 3 4 5 6 7 8 9 10 清爽
5. 您现在感觉如何？	I. 疲倦 1 2 3 4 5 6 7 8 9 10 清爽
6. 您早上起床时平衡和协调的感觉如何？	J. 非常差 1 2 3 4 5 6 7 8 9 10 一点也不差

注：各项单独计分、单独分析，得分越高表示生活满意度越高。

（4）日常生活中白天的思睡程度：可用 Epworth 嗜睡量表（Epworth sleepiness scale）评估，该量表由澳大利亚 Epworth 医院睡眠疾病中心的 Murray Johns 教授编制，于 1990 年用于临床，该量表主要用于评估患者日常生活中不同情况下白天的思睡程度（表 3-9-3）。还可用多次小睡潜伏期试验（multiple sleep latency test，MSLT）评估，其由 Carskadon 和 Dement 两位专家设计，专门测定在缺乏警觉因素情况下生理睡眠的倾向性。目前已将其用作评定白日过度嗜睡的严重程度、治疗效果与鉴别诊断的重要客观指标。MSLT 是由 4～5 个程序化的打盹或小睡组成。检查时患者在一个舒适、隔音、黑暗的房间里接受 PSG 的记录。记录每次小睡中入睡的潜伏期，同时也记录眼快动相睡眠（rapid eye movement，REM）和非眼快动相睡眠（NREM）。目前，MSLT 主要用于发作性睡病的诊断和白天过度思睡的评估。

表 3-9-3　Epworth 嗜睡量表

情况	打瞌睡的可能			
坐着阅读书刊	0	1	2	3
看电视	0	1	2	3
在公共场所坐着不动（例如在开会或剧场）	0	1	2	3
作为乘客在汽车中坐 1 小时，中间不休息 在环境许可时，下午躺下休息	0	1	2	3
坐下与人谈话	0	1	2	3
午餐不喝酒，餐后安静地坐着	0	1	2	3
遇堵车时停车数分钟	0	1	2	3

注：量表中每个项目均由 0～3 数字序列评估，总分 24 分，评分高于 11 分表示过度嗜睡，需要进一步做睡眠医学临床检查。

（5）其他睡眠相关的评估：睡眠损害指数（sleep impairment index，SII）用于评估受试者睡眠损害程度的数量指数；Athens 失眠量表（Athens insomnia scale，AIS）主要用于睡眠障碍的自我评估；儿童睡眠紊乱量表（sleep disturbances scale for children）用于评估临床或普通在校儿童的睡眠问题；睡眠信念和态度量表（beliefs and attitudes about sleep scale）用于辨别患者入睡前出现在大脑中特别严重影响情绪的非理性思想念头，等等；睡眠卫生知识和习惯量表（sleep hygiene awareness and practice）用于客观评估患者自身的活动和习惯对睡眠的影响，也可用来评定环境因素对睡眠质量的影响程度。

3. 常用睡眠状态的客观评估

（1）多导睡眠图（polysomnography，PSG）：包括脑电图（EEG）、肌电图（EMG）、眼动电图（EOG）、心电图（ECG）和呼吸描记装置等，根据需要也可同时监测血压、脉搏等反映心血管功能的生理指标。PSG 不仅提供了一个评估睡眠和觉醒状态的方法，同时可以识别睡眠时发生的异常生理事件，有助于失眠的鉴别诊断。由于费用、设备和场所的限制，PSG 并不常用于失眠的诊断。目前 PSG 主要用于睡眠相关呼吸障碍、发作性睡病、周期性肢体运动障碍的诊断。

（2）夜帽：是一种便携式的帽式睡眠记录系统。受检者可以在家庭自然环境中使用。夜帽睡眠记录系统包括传感器、微处理器和一个安装在小盒子中的 32kb 的记忆器。将传感器分别放置于上眼睑和头部，加上记时装置，以记录眼睑和头部活动。将记忆器放置在受检者旁边或枕头下面，就可以记录 30 个晚上的睡眠数据。然后通过计算机对睡眠数据进行分析，必要时还可以按照预设程序叫醒受检者并进行认知作业测试。

（3）微动敏感床垫（图 3-9-2）：是利用一种对于压力十分敏感的床垫，无须在躯体上放置电极或传感器等，即可随时记录受检者的躯体活动、呼吸活动和心冲击图等信息。通过分析这些信号，可以判断睡眠时间、睡眠时相、觉醒次数及时间和呼吸暂停的次数及时间等。

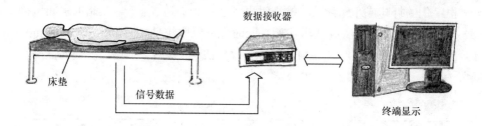

数据接收器

床垫

信号数据

终端显示

图 3-9-2　微动敏感床垫

（4）肢体活动电图（actigraphy）：记录仪在外部形状上类似于手表，可以放置于腕部，能够连续记录肢体活动情况。该记录仪器由微型电脑构成，包括加速传感器、固体存储器和数据记录器。根据设定，可以每隔一定时间（2～60 秒）记录一次肢体活动情况。它的原理是人在睡眠时运动减少，觉醒时活动增加。肢体活动电图可以记录睡眠潜伏期、总睡眠时间、觉醒的次数和时间、睡眠效率等；也可以得出生物节律参数，如活动的幅度（最高～最低的差异）、活动高峰时间。Actigraphy 对诊断失眠、生物节律紊乱和过度思睡是非常有用的助手。

此外，还有唤醒标记仪、清醒状态维持试验、电瞳孔扫描仪、体重指数等可以用于客观评估睡眠的方式。

4. **心理社会评估**　护士应详细了解患者和家属对疾病的态度。失眠患者由于病程长、疗效差、长期治疗增加家庭经济负担，极易出现焦虑、抑郁、失落的心理状态。家属对患者的关心和支持不足，以及医疗费用保障不足，会使患者产生悲观、绝望、失去自信自尊、躲避生活和退出社会等心理。此外，由于失眠患者长期缺乏睡眠，易产生精神情绪障碍，如焦虑、抑郁，甚至自杀的念头。长期缺乏睡眠和药物依赖还会导致身体的器质性损害和社会功能障碍。因此，必要时还需对失眠的患者进行焦虑、抑郁等的心理评估。

三、治疗要点

1. **药物治疗**　是失眠治疗中的一个重要组成部分，其最佳选择是找出并治疗引起失眠的原因或障碍，如躯体疼痛引起的失眠，最佳治疗药物是止痛药；抑郁症引起的失眠，最佳治疗药物应是抗抑郁药物。其中，辅助入睡的药物通常分为镇静催眠药和中枢神经药物。如失眠与其他疾病（如抑郁障碍等）或生活事件相关，当病因去除后，也应考虑停用镇静催眠药物。目前临床治疗失眠的主要药物有苯二氮䓬类受体激动剂、褪黑素受体激动剂和具有催眠效果的抗抑郁药物。

2. 中医治疗

（1）按摩推拿：按摩能消除疲劳，改善血液循环，沟通表里，达到阴阳平衡，可有效地防治失眠症。如用手指按压或按揉百会、劳宫、涌泉等穴位，可使患者自主神经安定，身心放松从而诱导入睡。还有抹额，指腹轻击脑后，搓手浴面，按摩耳廓，拍打足三里，泡足踏石等自我按摩方法。

（2）穴位贴压：耳穴贴压法能起到镇静安神宁心之效，并有调节大脑皮质的兴奋或者抑制作用；还可以用朱砂外敷涌泉穴，原理是涌泉穴为足少阴肾经的井穴，是经络气血运行的起点，药与穴相配，使心火下温肾水，肾水上济心火，心肾相交，水火相济，则其寐自安。

（3）其他中医疗法：针刺疗法、中成药治疗、药枕治疗、气功调理、手足心疗法等。

四、康复护理

（一）康复护理原则与目标

1. **康复护理原则**　应遵循个体化、早期应用药物治疗，辅以心理行为治疗和传统医学治疗的原则。

2. **康复护理目标**　分为短期目标和长期目标。

（1）短期目标：改善睡眠质量和（或）增加有效睡眠时间；缓解紧张、焦虑、抑郁等心理，放松心情。

（2）长期目标：恢复社会功能，提高患者的生活质量；减少或消除与失眠相关的躯体疾病或与躯体疾病共病的风险；避免药物干预带来的负面效应。

（二）康复护理措施

1. **睡眠卫生指导**　失眠往往与不良的睡眠卫生有关，如开灯睡觉、把床当工作和生活场所等，因此，改善睡眠卫生应始终贯穿于失眠治疗的过程中。如睡眠环境应安静舒适，保持空气清新，温度适宜，光线柔和，避免噪音。适当参加体力劳动，加强体育劳动，增强体质，作息有序，养成规律的良好的生活习惯。必要时根据医嘱给予适当的药物治疗，以减少由躯体疾病引起的疼痛、瘙痒等症状而致的失眠。

2. **松弛疗法**　放松治疗可以缓解应激、紧张和焦虑因素带来的不良效应，因此是治疗失眠最常用的非药物疗法，其目的是降低卧床时的警觉性及减少夜间觉醒。减少觉醒和促进夜间睡眠的技巧训练包括渐进性肌肉放松、指导性想象和腹式呼吸训练。患者计划进行松弛训练后应坚持每天练习 2～3 次，环境要求整洁、安静，初期应在专业人员指导下进行。松弛疗法可作为独立的干预措施用于失眠治疗。

3. **睡眠限制疗法**　是通过缩短卧床清醒时间，增加入睡的驱动能力以提高睡眠效率，而并不是卧床时间越长，睡眠的时间越长。推荐的睡眠限制疗法具体内容如下：减少卧床时间以使其和实际睡眠时间相符，并且只有在 1 周的睡眠效率超过 85% 的情况下才可增加15～20 分钟的卧床时间；当睡眠效率低于 80% 时则减少 15～20 分钟的卧床时间，睡眠效率在 80%～85% 则保持卧床时间不变；避免日间小睡，并且保持起床时间规律。

4. 饮食指导　失眠患者应纠正不良嗜好，少食辛辣、煎炸、肥甘厚味等食物，睡前忌饮浓茶、咖啡及烟酒，每天睡前可饮一杯热牛奶对于改善失眠很有好处。避免饥饱过度，饮食宜食用富有营养清淡的食物，可常食用薏米、蜂蜜、柏子仁、莲子、桂圆、大枣等具有良好的养心安神功效的食物。

5. 用药护理　失眠患者使用安眠药物时应注意：①指导患者对使用安眠药有一个正确的认识，安眠药只是治疗失眠的一项辅助方法和对症治疗方法，必须探索引起失眠的病因并祛除这些病因是关键；②严格根据医嘱用药，不能擅自增加剂量，老年人服用时更应加强教育；③尽量选用不良反应小的安眠药；④长期需要使用安眠药者，无特殊情况不宜突然停药，应逐渐减量；⑤固定服用时间；⑥减药速度不宜过快，避免引起反跳现象；⑦患有躯体疾病的患者服用时需谨慎，如慢性呼吸功能障碍的患者易引起呼吸抑制，肝、肾功能不全者易加重病情。

6. 心理护理　失眠主要原因是心理社会因素，因此心理治疗是关键。祖国医学提出"以心医心之法，乃是最妙上乘"。因此，在护理失眠患者时一定要了解患者的心理状况，鼓励患者说出顾虑，解除患者的心理压力，注意其情绪变化，及时开导安慰，保持心情舒畅，使之能积极配合调治。长期失眠的患者可由专业的心理治疗师进行心理行为治疗，如认知疗法、森田疗法、行为疗法、物理治疗等。

（三）康复护理指导

1. 疾病指导　帮助失眠患者了解睡眠知识，评估睡眠情况，找出影响睡眠质量的原因，并积极改善；营造良好的睡眠环境，室内应保持安静，温度适宜，光线柔和，并适当通风，床铺和被褥清洁、舒适，枕头的高度适宜，软硬适度，最好使用带有颈垫的枕头。

2. 生活规律　养成有规律的生活习惯，制订合理的作息时间，睡前不宜太饥或太饱，也不宜喝浓茶、咖啡等刺激性饮料，睡前可用温水洗澡、泡脚或喝一杯温鲜奶，以助睡眠。

3. 运动指导　白天适量运动，参加体育运动和体力劳动，既可增强体质，调节大脑功能，还容易使人感到身体疲劳，但要保持有规律的锻炼，推荐每天锻炼 20～30 分钟，并在睡前 3 小时完成。长期患失眠症的人也可以在晚间散散步，地点最好选择在居所附近，距离不要太长，以松弛身心为主，达到促进睡眠的功能。

4. 用药指导　经调整仍有失眠，也不必过于紧张、焦虑，积极求助医生，进行专业的心理治疗和药物治疗。忌乱服药，很多的失眠症患者苦于不能很好的睡眠就服用各种药物，如保健品、安神药等。

5. 心理指导　临睡前不过多的想问题，不给自己过分施压，及时调整好心态，保持乐观情绪，以免肌肉紧张或大脑活动频繁而不能入睡，要克服失眠的恐惧，但也不要勉强睡眠，可听一些轻柔的音乐。生活中遇到挫折，可找亲人、知心友人谈心，及时解除心中郁闷。

（李碧霞　汤继芹　陈玲莉　黄柳燕）

第四章　神经系统疾病的康复护理技术

一、疾 病 概 况

（一）概念

脑卒中（cerebral stroke）又称"中风"、"脑血管意外"（cerebral vascular accident, CVA），是指由于急性脑血管破裂或闭塞，导致局部或全脑神经功能障碍所引起的神经功能缺损综合征，持续时间＞24小时或死亡。脑卒中以起病急骤，出现局灶神经功能缺失为特点。根据病理机制和过程脑卒中分为缺血性和出血性卒中。临床常见症状是猝然昏倒、不省人事，伴发口眼歪斜、言语不利、半身不遂或无昏倒而突然出现半身不遂等。

（二）病因及流行病学

脑卒中是神经系统的常见病，具有发病率高、死亡率高和致残率高的特点。病因包括心脏病、血管壁病变、血流动力学因素及血液成分异常，如动脉粥样硬化、高血压病动脉改变、心源性栓塞、动脉炎、血液病、代谢病、药物反应、肿瘤、结缔组织病等。引起脑卒中的危险因素包括年龄、遗传、性别、种族等不可干预因素，以及高血压、心脏病、糖尿病、低血压、心律失常、眼底动脉硬化、高脂血症、吸烟、饮酒、肥胖、口服避孕药，饮食因素如高盐、多肉、高动物油饮食等可干预因素。

脑卒中是中老年人的常见病，多发病。据我国的流行病学调查全国每年新发脑卒中约200万人，65岁以下人群约占50%，年轻化趋势严重，且每年仍以13%的速率在上升，复发率高达17.7%。近年研究显示我国住院急性脑梗死患者发病后1个月时病死率为3.3%～5.2%；3个月时病死率为9%～9.6%，死亡/残疾率为34.5%～37.1%；1年病死率为11.4%～15.4%，死亡/残疾率为33.4%～44.6%。每年死于脑血管病的约150万人，存活的患者数（包括已痊愈者）600万～700万，约有四分之三不同程度地丧失劳动能力，其中重度致残者约占40%，由此造成的经济损失高达400亿元。给国家和众多家庭造成沉重的经济负担。临床实践证明，早期、科学、合理的康复训练能改善患者的障碍程度从而改善其生活质量。

（三）诊断要点

1. **脑出血的诊断标准**　①多有高血压病史；②常于体力活动或情绪激动时发病；③发

作时常有反复呕吐、头痛和血压升高；④病情进展迅速，常出现意识障碍、偏瘫和其他神经系统局灶症状；⑤CT 应作为首选检查；⑥腰穿脑脊液多含血和压力增高（其中 20%左右可不含血）。

2. **急性缺血性脑卒中（急性脑梗死）诊断标准** ①急性起病；②局灶神经功能缺损（一侧面部或肢体无力或麻木，语言障碍等），少数为全面神经功能缺损；③症状或体征持续时间不限（当影像学显示有责任缺血性病灶时），或持续 24 小时以上（当缺乏影像学责任病灶时）；④排除非血管性病因；⑤脑 CT/MRI 排除脑出血。

二、康复护理评定

（一）主要功能障碍

1. **运动障碍** 是脑卒中发生率最高、最常见的症状。其本质是锥体神经元受损引起的运动模式异常。临床常表现为一侧肢体瘫痪，出现肌张力异常、肌群间协调紊乱、异常反射活动。运动功能恢复一般经过 3 个时期：软瘫期、痉挛期和恢复期。

2. **言语障碍** 脑卒中言语障碍的发生率达 40%～50%，常表现为失语症、构音障碍，其中失语症的发病率较高。

3. **感觉障碍** 大约 65%的脑卒中患者存在痛、温、触、本体觉等感觉功能不同程度地减退或丧失。主要表现为痛温觉、触觉、运动觉、位置觉、实体觉和图形觉减退或丧失。

4. **摄食和吞咽障碍** 是脑卒中最常见的并发症之一。吞咽功能障碍常表现为液体或固体食物进入口腔、吞下过程中存在障碍或吞下时出现呛咳、哽咽。摄食和吞咽障碍患者容易发生吸入性肺炎、营养不良及水电解质紊乱等并发症。

5. **认知障碍** 主要包括意识障碍、智力障碍、记忆力障碍、失认症和失用症等。

6. **日常生活活动能力障碍** 日常生活活动（ADL）是指一个人为独立生活必须每天反复进行的、最基本的身体动作或活动，即衣、食、住、行、个人卫生等的基本动作和技巧。由于脑卒中患者存在运动功能、感觉功能、认知功能等多种功能障碍，导致日常生活活动能力不同程度地降低或丧失。

7. **心理障碍** 常见的心理障碍包括抑郁、焦躁和情感障碍等。其中抑郁心理发生率占32%～46%。

8. **其他障碍** 主要包括面神经功能障碍、误用综合征、废用综合征、延髓麻痹等。

（二）康复护理评估

1. **一般评估** 包括性别、年龄、体重、职业、家族史、既往史、主要脏器功能状态等。

2. **运动障碍** 由于脑卒中运动障碍主要是以异常的运动模式为主，因此评定时主要是对运动模式、肌张力、肌肉协调能力进行评估。目前有关偏瘫运动功能的评价方法很多，常用的有 Bobath 法、Brunnstrom6 阶段评估法、简化 Fugl-Meyer 法、MAS 法、上田敏法等。其中 Brunnstrom 6 阶段评估法历史最悠久，也是临床最常用的方法之一。本节以Brunnstrom 6 阶段评估法为例。

Brunnstrom 6 阶段评估法是根据患者卒中后的各期（软瘫期、痉挛期、恢复期和后遗症期）肢体运动障碍的状况进行评估的，具体见表 4-1-1。

表 4-1-1　Brunnstrom 6 阶段评估法

阶段	特点	上肢	手	下肢
I	无随意运动引出	无任何运动	无任何运动	无任何运动
II	联合反应、共同运动	仅出现协同运动模式	仅有极细微的屈曲	仅有极少的随意运动
III	随意出现的共同运动	可随意发起协同运动	可有勾状抓握，但不能伸指	在坐和站立位上，有髋、膝、踝的协同性屈曲
IV	共同运动模式打破，开始出现分离运动	出现脱离协同运动的活动：肩 0、肘屈 90° 的条件下，前臂可旋前、旋后；肘伸直的情况下，肩可前屈 90°；手臂可触及腰骶部	能侧捏及松开拇指，手指有半随意的小范围伸展	在坐位上，可屈膝 90° 以上，足可向后滑动。在足跟不离地的情况下踝能背屈
V	肌张力逐渐恢复，有分离精细运动	出现相对独立于协同运动的活动：肘伸直时肩可外展 90°；肘伸直，肩前屈 30°～90° 时，前臂可旋前旋后；肘伸直，前臂中立位，上肢可举过头	可做球状和圆柱状抓握，手指同时伸展，但不能单独伸展	健腿站，病腿可先屈膝，后伸髋；伸膝下，踝可背屈
VI	运动接近正常水平	运动协调近于正常，手指指鼻无明显辨距不良，但速度比健侧慢（≤5 秒）	所有抓握均能完成，但速度和准确性比健侧差	在站立位可使髋外展到抬起该侧骨盆所能达到的范围；坐位下伸直膝可内外旋下肢，合并足内外翻

　　3. 言语功能评估　主要通过交流、观察、使用通用的量表及仪器检查等评估患者的发音情况及各种语言形式的表达能力，包括说、听、读、写和手势表达。具体评定内容及方法详见本书第三章第五节。

　　4. 摄食和吞咽功能评估

　　（1）反复唾液吞咽试验：是一种评定吞咽反射的引发功能的方法。让患者取坐位，检查者将手指放在患者的喉结及舌骨处，观察在 30 秒内患者吞咽的次数和动度。高龄患者 30 秒内完成 3 次即可，对于患者因意识障碍或认知障碍不能听从指令的，反复唾液吞咽试验执行起来有一定的困难，这时可在口腔和咽部做冷按摩，观察吞咽的情况和吞咽启动所需要的时间。

　　（2）饮水试验：不但可以观察到患者饮水的情况，而且可以作为能否进行吞咽造影检查的筛选标准。先让患者像平常一样喝下 30ml 水，然后观察和记录饮水时间、有无呛咳、饮水状况等，进行评价。具体的评定方法及内容详见第三章第六节。

　　（3）吞咽 X 线荧光透视检查：是评估吞咽机制，确定吞咽障碍的"金标准"，它应用 X 线透视装置，让患者吞咽钡造影剂，观察造影剂从口腔、咽喉到食管移动情况。

　　（4）摄食-吞咽障碍程度评分见表 4-1-2。

表 4-1-2　摄食-吞咽障碍程度评分

吞咽障碍程度	得分（分）
1. 口腔期	
不能把口腔内的食物送入咽喉，从口唇流出，或者仅重力作用送入咽喉	0
不能形成食块流入咽喉，只能把食物形成灵灵群群状流入咽喉	1
不能一次就把食物完全送入咽喉，一次吞咽动作后，有部分食物残留在口腔内	2
一次吞咽就可完成把食物送入咽喉	3

续表

吞咽障碍程度	得分（分）
2. 咽喉期	
不能引起咽喉上举，会厌的闭锁及软腭弓闭合，吞咽反射不充分	0
在咽喉凹及梨状窝存有多量的残食	1
少量贮留残食，且反复几次吞咽可把残食全部吞咽入咽喉下	2
一次吞咽就可完成把食物送入食管	3
3. 误咽程度	
大部分误咽，但无呛咳	0
大部分误咽，但有呛咳	1
少部分误咽，无呛咳	2
少量误咽，有呛咳	3
无误咽	4

5. **感觉功能评估**　评估患者的痛温觉、触觉、运动觉、位置觉、实体觉和图形觉是否出现障碍。

6. **认知功能评估**　评估患者注意、识别、记忆、理解、思维等功能是否减退或丧失。常用的方法有简易精神状态检查量表、洛文斯顿作业疗法认知评定成套试验记录表和电脑化认知测验等。

7. **心理评估**　评估患者的心理状态，人际关系与环境适应能力，了解有无抑郁、焦虑、恐惧等心理障碍，评估患者的社会支持系统是否健全有效。具体评定方法详见第二章第四节。

8. **日常生活活动能力（ADL）评估**　脑卒中患者由于运动功能、认知功能、感觉功能、言语功能等多种功能障碍并存，常导致衣、食、住、行、个人卫生等基本动作和技巧能力的下降或丧失。常采用 Barthel 指数评估法或功能独立性评估法（FIM）。

9. **社会活动参与能力评估**　采用社会活动与参与量表评定。社会活动与参与量表立足于残存的功能与环境社会之间综合因素的关系，反映出各种因素之间的相互作用，对脑卒中患者残疾的程度与回归社会的程度，从生物-心理-社会角度整体客观地分析，进行量化性的分值评定，该方法具有普遍的实用性和可行性。

三、常见护理问题

1. **生活自理能力缺陷**　与肢体偏瘫有关。
2. **躯体活动障碍**　与偏瘫或平衡能力降低有关。
3. **吞咽功能障碍**　与患者脑出血有关。
4. **言语沟通障碍**　与脑卒中后失语、构音障碍有关。
5. **排泄障碍**　与偏瘫致长期卧床有关。
6. **营养失调：低于机体需要量**　与吞咽功能障碍有关。
7. **焦虑**　与疾病突发、伴随各种功能障碍及对脑卒中相关知识缺乏有关。

8. **潜在并发症** 吸入性肺炎、下肢深静脉血栓、压疮、肩手综合征等。

四、康 复 护 理

（一）康复护理原则与目标

1. **康复护理原则** 脑卒中患者的康复护理应遵循早期康复、循序渐进；多种方法、综合应用；系统管理、社会参与的原则。

2. **康复护理目标** 分为短期目标和长期目标。

（1）短期目标：通过以运动疗法为主的综合措施，达到防止并发症，减轻后遗症，调整心理状态，促进功能恢复。

（2）长期目标：通过促进功能恢复和使用补偿措施，使患者充分发挥残余功能、减轻残障程度，以达到生活自理，回归家庭和社会。

（二）康复护理措施

1. 运动功能障碍的康复护理

软瘫期的康复护理：软瘫期是指发病1～3周内（脑出血2～3周，脑梗死1周左右），患者意识清楚或有轻度意识障碍，生命体征平稳，但患肢肌力、肌张力、腱反射均低下。这是由于锥体束突然中断，使肌肉牵张反射被抑制而出现软瘫，即锥体束休克。在不影响临床抢救，不造成病情恶化为前提，康复护理措施应早期介入。重点在于预防压疮、肺部感染、患肢关节挛缩、肌肉萎缩及泌尿系感染，为下一步的康复功能训练做准备。

1）床上良肢位摆放：是指为防止或对抗痉挛姿势的出现，保护肩关节及早期诱发分离运动而设计的一种治疗体位，是早期抗痉挛治疗的重要措施之一。临床常取健侧卧位、患侧卧位、仰卧位。其中健侧卧位有利于患侧肢体的血液循环，减轻患肢的痉挛和水肿；患侧卧位可增加对患侧的知觉刺激，拉长整个患侧，减轻痉挛；仰卧位易增加压疮的危险性，特别是对年老体弱及消瘦的患者，应尽量少用。三种体位常相结合应用。三种体位的具体摆放详见第九章第七节。

2）被动运动：早期被动运动，主要是为了预防关节活动受限，促进肢体血液循环和增强感觉输入的作用。一般按从大关节到小关节循序渐进，动作要轻柔缓慢。可在病后3～4天，病情较稳定时开始进行，对患肢所有的关节做全范围的关节被动运动，运动顺序为从近端关节到远端关节，动作宜轻柔缓慢，以患者能耐受为宜。重点进行肩关节外旋、外展和屈曲，肘关节伸展，腕和手指伸展，髋关节外展和伸展，膝关节伸展，足背屈和外翻。一般每天2～3次，每次5分钟以上。同时，可嘱患者注视患侧，通过视觉反馈和康复护理人员的言语刺激，增加患者主动参与的意识，促进主动运动的恢复。

3）体位变换（翻身）：主要是预防压疮和肺部感染，另外还可以强化肌群，健侧卧位强化患侧屈肌优势，患侧卧位强化患侧伸肌优势，仰卧位强化伸肌优势，不断变换体位可使肢体的伸曲肌张力达到平衡。因此应指导、鼓励患者尽早学会独立变换体位，使肢体伸屈肌张力达到平衡，以免因长期固定于一种姿势，而出现各种并发症。一般60～120分钟变换一次体位。具体体位变换内容详见第九章第八节。

被动向健侧翻身训练：先旋转上半部躯干。护理人员一手放在颈部下方，另一手放在患侧肩胛骨周围，将患者头部及上半部躯干呈侧卧位，然后，一只手放在患侧骨盆将其转向前方，另一手放在患侧膝关节后方，将患侧下肢旋转并摆放于自然半屈位。

被动向患侧翻身训练：护理人员在患侧上肢放置于外展90°的位置，在让患者自行将身体转向患侧，若患者处于昏迷状态或体力较差时，则可采用向健侧翻身的方法帮助患者翻身。

主动向健侧翻身训练：患者仰卧位，双手交叉，患侧拇指置于健侧拇指之上，屈膝，健腿插入患腿下方。交叉的双手伸直举向上方，做左右侧方摆动，借助摆动的惯性，使双上肢和躯干一起翻向健侧。

主动向患侧翻身训练：护理人员在患侧肩部给予支持，患者仰卧位，双手手指交叉在一起，上肢伸展，健侧下肢屈曲。两上肢左右侧向摆动，当摆向患侧时，顺势将身体翻向患侧。

4）桥式运动：对于软瘫期长期卧床的患者，加强仰卧屈髋屈膝挺腹运动，可有效防止站立位时因髋关节不能充分伸展而出现的臀部后突，对避免偏瘫步态的出现意义重大。

双侧桥式运动：取仰卧位，患者头下垫一枕头，双上肢放于身体两侧，康复护理人员协助患者双腿屈曲，双足平踏于床面上，令患者伸髋将臀部抬离床面，同时保持双下肢稳定，持续5～10秒钟后慢慢放回床面（图4-1-1）。

单侧桥式运动：当患者能够完成双桥式运动后，可令患者悬空伸展健腿，仅依靠患腿支撑完成屈膝、伸髋、抬臀的动作（图4-1-2）。

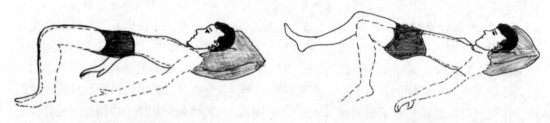

图4-1-1　双侧桥式运动　　　　　　　　　图4-1-2　单侧桥式运动

动态桥式运动：患者仰卧屈膝，双足踏于床面，双膝平行并拢，健腿保持不动，患腿做交替幅度较小的内收与外展动作，并学会控制动作的幅度与速度。

5）按摩：对患肢进行按摩可促进血液、淋巴回流，有效防止和减轻患肢的水肿，有益于运动功能的恢复。按摩时应轻柔、缓慢、有节律，不可使用强刺激性手法。对肌张力高的肌群用安抚性质的推摩，对肌张力低的肌群则予以擦摩和揉捏。

2. 痉挛期的康复护理　一般在软瘫期2～3周开始，患侧肢体开始出现痉挛并逐渐加重。一般持续3个月左右。此期的康复护理目标是抑制痉挛、控制异常的运动模式，促进分离运动的出现。

（1）抗痉挛训练

1）卧位抗痉挛训练：采用Bobath式握手上举上肢，使患侧肩胛骨向前，患肘伸直。仰卧位时双腿屈曲，Bobath式握手抱住双膝，将头抬起，前后摆动使下肢更加屈曲。此外，还可以进行桥式运动，也有利于抑制下肢伸肌痉挛（图4-1-3）。

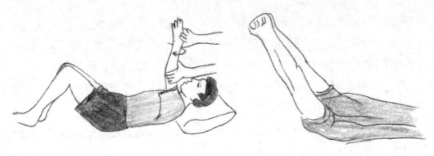

图 4-1-3　卧位抗痉挛训练

2）被动活动肩关节和肩胛带：患者仰卧，以 Bobath 式握手用健手带动患手上举，伸直和加压患臂，可帮助上肢运动功能的恢复，亦可预防肩痛和肩关节挛缩。

3）下肢控制能力训练：卧床期间进行下肢训练可以改善下肢控制能力，为以后行走训练做准备。①髋、膝屈曲练习：患者仰卧位，护士用手握住其患足，使之背屈旋外，腿屈曲，并保持髋关节不外展、外旋。待对此动作阻力消失后再指导患者缓慢地伸展下肢，伸腿时应防止内收、内旋。在下肢完全伸展的过程中，患足始终不离开床面，保持屈膝而髋关节适度微屈。以后可将患肢摆放成屈髋、屈膝、足支撑在床上，并让患者保持这一体位。随着控制能力的改善，指导患者将患肢从健侧膝旁移开，并保持稳定。②踝背屈练习：当患者可以控制一定角度的屈膝动作后，以脚踏住支撑面，进行踝背屈练习。护士握住患者的踝部，自足跟向后、向下加压，另一只手抬起脚趾使之背屈且保持足外翻位，当被动踝背屈抵抗逐渐消失后，要求患者主动保持该姿势。随后指导患者进行主动踝背屈练习。③下肢内收、外展控制训练：方法见动态桥式运动。

（2）坐位及坐位平衡训练：尽早让患者坐起，能防止肺部感染、静脉血栓形成、压疮等并发症，开阔视野，减少不良情绪。

坐位耐力训练：对部分长期卧床患者为避免其突然坐起引起直立性低血压，首先应进行坐位耐力训练。先从半坐位（约 30°）开始，如患者能坚持 30 分钟并且无明显直立性低血压，则可逐渐增大角度（45°、60°、90°），延长时间和增加次数。如患者能在 90° 坐位坐30 分钟，则可进行从床边坐起训练。

卧位到从床边坐起训练：患者先侧移至床边，将健腿插入患腿下，用健腿将患腿移于床边外，患膝自然屈曲。然后头向上抬，躯干向患侧旋转，健手横过身体，在患侧用手推床，把自己推至坐位，同时摆动健腿下床。必要时护士可以一手放在患者健侧肩部，另一手放于其臀部帮助坐起，注意千万不能拉患肩。

3. 恢复期的康复护理　恢复期是康复治疗和各种功能恢复最重要的时期。此期康复目标是进一步提高运动功能及日常生活活动能力，最大限度地回归家庭、回归社会。

（1）床上训练：恢复期仍需反复练习翻身、床上移动、床边坐起、桥式运动、抗痉挛等训练。

（2）坐位平衡训练：早期患侧肢体和躯干肌力尚弱，还没有足够的平衡能力，因此坐起后常不能保持良好的平衡状态，故应先进行平衡训练。

1）坐位静态平衡训练：是患者最先进行的相对容易完成的平衡训练。训练时让患者无支撑下坐于椅子上或床边，双足平放地上，双手放于膝部，保持稳定。开始训练时患者持续数秒后多易向患侧倾倒，康复护理人员可从旁稍加帮助，协助患者调整至原体位。此外，进行坐位平衡训练时，患者前面可放一面镜子，以弥补位置觉障碍的影响，使患者能通过视觉不断调整自己的体位。

2）坐位动态平衡训练：静态平衡完成好后，即可让患者取不同方向、高度的目标物或转移物品，由近渐远增加困难程度。

3）坐位他动动态平衡训练：即在患者坐稳状态下从前后左右各个方向给患者施加推力，而患者仍能尽快调整达到平衡状态。在给予推力的同时康复护理人员应注意保护患者以防止摔倒（图 4-1-4）。

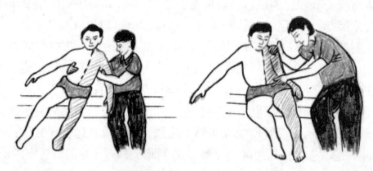

图 4-1-4　坐位左右平衡训练

（3）站位平衡训练

1）Ⅰ级平衡训练：让患者用下肢支撑体重保持站立位，必要时治疗师可用双膝控制患者下肢，或使用支架帮助固定膝关节。开始时两足间距可较大，以扩大支撑面提高稳定性；在能够独立站立后逐步缩小两足间距，以减小支撑面，增加难度。

2）Ⅱ级平衡训练：开始时由治疗师双手固定患者髋部，协助完成重心转移和躯体活动，逐步过渡到由患者独立完成在平行杠内保持站立姿势和双下肢的重心转移训练（图4-1-5）。

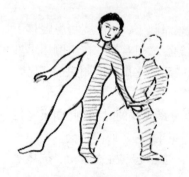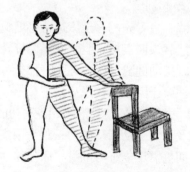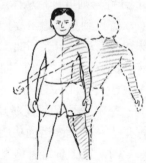

图 4-1-5　站立平衡训练

3）Ⅲ级平衡训练：让患者在站立位下进行转体抛接球、踢球训练或突然向不同的方向施加推力，训练其动态平衡能力，训练中要注意安全保护。

（4）坐位-站位平衡训练：指导患者双手交叉，让患者屈髋、身体前倾，重心移到双腿，然后做抬臀站起动作（图 4-1-6）。

（5）步行训练：一般在患者达到自动态站立平衡后，患腿负重达体重的 2/3 以上，患肢分离动作充分后，可进行步行训练。按照由易到难，由简单到复杂的原则，将步行训练分为 6 个基本步骤：

1）单腿负重：负重是指肢体能够承受身体的重量而受力的状态，当患者的下肢关节、骨骼及肌肉足以承受身体的重量时，即可进行负重训练。此阶段的训练目的是提高下肢的支撑能力。一般单腿站立可从持续 1 分钟开始，逐渐延长时间。开始时康复护理人员可从旁给予一定的扶持。

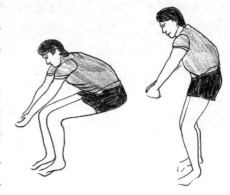

图 4-1-6　坐位-站位平衡训练

负重程度分为：①零负重：即患肢不承受任何身体的重量，呈完全不受力状态；②部分负重：即患肢仅承受身体部分的重量，呈部分受力状态。通常遵医嘱，确定体重的百分比加诸于患肢；③全负重：是指肢体承受身体全部的重量，此为行走训练必备的功能状态。

2）靠墙伸髋-离墙站立：其目的是提高伸髋肌力，促进髋部和躯干的控制能力，避免下肢步行时的连带运动，建立随意控制的步行模式。

方法：令患者背靠墙站立，脚跟离开墙面 20cm 以上，然后向前挺髋，使背及臀部离开墙，仅以头肩撑墙，保持 10 秒，最后头肩用力向前，使身体全部离开墙而站稳。一般重复 10 次。

3）患腿上下台阶：其目的是强化下肢肌力，促进下肢拮抗肌协调收缩，利于摆动相顺利完成屈髋、屈膝、迈步。

方法：健侧足踏在台阶下，偏瘫侧足踏在台阶上，将健腿上一台阶，使健足与偏瘫侧足在同一台阶上，站稳后再将健侧腿下一台阶回到起始位。练习患腿上下台阶，最好在靠墙伸髋的条件下。一般 10～20 次/组，重复 3～5 组。

4）患腿支撑伸髋站立，健腿跨越障碍：其目的是强化髋部和膝部控制，提高下肢支撑能力，抑制痉挛，打破协同运动模式，促进正确步行模式的建立。

方法：背靠墙站立，脚跟离墙 20cm，使髋向前挺出，同时健腿跨越障碍。一般 10～20 次/组，重复 3～5 组。注意健腿跨越障碍时，患髋必须保持充分伸展状态，不可后缩。

5）靠墙伸髋踏步：其目的是在强化髋部控制的基础上，强化双下肢的协调运动，促进下肢精细运动的分离，提高步行能力。

方法：背靠墙站立，脚跟离墙 20cm，向前挺髋，同时做交替踏步的动作。

6）侧方迈步、原地迈步：目的是使患者学会正确的重心转换，建立正常的步行模式，为独立步行作好准备。

方法：选择靠墙进行训练，其一端放置一面矫正镜，使患者能够看到自己的姿势、步态，以便及时矫正。先以左侧步行训练为例，令患者背靠墙，先将身体重心移至右腿，左脚提起向左侧方迈一步，再将身体重心移至左腿，右脚跟上放置于左脚内侧，如此往复，左右侧交替进行转移重心和迈步训练。当患者能够顺利完成左右重心转移后，即可进行前后原地迈步训练。

（6）上下楼梯训练：偏瘫患者应遵循健足先上，患足先下的原则。训练前应给予充分的说明和示范，以消除患者的恐惧感。步态逐渐稳定后，指导患者用双手扶楼梯栏杆独自上下楼梯（图 4-1-7）。

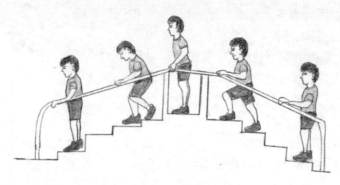

图 4-1-7　上下楼梯训练

（7）上肢控制能力训练：包括臂、肘、腕、手的训练。

1）前臂的旋前、旋后训练：指导患者坐于桌前，用患手翻动桌上的扑克牌，亦可以在任何体位让患者转动手中的一件小物件（图 4-1-8）。

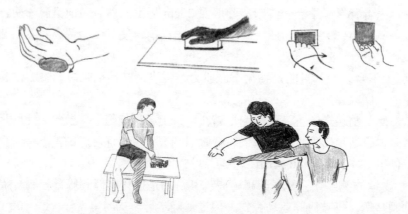

图 4-1-8　前臂的旋前、旋后训练

2）肘的控制训练：重点在于伸展动作上。患者仰卧，患臂上举，尽量伸直肘关节，然后缓慢屈肘，用手触摸自己的口，对侧耳和肩。

3）腕指伸展训练：双手交叉，手掌朝前，手背朝胸，然后伸肘，举手过头，掌面向上，返回胸前，再向左、右各方向伸肘。

（8）手功能训练：指导患者反复进行放开、抓握和取物品训练，纠正错误的运动模式。

1）作业性手功能训练：通过编织、绘画、陶瓷工艺、橡皮泥塑等训练患者双手协同操作能力。

2）手的精细动作训练：通过打字、搭积木、拧螺丝、拾小钢珠等动作，以及进行与日常生活活动有关的训练，加强和提高患者手的综合能力。

4. **后遗症期的康复护理**　后遗症期开始时间目前尚无一致看法。患者不同程度的留下各种后遗症，如肌力减退、痉挛、挛缩畸形、共济失调、姿势异常等。此期康复目标是防止功能退化，充分发挥患侧残存功能、健侧的潜能，尽可能改善患者周围环境以适应残疾，争取最大限度地回归家庭和社会。

（1）继续进行维持康复的各项训练。

（2）加强健侧的代偿能力。

（3）指导患者正确使用辅助器具。

（4）改造家庭环境，如去除门槛，台阶改成坡道或加栏杆，蹲式便器改成坐式便器，厕所及浴室加扶手等。

（三）认知功能障碍的康复护理

1. **注意力的康复训练** 其训练目标是最大程度减少患者注意力分散的程度。

（1）猜测游戏：取一个玻璃球和两个透明玻璃杯，在患者的注视下将一杯子扣在玻璃球上，让患者指出有球的杯子，反复进行无误后，改用不透明的杯子重复上述过程。

（2）删除游戏：在纸上写一行大写的英文字母，让患者指出其中的一个，成功删除之后改变字母的顺序再删除规定的字母，患者顺利完成后将字母写得小些或增加字母的行数及字数再进行删除。

（3）时间感训练：要求患者按命令启动秒表，并于 10 秒时主动停止秒表，然后将时间逐步延长到 1 分钟，当误差小于 1～2 秒时，让患者不看表，用心算计算时间，以后逐渐延长时间，并一边与患者交谈一边让患者进行训练，要求患者尽量控制自己不因交谈而分散注意力。

2. **记忆力训练** 记忆障碍是脑卒中患者最常见的主诉之一。有研究表明，记忆障碍除了器质性病变的原因外，也与抑郁、焦虑不安、情绪紧张等异常情绪有关。因此，在对患者采取相应的记忆康复训练时，也应注重患者的情绪表达，特别对于异常情绪，应给予相应的重视和疏导。常见的训练方法有：

（1）PQRST 法：此方法为一系列记忆过程的英文字母缩写。P：先预习（preview）要记住的内容；Q：向自己提问（question）与内容有关的问题；R：为了回答问题而仔细阅读（read）资料；S：反复陈述（state）阅读过的资料；T：用回答问题的方式来检验（test）自己的记忆。

（2）编故事法：把要记住的内容按患者的习惯和爱好编成一个小故事。训练过程中，应帮助患者建立固定的每日活动时间，让患者不间断地重复和练习；训练从简单到复杂，从部分到全部；每次训练时间要短，回答正确要及时给予鼓励。

3. **知觉训练** 脑卒中知觉障碍主要表现为失认症和失用症。

（1）失认症

1）视觉扫描训练：移动左右两个不固定的光源刺激，让患者注视和追视光源。此外，还可将数字按顺序粘贴在木钉盘的每一个小孔的边上，让其按数字的顺序将木钉插入进行训练。

2）感觉觉醒训练：用手刺激患者患肢的手背，让患者指出被刺激部位。

（2）失用症

1）意念性失用：训练时可将日常生活中的动作分步分解，在上一个动作即将完成时，提醒下一个动作，启发患者有意识地活动。如泡完茶后，通过做喝茶动作给予提醒下一个动作。

2）意念运动性失用：训练时可用简单的指令指导患者模仿各种躯体姿势和肢体运动，并将活动分成若干小动作，每个动作反复练习，掌握后再将各个动作组合起来，以完成某一项活动。如将刷牙等动作细化分解为拿牙刷、开牙膏盖、挤牙膏、关牙膏盖等动作，让其一一训练，熟练后再整合训练。

3）肢体失用：训练肢体失用的患者时不宜将活动分解，而是应尽量使活动在无意识的水平上整体地出现。如训练患者站起时，只给"站起来"的口令。而不必将起立动作分解。

4）结构失用：是在日常生活中不容易被发现的一种症状，只有在特定的作业情况下，如绘画、建筑、手语、组装模型等才能成为问题。训练时可让患者进行图表对拼，完成图形的组合等。

5）穿衣失用：是指日常的自主性穿衣动作能力的丧失。训练时可将穿衣的过程写一个步骤说明图，即首先将套衫展开放在床上，确认袖子、领子、上下、左右、前后等，然后按先患侧后健侧的顺序穿衣。使患者逐渐养成自己穿衣的习惯。

6）口颜面失用：训练时可让患者通过镜子有目的地进行面部动作的模仿练习。

（四）其他功能障碍的康复护理

如言语障碍、吞咽障碍、感觉障碍等康复护理可参照相关章节。

（五）并发症的康复护理

1. 肩关节半脱位　早期应注意矫正患者肩胛骨的姿势，采取良好的体位摆放，同时鼓励患者经常用健手帮助患臂做充分的上举运动，在活动中禁忌牵拉患肩等，都可有效地预防肩关节半脱位。如肩关节及周围结构出现疼痛，需立即改变治疗方法或手法强度。

2. 肩-手综合征　多见于脑卒中发病后 1～2 个月内，主要表现为突发的手部肿痛，下垂时更明显，肤温增高，掌指关节、腕关节活动受限等。肩-手综合征应以预防为主，早期即应保持正确的坐卧姿势，避免长时间手下垂；加强患臂被动和主动运动，以免发生手的挛缩和功能丧失；同时避免患侧手的静脉输液。

3. 废用综合征　由于在急性期时担心早期活动有危险而限制主动性活动，导致患者出现肌肉萎缩、骨质疏松、神经肌肉的反应性降低、心肺功能减退等症，加之各种并发症的存在和反复，致使患者的主动性活动几乎完全停止，久之即形成严重的"废用状态"。因此应早期鼓励患者利用健侧肢体带动患肢进行自我的康复训练，促进患肢的功能恢复，预防或减缓健侧失用性肌萎缩的发生。

4. 误用综合征　是一种不正确的训练和护理所造成的医源性症候群。相当多的患者虽然认识到早期主动性训练的重要性，但由于缺乏正确的康复知识，一味地进行上肢拉力、握力和下肢的直腿抬高训练，或过早下地行走，结果不仅加重了抗重力肌的痉挛，严重影响其主动性运动向随意运动的发展，而且使联合反应、共同运动、痉挛的运动模式强化和固定下来，最终形成"误用状态"。因此应早期进行正确体位摆放及抗痉挛训练，循序渐进，促进分离运动的恢复。一旦发现错误运动模式时应及时纠正，从而预防误用综合征的发生。

（六）康复护理指导

（1）向患者及家属讲解脑卒中相关知识，介绍治疗本病的新药物、新疗法。指导正确服药和进行功能训练等。

（2）逐渐教会患者及其家属早期体位摆放及肢体训练的方法，积极进行自我康复训练，最大限度地发挥潜能。

（3）指导患者生活有规律，合理饮食，充足睡眠，适当运动，劳逸结合，保持大便通畅，鼓励患者日常生活活动自理。

（4）指导患者修身养性，培养兴趣爱好，如下棋、写字、绘画、打太极拳等，保持情绪稳定，避免不良情绪刺激。

（5）出院指导：提供科学的护理和康复锻炼的方法，指导家属对患者加强情感支持，强调脑卒中患者的康复训练是长期、艰苦的，因而坚持不懈是至关重要的。定期随访指导，鼓励患者进行职业康复训练，把疾病造成的功能障碍降低到最小，同时成立或加入脑卒中俱乐部，组织同类患者，由康复成功者自己介绍经验，特别是如何配合训练的体会，增加自己康复的信心。

第二节 颅脑外伤

一、疾病概况

（一）概念

颅脑损伤（traumatic brain injury，TBI）：是指头颅部特别是脑受到外来暴力打击所造成的脑部损伤，可导致意识障碍、记忆缺失及神经功能障碍，包括颅骨、脑膜、脑血管和脑组织的机械性变。主要表现为不同程度的意识、运动、感觉功能障碍，同时伴有认知、语言交流、行为、心理、日常生活及社交等功能障碍，其中记忆障碍发病率近100%。

（二）病因及流行病学

颅脑损伤最常见的原因是车祸，占所有患者的一半左右。其他常见原因有爆炸、坠落、工矿等事故及各种锐器、钝器对头部的伤害。跌落伤更多见于儿童。

颅脑损伤发病率居于全身各部位创伤的第二位，占20%左右，但由于伤及中枢神经系统，其死亡率和致残率居第一位。中国每年新增患者约60万人，其中47%为30岁左右的年轻人。美国发病率为3900/10万。研究表明，男性发病率为女性的2倍，死亡率是女性的3～4倍。颅脑损伤不仅给患者家庭带来了巨大的生活压力和经济负担，同时给社会增加了经济负担。颅脑损伤已成为全世界的主要健康和社会经济问题，更是发达国家年轻人死亡和致残的一个主要疾病。

（三）诊断要点

应从以下几个方面判断伤情：意识状态、生命体征、眼部征象、运动障碍、感觉障碍、小脑体征、头部检查、脑脊液漏合并损伤。另外要考虑影响判断的因素如酒后受伤、服用镇静药物、强力脱水后、休克等。颅脑损伤早期诊断除了根据患者的致伤机制和临床征象之外，还要选择快速准确的检查方法，首选 CT 扫描。

二、康复护理评定

（一）主要功能障碍

1. **意识功能障碍**　意识是大脑功能活动的综合表现，即对环境的知觉状态。正常人意识清晰，定向力正常，感应敏锐精确，思维和情感活动正常，语言流畅/准确，表达能力良好。意识障碍是指人对周围环境，以及自身状态的识别和觉察能力出现障碍。一种以兴奋性降低为特点，表现为嗜睡、意识模糊、昏睡直至昏迷；另一种是以兴奋性增高为特点，表现为高级中枢急性活动失调的状态，包括意识模糊、定向力丧失、感觉错乱、躁动不安、言语杂乱等。

2. **运动功能障碍**　颅脑损伤的患者运动功能障碍表现可以是多方面的，如肌力的减弱、关节活动度受限、耐力的降低、共济失调、姿势不良、异常运动模式、运动整合能力丧失等。

3. **言语及吞咽功能障碍**　颅脑损伤可导致失语、构音障碍或言语失用等语言功能障碍。其中以失语症最为常见。吞咽功能障碍常表现为液体或固体食物进入口腔、吞下过程中存在障碍或吞下时出现呛咳、哽咽。摄食和吞咽障碍患者容易发生吸入性肺炎、营养不良及水电解质紊乱等并发症。

4. **认知功能障碍**　是颅脑损伤后重要的功能障碍之一。主要包括记忆障碍、注意力障碍、推理/判断障碍、执行功能障碍、交流障碍等。

5. **精神心理功能障碍**　颅脑外伤性精神障碍是指颅脑受到外力的直接或间接作用，引起脑器质性或功能性障碍时出现的精神障碍。在急性期可出现谵妄、幻觉、狂躁不安和攻击破坏行为等。恢复期表现为各种妄想、幻觉、癔症样发作、人格改变和性格改变等。颅脑外伤心理障碍表现形式多种多样，可有疑病、焦虑、癔症等表现，如痉挛发作、聋哑症、偏瘫、截瘫等，起病可能与外伤时心理因素有关。可有精神分裂症样状态，较少见，以幻觉妄想为主症，被害内容居多。也可呈现躁郁症样状态。部分严重颅脑外伤昏迷时间较久的患者，可后遗痴呆状态，表现近记忆、理解和判断明显减退，思维迟钝。并常伴有人格改变，表现主动性缺乏、情感迟钝或易激惹、欣快、羞耻感丧失等。严重额叶损伤患者时，常与痴呆并存，情绪不稳、易激惹、自我控制能力减退、性格乖戾、粗暴、固执、自私和丧失进取心。

（二）康复护理评定

1. **患者一般情况评定**　包括病史、发病情况、病因、辅助检查结果（如 X 线、CT、MRI 等）、呼吸状况、有无吞咽困难、膀胱及直肠功能、皮肤及用药情况等。

2. **意识功能评定**　格拉斯哥昏迷量表（Glasgow coma scale，GCS）是颅脑损伤评定中最常用的一种国际性评定量表（表 4-2-1），是判断急性期颅脑损伤患者损伤严重程度的一个可靠指标。

表 4-2-1　格拉斯哥昏迷量表

内容	标准	评分（分）
睁眼反应	自动睁眼	4
	听到言语、命令时睁眼	3
	刺痛时睁眼	2
	对任何刺激无睁眼	1
运动反应	能执行简单命令	6
	刺痛时能指出部位	5
	刺痛时肢体能正常回缩	4
	刺痛时躯体出现异常屈曲（去皮质状态）	3
	刺痛时躯体异常伸展（去大脑强直）	2
	对刺激无任何运动反应	1
言语反应	回答正确	5
	回答错误	4
	用词不适当但尚能理解含义	3
	言语难以理解	2
	无任何言语反应	1

注：有两种情况不计入评分：①颅脑外伤 6 小时之内死；②颅脑火器伤。

颅脑损伤程度判定：总分 15 分为正常，最低计分 3 分，7 分以下为昏迷。3～5 分为特重型损伤，6～8 分为重型损伤，伤后昏迷或再次昏迷持续 6 小时以上。9～12 分为中度损伤，伤后昏迷 20 分钟～6 小时。13～15 分为轻度损伤，伤后昏迷 20 分钟以内。

3. **运动功能评估**　主要是对运动模式、肌力、肌张力、痉挛、平衡与协调功能的评估。

（1）运动模式评估：一般采用 Brunnstrom 6 阶段评估法对颅脑外伤（弛缓期、痉挛期、恢复期）三个时期的运动模式进行评定。

（2）肌力评估：通常采用徒手肌力评定（manual muscle test，MMT）。对肌力 3 级以上的患者，可采用器械评定方法。

（3）肌张力评估：主要是手法检查，具体评定方法详见第二章第一节。

（4）痉挛评估：多采用改良的痉挛量表进行评估。

（5）平衡与协调功能：具体评定方法详见第二章第一节。

4. **言语及吞咽功能评估**　言语障碍包括失语症和构音障碍。言语功能评估主要是针对失语症。目前失语症常用评估方法为：汉语失语症成套测验、汉语标准失语症检查。吞咽功能的评估方法：床旁评估（洼田饮水试验，修订饮水试验，反复唾液吞咽试验等）、功能检查（UF 检查、吞咽光纤内镜检查、脉冲血氧定量法等）。

5. **认知功能评估**　认知是指人们认识与知晓（理解）事物过程的总称，包括感知、识别、记忆、概念形成、思维、推理及表象过程。认知障碍的评定主要涉及记忆、注意、思维及成套测验等。

（1）Rancho Los Amigos 认知功能评估表：是描述颅脑损伤后行为变化的常用量表，从没有反应到有目的反应分为 8 个等级（表 4-2-2）。

表 4-2-2　Rancho Los Amigos 认知功能评估表（RLA）

分级	特点	认知与行为表现
Ⅰ级	没有反应	患者处于深昏迷，对任何刺激完全无反应
Ⅱ级	一般反应	患者对无特定方式的刺激呈现不协调和无目的的反应，与出现的刺激无关
Ⅲ级	局部反应	患者对特殊刺激起反应，但与刺激不协调，反应直接与刺激的类型有关，以不协调延迟方式（如闭着眼睛或握着手）执行简单命令
Ⅳ级	烦躁反应	患者处于躁动状态，行为古怪，毫无目的，不能辨别人与物，不能配合治疗，词语常与环境不相干或不恰当，可以出现虚构症，无选择性注意，缺乏短期和长期的回忆
Ⅴ级	错乱反应	患者能对简单命令取得相当一致的反应，但随着命令复杂性增加或缺乏外在结构，反应呈无目的，随机或零碎性；对环境可表现出总体上的注意，但精力涣散，缺乏特殊注意能力，用词常常不恰当并且是闲谈，记忆严重障碍常显示出使用对象不当；可以完成以前常有结构性的学习任务，如借助帮助可以完成自理活动，在监护下可完成进食，但不能学习新信息
Ⅵ级	适当反应	患者表现出与目的有关的行为，但要依赖外界的传入与指导，遵从简单的指令，过去的记忆比现在的记忆更深更详细
Ⅶ级	自主反应	患者在医院和家中表现恰当，能自主地进行日常生活活动，很少差错，但比较机械，对活动回忆肤浅，能进行新的活动，但速度慢，借助结构能够启动社会或娱乐性活动，判断力仍有障碍
Ⅷ级	有目的反应	患者能够回忆并且整合过去和最近的事件，对环境有认识和反映，能进行新的学习，一旦学习活动展开，不需要监视，但仍未完全恢复到发病前的能力，如抽象思维，对应激的耐受性，对紧急或不寻常情况的判断等

（2）注意力评估：常用的评定方法包括视跟踪、形状辨认、字母删除测试、听认字母、听跟踪、声识认、连线测验、注意广度的检查、注意分配的检查、行为观察等。

（3）记忆功能评估：可采用韦氏记忆量表（WMS），简单的方法有：①机械记忆：倒背数字；②视觉再生；③规律记忆。

（4）执行功能评估：可通过综合评价量表进行全面评估，常用的包括简易智能状态量表（MMSE）、日常生活活动能力（ADL）、画钟测验等。

（5）失认症评估：包括单侧忽略（Albert 划杠试验、字母删除试验、高声朗读试验、平分直线测验）、疾病失认、视觉失认、Gsrsteam 综合征（左右失定向、手指失认、失写、失算）。

6. **精神心理功能评估**　主要是通过各种心理测试（包括智力测试、人格测验、神经心理测试及精神症状评定）进行评定。具体评定方法详见第三章第六节。

三、常见护理问题

1. **躯体移动障碍**　与颅脑外伤致肢体瘫痪有关。
2. **自理缺陷**　与意识障碍、躯体移动障碍有关。
3. **意识障碍**　与颅脑外伤有关。
4. **清理呼吸道低效**　与意识障碍、气管插管或气管切开有关。
5. **营养失调：低于机体需要量**　与吞咽功能障碍有关。

6. **体温升高**　与感染有关。

7. **潜在并发症**　吸入性肺炎、颅内感染等。

8. **知识缺乏**　缺乏脑外伤康复知识。

四、康　复　护　理

（一）康复护理原则与目标

1. **康复护理原则**　即早期介入；全面康复；循序渐进；个体化治疗；持之以恒的原则。

2. **康复护理目标**

（1）短期目标：防治各种并发症，提高觉醒能力，促进创伤后的行为障碍改善，促进功能康复。

（2）长期目标：最大限度地恢复患者的运动、感觉、认知、语言等功能提高生活自理能力，提高生存质量。

（二）康复护理措施

1. **急性期康复护理措施**　必要的药物和手术治疗，尽可能排除影响意识恢复的因素，防止各种并发症，同时加强营养；被动活动，预防关节僵硬；预防压疮、深静脉血栓形成；利用反射抑制模式矫正异常姿势。应尽早进行康复治疗，颅脑损伤患者的生命体征稳定，特别是颅内压持续 24 小时稳定即可进行康复治疗与护理。

（1）保持呼吸道的通畅：及时清除呼吸道分泌物血液、脑脊液、呕吐物等；对于短期不能清醒者，必要时气管插管或气管切开，使用呼吸机辅助呼吸；对气管插管或气管切开的患者要保持室内适宜的温度和湿度，湿化气道，同时使用抗菌药物防止呼吸道感染。

（2）维持营养，保持水、电解质平衡：昏迷患者应用鼻饲饮食，所提供的热量宜根据功能状态和消化功能逐步增加，蛋白质供应量每天每千克体重在 1g 以上，以维持正氮平衡。当患者主动进食活动能力逐渐恢复，应鼓励和训练患者吞咽和咀嚼功能。如患者已具备主动吞咽能力时，可试行拔管。食物宜先少后多，逐步延长两次进食的间隔时间。

（3）床上良肢位摆放：偏瘫患者进行床上良肢位摆放以防止关节挛缩和足下垂，包括仰卧位、健侧卧位和患侧卧位。具体的摆放方法详见第五章第一节。

（4）定时翻身与拍背：每 1～2 小时翻身拍背一次，防止发生压疮或坠积性肺炎的发生，必要时使用气垫床。翻身时护士应避免牵拉瘫痪的上肢，以免引起肩关节半脱位的形成。

（5）各关节被动活动：全身各关节每天进行 1～2 次的被动活动，每个关节活动 3～5 次，牵拉易于缩短的肌群与软组织，必要时应用矫形器固定关节于功能位。

（6）综合促醒治疗：可采用一些感觉刺激的方法，以帮助患者觉醒、恢复意识。具体方法有：①音乐疗法：选择患者病前最喜爱听的曲目。②亲人谈话：家属可选择 1～2 个患者喜欢和关心的话题讲给患者听，也可挑选讲故事、读报纸给患者听的形式唤起患者的记忆。③肢体运动和皮肤刺激：通过肢体的被动活动和肢体皮肤刺激对大脑有一定刺激作用。可由治疗师或患者家属每天对患者的四肢关节进行被动活动，并且从肢体的远端皮肤至近端的皮肤进行刺激，刺激的方法可选用质地柔软的毛刷或牙刷轻轻地刷动。④按摩和针灸治疗：通过对患者一定部位施以按摩与针灸，会对患者的神经系统有较强的刺激作用，有利于催醒患者，同时也能减缓患者的肌肉萎缩。⑤高压氧治疗：高压氧能升高患者血氧浓度，在一定程度上对改善脑细胞的代谢有作用，也有催醒的作用。

2. **恢复期康复护理措施**　根据颅脑损伤患者障碍的特点，在急性期过后，病情稳定时，应重点加强功能康复。

（1）运动功能康复：包括进一步改善步态和肢体协调性、平衡功能的训练，其主要内容：恢复与增强肌力练习和抗痉挛练习等。

1）恢复与增强肌力练习：颅脑损伤后对肌力的影响，可以是肌肉痉挛或是肌力减弱，甚至软瘫，也可表现主动肌与拮抗肌之间的不协调。可根据不同情况采取相应对策：①当肌力 0～1 级时，采用被动运动、按摩和低频直流电刺激，以增加瘫痪肌肉部位的血供，减缓肌肉的萎缩。指导患者同时努力去主动屈伸健侧与患侧的同一关节。②当肌力 1～2 级时，在上述康复治疗基础上，增加肌电生物反馈治疗。这种肌电生物反馈治疗是运用敏感的电子仪器，引出主动收缩时肌肉的肌电电流，加以放大并转化为一些能被感官所能感觉到的光、声音、颜色的信号。肌电生物反馈电刺激法在上述肌电生物反馈的基础上，又增加了低频直流脉冲电流，可刺激肌肉收缩，带动关节的活动。③当肌力 3 级时，由于存在病态的联合反应或协同反应，当患者主动收缩肌肉时，常常被拮抗肌所抑制或抵消。故这时仍需继续采用肌电生物反馈电刺激法，既能较好地增强肌力，同时又训练了主动肌与拮抗肌协调的功能。④当肌力达到 4 级时，主要依靠肌肉的主动收缩练习来增强肌力，包括等张收缩、等长收缩或等速收缩练习等。

2）抗痉挛练习：颅脑损伤后严重影响肢体运动功能的另一重要方面是肌肉痉挛。持续的痉挛易造成患者的过度疲劳，影响功能康复的进行。抗痉挛的原则是放松，方法有放松练习和协调训练、药物等。放松练习的基本方法是在舒适稳定的姿位下做肢体的延伸下垂、旋转或摆动练习等。

（2）日常生活能力训练：颅脑损伤后患者常出现不同程度的日常生活能力的障碍，康复训练则重点训练和指导患者各种日常生活能力，包括穿衣、起居、进食、盥洗、大便和小便能力的训练等，以提高患者的独立生活能力。一部分严重功能障碍的患者，可能需要配置一些辅助器具或支具才能完成进食和盥洗等工作。由于患者居家环境是日常生活能力训练的最佳场所，所以患者出院后应尽量多进行日常起居练习，以减少对他人的依赖。

（3）认知功能障碍的康复护理

1）记忆力训练：进行记忆训练时，应掌握的原则：①每次训练的时间要短，开始要求患者记忆的东西要少，而信息呈现的时间要长。以后逐步增加信息量，反复刺激，提高记忆能力。②训练应从简单到复杂，可将整个练习分解为若干小节，分节进行训练，最后再逐步联合训练。③如每次记忆正确时，应及时地给予鼓励，使其增强信心。常用的训练方法见脑卒中相关章节。

2）注意力训练：注意力是指在某一时间内人的精神活动集中于某一特定对象的心理过程。常用的训练方法见脑卒中相关章节。

3）时间感训练：要求患者按命令启动秒表，并于 10 秒时主动停止秒表，然后将时间逐步延长到 1 分钟，当误差小于 1～2 秒时，让患者不看表，用心算计算时间，以后逐渐延长时间，并一边与患者交谈一边让患者进行训练，要求患者尽量控制自己不因交谈而分散注意力。

4）思维能力训练：思维能力包括推理、分析、综合、比较、抽象、概括等方面，根据患者存在的不同思维障碍进行针对性的训练。

①读报纸：通过阅读报纸，询问患者有关报纸上的信息，如大标题、日期、报纸的名称等；如回答无误，再请他指出报纸中的专栏，如体育、商业分类广告等；如回答正确，再训练他寻找特殊的消息，如询问两个球队比赛的比分如何，当日的气象预报如何等；回答正确后，再训练他寻找一些需要作出决定的消息，如患者想购物，取出购物广告的报纸，从报上找出接近他想购物的广告，再问他是否打算去购买等。②排列数字：给患者 3 张数字卡，让他由低到高顺序排列好，然后每次给他 1 张数字卡，让其根据数字的大小插进已排好的 3 张卡间，正确无误后，再给他几个数字卡，问他其中有什么共同之处，如哪些是奇数、哪些是偶数、哪些是互为倍数等。③物品分类：给患者一张列有 30 项物品名称的清单，并告知这 30 项物品都分别属几个大类（如食品、字典、衣服），要求患者给予分类，如不能进行，可帮助他。回答正确后，再要求对上述清单中的某类物品进行更细的分类，如初步分为食品后，再细分是植物、肉、奶品等。

5）感知力训练：感知力障碍主要表现为失认症（半侧空间失认，疾病失认，Gerstmann综合征、视失认、身体失认等）和失用症（结构失用、运动失用、穿衣失用、意念和意念运用失用等）。康复训练的方法是采用反复多次、不断强化的训练方法，通过给予患者特定的感觉刺激，使大脑对感觉输入产生较深印象，提高感知能力。

①单侧视觉失认训练：又称单侧忽略，常见于右侧颞顶枕叶交界处大脑病损后，出现对身体的左侧物体、文字的忽略。康复训练可采用教会患者对着镜子进行视觉扫描，转头向左看。进行 ADL 活动训练时，如转移、穿衣、进食、刮脸、化妆等应强调向左看。还可利用粗糙布料、冰块刺激患者偏瘫侧。同时通过改变环境使患者注意力偏向偏瘫侧，如将电视机置于患者偏瘫侧。②空间关系辨认训练：先练习患者与治疗师与物体之间的关系，再练习按要求摆放物品，并描述两种物品的不同位置。经过针对性的训练，患者的感觉功能将会有所改善。

（4）言语功能障碍的康复护理：颅脑损伤后的部分患者会出现失语或构音障碍，可根据患者言语功能障碍的类型选择不同的训练方法。构音障碍的训练主要侧重于发音器官的肌肉收缩和协调性训练，失语症的患者主要侧重于语言的应用功能的训练，这主要包括听、说、读、写等方面，这些都涉及语言记忆的练习。言语训练时应掌握的原则是：①先练发声，后学构音。②听、视、说、学必须并重，反复实践。③日积月累，先简后繁，循序渐进。④在练发声与构音时，还可鼓励患者练习唱歌，最好选择患者熟悉和喜欢的歌。⑤对于单纯运动性失语的患者，可侧重于加强患者自发语言能力训练，可安排患者看图画讲故事等。⑥对于感觉性失语的患者，训练时可将听理解和阅读理解结合起来，同时进行。⑦对于构音障碍的患者，则主要应加强发声训练。⑧患者的家属或社区卫生工作人员应多创造一个良好的言语功能训练环境，多给患者以鼓励。

（5）行为障碍的康复护理：颅脑损伤后行为障碍和心理障碍是阻碍患者回归社会的主要原因之一，因此必须重视这方面长期康复护理。行为障碍从其本身可分为正性行为障碍和负性行为障碍两种。正性行为障碍常表现为攻击他人，而负性行为障碍常表现为情绪低落、感情淡漠，对一些能完成的事情不愿意做。对颅脑损伤引起的行为障碍的治疗包括有药物治疗和非药物治疗两种。非药物治疗方法包括心理疗法、行为修正疗法、支持性咨询、社会技能训练及生物反馈等。发作期治疗主要采用隔离法和药物治疗，缓解期可组织患者参加模拟小社会活动，并对每一次完成指定的练习活动均给以象征性的奖励，此种奖励能当场转换成实物如糖果、饮料或看一次电视等，提高患者主动参与社会活动的积极性。

（6）心理障碍的康复护理：颅脑损伤后大多数患者出现消极、抑郁、悲观甚至轻生的念头。因此，应做好患者的心理康复护理，主要的措施：医生与患者谈话、与患者家属交流、看录像、听其他病友介绍、娱乐活动等。其中关键的是帮助患者认清现状、树立信心、配合医护人员完成各阶段的训练计划、增强战胜伤病的信心，学会放松，逐渐学会生活自理，融入社会。

（三）康复护理指导

1. **心理指导** 颅脑损伤患者早期多呈昏迷状态，有的甚至长期昏迷，一般都由家属及护理人员观察病情变化，但对清醒患者而言，疼痛的刺激、伤后可能导致伤残甚至死亡的威胁，使患者产生紧张恐惧的心理，我们应予以心理安慰和鼓励，应保证其充足的睡眠，提高机体的抵抗力。恢复期患者因大小便失禁，生活不能自理，患者常因此而焦虑、抑郁、烦躁，应安慰鼓励患者树立战胜疾病的信心，培养健康的心理状况，积极加强功能锻炼。

2. **康复期的指导** 颅脑损伤患者恢复期应尽量减少脑力活动，少思考问题不阅读长篇读物，少看刺激性电影、电视节目，可适当听些轻音乐，以缓解紧张情绪，对头痛、失眠较重者，可在医生的指导下酌情服用镇痛剂及镇静催眠药物。患者常有头痛、恶心、耳鸣、失眠等症状，一般在数周至数月逐渐消失，但如存在长期头昏、失眠、烦躁、注意力不集中和记忆力下降等症状应到医院进一步检查。脑外伤后综合征的病员，首先要消除顾虑，放松思想，要树立信心，积极地参加体育锻炼，量力而行地参加一些体育活动。对于外伤性癫痫的病员应在医生指导下坚持口服抗癫痫药物，并定期随诊。对于颅骨缺损的患者应保护好颅骨缺损的部位，在适当的时候来医院行颅骨修补。

3. **功能锻炼** 早期进行功能锻炼对颅脑损伤的患者有重要的意义，可在专业人员指导下进行。瘫痪肢体的功能康复训练，注意由小关节到大关节，先轻后重，由被动到主动，由近心端及远心端，先下肢后上肢，循序渐进。早期先在床上锻炼，以后逐渐离床，随后锻炼行走。训练期间需有人在旁边保护。失语患者的语言功能康复训练应从最简单的"啊"音开始，然后说出生活中实用的单词，如吃、喝、水、尿等，反复强化训练，一直到能用完整的语句表达需要想法。对于小便失禁的患者，留置导尿要注意关闭导尿管，进行憋尿练习。每隔2～4小时，有尿意时开放一次，每次放尿量以200～300ml为宜。逐渐锻炼其排尿功能，争取早日拔除尿管。平时多饮水，保持尿色清亮，注意防止泌尿系感染。

4. **出院指导** ①轻型患者应鼓励尽早自理，逐渐恢复活动，劳逸结合。瘫痪患者，肢体放置良肢位、按摩、功能锻炼。失语患者可用口型和发音2种方法训练，由简到繁，反复训练，促使语言功能恢复，学会非语言沟通的方法。②脑挫裂伤可有不同程度的后遗症，某些症状可随时间延长而逐渐消失，请保持乐观情绪，主动参加社交活动，树立康复信心。③颅骨缺损患者要注意保护缺损部位，尽量少去公共场所，外出戴安全帽，术后3～6个月修补颅骨。④有癫痫发作者不能单独外出、攀高、游泳等，随身携带病卡，应按医嘱定时、定量服抗癫痫药 2 年以上，并教会家属癫痫发作时的紧急处理方法。⑤如原有症状加重、头痛、呕吐、切口发炎时及时就诊。⑥3～6 个月后门诊复查。

第三节 脊髓损伤

一、疾病概况

（一）概念

脊髓损伤（spinal cord injury，SCI）是由于各种致病因素引起脊髓结构和功能损害，造成损伤水平以下脊髓功能障碍，包括感觉和运动功能障碍，反射异常及大、小便失禁等相应的病理改变，是一种严重致残性损伤。根据病因，脊髓损伤分为外伤性脊髓损伤和非外伤性脊髓损伤。根据临床表现可分为高颈髓损伤、下颈髓损伤、胸髓损伤、腰髓损伤、马尾损伤。其中颈脊髓损伤造成四肢瘫痪时，称为四肢瘫；胸段以下脊髓损伤造成躯干及下肢瘫痪而未累及上肢时，称为截瘫。

（二）病因及流行病学

脊髓损伤分为外伤性和非外伤性。外伤性脊髓损伤常因高空坠落、车祸、运动损伤、刀枪伤等导致脊髓受压甚至完全断裂。非外伤性脊髓损伤主要因脊髓炎症、肿瘤、血管性疾病等引起。

据统计，2002 年北京地区脊髓损伤发病率为 60/100 万，最常见的原因是高空坠落，其次是车祸；美国发病率为 50/100 万左右，呈逐年上升的趋势。各国统计资料显示脊髓损伤多为健康的青壮年，年龄在 40 岁以下者占 80%，男性为女性的 4 倍左右。据美国国家脊髓损伤资料研究中心的统计，每个患者从入院到出院的耗资为 3.7 万～3.8 万美元。

（三）诊断要点

（1）有明确的外伤史。
（2）损伤平面以下的运动、感觉功能障碍。
（3）大小便功能障碍。
（4）X 线可显示脊柱骨折或脱位。
（5）CT 和 MRI 可发现脊髓受损情况。

二、康复护理评定

（一）主要功能障碍

1. 运动障碍 ①肌力改变：表现脊髓损伤平面以下肌力减退或消失。如自主运动功能障碍、四肢瘫、截瘫。②肌张力改变：表现为脊髓损伤平面以下肌张力的增强或降低，影响运动功能。③反射功能的改变：表现脊髓损伤平面以下反射消失、减弱或亢进，出现病理反射。

2. **感觉障碍**　①不完全性损伤：损伤部位在前，表现为痛觉障碍、温觉障碍；损伤部位在后，表现为触觉及本体觉障碍；损伤部位在一侧，表现为对侧浅感觉障碍、同侧触觉及深部感觉障碍。②完全性损伤：损伤平面以上可有痛觉过敏；损伤平面以下感觉完全丧失。

3. **括约肌功能障碍**　主要表现为膀胱括约肌和肛门括约肌功能障碍，表现为尿潴留、尿失禁和排便障碍。

4. **脊髓休克**　脊髓受横贯性损害后，脊髓与大脑高级中枢的联系中断，损伤平面以下所有反射消失，肢体呈完全性迟缓性瘫痪、尿潴留、二便失禁，该表现为脊髓休克。

5. **自主神经功能障碍**　表现为排汗功能和血管运动功能障碍，出现高热、心动过缓、直立性低血压等。

6. **心理障碍**　脊髓损伤后患者会产生感知觉、情感和性格等方面的变化。感知觉表现：损伤平面以下感知觉的部分或全部丧失，对躯体的感受与控制发生困难，并由此产生一系列的心理问题；情感方面主要表现：孤独感、自卑感及过度敏感反应。性格方面常常表现：倔强和自我克制，但有较大的忍受能力。

（二）康复护理评估

1. **一般状况**　包括性别、年龄、体重、家族史、既往史、职业、工作环境、家庭情况、社会支持度等。

2. **主要功能障碍及评定**

（1）神经损伤平面的评定：神经平面是指身体具有双侧正常感觉、运动功能的最低脊髓节段。脊髓损伤后感觉和运动平面可以不一致，左右两侧也可能不同（表4-3-1）。神经损伤平面评定时应注意：①神经平面的判断以运动平面为依据，但在$T_2 \sim L_1$因无法测定运动平面，就要依靠感觉平面来确定神经平面。②C_4损伤是用膈肌作为运动平面的参考依据。③脊髓损伤平面与功能的预后直接有关。对于完全性脊髓损伤患者来说，损伤平面一旦确定，功能预后就已确定。对于不完全性脊髓损伤患者，应积极采取康复措施，以达到最佳康复水平。

表 4-3-1　脊髓不同节段的运动、感觉平面

损伤平面	代表肌肉	运动功能	感觉平面
$C_{1\sim3}$	胸锁乳突肌	颈屈曲、旋转	颈部
C_4	膈肌	呼吸	肩锁关节
	斜方肌	耸肩	
C_5	三角肌	外展上臂	肘窝桡侧
	肱二头肌	屈肘	
C_6	胸大肌	肩内收前屈	拇指
	桡侧腕伸肌	腕背伸	
C_7	肱三头肌	伸肘	中指
	桡侧腕屈肌	腕掌屈	

续表

损伤平面	代表肌肉	运动功能	感觉平面
$C_8 \sim T_1$	指深屈肌	握拳	小指
	小指外展肌	手指活动	
T_2	肋间肌		胸骨角
$T_{4 \sim 5}$	肋间肌		乳头水平
T_6	肋间肌	上体稳定	剑突水平
$T_{7 \sim 8}$	肋间肌、腹肌		上腹
T_{10}	肋间肌、腹肌		脐水平
T_{11}	肋间肌、腹肌		下腹部
T_{12}	肋间肌、腹肌、胸部背肌	操纵骨盆	腹股沟
L_1	腹肌		腹股沟
L_2	髂腰肌	屈髋	大腿前方中点
L_3	股四头肌	伸膝	股骨内踝
L_4	胫前肌	踝背伸	内踝
L_5	趾长伸肌	伸趾	足背第三跖趾关节
S_1	腓肠肌	踝跖屈	足跟外侧
S_2	趾总屈肌、趾屈肌		腘窝中点
S_3	膀胱与直肠下段		坐骨结节
$S_{4 \sim 5}$	膀胱与直肠下段		肛周区

神经平面采用关键肌和关键点的方式，使运动和感觉平面的评定标准化，同时采用积分方式使不同平面及损伤分类的患者严重程度可以横向比较。

1）感觉损伤平面的评定：指脊髓损伤后保持痛、温、触、压及本体感觉的最低脊髓节段（皮节）。皮节分布应参照脊神经皮肤感觉节段分布。关键点是确定感觉神经平面的皮肤标志性部位。感觉检查包括身体两侧 28 对皮区关键点（图 4-3-1）。每个关键点要检查针刺觉和轻触觉，并按三个等级分别评定打分：0=缺失；1=障碍（部分障碍或感觉改变，包括感觉过敏和迟钝）；2=正常；NT=无法检查。正常两侧感觉总计分为 112 分。

2）运动损伤平面的评定：指脊髓损伤后，保持运动功能（肌力 3 级以上）的最低脊髓神经节段（肌节）。运动水平的确定有赖于人体标志性肌肉即关键肌，左、右表现可不同。运动积分是将肌力（0～5 级）作为分值，把各关键肌的分值相加。正常者两侧运动功能总积分为 100 分。

（2）损伤程度的评定：按照美国脊髓损伤学会（ASIA）标准来判定（表 4-3-2），损伤是否完全性的评定以最低骶节（$S_{4 \sim 5}$）有无残留功能为准。骶部有触觉、痛觉、肛门指诊时有感觉或肛门外括约肌的收缩 1/4 者为骶部残留。有骶部残留者为不完全性损伤，无骶部残留为完全损伤。

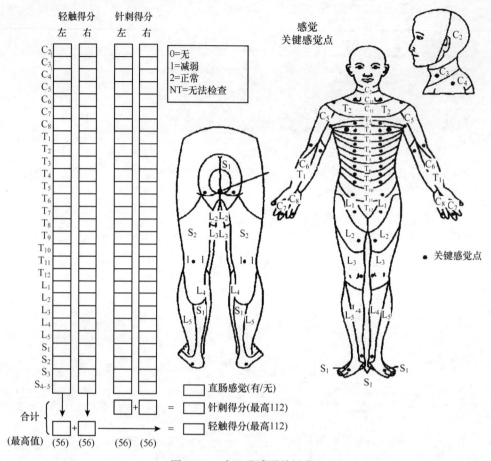

图 4-3-1　皮区及感觉关键点

表 4-3-2　ASIA 损伤程度分级

级别	指标
A（完全性损害）	骶段无任何运动、感觉功能保留
B（不完全损伤）	神经平面以下包括骶段（$S_{4\sim5}$），有感觉的功能，但无运动功能
C（不完全损伤）	神经平面以下有运动功能，大部分关键肌的肌力在 3 级以下
D（不完全损伤）	神经损伤平面以下有运动功能，大部分关键肌的肌力≥3 级
E（正常）	运动、感觉功能正常

（3）脊髓损伤功能预后的评估：完全性脊髓损伤的预后与损伤水平有关，不完全性脊髓损伤的预后相对较好，见表 4-3-3。

表 4-3-3　完全性脊髓损伤的损伤水平与预后

损伤水平	移动能力	生活自理能力
$C_{1\sim4}$	声控进行活动，下腭操纵电动轮椅	完全依赖
C_5	用手操纵轮进行轮椅驱动	大部依赖

续表

损伤水平	移动能力	生活自理能力
C_5	用手驱动轮椅，用支具可写字	中度依赖
$C_{7\sim8}$	床–轮椅的转移	大部自理
$T_{1\sim7}$	用连腰带的支架扶拐步行	大部自理
T_{12}	带长腿支架步行，长距离需要轮椅	基本自理
L_2	带短腿支架扶手杖，不需要轮椅	基本自理

3. 肌肉功能评定

（1）肌张力评定：上下肢肌张力增高及肌痉挛对上肢和手的精细动作和行走功能有明显影响，故上下肢功能评定时应对肌张力及痉挛状态进行评定。

1）肌张力分级：一般按对关节进行被动运动时所感受的阻力进行肌张力及肌痉挛状态的评价。详见第二章第二节。

2）痉挛评定：若患者出现肌张力增高，为了进一步评定痉挛程度，通常采用 Ashworth 痉挛量表和改良 Ashworth 量表，两者是应用最多的评定痉挛的量表，具有良好的效度和信度，二者的区别在改良 Ashworth 量表在等级 1 与 2 之间增加了一个等级 1^+，其他完全相同。详见第二章第二节。

（2）肌力评定：用代表脊髓有关节段神经运动功能的肌肉的手法测试（MMT）进行评定，通常将肌力分成 0～5 级。详见第二章第二节。

4. 感觉功能评定 采用 ASIA 感觉指数评分（sensory index score，SIS）来评定感觉功能。选择 C_2～S_5 共 28 个节段的关键感觉点，分别检查身体两侧的痛觉和触觉，感觉正常得 2 分，异常得 1 分，消失为 0 分。

5. ADL 评定 截瘫患者采用改良的 Barthel 指数（modified Barthel index，MBI）评定，四肢瘫患者可用四肢瘫功能指数（quadriplegic index of function，QIF）来评定。

6. 心理功能评定 可应用于脊髓损伤康复治疗的各个时期，初期了解心理损害的方面与程度，为制订康复计划提供依据；中期重复心理评定，根据心理和行为的变化，可判断康复的效果及估计预后，为修改康复计划提供依据；终期心理评定可为全面康复提出建议。一般采用定性心理评估，是用观察、访谈的方法对脊髓损伤后患者产生的一系列心理活动（变化）作出定性或半定量的评定。

7. 功能恢复预测 对完全性脊髓损伤的患者，可根据其不同的损伤平面预测其功能恢复情况（表 4-3-4）。

表 4-3-4　损伤平面与功能恢复的关系

损伤平面	轮椅依赖程度				轮椅独立程度		
	不能步行	大部分	中度	轻度	基本独立	完全独立	独立步行
C_1～C_3	√						
C_4		√					

续表

		轮椅依赖程度				轮椅独立程度	
损伤平面	不能步行	大部分	中度	轻度	基本独立	完全独立	独立步行
C_5			√				
C_6				√			
$C_7 \sim T_1$					√		
$T_2 \sim T_5$						√	
$T_6 \sim T_{12}$							√①
$L_1 \sim L_3$							√②
$L_4 \sim S_1$							√③

注：①可进行治疗性步行；②可进行家庭功能性步行；③可进行社区功能性步行。

三、常见护理问题

1. **疼痛**　与脊髓损伤有关。
2. **生活自理能力缺陷**　与肢体活动障碍有关。
3. **躯体移动障碍**　与脊髓损伤后运动障碍有关。
4. **膀胱和直肠功能障碍**　与脊髓损伤后括约肌功能障碍有关。
5. **自主神经调节障碍**　与脊髓损伤有关。
6. **焦虑**　与对疾病知识的缺乏、担心预后有关。
7. **潜在并发症**　关节挛缩畸形、压疮、感染等。

四、康复护理

（一）康复护理原则与目标

1. **康复护理原则**　早期应以急救、制动固定、防止二次损伤及药物治疗为原则；恢复期以康复治疗为中心，加强姿势控制、平衡、转移训练，提高日常生活活动能力。

2. **康复护理目标**

（1）短期目标：予急救、固定制动、药物治疗及手术等方法，防止脊髓二次损伤及并发症的发生。

（2）长期目标：最大限度地恢复独立生活能力及心理适应能力，以良好的心态回归家庭与社会，提高生存质量。

（二）康复护理措施

1. **脊髓损伤康复的设施及条件**

（1）病房内应宽敞，病床之间的间隙应不少于1.5m，方便轮椅的出入和上下床。

（2）地面应防滑，厕所应宽大均以坐式马桶为主，两侧要有扶手。洗澡间应有软管喷头同时配有扶手。

（3）所有走廊、床头、厕所、洗澡间应安装呼叫铃。

（4）床应有护栏，可摇起，床垫应有适当弹性，必要时配备防压疮垫。

（5）病区应配备体位垫。

（6）病房内配备空调，患者体温调节能力差，出汗少，防止高温时体温控制不良。

2. 脊髓损伤的早期康复护理　脊髓损伤早期指的是受伤当日开始至伤后 1 个月内。早期康复阶段包括卧床期和初期（即轮椅活动期）。

（1）现场急救：在现场抢救过程中，应充分认识脊髓损伤潜在的危险性，不要随意搬动患者，先检查肢体活动及感觉有无异常，然后采用正确的方法持续固定脊柱，保持脊椎的稳定性后再行搬运，严禁任何伸屈及扭转脊髓的动作，尤其是对颈椎损伤者，应固定头颈部两侧，防止摆动。同时应注意保持呼吸道通畅，开放静脉通路，严密观察患者的神志、生命体征的变化。

（2）一般护理

1）病情观察：严密观察患者的生命体征，争取在 6 小时内开始治疗，对于脊髓横断完全性损伤患者，在 24 小时内给予停止损伤病理变化的处理，如脊髓切开、局部冷冻、高压氧、药物应用等防止脊髓的二次损伤。手术后按照脊柱、脊髓术后护理常规，早期药物治疗常采用大剂量激素和甘露醇，需密切观察生命体征变化，有无消化道出血，并应动态检测血清电解质的变化。

2）体位指导：脊髓损伤患者正确的床上体位和体位变化对预防压疮、关节挛缩和畸形，保持关节活动度，预防脊髓损伤的继发性损伤具有重要意义。

①正确的体位摆放：颈椎损伤的患者颈部需固定，可用颈托、围领或颈部两侧放置砂袋，呈中立位，防止颈部左右摆动或过仰加重脊髓神经的损伤。四肢瘫的患者，取肩关节外展位，肘关节伸直，前臂外旋，腕背伸、拇指外展背伸，手指微屈。②体位变换：颈椎术后的患者，除有手术内固定和颈部围领固定外，翻身时注意轴向翻身，以免加重病情。根据病情一般每 2 小时按顺序变换体位一次。每次变换体位时，应仔细检查患者全身皮肤情况，肢体血液循环的情况，并按摩受压部位。由于脊髓损伤平面不同，其翻身的方法也不同。③定时减压：坐位时每 15 分钟进行减压动作，以缓解对尾骨和坐骨的压力。常用的方法有：a. 在轮椅上用双手撑起 30～60 秒；b.在轮椅上侧靠 30～60 秒；c.在轮椅上向前靠 30～60 秒；d.如果轮椅有倾斜或躺下功能，可使用该功能 60～120 秒，但是保持此姿势超过 30 分钟可能损害皮肤；e.尽可能变换体位。在轮椅上，让患者使用有辅助柄的镜子检查自己的姿势，如检查踝、膝和髋是否碰到轮椅；躯干姿势是否端正；双膝是否同高等。④控制危险源：脊髓损伤患者特别是四肢瘫者，由于神经末梢循环差，应远离火炉、热水器和暖水管等，以防烫伤，同时保持室内恒温。在转移或活动时，注意周围障碍物，避免不必要的受伤。未经训练的患者，尽量不要在轮椅上随意活动，特别是在轮椅转身时，应穿鞋保护足部以防受伤。注意个人卫生，二便后及时更换污秽衣物及被褥，使用中性肥皂协助患者梳洗。每日作好患者的会阴护理，避免压疮的发生。

3）饮食护理：脊髓损伤早期应静脉补充营养，待 2～3 周患者肠蠕动恢复后，可摄入高蛋白、高热量、富含纤维素的食物，有利于保持大便的通畅。

4）心理护理：由于脊髓损伤多为突发性事件，患者多有严重的心理负担及社会压力，一般会经历震惊—否定—抑郁—对抗—承认—独立—适应的过程。同样，有些患者家属也会产生不同程度的心理障碍。护理人员应根据患者不同时期的心理状态提供心理支持，持之以恒地帮助患者进行康复训练，提高生存质量。同时对家属作好相应的心理协助，帮助患者树立战胜疾病的信心。

（3）呼吸系统的训练：脊髓损伤患者长期卧床会造成全身肌力减退，呼吸肌力也会随之下降，特别是高位颈髓损伤的患者，由于其损伤平面以下所支配的呼吸肌麻痹，导致胸廓扩张和咳嗽能力下降，容易引发坠积性肺炎和肺不张。康复护理人员应指导患者进行呼吸功能训练，每日 2～3 次，每次 5～10 下；鼓励患者自主咳嗽或辅助其咳嗽可有效清除气道分泌物，预防肺炎；适当饮水，以稀释气道分泌物，有利痰液的排出；经常变换体位或采取体位引流，叩击患者胸背部，同时可指导家属单手或双手推压患者下胸部协助排痰；对高位脊髓损伤的患者禁止吸烟，防止上呼吸道感染；对气管切开辅助呼吸的患者，每天湿化气道，以稀释痰液，并配合体位引流，以助痰液的排出。

（4）排泄功能的训练：脊髓损伤后患者主要是出现便秘和排尿功能障碍，所以进行神经源性肠道训练和神经源性膀胱训练就显得尤为重要。

（5）循环系统的护理：主要是预防深静脉血栓形成，可指导患者尽早使用弹力袜和弹力绷带，注意是否有水肿，早期多做肢体训练，有利于肢体血管、神经舒缩功能的恢复。

（6）关节活动度的训练：ROM 训练有利于保持关节活动度，防止关节畸形，促进肢体的血液循环，防止关节挛缩和肌肉萎缩。同时可预防因挛缩引起的关节疼痛、异常体位、压疮和生活自理困难等。进行 ROM 训练时应注意：对影响脊柱稳定的肩、髋关节应适当限制活动；对颈椎不稳定者，肩关节外展不应超过 90°；对胸椎不稳定者，髋关节屈曲不超过 90°；同时由于患者无感觉，应避免过猛的关节活动，以防关节软组织过度牵张而损伤。对于 $T_{6\sim7}$ 损伤的患者，特别注意在腕关节背伸时应保持手指屈曲，在手指伸直时必须同时屈腕，从而保持抓握功能，并防止手内在肌的过度牵张。

（7）早期功能锻炼：早期锻炼内容主要是卧位、坐位训练。截瘫的患者通过康复锻炼可恢复站立及不同程度的行走功能；四肢瘫的患者，除不完全瘫之外，很难恢复站立和行走功能，主要是卧床训练及坐位功能锻炼，达到提高日常生活活动的目的。

3. 脊髓损伤中、后期的康复护理　脊髓损伤中后期是指受伤后 2～6 个月内。这个时期病情稳定、脊柱骨折已愈合，是脊髓损伤全面康复训练的重要阶段，为回归家庭和社会作好准备。

（1）运动功能康复护理

1）肌力训练：目的是增强残存肌力，通过训练增强背部、肩部、上肢肌肉、腹肌的肌力，使肌肉恢复实用肌肉功能，肌力达到 3 级以上。若肌力 1 级时，采用功能性电刺激的方式进行训练；肌力 2 级时，采用滑板运动或助力运动；肌力 3 级，采用渐进抗阻训练。

2）肌肉与关节牵张：目的是降低肌肉的张力，对痉挛有一定的治疗作用，是康复训练必须始终进行的项目。内容包括腘绳肌牵张、内收肌牵张和跟腱牵张训练。腘绳肌牵张训练是为了使患者直腿抬高大于 90° 以实现独立坐。内收肌牵张训练可避免患者因内收肌痉挛而造成的会阴部清洁困难，跟腱训练是为了保证跟腱不发生挛缩，以进行步行训练。

3）坐位及平衡训练：正确独立的坐姿是进行转移、轮椅和步行训练的前提。坐位训练包括静态平衡训练和躯干向前后左右及旋转活动时的动态平衡训练。病情重者可在床上进行长坐位和端坐位训练，久坐时应防止躯干两侧肌肉力量不平衡而导致的脊柱侧突。

4）转移训练：训练内容包括从卧位到坐位、床上或垫上的横向、纵向转移、床与轮椅之间的转移等，是脊髓损伤患者必须掌握的技能。

5）站立训练：患者在经过早期坐位训练后，如无直立性低血压等不良反应发生即可进行站立训练。训练可在倾斜床上进行，从倾斜 20° 逐渐增加角度到 90°，也可协助患者在佩戴腰围保持脊柱稳定的情况下训练站立。

6）步行训练：脊髓损伤患者步行的基本条件是上肢有足够的支撑力和控制力。步行训练的基础是坐位、站位平衡训练，重心转移训练和髋、膝、踝关节控制能力训练。根据患者不同的情况，选择合适的支具固定膝关节、踝关节，利用双杠或双拐、助行器练习站立和行走。

7）轮椅训练：根据患者损伤的程度选用合适的轮椅，在轮椅上训练坐位平衡、减压动作、轮椅转乘和操作轮椅的基本动作。

（2）日常生活活动能力训练：全面检查与评估患者脊髓损伤水平、损伤性质和程度、残存功能及 ADL 能力。根据脊髓损伤平面及残存功能程度的不同，指导和协助患者床上活动、就餐、洗漱、更衣、排泄、移动、使用家庭用具等。

（3）性功能障碍及康复：神经平面与性功能障碍关系密切。男性脊髓损伤患者多具备勃起功能，部分患者还具有生育能力。女性脊髓损伤患者，除生殖器感觉丧失外，生殖功能尚存，仍可生育。

（4）康复器具的使用和护理：脊髓损伤患者在中后期，将在 PT、OT 师指导下掌握其性能、使用方法和注意事项。护士在作好保护、监督患者使用辅助器具完成特定动作的同时，要及时发现患者完成动作中出现的问题，及时反馈，以便及时修正康复方案。

4. 脊髓损伤并发症的预防和护理

（1）呼吸系统：指导患者进行腹式呼吸的锻炼，定时翻身、拍背、有效咳嗽、体位引流，促使呼吸道分泌物排出。痰液黏稠者，可用超声雾化吸入或化痰剂，以利痰液的排出。加强患者的口腔护理，保持口腔黏膜的湿润，提高黏膜抗菌能力。对于气管切开的患者，必须严格无菌操作，可适当应用抗生素，预防肺部感染。

（2）泌尿系统：①在留置导尿期间，鼓励患者多饮水以稀释尿液，每天进行导尿管的护理，导尿管每两周更换一次，及时倾倒尿液，防止逆行感染。②每周评估留置导尿的必要性，尽早拔除导尿管，改成间歇性导尿。③采用主动腹压或手法刺激以减少残余尿，预防泌尿系感染。④定期进行尿常规和尿培养检查，注意观察体温和尿液的变化，作好护理记录，发现异常，及时汇报医师，予以处理。

（3）消化系统：脊髓损伤后导致躯体神经功能发生障碍，自主神经功能失去平衡，患者常出现腹胀、便秘等消化道紊乱的表现。护理人员应给予适当的饮食指导，早期控制患者的饮食，以防腹胀。便秘者需养成定时排便的习惯，可协助患者按结肠走行方向按摩腹部，帮助患者定时扩张肛门，以利排便。必要时给予胃肠减压、肛门排气、灌肠、使用缓泻剂等方法。对应用激素等药物的患者应观察治疗及用药效果，严防消化道出血。

（4）直立性低血压：①脊髓损伤患者早期使用弹力绷带从肢体远端向近心端包扎至大腿上部，松紧以小腿和大腿肌肉有一定的紧张感，不影响患者舒适和睡眠为宜。弹力绷带持续使用，直至站立训练时不发生直立性血压，能自主活动时方可撤去。②可让患者腹部佩戴腰围增加腹压。③逐步抬高床头，延长坐位时间，帮助患者适应体位的变换，循序渐进地进行斜床站立等训练。④坐轮椅时，腰要前倾有助于避免直立性低血压发生。

（5）自主神经反射障碍：脊髓损伤特别是高位颈髓或上胸段（T_6 以上）损伤的患者，易出现自主神经反射亢进，主要表现为血压升高、面色潮红、大汗、头痛、烦躁不安等，甚至出现失明或脑血管意外。护理时要注意观察以上症状的出现并积极寻找诱因，如检查膀胱是否过度充盈，导尿管是否通畅，直肠内有无嵌顿的粪块，有无嵌甲、压疮、痉挛，局部有无感染等，进一步检查衣着、鞋袜、矫形器有无压迫或不适，采取相应的措施予以解决。

（6）下肢深静脉血栓：①指导患者进行双下肢被动和主动活动，尽早应用弹力袜或弹力绷带，定时加压，促进肢体血液循环，同时抬高下肢，预防重力性水肿的发生。②尽量避免在瘫痪的下肢进行静脉穿刺。③每天比较测量双侧下肢的周径及观察有无红、肿、热现象，并及时处理下肢的其他损伤和病变。④对疑有深静脉血栓的患者，在确诊前减少肢体活动以待确诊。一旦确诊，患者必须卧床抬高患肢，2 周内减少患肢活动，以防血栓脱落。按医嘱使用溶栓和抗凝剂时，应加强用药后的巡视和护理，发现异常及时通知医师，防止突发肺栓塞。⑤鼓励患者适当增加饮水量，防止脱水或其他原因引起的血液浓缩。

（7）体温调节障碍：脊髓损伤患者易出现体温调节障碍，即体温随环境温度而变化。应注意调节室温，维持室温在 20° 左右，使用冰袋或热水袋调节温度方法一定要正确，防止冻伤或烫伤。高位脊髓损伤患者测量体温时应以口温为准，以免耽误病情的观察和治疗。

（8）其他：还应注意预防压疮、痉挛、疼痛、骨质疏松、异位骨化等并发症的发生。

（三）康复护理指导

（1）教育患者及家属学习有关脊髓损伤的基本知识和训练技能，重点指导患者进行自我护理，预防各种并发症的发生，防止二次致残。

（2）帮助患者保持良好的心理状态，让患者正确对待疾病的伤残，最大限度发挥潜在能力，提高功能训练水平，改善其生活质量。

（3）指导患者摄入丰富的蛋白质、维生素、纤维素等，增强体能、提高免疫力。

（4）养成良好的卫生习惯，使患者能自己处理大小便。高位截瘫患者指导其家属学会协助患者处理大小便。

（5）配合社会康复部门和职业康复部门，协助患者作好回归家庭和社会的准备，培养患者顽强的意志及适应社会生存的能力。

（6）共同制订长远的康复训练计划，教会患者及家属正确使用康复器具，因地制宜地坚持康复训练，防止二次致残。

（7）给予正确的性健康教育，指导患者及家属使用药物和性工具。脊髓损伤患者的性康复是维系家庭完整性的重要手段，只有获得家属的支持，才能使患者勇敢面对未来。

第四节 小儿脑性瘫痪

一、疾病概况

（一）概念

脑性瘫痪（cerebral palsy，CP），简称脑瘫，是指自受孕开始至婴儿期因各种原因所致的非进行性脑损伤综合征，主要表现为运动功能障碍及姿势异常。

（二）病因及流行病学

1. **病因** 脑瘫发生的原因非常复杂，部分虽已明确，但仍有一部分尚不清楚。一般认为，任何有害因素在胎儿期至新生儿期，影响大脑的形成和发育均可导致脑瘫。其中，胎儿脑缺氧或脑部血液灌注量不足是引起脑瘫的最重要因素。脑瘫常见的病因如下：

（1）出生前因素：母亲妊娠期大量吸烟、酗酒、用药；妊娠中毒症，外伤，妊娠期感染、先兆流产；母亲智力落后，母体营养障碍、重度贫血、风湿病、糖尿病等。近年来研究发现，基因病也是脑瘫发病的重要因素。

（2）围生期因素：早产、过期产、低体重儿、巨大儿；双胎或多胎；产程过长或急产、产伤、胎位异常；脐带绕颈、脐带过短；孕期或产程中的窒息等。

（3）出生后因素：新生儿呼吸窘迫综合征、吸入性肺炎、败血症；新生儿期的脑部感染、惊厥、缺血缺氧性脑病等。

2. **流行病学** 脑瘫的发病率在世界范围内为 1.5‰～4‰，平均约为 2‰。我国脑瘫的发病率为 1.8‰～4‰。脑瘫的发病率各国差别不大，城乡差别不大，男性略高于女性。近50 年来，由于产科技术、围产医学、新生儿医学的发展，新生儿死亡率、死胎发生率均有明显下降，但脑瘫的发病率并无减少趋势，而重症脑瘫的比例则有增多的趋势。

（三）诊断要点

（1）母孕期、围生期、新生儿期有高危因素的病史及特异症状。

（2）具有发育神经学症状

1）整体发育的延迟，特别是运动发育的延迟，低于正常平均发育水平 3 个月或以上。

2）原始反射残存。

3）自律的姿势反应出现时间延迟。

（3）神经学症状：姿势与运动异常、肌张力异常、肌力异常、腱反射异常、感觉异常、病理反射出现等特异的神经学症状。

（4）排除一过性的运动发育异常及神经系统进行性疾病。

二、康复护理评定

（一）主要功能障碍

1. 中枢性运动功能障碍 表现为运动发育落后，如患儿抬头、翻身、坐、爬、跪、站、走等运动发育落后或停滞。主动运动困难、分离运动不充分、动作僵硬、不协调、不对称、出现各种异常的运动模式，出现联合反应和不随意动作，共济失调、运动缓慢等。

根据运动障碍的性质不同，脑瘫可分为 6 型：

（1）痉挛型：此型在脑瘫患儿中最常见，占 60%～70%。主要病变在锥体束。临床以肌张力明显增高、运动发育迟缓和肢体痉挛为特征。痉挛主要出现在前臂屈肌、髋关节内收肌群、股四头肌、小腿三头肌等。由于这些肌肉的痉挛，患儿表现出相应的前臂旋前、手指关节屈曲、拇指内收、腕关节尺偏；髋关节屈曲、躯干前屈，坐位时出现圆背、"W" 状坐位，身体不能竖直；站立时足尖着地，步行时出现剪刀步态。痉挛症状在患儿用力、激动时加重，安静、睡眠时减轻。

（2）不随意运动型：此型在脑瘫患儿中占 20%～25%。主要病变在锥体外系。患儿表现为难以用意志控制的不自主运动、手足徐动、舞蹈样动作、扭转痉挛等。当患儿进行有意识、有目的运动时，不自主运动增多；安静时，不自主运动减轻或消失。患儿头部控制差，头与躯干分离动作困难，难以实现以体轴为中心的正中位运动。患儿也可表现为皱眉、眨眼、张口、脸歪向一侧等独特的面部表情。

（3）共济失调型：此型较少见，占脑瘫患儿的 5%左右。主要病变在小脑。患儿表现为肌张力降低，平衡失调，但无不自主运动。本体感觉及平衡觉丧失，不能保持稳定姿态。步行不稳，基底宽、步幅小，如醉酒步态，容易跌倒。智力多正常，无痉挛，可伴有眼球震颤，言语障碍等。

（4）强直型：此型少见，占脑瘫患儿的 5%左右。病变部位较广泛，主要表现为锥体外系损伤的症状。患儿由于全身肌张力显著增高，身体异常僵硬，活动减少。被动运动时，伸肌和屈肌都有持续抵抗，肌张力呈铅管样或齿轮样增高，尤其在缓慢运动时抵抗最大，睡眠时强直症状消失。腱反射难以引出，常伴有智力障碍、情绪异常、语言障碍、癫痫、斜视、流涎等。

（5）肌张力低下型：主要表现为四肢肌肉松软无力，自主运动少。仰卧时，四肢呈外展、外旋位，头偏向一侧；俯卧时头不能抬起，四肢不能支撑，腹部贴于床面。患儿由于肌张力低下，易发生吸吮和吞咽困难。另外，患儿呼吸运动较浅，咳嗽无力，易发生呼吸道堵塞。肌张力低下是脑瘫婴儿的早期症状，一般在 2～3 岁后转变为其他类型。

（6）混合型：上述两种或两种以上类型的症状、体征同时在一个患儿身上出现，称之为混合型。痉挛型混合不随意运动型较为常见。两种或两种以上症状同时存在时，可能以一种类型的表现为主，也可能大致相同。

根据运动障碍涉及的部位不同，脑瘫可分为 5 型：①单瘫：单个肢体受累。②双瘫：四肢受累，上肢轻，下肢重。③三肢瘫：三个肢体受累。④偏瘫：一侧肢体受累。⑤四肢瘫：四肢受累，上、下肢受累程度相似。

2. 姿势异常 由于异常肌张力的存在、原始反射的持续存在、病理反射的出现及复杂运动反应的缺如，导致患儿不能保持正常的姿势，如患儿头和四肢不能保持在中线位置上、呈现角弓反张及无法保持姿势平衡等。

3. 伴随障碍　脑瘫是脑损伤的结果，除了运动功能障碍和姿势异常外，脑瘫患儿还不同程度地伴有以下 1 种或多种障碍。

（1）语言障碍：30%～70%的脑瘫患儿有不同程度的语言障碍。主要表现为语言发育迟缓和运动性构音障碍，个别患儿完全失语。不随意运动型脑瘫患儿语言障碍较多见。

（2）智能障碍：75%的脑瘫患儿有不同程度的智能障碍，其中痉挛型四肢瘫痪和强直型脑瘫患儿智能障碍较多见。

（3）视觉障碍：50%～60%的脑瘫患儿伴有视觉障碍。主要表现为内、外斜视和弱视，少数可有视神经萎缩，动眼神经麻痹，眼球震颤及皮质盲等。

（4）听觉障碍：5%～8%的脑瘫患儿伴有听觉障碍，多为核黄疸引起，部分患儿听力减退甚至全聋，不随意运动型脑瘫患儿听觉障碍最为常见。

（5）癫痫发作：脑瘫患儿的癫痫发病率为 15%～75%不等，可在不同年龄发病，95%以上的脑瘫患儿于 1 岁以内发病。癫痫发作以痉挛型四肢瘫、偏瘫、单肢瘫和伴有智力低下者更为多见。

（6）感觉功能障碍：10%的脑瘫患儿伴有触觉消失或位置觉消失等浅深感觉障碍。

（7）认知障碍：脑瘫患儿常常无法正确辨认一些简单的几何图形，分不清物体与其所处空间背景的关系，不能识别各种颜色，记忆力差，判断力差等。

（8）情绪及行为障碍：脑瘫患儿常表现为好哭、任性、固执、孤僻、脾气古怪、易于激动、情绪不稳定等。也常伴有兴奋多动、注意力涣散、强迫动作及自我孤立等异常行为。

4. 继发障碍　主要有关节挛缩变形；肩关节、髋关节脱位；骨质疏松、骨折；变形性颈椎病、颈椎不稳定、脊柱侧弯等。继发障碍主要见于大龄脑瘫患儿和重症脑瘫患儿。

（二）康复护理评估

脑瘫的功能障碍是多方面的，包括运动、语言、认知心理和日常生活能力等。因此，对脑瘫患儿进行评估时，要把患儿看成是一个整体来进行全面的评估，不仅要评估患儿运动功能障碍的情况，而且要评估患儿整体发育、智能、语言等方面的表现；不仅要评估患儿现存的障碍和缺陷，而且要评估患儿现有的能力和潜能；不仅要对患儿本人进行评估，而且要对患儿周围环境进行评估。脑瘫患儿的康复护理评估主要包括以下内容：

1. 健康状态评估

（1）患儿一般情况：包括出生日期、出生体重（是否是巨大儿或低体重儿）、身长、头围、胎次、产次、胎龄（足月儿、早产儿、过期产儿）、单胎或双胞胎等。

（2）父母亲一般情况：包括年龄、职业、文化程度、有无烟酒嗜好等。

（3）家族史：患儿家族中有无脑瘫、智力低下、癫痫、神经管发育畸形患者，患儿母亲是否分娩过类似疾病的孩子，家族有无其他遗传病史等。

（4）母亲孕期情况：有无妊娠期并发症（如妊娠高血压综合征、糖尿病）、外伤史、先兆流产、孕早期病毒感染、接触放射线、服药史等。

（5）母亲分娩时情况：是剖宫产还是自然产，如果是自然产，是头位还是臀位；是否使用胎头吸引器或产钳助产；是否难产；有无羊水堵塞、胎粪吸入所致的出生时窒息等。

（6）患儿生长发育情况：是否按时进行预防接种；是否到过疫区；居住环境周围有无污染源；有无脑外伤史，有无胆红素脑病、脑炎等病史。

2. **发育水平评估**　主要评估脑瘫患儿的发育水平较正常同龄儿落后的程度。常用的量表有 Peabody 运动发育量表、Gesell 发育量表等。

3. **运动能力评估**　脑瘫患儿的运动能力评估包括粗大运动与精细动作的评估，粗大运动评估常用运动年龄评价（motor age test，MAT）量表和 GMFM（gross motor function measure）量表。精细动作评估常用 Peabody 精细运动发育量表。

4. **发育反射评估**　小儿反射从脊髓水平向皮质水平不断地发育，表现出明显的消长规律。在一定时期内，应该消失的原始反射不消失，应该建立的立直反应与平衡反应不建立，反映了中枢神经系统发育不成熟，进而出现运动障碍和姿势异常。因此，小儿反射发育十分准确地反映中枢神经系统的发育情况，是脑瘫诊断与评估的重要手段之一。小儿的发育反射评估包括原始反射、姿势反应、保护性反应、病理发射等。

5. **肌张力评估**　通过观察静态肌肉形态、静态姿势、触诊静态肌肉软硬度来评估肌张力；也可以通过被动活动肢体感知阻力或测量关节被动活动角度来评估肌张力。临床上肌张力等级评估常采用改良 Ashworth 痉挛量表。

6. **肌力评估**　由于长期的自主运动困难，大多数脑瘫患儿有不同程度的肌力降低。目前临床上肌力等级评估常采用 1936 年美国巴尔的摩儿科医院治疗师 Henry 和 Flerence 创立的肌力百分数分级法，该方法以抗重力运动幅度和抗阻力运动幅度为依据，将肌力从 0～100%分为 6 个等级。

7. **关节活动度评估**　脑瘫患儿的关节活动度评估常用方法如下：

（1）头部侧向转动试验：将小儿头部转向一侧，正常时下颌可达肩峰，左右对称，肌张力增高时阻力增大，下颌难以达肩峰。

（2）围巾征：检查者一手托住小儿颈部及头部，使其保持在正中位，另一手将小儿手通过前胸拉向对侧肩部，使上臂围绕颈部，观察肘关节和中线的关系（图 4-4-1）。新生儿肘不过中线，4～6 个月小儿肘过中线。肌张力低下时，手臂会像围巾一样紧紧围在脖子上，无间隙；肌张力增高时肘不过中线。

（3）腘窝角：小儿仰卧位，屈曲大腿使其紧贴到胸腹部，骨盆不要离开床面，然后伸直小腿，观察大腿与小腿之间的夹角（图 4-4-2）。

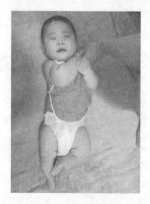

图 4-4-1　围巾征

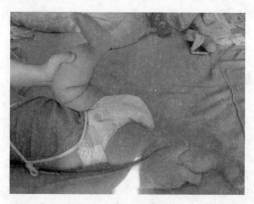

图 4-4-2　腘窝角

（4）足背屈角：小儿仰卧位，检查者一手固定小腿远端，另一手托住足底向背侧推，观察足从中立位开始背屈的角度（图 4-4-3）。足背屈角有快慢之分，快角是指快速牵拉跟腱足背屈的角度，慢角是指缓慢牵拉跟腱足背屈的角度，一般快角和慢角的差别不超过 10°，如超过 10°，则考虑为异常。

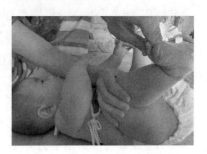

图 4-4-3　足背屈角

（5）跟耳征角：小儿仰卧位，检查者牵拉足部尽量靠向同侧耳部，骨盆不离开床面，观察足跟及髋关节的连线与桌面的夹角（图 4-4-4）。

（6）股角：又称内收肌角。小儿仰卧位，检查者握住小儿膝部，使下肢伸直并缓慢拉向两侧，尽可能达到最大角度，观察两大腿之间的夹角（图 4-4-5），两侧不对称时应分别记录。

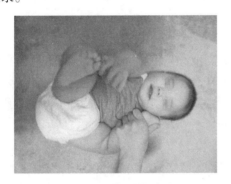

图 4-4-4　跟耳征角

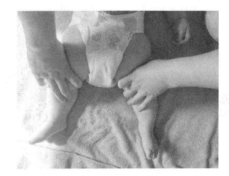

图 4-4-5　股角

被动屈伸肢体时观察腘窝角、足背屈角、跟耳征角和股角的关节活动角度，肌张力增高时角度减小，肌张力降低时角度增大。小于 1 岁正常小儿各关节活动范围见表 4-4-1。

表 4-4-1　正常小儿各关节活动范围（<1 岁）

月龄	1～3 月龄	4～6 月龄	7～9 月龄	10～12 月龄
内收肌角	40°～80°	70°～110°	100°～140°	130°～150°
腘窝角	80°～100°	90°～120°	110°～160°	150°～170°
跟耳征角	80°～100°	90°～130°	120°～150°	140°～170°
足背屈角	60°～70°	60°～70°	60°～70°	60°～70°

8. **智力评估**　脑瘫患儿多合并智力低下，智商高低直接影响患儿的预后。小儿智力评估的方法较多，基本上分为两大类：一类是筛查性的智力测验，如丹佛发育筛查测验（Denvor developmental screening，DDST）、绘人像测验（draw a man test）等；另一类是诊断性的智力测验，如斯坦福–比奈智力量表（Stanford Binet intelligence scale）、韦氏儿童智力量表（Wechsler intelligence scale for children，WISC）等。由于脑瘫患儿常伴有运动、语言、认知等多种功能障碍。智力测验结果的准确性较差，不能真实反映患儿的智力水平。

9. **语言功能评估**　约有 70% 的脑瘫患儿伴有不同程度的语言障碍，以语言发育迟缓和构音障碍为主。语言发育迟缓评估主要用"S-S"语言发育迟缓评价法，构音障碍评估主要用中国康复研究中心构音障碍评定法。

10. 感、知觉功能评估 通过浅、深、复合感觉检查来确定患儿是否存在感觉障碍，也可以通过询问家长，得知患儿是否不喜欢他人抚摸或搂抱，是否对各种感觉反应不灵敏等。认知功能根据儿童发育不同年龄阶段应具备的认知能力，参考和应用各类量表或自行编制量表进行评估。

11. 日常生活活动能力评估 日常生活活动包括运动、自理、交流及家务活动等。日常生活活动能力评估，对确定患儿能否独立及独立的程度、判定预后、安排回归家庭或回归社会都十分重要。评估可让患儿在实际生活环境中进行，通过观察患儿完成实际生活中的动作情况，以评估其能力。有些不便完成或不易完成的动作，如大小便控制、个人卫生管理等，可通过询问患儿本人或家长获取结果。常用的量表有中国康复研究中心儿童日常生活活动能力评定量表和儿童功能独立检查量表（the functional independence measure for children，WeeFIM）。

12. 心理社会评估

（1）评估患儿家长对患儿患病的反应，采取的态度和认识程度，以及家庭和社会支持系统情况。一般家长内心十分痛苦和忧虑，一方面会产生负罪感，尤其是母亲，认为是自己的过失造成了孩子的不幸，往往处在深深的自责中，觉得对不起孩子；另一方面对预后非常担忧，考虑是否会导致患儿终身残障。家长的情绪和反应会影响患儿，使患儿处于紧张、低沉、不安的环境中。

（2）脑瘫患儿也存在心理与社交等方面的障碍，在情绪方面表现为紧张、焦虑、恐惧，年龄较大的患儿因担心被人讥笑而情绪消沉、自卑，感到孤独、不幸；在行为方面表现为固执、反抗、多动、强迫行为、攻击行为等；在社交方面表现为患儿社会活动少，多有退缩、孤独、不敢也不善于主动与人交往。心理与社交方面的障碍，对患儿十分不利，不仅影响治疗效果，对患儿的预后也有较大影响，所以治疗前要对患儿的心理状态、精神状态进行评估，注意患儿的性格特点与心理变化，可通过询问病史或与其父母交谈发现问题。

13. 辅助检查

（1）影像学检查：头部 CT 和 MRI 的表现可以了解颅脑的结构有无异常，对脑瘫的诊断及预后的判断起到重要的作用。临床确诊脑瘫患儿的头部 CT 异常率为 80%，MRI 的异常率在 90%左右。随着医学影像学的快速发展，MRI 检查方法的不断改进和完善，MRI 弥散成像、灌注成像、MRI 波谱分析及 PET 等脑部功能检查方法的广泛应用，将对脑瘫有更全面、更深入的认识。

（2）脑电图检查：脑电图为脑瘫的诊断、治疗、预后判断等方面提供依据，具有明确高危因素的脑瘫患儿应定期检查。异常脑电图主要以弥漫性改变为主，可有节律失调，低电压不对称或出现慢波、棘波等，睡眠时表现为低电压不对称，低波幅快波或快波缺如，睡眠纺锤波缺失及发作波等。痉挛型脑瘫患儿脑电图异常率最高，不随意运动型脑瘫患儿脑电图异常率较低。

（3）脑干听觉诱发电位检查：约 80%脑瘫患儿的脑干听觉诱发电位测定结果异常，其中偏瘫患儿的异常率较高。

（4）其他检查：如听力检查、视力检查、甲状腺功能、免疫功能测定等。

三、常见护理问题

1. **躯体移动障碍** 与关节挛缩等继发损害有关。
2. **言语沟通障碍** 与语言障碍、认知障碍和心理社交障碍等有关。
3. **生活自理缺陷** 与认知功能及运动功能障碍有关。
4. **恐惧** 与语言障碍、认知障碍和心理社交障碍等有关。

四、康 复 护 理

（一）康复护理原则与目标

1. **康复护理原则**
（1）早期发现、早期康复。
（2）按小儿发育规律循序渐进。
（3）全面康复，以功能训练为主，注重医教结合。
（4）结合儿童年龄及发育特点，穿插游戏和娱乐活动，引发患儿的主动性。
（5）结合日常生活，强调家长参与。
（6）预防继发性残疾的发生。

2. **康复护理目标**
（1）短期目标：创造良好的生活和训练环境，促进患儿身心的全面发展，提高康复疗效；采取康复护理措施，纠正患儿的异常姿势，预防关节挛缩等继发性障碍及因跌伤造成的二次损伤，最大限度地减少并发症，提高生活自理能力；做好患儿日常生活护理，加强营养、预防感染，对有吞咽障碍的患儿应防止呛咳或窒息；经常给患儿家长以咨询和指导，争取家长的配合。
（2）长期目标：通过综合的康复护理，使脑瘫患儿在身体、心理、职业、社会等方面达到最大程度的恢复和补偿，实现最佳功能和独立，提高生活质量，争取达到生活自理并能够接受正常教育或特殊教育，平等享有权利，参与社会。

（二）康复护理措施

1. **创建整洁、舒适、安全的康复环境** 理想的康复环境有利于康复目标的实现。其中，安全性是理想康复环境的最重要环节，要全面考虑环境设施的安全性，确保患儿的安全使用。例如，应选择带有护栏的多功能床；避免灯光直接刺激患儿的眼睛；房间内有无障碍设施，方便患儿及轮椅出入；通道应安装扶手、呼叫器；地面应防滑等。有条件可以给患儿建立多感官刺激室，如用鲜艳的色彩刺激患儿的视觉，不同质地的玩具刺激患儿的触觉，悦耳的音乐刺激患儿的听觉等。

2. **运动功能障碍及姿势异常的康复护理**
（1）抱姿指导：首先要掌握患儿的障碍特点、患儿的活动能力、患儿需要何种程度的扶持，抱起患儿时需要控制的身体部位等。不同类型的患儿抱法不尽相同，如果抱姿不正确，异常姿势得以强化，阻碍了正常姿势的形成，会影响患儿的康复效果。
1）痉挛型患儿的抱姿：患儿双上肢放在抱者的双肩上，尽可能地环绕抱者的颈部，将患儿两下肢分开置于抱者的腰部，可以降低下肢肌张力（图4-4-6）。

2）不随意运动型患儿的抱姿：将患儿双下肢靠拢，髋关节充分屈曲，膝关节尽量靠近胸部，抱者用上臂控制患儿双上肢，防止患儿肩与上肢向后方用力，同时用胸部抵住患儿头部，防止头后仰。此姿势时间不宜过长，可在此姿势下左右摇晃患儿（图4-4-7）。

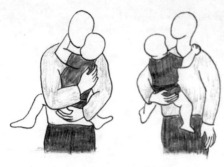

图 4-4-6　痉挛型患儿的抱姿

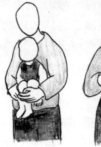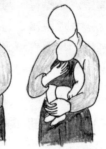

图 4-4-7　不随意运动型患儿的抱姿

3）肌张力低下型患儿的抱姿：患儿身体软弱无力，头颈部无自控能力。因此，最重要的是给患儿很好的依靠，在髋关节屈曲状态下，促进头与脊柱的伸展，保持姿势对称（图4-4-8）。

4）屈曲占优势患儿的抱姿：一手扶持患儿躯干及一侧上臂，另一手扶持骨盆，防止双下肢交叉（图4-4-9）。

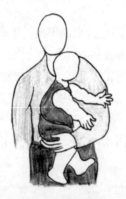

图 4-4-8　肌张力低下型患儿的抱姿

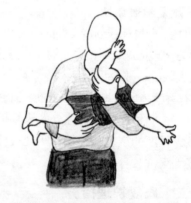

图 4-4-9　屈曲占优势患儿的抱姿

5）伸展占优势患儿的抱姿：抱者面对患儿，双手伸于其腋下，使患儿头部呈前屈姿势，双上肢前伸，从仰卧位拉起患儿呈坐位。此姿势有利于患儿髋关节、膝关节屈曲（图4-4-10）。

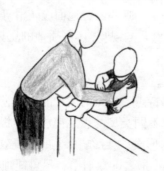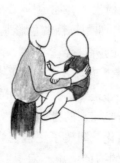

图 4-4-10　伸展占优势患儿的抱姿

6）重度角弓反张患儿的抱姿：使患儿头部、肩部、髋关节及膝关节呈屈曲姿势（图4-4-11）。

7）年长儿、体重较大患儿的抱姿：采用两人同时抱法，一人背对患儿，肩负其前臂，握住患儿双手，令其双上肢前伸；另一人面对患儿，双臂夹住患儿双足于腋下或用肘部将其双足固定于躯干两侧，用手托住患儿双侧髋关节，拇指向下推压骨盆，使患儿的髋关节充分伸展（图4-4-12）。

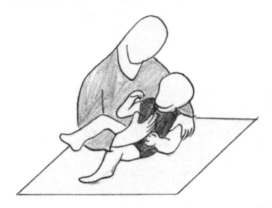

图4-4-11　重度角弓反张患儿的抱姿

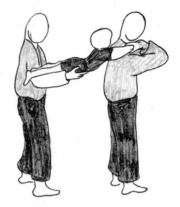

图4-4-12　年长儿、体重较大患儿的抱姿

（2）正确体位摆放：是指为防止或对抗异常姿势的出现，保持正常运动模式，促进正常运动发育所采取的治疗体位。

1）头部及肩部的控制：脑瘫患儿头部与肩部的位置异常会引起异常的姿势与异常的运动，进一步影响患儿进食、穿衣等日常生活动作。因此，应对脑瘫患儿头部及肩部的位置进行正确的控制。仰卧时头过度后仰、肩部向前伸出的患儿，护理人员用双前臂压住患儿双肩，使双肩向下，然后将两手放于患儿头的两侧轻轻向上抬起，牵拉颈部伸肌。坐位时肩胛带内收，两上肢屈曲向后，头过度后仰的患儿，护理人员将双手从患儿颈部绕向后方置于肩部，向前、向外方向牵拉肩胛带，头部从伸展位变为屈曲位。若患儿表现为全身软弱无力，头不能抬起时，护理人员将拇指放于患儿两侧胸前，其余四指放于两肩后部，将两肩拉向前方，同时拉起躯干，这样可促进患儿抬头，并能较轻松地保持这种姿势。

2）正确卧姿：仰卧位，将患儿头及肩垫起，屈髋屈膝，以防身体挺直，同时，在床上方悬吊玩具以增加视觉刺激；侧卧位，保持双上肢前伸，两手靠近，位于上方的髋膝屈曲向前，抑制异常反射；俯卧位，可通过视觉、听觉刺激及手法刺激促使患儿抬头，有利于训练患儿头的控制能力（图4-4-13）。迷路反射持续存在时，不宜采用俯卧位。

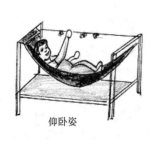

仰卧姿

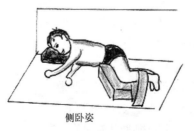

侧卧姿

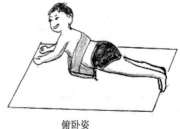

俯卧姿

图4-4-13　患儿正确卧姿

3）正确坐姿：脑瘫患儿在床上的正确坐姿。痉挛型脑瘫患儿：护理人员在患儿身后，将双上肢从患儿腋下伸向大腿，双手扶在患儿大腿内侧，将患儿拉向自己，使患儿躯干的重量负荷于他自己的坐位支撑面上，并保持双下肢外展的姿势（图 4-4-14）。多数患儿在床上坐位时不以坐骨结节为支撑点，而体重多负荷于骶骨上，呈现脊柱屈曲、骨盆后倾的姿势。这样的患儿禁忌取伸腿坐位，最好坐在椅子或木箱上，使双足支撑于地面。如果患儿大腿后侧肌群明显紧张，则可坐于三角垫上，伸直双腿。不随意运动型脑瘫患儿：将患儿双下肢屈曲，紧贴腹部，护理人员握住患儿双肩，缓慢加压的同时将两肩向前向内推压，这样患儿就可以将双手伸出，在前面支持身体或抓握玩具。

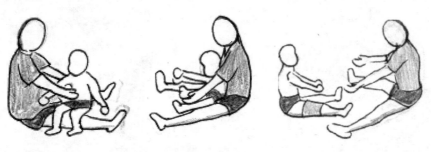

图 4-4-14　床上坐姿

脑瘫患儿在椅子或凳子上的正确坐姿（图 4-4-15）。痉挛型脑瘫患儿可选用不带靠背的凳子或小木箱练习坐姿，保持头颈与脊柱成一直线，同时髋关节屈曲、膝关节屈曲，全脚掌着地。不随意运动型脑瘫患儿可选用高度适合的靠椅，令其髋、膝、踝关节均屈曲 90 °。也可将患儿两腿分开，令患儿骑跨在有靠背的椅子上，双手抓住靠背。肌张力低下型脑瘫患儿坐在椅子上表现为脊柱不能竖直，头不能抬起，护理人员可用两手扶持在患儿两侧腰骶部，四指在外侧，拇指放于脊柱两侧轻轻向下推压，给患儿一个支点，促进患儿抬头与躯干伸直。

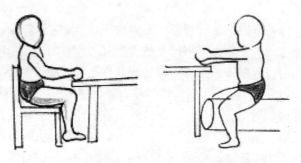

图 4-4-15　凳上坐姿

4）正确睡姿：正确的睡眠体位对抑制脑瘫患儿的异常姿势、促进正常姿势的发育至关重要。痉挛型脑瘫患儿宜采用侧卧位，侧卧位有利于降低肌张力，缓解痉挛，促进对称动作的出现。屈曲占优势的脑瘫患儿宜取俯卧位睡眠。在患儿胸前放一低枕，使其双臂向前伸出，当患儿头能向上抬起或能转动时，可以去掉枕头，让其取俯卧位睡眠。伸展占优势的脑瘫患儿，除了上述侧卧位外，也可采用仰卧位，但必须将患儿放置在恰当的悬吊床内，保持头在中线位置。为避免患儿的视野狭窄或斜视，可在悬吊床上方悬挂一些玩具，吸引患儿的注意。同时，将患儿双手放在胸前，有利于患儿手部功能的恢复。

3. **进食活动的康复护理** 脑瘫患儿出现摄食障碍将影响其营养摄入，而良好的营养状况是患儿生长发育及康复训练的基础。因此，在患儿进食时，应给予一定的指导。首先，进食时要使患儿保持坐位或半卧位，头处于中立位，可以采用抱坐进食、面对面进食，也可以根据患儿自身特点来选择最合适的进食体位。对于坐位困难的患儿可用靠垫等支撑身体，调整双上肢于胸前正中，进而辅助进食，也可让患儿坐在固定的椅子上进食，通过固定坐姿矫正，维持有利的进食体位。

其次，辅助进食时应注意：汤匙进入口腔的位置要低于患儿的口唇，要从口腔的中央喂入，喂食者避免从患儿头的上方或侧方喂食，防止患儿头部过度后仰或向一侧回旋；对于咀嚼、吞咽困难的患儿，护理人员将食物喂到患儿口内时，要立即用手托起患儿下颌，促使其闭嘴；若食物不能及时咽下，护理人员可轻轻按摩患儿颌下舌根部，以促进吞咽动作的完成；在喂食时，切勿在患儿牙齿紧咬的情况下，强行将汤匙抽出，以防损伤患儿的牙齿及口腔黏膜；应创造良好的进食环境，避免精神刺激，鼓励年龄较大的患儿自主进食。

4. **穿、脱衣物的康复护理**

（1）衣服的穿脱：脱套头衫或背心时，先用健手或功能较好的手拉起衣领，将衣服从头上脱下，然后，健侧或功能较好的一侧先脱下衣袖，患侧或功能较差的一侧后脱下衣袖；穿衣时，先穿患侧或功能较差一侧的衣袖，再穿健侧或功能较好一侧的衣袖，然后用健手或功能较好的手将衣服套入头部，拉下衣角。穿脱对襟衣服时，可先将衣服下面的纽扣扣好，根据患儿的情况，留1~2个上面的纽扣不扣，然后按照套头衫的穿、脱方法进行。

（2）裤子的穿脱：取坐位，先将患侧或功能较差一侧的下肢套入裤筒，再穿另一侧，然后躺下，做桥式动作，向上提拉裤子到腰部并系好。双下肢障碍较重的患儿，双腿先套上裤子后，转成右侧半卧位，提拉左侧裤筒，再转成左侧半卧位，提拉右侧裤筒，左右交替进行。脱法与穿法相反。通常先学脱，再学穿。

5. **洗浴的康复护理** 为患儿进行洗浴时应注意：调节浴室温度在27℃左右；调节水温在38~39℃；浴室内应设有防滑垫、扶手等安全措施；提前准备好患儿的洗浴用品；应精心设计浴盆，如浴盆底要倾斜，以便能支撑患儿背部，或者准备一个可固定于浴盆上的防滑枕，以便患儿能躺卧于浴盆中；痉挛型脑瘫患儿洗浴时，可以将一个大球（充一半的气体）放于浴盆中，患儿可坐于或俯卧于其上进行洗浴；不随意运动型脑瘫患儿坐位不稳定，可以用松紧带固定患儿的背部。

6. **排泄的康复护理** 记录患儿24小时内排便的次数和时间；能取坐位的患儿，让其养成坐在坐便器上排便的习惯；使用痰盂时，应把痰盂放在一个方形或圆形的痰盂盒中，以增加稳定性，盒子的高度以患儿坐在其上双脚能踏到地面为宜；坐位不稳定的患儿可用有靠背的坐便器。

7. **伴随障碍的康复护理**

（1）语言障碍的康复护理：首先要保持正确的坐姿，维持患儿头于中立位；与患儿交流时，护理人员的视线应与患儿的视线在同一高度上；不管患儿懂或不懂，都要利用各种机会与其交流；为了建立患儿说话的信心，要鼓励患儿发声，当患儿发声时要立刻答应并与其对话，同时给予表扬和鼓励；语言训练是一项长期而艰苦的工作，需要极大的耐心与持之以恒。

（2）心理障碍的康复护理：脑瘫患儿是不幸的，承受着身心双重痛苦。护理人员应给予患儿更多的爱心，对其运动、语言、智力等方面的功能障碍不歧视、不嘲讽，对患儿态度和蔼、亲切，耐心细致地照顾患儿，让其感受到温暖和关爱。经常与患儿交流，包括眼睛的、语言的、身体的。多给患儿讲故事，多组织患儿一起做游戏。对学龄期患儿教其掌握正确的执笔姿势和书写动作，进而学习写字、画画等。对于患儿家长，要给予充分的理解和支持。首先帮助家长正确认识早期康复的重要性，最大限度地减轻患儿的残障程度，提高患儿的自理能力。经常与家长沟通，了解他们的想法和要求，耐心地解答他们提出的问题，减轻家长的焦虑心理，使他们树立康复的信心，积极配合并参与患儿康复训练，为患儿的康复治疗创造一个良好的氛围。

（3）癫痫的康复护理：癫痫发作时应立即使患儿平卧，头偏向一侧，保持呼吸道通畅，有舌后坠者可用舌钳将舌拉出，防止窒息；注意患儿安全，防止患儿抽搐时造成的骨折和皮肤破损；适当活动与休息，避免患儿情绪紧张。

（三）康复护理指导

脑瘫的康复是一个长期的过程，所需费用高、耗时长、给家庭和社会带来极大的负担。因此，加强宣教，积极预防具有重要意义。同时，在康复过程中加强对患儿家长的指导，使其了解脑瘫的一些知识，减轻恐慌心理，树立康复信心，最终使患儿学会基本的生活技能，适应环境，回归家庭，回归社会。

1. **介绍脑瘫的一般知识**　给家长介绍脑瘫的一般知识，包括病因、临床表现、治疗方法、预后及康复护理的相关知识，减轻家长的恐慌心理，以积极的心态配合治疗。

2. **指导家庭训练**　家庭治疗是脑瘫康复的一个重要环节，患儿每天通过日常生活动作的完成，来达到训练的目的。因此，应教给家长、患儿日常生活活动训练的内容和方法，包括脑瘫患儿正确的卧床姿势、正确抱姿、正确的进食体位等。避免过分保护，多采用鼓励性和游戏化的训练方式。

3. **安全指导**　脑瘫患儿由于存在多种功能障碍，很容易发生意外。因此，应指导患儿家长采取各种措施保证患儿安全。如保持呼吸道通畅，进食、进水时防止呛入气道，防止分泌物及残存食物阻塞呼吸道；对卧床患儿加用床挡保护，避免坠床；暖水瓶、热水袋等物品远离患儿，防止烫伤等。

4. **脑瘫的预防**　宣传预防脑瘫发生的知识和措施，从产前保健、围生期保健和出生后保健三个阶段进行预防。宣传优生优育，实行婚前保健，避免近亲结婚，阻断遗传病及先天缺陷；积极开展产前检查，防止感染性疾病发生；避免早产、低体重儿和巨大儿出生；预防窒息、颅内出血、核黄疸；出生后定期到医疗机构进行体格检查，特别是母亲妊娠期有异常，如难产、早产、新生儿窒息等情况者更应密切观察；预防感染性疾病、预防高热惊厥等发生。

第五节　老年期痴呆

一、疾病概况

（一）概念

老年期痴呆（dementia）是由于脑功能障碍而产生的获得性和持续性智能障碍综合征，

是老年期出现的慢性渐进性精神衰退疾病。它是一种脑部疾病，患者在意识清醒状态下出现的持久的、全面的智能衰退。临床表现为：记忆力、定向力、决策力、注意力、言语能力、思考能力、视觉、空间觉的退化和性格、脾气改变并影响日常生活与社会参与能力。痴呆发病缓慢，患者往往不能说清楚明确的起病时间，病程长达 6~12 年。

痴呆分为可逆性和不可逆性两大类。可逆性痴呆：感染性因素、代谢紊乱因素、抑郁症、脑部肿瘤、营养缺乏导致的痴呆；不可逆性痴呆：阿尔茨海默病（Alzheimer disease，AD，最为常见，占 50% 多）、血管性痴呆（约占 20%），路易小体痴呆及其他 50 多种罕见型痴呆。可逆性痴呆虽然所占比例很少，但只要解除诱发因素，痴呆可以逆转，故临床的及时识别和尽早干预尤为重要。

（二）病因及流行病学

根据《2015 全球阿尔茨海默病报告》的数据显示，全球 AD 患者 4680 万，每 3.2 秒就有一个新发病例，60 岁及以上人群 AD 发病率估计从中欧的 4.6% 到南非及中东地区的 8.7%，而其他地区介于 5.6%~7.6%。中国目前有 900 万~1000 万 AD 患者。

阿尔茨海默病（Alzheimer disease，AD）于 1906 年由德国一名内科医生——Alois Alzheimer 报告第一个病例，后以他的姓——阿尔茨海默（Alzheimer）命名。

因对 AD 的研究相对较多，人们对 AD 的了解也较多，并且 AD 占痴呆的 50% 以上，本章以 AD 为例，对痴呆进行讨论。

AD 病因尚未明确，主要的学说包括以下几种：

1. **分子遗传学研究**　遗传因素，ApoE4 基因是已知的迟发性，散发性 AD 的遗传风险因素。但绝大部分患者的发病原因还不能解释，更多的新基因需要被发现、被验证。

2. **神经病理学研究**　神经病理检查发现，AD 患者的大脑皮质萎缩、脑回变平、脑沟增宽、脑室扩大、脑体重减轻。以颞、顶叶和海马的萎缩最明显。AD 病因复杂，其中 β 淀粉样蛋白连锁反应学说被医学界最为接受。该学说认为大脑内异常沉淀的 β 淀粉样蛋白斑和高度磷酸化的 Tau 蛋白构成的神经纤维缠绕导致神经元坏死。

3. **神经生化研究**　生化研究发现 AD 患者脑内乙酰胆碱、去甲肾上腺素及 5-羟色胺均减少。乙酰胆碱的减少在海马部位最为明显。研究表明，脑内胆碱能系统缺陷在 AD 发病中起重要作用。

2014 年美国老年精神病学会发布了 AD 的 7 个风险因子：抑郁、糖尿病、吸烟、中年肥胖、中年高血压、低受教育程度、缺乏锻炼。

（三）诊断要点

AD 的诊断主要依靠病史、病程的特点、临床体格检查和辅助检查进行综合分析。ICD-10 关于 AD 的诊断标准：①慢性、进行性认知功能受损（病程至少 6 个月）：记忆力、定向力、决策力、注意力、言语能力、思考能力、视觉、空间觉等至少两项功能退化；②意识清楚；③认知退化同时伴有情绪控制、社会行为或动机退化并影响患者生活。

二、康复护理评定

（一）主要功能障碍

AD 功能障碍简单地可以分为两大类：认知功能障碍和痴呆精神行为症状，并且影响日常生活能力。

1. 认知功能障碍

（1）记忆力减退：早期以近期记忆下降为主，患者往往记不清几天前甚至几分钟前发生的事情，但对很久以前发生的事情却记得清清楚楚。中期开始远期记忆慢慢受损，有的患者的记忆停留在某一段特殊的时期。到终末期近、远期记忆严重受损，甚至完全丧失。患者对最亲近的人、物：如配偶、子女、居住很多年的房子等一概没有记忆。

（2）计算能力下降：尤其是进位、退位的加、减法。很多 AD 患者最初引起家人注意是因为处理财务：天天去买菜，但是钱算不清楚了；忘记支付一直在支付的账单或购买物品不会正确计算钱。

（3）言语功能障碍：患者出现构词障碍、词不达意、言语表达不流畅、重复发没有意义的声音到终末期完全失语。

（4）其他认知功能障碍：定向力衰退，患者在熟悉的地方迷路；决策力受损，患者优柔寡断，依赖别人做决定；视、空间觉减退，患者不会辨别颜色，看物体视野缺如等详见表 4-5-1。

2. 精神行为障碍

AD 合并精神行为症状（behavioral and psychological symptoms of dementia，BPSD）可以出现在 AD 的任何阶段，一般中期明显，晚期开始慢慢减弱。BPSD 包括：抑郁、焦虑、妄想、幻想、错认等精神异常及重复、漫游、激越行为、黄昏症候群、跟脚、性欲脱抑制、昼夜颠倒等行为异常。BPSD 是 AD 护理和康复的难点，是导致照护者负担与压力的主要来源，也是患者给自身及照护人员造成风险的主要原因。

3. 生活自理能力障碍

AD 各期随着认知能力下降，会出现不同程度的生活自理能力障碍，到终末期完全卧床，详见表 4-5-2。

表 4-5-1   AD 各期认知、情绪改变

	早期	中期	晚期	终末期
记忆和思维	近期记忆障碍	近期和远期记忆障碍	对近期和过去的事件记忆严重受损	对过去和未来没有明显意识
	注意力集中欠佳	忘记自己个人经历		
	决策力欠佳	可能开始忘记朋友和家人		
	丢失东西或放错地方			
语言	记住正确的单词和名字的有困难	可能不了解你在说什么	无法进行有意义的对话	不说话或仅说一些单词尚能然意识到移动或触摸
	重复语句或者问题	失去自我表达需求的能力	通过叫喊表达未满足的需求	
情绪	可能变得抑郁或孤僻	更容易生气和沮丧	出现沉默寡言	显示情感的能力严重下降
		可能出现情感缺乏	很难接近	

表 4-5-2　AD 各期日常生活能力改变

早期	中期	晚期	终末期
家务组织和管理能力下降，如清洁，烹饪和整理花园	穿衣，选择衣服，整理衣服，扣纽扣、拉链需要帮助	解释个人护理会存在问题，会感到害怕或不安	需要全部的日常照护忘记怎样走路
无法处理财务	仪表：缺乏对细节的关注；刮胡子、刷牙需提醒；无法化妆	没有帮助时会忘记走路	大小便失禁很少移动
活动困难	洗澡：忘记洗澡；可能洗澡时怕水	失去坐直、抬头、微笑的能力	食欲缺乏
可能会在熟悉的地方开车时迷路	排泄：很难找到厕所；忘记擦和（或）冲洗；失禁发作	晚期依赖于护理人员：穿衣，仪表，进食，上厕所	吞咽困难
可能会用错药	进食：忘记吃或喝；忘记怎样使用餐具；可能缺乏餐桌礼仪	可能忘记咀嚼食物或吞咽	肌肉收缩
可能会对以前的活动不感兴趣		可能更喜欢吃软的，甜的食物容易疲劳和短期睡眠	感知到活动或触摸经常睡觉

（二）康复护理评估

1. 简易智力状态检查（mini-mental state examination，MMSE）　是从时间、地点的定向力、即时记忆和短时记忆、注意力和计算力、语言能力对患者认知能力进行测试。该表总分 30 分，≤24 分为认知功能障碍。MMSE 得分受文化程度影响，国内有学者报告文盲组≤17 分为认知功能障碍，小学文化组≤20 分为认知功能障碍。该测试简单，能在短时间内了解患者总体认知功能，一般用于社会健康人群筛查，详见表 4-5-3。

表 4-5-3　简易智力状态检查（MMSE）

项目		得分					
定向力	1. 今年是哪一年					1	0
（10分）	现在是什么季节					1	0
	现在是几月份					1	0
	今天是几号					1	0
	今天是星期几					1	0
	2. 你住在哪个省					1	0
	你住在哪个县（区）					1	0
	你住在哪个乡（街道）					1	0
	咱们现在在哪个医院					1	0
	咱们现在在第几层楼					1	0
记忆力（3分）	3. 告诉你三种东西，我说完后，请你重复一遍并记住，待会还会问你（各 1 分，共 3 分）				3	2 1	0
注意力和计算力（5分）	4. 100-7=? 连续减 5 次（93、86、79、72、65。各 1 分，共 5 分。若错了，但下一个答案正确，只记一次错误）	5	4	3	2	1	0
回忆能力（3分）	5. 现在请你说出我刚才告诉你让你记住的哪些东西				3	2 1	0
语言能力（9分）	6. 命名能力						
	出示手表，问这个是什么东西					1	0
	出示钢笔，问这个是什么东西					1	0
	7. 复述能力					1	0
	我现在说一句话，请跟我清楚的重复一遍（车来人往真热闹！）						

续表

项目		得分
语言能力 （9分）	8. 阅读能力 （闭上你的眼睛）请你念念这句话，并按上面意思去做	1　　0
	9. 三步命令 我给您一张纸请您按我说的去做，现在开始："用右手拿着这张纸，用两只 手将它对折起来，放在您的左腿上。"（每个动作1分，共3分）	3　2　1　0
	10. 书写能力要求受试者自己写一句完整的句子	1　　0
	11. 结构能力 （出示图案）请你照上面图案画下来	1　　0

2. 临床痴呆评定（clinical dementia rating，CDR）　从患者记忆力、定向力、判断和解决问题能力、社会功能、家庭及业余活动功能、个人生活功能6个方面分别评估，能较快地评估患者的认知功能，用于评估有无痴呆及痴呆的严重程度，详见表4-5-4。

表4-5-4　临床痴呆评定（CDR）分级标准

项目	无痴呆 CDR 0	可疑痴呆 CDR 0.5	轻度痴呆 CDR1.0	中度痴呆 CDR2.0	重度痴呆 CDR3.0
记忆力	无记忆力缺损或只有轻度不恒定的健忘	轻度、持续的健忘；对事情能部分回忆，属"良性"健忘	中度记忆缺损；对近事遗忘突出，有碍日常活动的记忆缺损	严重记忆缺损；能记住过去非常熟悉的事情，新材料则很快遗忘	严重记忆丧失；仅存片断的记忆
定向力	完全正常	除时间定向有轻微困难外，能完全正确定向	时间定向有中度困难；对检查的地点能定向；在其他地点可能有地理性失定向	时间定向有严重困难；通常对时间不能定向，常有地点失定向	仅有人物定向
判断和解决问题能力	能很好解决日常问题、处理职业事务和财务；判断力良好，与过去的水平有关	在解决问题、判别事物间的异同点方面有轻微缺损	在解决问题、判别事物间的异同点方面有中度困难；社会判断力通常保存	在解决问题、判别事物间的异同点方面有严重损害；社会判断力通常受损	不能做出判断，或不能解决问题
社会事务	在工作、购物、志愿者和社会团体方面独立的水平与过去相同	在这些活动方面有轻微损害	虽然可能还参加但已不能独立进行这些活动；偶尔检查是正常	不能独立进行室外活动；但可被带到室外活动	不能独立进行室外活动；病重得不能被带到室外活动
家庭爱好	家庭生活、爱好和需用智力的兴趣均很好保持	家庭生活、爱好和需用智力的兴趣轻微受损	家庭活动轻度障碍是肯定的，放弃难度大的家务，放弃复杂的爱好和兴趣	仅能作简单家务，兴趣保持的范围和水平都非常有限	丧失有意义的家庭活动
个人生活	完全有能力自我照料	完全有能力自我照料	需要督促	在穿着、卫生、个人财务保管方面需要帮助	个人料理需要很多帮助；经常二便失禁

注：①评定时只考虑认知功能减退所致的功能变化，不考虑躯体疾病及抑郁、人格改变所致者；②记忆（M）是主要项目，其他是次要项目；③按照6个方面的总评定级，多数方面在哪一级，则为总评的级别；结果若干项目评估有较大差别，则由临床医生综合判断。

3. 辅助检查　脑CT、MRI、PET、SPECT、脑电图及其他实验室检查。

三、康复护理

（一）康复护理原则与目标

1. 康复护理原则　运动功能训练、认知功能训练与生活促进训练相结合的人性化、个性化康复。

2. 康复护理目标

（1）延缓疾病进展：阿尔茨海默病至今没有可以治愈的方法，其病程一直处于进展状态。早期进行康复训练，可以尽可能维系其现存的功能，延缓大脑功能衰退。

（2）保持患者舒适：阿尔茨海默病患者往往不能表达他们的生理需求，但他们对于寒冷、饥渴、疼痛、失禁等的感知能力仍然存在。护理人员应该主动体察患者的生理需求，保持患者身体舒适。

（3）维护患者尊严：阿尔茨海默病患者可能会忘记，也可能不会表达情感，但他们的社交体察力没有消失，他们能够本能地感知到谁对他们尊重、谁友好。感到尊严受损是阿尔茨海默病患者产生焦虑，甚至激越行为的主要诱因之一。护理人员在跟阿尔茨海默病患者交往过程中，应该尽可能维护其尊严。

（二）康复护理措施

1. 有效沟通措施　AD患者认知功能下降，言语表达能力逐渐减弱，从构词障碍到词不达意，再到完全不能言语表达。同时理解能力下降，往往不能够理解别人正常的表达。但他们还有沟通的意愿，渴望被人关注，被人倾听、被人理解。与AD患者沟通需要学习专门的技巧，用患者能够理解的方法沟通。

（1）了解患者：每一个患者都是独一无二的。因患者的经历、性格、教育程度及家庭环境不同，AD的临床表现会不尽相同。照护人员应该通过患者及其家属尽可能了解患者的信息，如出生地、成长环境、教育背景、职业、婚姻、子女状况、最喜欢读的书、最喜欢去的地方、最爱吃的食品、最亲近的人，对其人生影响最大的人和事等。国外许多学者建议把这些信息写成"生命故事"（life story）形式保存。以便照护人员读懂患者行为背后的真正意义，为患者提供个性化的护理。一旦这些信息收集以后，照护团队间要加强沟通，传递并保留这些信息。AD患者的记忆会慢慢退化，AD患者的照护者要承载他们的记忆，并把他们的记忆转化成照护患者的个性化措施。

（2）环境布置：嘈杂的环境会影响患者倾听、转移其注意力并产生不安情绪。跟患者沟通时应尽可能保持环境安静，关掉报警器、背景音乐、电视机的声音。视野内人不能太多，尤其是走动的人会让其焦虑与不安。灯光要明亮，环境充足的亮度能够让AD患者产生安全感。

（3）适当鼓励：AD患者愿意接受喜欢他们，认可他们，尊重他们的人。照护人员要主动向患者表示友好，寻找一切可以赞美患者的地方去赞美。在赞美患者时要真诚，被赞美的是患者真实情况，比如患者的衣服可能穿得有点凌乱，但我们可以赞美他衣服的颜色很好看。真诚的赞美往往是愉快对话的开始。

（4）避免考验他们的能力：患者认知功能下降，一些常人眼里很简单的任务，对于他们来说却是难得超过他们的能力范围。除非定期评估的需要，不要测试患者的认知能力，否则他们会因为不能回答而有挫折感，影响情绪，甚至引发精神行为症状。比如去患者的房间，要介绍自己：我是小王，今天我负责照护您。避免说：你还记得我吗？我姓什么呀？如果我们能够理解患者的认知功能严重受损，要求他回忆照护者的姓名就像常人做奥数题一样困难，我们一定不会再问了。

（5）说话方式：患者有时不能够理解内容，他们依照说话者的语音、语调来判断听话的语境。跟患者说话应语调温柔、语音适中、语速缓慢，还要让他能够看到说话者。高声调说话，会让患者认为说话者不高兴，从而产生不安全感。语速太快会影响患者的理解，也会让患者感到说话者不耐烦。跟患者说话前要先进入患者视野，让他有时间反应对方可能会跟他说话。从背后或侧面看不到人的角度跟患者说话，也会让他们感到不安甚至惊吓。在沟通时，要注意观察患者的面部表情、手势等肢体语言，判断患者的理解程度及认可程度，并不断调整沟通的方法。

（6）分解步骤：患者认知退化到一定程度，一些日常的事物也变得复杂到他们无法理解。但如果将任务分解成一个个小步骤，他们还能够理解并执行。给他们的指令要简单、清晰，同时一次只说一个任务。如果我们说：您去刷牙吧！患者可能不知道该怎么着手。如果我们把刷牙的动作分解成：用您的左手拿起牙杯→右手打开水龙头加水→左手拿起牙刷→右手拿起牙膏……。一个刷牙动作，可以分解成 30 多个不同的步骤。照护者在旁边恰当的提醒，可以使患者独立刷牙能力保持得更为持久。照护者提醒，由患者自己刷牙，比照护者直接帮他刷牙花费的时间更长。单独完成自己的日常生活活动，对维系患者自尊、自信有正向影响。

（7）不要争辩：患者可以同时生活在几个不同的认知层面，这些认知层面间的切换没有什么规律可循，形成了患者独特的逻辑世界。患者固守的逻辑世界，往往与事实不符合。但如果照护人员试图扭转患者的想法，会冒犯患者。比如：一名女性患者明明只有两个女儿，但她一直说她还有一个儿子。如果照护人员一定要纠正她没有儿子，一定会让患者认为照护人员对他不认可、不信任、不友好，不利于建立良好的关系，甚至患者会在生活照护、治疗方面也不配合。相反，照护人员可以顺势跟患者谈谈她儿子是做什么工作的，成长过程中有什么有趣的故事等等患者感兴趣的话题，她会很乐意。AD 病情逐步进展，不可逆转，照护患者一定要享受当下，患者的快乐比事实更为重要。

（8）辅具的佩戴：听力下降的患者，如果平时习惯戴助听器者，沟通前应先帮患者戴好助听器。远视眼患者，先戴上老花镜，以便患者更好地沟通。

（9）非语言沟通技巧：感知觉的减弱较其他认知功能缓慢，即使在 AD 终末期，患者的感知觉还存在。在任何一个阶段，给患者微笑、拥抱、抚摸能够使患者产生安全感，缓解其紧张、焦虑情绪。

2. **基本生活照护措施**　AD 患者用餐、如厕、沐浴三大基本生活护理是否妥善，直接影响患者生活品质及精神行为症状是否出现。

（1）用餐　AD 患者的用餐，不仅仅是为了摄取均衡的营养成分，还可以通过用餐，使患者感到安全、快乐、满足、利于情绪稳定。

1）就餐环境：环境应该安静，关掉电视机、收音机等有噪音的设备。餐桌的布置应该简单，只放用餐必须的物品，减少装饰品，避免转移注意力。

2）用餐安全：患者可能不能够感知食物的温度，应该给予温度合适的食物，以免烫伤或太凉。食物的选择应该考虑患者的吞咽能力，不要给予软而黏的食物，如汤圆、粽子等，以免噎食。要有人陪伴用餐，随时处理突发情况。

3）食物选择：食物选择应该灵活，患者可能随时会改变他喜欢吃的食物。患者决策能力下降，食物种类不宜超过 3 种，方便患者选择。

4）用餐时间：用餐时间要充裕，不要催促患者用餐。

5）行为改变：AD 患者在疾病的不同时期，会出现不同的行为改变：①忘记吃过：忘记已经用过餐或已经吃饱，不断地索要食物吃，抱怨没有吃到足够的食物，看到别人吃东西时，就吵得更厉害。应对措施：给予小一号的勺子，尽可能延长用餐时间。先转移注意力，带患者去做一些活动，等其他人快吃完时开始吃，吃完以后及时清理餐桌，视野内看不到食物。②过度进食：不会感知自己该吃多少，有无吃饱，一看到食物就吃，一开始吃就停不下来，吃完为止。应对措施：定量给予食物，吃完以后把注意力转移至其他事情。③不肯进食：进食时牙关紧闭，把吃进嘴里的食物吐出来。应对措施：查找不肯进食的原因，可能是患者口腔疼痛不适，或者食物的口味、温度等不合适。根据原因调整应对策略。

（2）饮水　AD 患者感觉退化：对口渴的感知较一般人更弱，往往自己感觉不到口渴。加之 AD 患者言语表达能力下降，即使感到口渴，也不能够用常人能够理解的方式表达。有研究显示超过 1/3 的 AD 患者存在饮水不足问题。饮水不足会导致精神行为症状、尿路感染，甚至谵妄等严重问题。照护人员应该为患者制订饮水计划，定时提醒患者饮水。将水放在患者的视野内也能够起到提醒患者饮水的作用。

（3）如厕：以尽可能帮助患者到厕所如厕为目标，减少或延迟患者尿失禁、穿成人尿裤的时间。痴呆早期患者可以自行如厕，有时需要提醒。随着病情进展，自中期开始会出现大、小便失禁，一般小便失禁早于大便失禁出现。大、小便失禁的原因：①认知功能减退，感知不到便意，控制不住便意或者有便意但不知道怎么处理；②一时找不到厕所；③来不及走到厕所或来不及脱下裤子；④突然出现的尿失禁可能是尿路感染的症状。

1）及时提醒：注意观察患者的排便习惯与规律，可以通过记录膀胱日记、排便日记的形式归纳，总结排便与喝水、吃饭的规律，及时提醒如厕，必要时协助患者转移至厕所。

2）轻松找到厕所：厕所标识清楚，同一机构内厕所标识统一，方便患者辨认。将厕所图案贴到门上，或直接将厕所门打开，给患者直观的提示。座便器与背后墙壁的颜色有明显的反差，便于患者识别厕所位置。厕所门口装有夜灯，厕所内的夜灯直射座便器，方便患者夜间找厕所。将患者的床移到离厕所近的位置，减少到厕所的距离。不在通道上堆杂物，方便患者行走。

3）合适的裤子：裤子不要太小或太宽松，裤腰处装松紧带，避免穿有拉链、纽扣的裤子，使裤子容易脱下来。

4）尊严：尿失禁时，尤其是开始几次尿失禁时，患者会很不安和内疚，感觉没有尊严，人也变得更加敏感。要注意跟患者说话的语气要柔和，不要抱怨或不耐烦。此外还要注意肢体语言，不要让患者感到照护人员有损其尊严。

（4）洗澡：是护理中的难点问题。患者往往不喜欢洗澡，但又不会表达，导致患者焦虑、烦躁甚至暴力行为。研究报告显示 AD 患者与照护人员间的肢体冲突 50% 发生在浴室。患者不喜欢洗澡的原因，一般是有过不愉快的洗澡经历或者怕水。

1）获取信任：洗澡前先与患者互动，聊患者喜欢的话题，跟患者一起唱他们喜欢的歌曲或进行其他活动，获取患者的信任。

2）增加舒适感：浴室的环境温度要足够暖和，及时用浴巾包裹患者身体。热水器的水温调节在低温档，以免烫伤。选择患者喜欢的香波味道，增加其亲切感。将淋浴龙头的水流调到温和喷水档，避免太急的水流冲淋时的不适感。护理者站在厕所外面，必要时予以提醒洗澡步骤。简化洗澡流程，尽量缩短洗澡时间。洗头时避免香波流进患者眼睛。洗澡过程中用患者喜欢的物品转移其注意力等方法增加患者的舒适感，获得患者配合。

3）关注洗澡安全：浴室地面放置防滑垫，地面没有积水，将沐浴露、香波等物品放在伸手可及处，以防跌倒。洗澡结束以后及时将洗浴用品撤离患者卫生间，以防患者误食。

4）皮肤护理：及时清洗会阴，使局部皮肤清洁、干燥。干燥皮肤时抹上润肤露。

3. **精神行为症状应对措施**　90%的AD患者会出现精神行为症状（BPSD）。BPSD是AD照护的焦点和难点，许多患者因此住进机构。BPSD也是患者被身体约束、化学约束的主要原因。AD的BPSD包括抑郁、焦虑、妄想、幻想、错认等精神异常及重复、漫游、激越行为、黄昏症候群、跟脚、性欲脱抑制、昼夜颠倒等行为异常。

（1）正确认识精神行为症状：对AD精神行为症状的认识也经过不同的阶段，开始时认为它是AD不可避免的症状，故多采用精神药物进行治疗。药物治疗抑制患者精神行为症状的同时，产生嗜睡、乏力、精神萎靡等不良反应，患者认知能力减退，生活自理能力下降，跌倒等风险明显上升。随着对AD研究的深入，对AD的了解也越来越多，渐渐开始用以人为本的角度看待精神行为症状，认为它是患者对没有被满足的需求的反应。干预的方法也由药物治疗为主，转化为寻找患者诱发精神行为的诱发因素，然后进行个性化的干预。

（2）寻找行为背后的意义：精神行为症状是患者对自己没有被满足的需求的反应。AD患者没有能力用常人可以理解的方式表达他们正常的需求，精神行为问题是他们试图与别人沟通的方式。理解这些行为背后真正意思，找出精神行为的触发因子是应对的关键。触发因子可以分为生理因素、情感因素、环境因素及其他复杂因素。

1）生理因素：以疼痛最为常见，患者有时会因疼痛哭闹、尖叫，有时只是静静地躺在床上，拒绝任何人接近。疲劳是另一个重要原因。AD患者常有睡眠问题，导致白天无精打采。饥饿、口渴、视觉、听觉障碍也是常见诱因。

2）情感因素：没有被满足的情感需求也常常诱发精神行为。患者认知能力下降，不能正确理解周围的事物，往往感到不安全或恐惧。患者有时会误解对他们的照护行为，比如洗澡，患者认为把他们带进浴室，脱下衣服威胁到他们的安全，但他们又没有能力用言语表达，往往采取暴力行为。

3）环境因素：患者对周围环境的适应能力下降。他们所处的环境温度、湿度不合适，噪音太大或者太安静，找不到去卫生间或餐厅的路，背景音乐让他想起不愉快的经历。

4）其他复杂因素：常人看来简单不过的事情，对患者来说会是复杂到难以胜任。比如冬天晨起时的穿衣，穿多少，哪件穿在里面，哪件穿在外面，哪件穿在上面，哪件穿在下面，都会引发患者的不安与急躁。

寻找行为背后真正意思，找出精神行为的触发因子需要经过整个照护团队长时间的努力，重点观察精神行为出现前的几分钟患者在干什么。同时还需要结合患者的生命故事，对患者越了解，越容易找到触发因子。

（3）个性化的干预措施：每一个 AD 患者都是独一无二的，患者的经历、学历、职业、性格、爱好不同，同一个问题的表现形式可以完全不同。如下面这个案例：住在一家养老机构 AD 专区的李奶奶，76 岁，每天下午 4 点多，她都要拿起手提包，"急冲冲"往外赶，因她没有自我照顾能力，工作人员想拦住她，不让她出去。工作人员的行为恼怒了李奶奶，她拼命挣扎，甚至与工作人员肢体冲突。如果我们把这看成是单纯的攻击行为，就会用抗精神药物予以抑制，有的甚至还会对患者进行肢体约束。但如果我们能够用心去寻找李奶奶的触发因子，从李奶奶的经历中发现她最宠爱的孙子目前在大学就读。从她孙子幼儿园到小学，李奶奶都是负责接送孙子的。每天下午 4 点多，正是李奶奶去接孙子的时候。现在，患病的李奶奶的记忆就停留在那一段。这样，我们自然能够理解为什么李奶奶会与设法阻止她外出的工作人员发生肢体冲突了。经过与李奶奶家属的沟通，每周有一天孙子有兴趣班，是儿子负责接的。于是，每当李奶奶要外出时，工作人员就告诉她：今天孙子有兴趣班，她儿子会去接。李奶奶就会很快平静下来。随后马上安排她一些另外事情，李奶奶慢慢就忘了接孙子的事情。找到有针对性的干预措施并不容易，需要尝试很多方法，直到找到适合患者的方法。

（4）首先尝试非药物干预：了解患者精神行为症状的规律，可以提前安排患者参加一些辅疗性活动（详见"4.辅疗性活动"），转移患者注意力，可以减少精神行为的出现。

（5）安静的私人环境：患者精神行为症状出现时，将患者带至安静的小房间，配上柔和的灯光及柔美的音乐，抚触柔软的物品（洋娃娃、抱枕），即使不说话，许多患者也会慢慢平静下来。

（6）药物治疗：经尝试多项非药物措施，精神行为症状未见好转，或者有伤人或自伤行为时，需要抗精神病药物治疗。

4. 辅疗性活动

（1）辅疗性活动的作用：①为患者安排有意义的活动可以帮助患者打发时光，增加患者生活的乐趣。②活动也可以转移患者注意力，减少精神行为问题的发生。③活动也可以帮助患者家属找到可以跟患者一起做的事情，跟患者一起享受当下。④活动也可以锻炼患者的认知及肢体功能，延缓病情进展。

（2）辅疗性活动基本原则：①活动的选择应该根据患者喜好安排；②患者在活动中的参与度及愉悦程度比活动的结果更重要；③活动安排可以跟患者日常生活结合；④活动时要关注患者残存的功能而不是已经丧失的功能。

（3）常见辅疗性活动种类

1）现实导向（reality orientation）：AD 患者因认知功能衰退，不愿意或不能够参与社交活动，与外界沟通减少，很容易与现实脱节。重新学习与自身密切相关的一些信息和资料，改善患者对周围环境、事物的认知及处理能力，使其更有信心地独立进行各种日常生活活动。现实导向选用与患者密切相关的信息，如日期、时间、地点、人物进行反复强化，持续性地刺激，或者选取患者熟悉的新闻，让患者发表看法，尽可能建立患者与外界的连接。

2）音乐治疗（music therapy）：是以音乐的实用性功能为基础，按照系统的治疗程序，应用音乐或音乐相关体验作为手段治疗疾病或促进身心健康的方法。研究证明，音乐刺激能影响大脑某些递质如乙酰胆碱和去甲肾上腺素的释放，从而改善大脑皮层功能。

音乐治疗的类型包括：音乐聆听、歌唱、乐器演奏、音乐律动等。音乐治疗的进行方式可以分团体性和个别性。团体性活动的优点是可以促进患者的社交活动、表达能力及跟随音乐律动的肢体活动能力，也可以通过音乐怀旧。可以组织一小组患者观赏一本大家熟悉的电影，然后组织大家一起回忆以前观看该电影时的情形，一起唱电影里的歌曲，并配合一定的手、足关节运动。个别性活动以唱歌及音乐聆听为主。

设计音乐治疗时须根据患者的年龄、生活经历和个人偏好选择患者喜欢的音乐。

3）怀旧治疗（reminiscence therapy）：通过回顾过去事物、经验及想法，帮助患者增加幸福感，提高生活品质及对环境的适应能力。AD 患者近期记忆衰退明显，远期记忆留存较久，怀旧就是利用患者的远期记忆回顾生命过程。怀旧治疗的进行方式分团体治疗及个体治疗。团体怀旧治疗有为患者提供社交机会，与他人建立有意义的关系及支持系统，降低孤独感，与其他人员分享经验能刺激患者更多思考及运行成本的优势，团体怀旧治疗在护理中更容易推广。

团体怀旧治疗以小组方式，主题设计根据患者的以往的经历，结合患者目前身体、心理状况，设计不具威胁性的话题，组织患者讨论。怀旧治疗可结合患者的生活背景及经验，运用一些患者熟悉的老物品、老照片、老歌曲、老家具、老电影等帮助患者尽快走进过去的时光。患者通过回忆过去，重新评估自己的价值观，重享过去的荣耀与愉快。

怀旧治疗需要事先评估患者的经历，避免患者回忆压力性事件。

4）芳香治疗（aroma therapy）：使用挥发性植物精油来促进身心健康、预防疾病和影响情绪。精油通过吸入、按摩、涂抹、口服等方式进入体内，研究发现精油通过促进神经传导来抑制乙酰胆碱酯酶的分泌，从而提高体内的乙酰胆碱含量，减缓认知功能的退化。用于 AD 的精油一般为薰衣草、柠檬香蜂草、迷迭香等。薰衣草可以舒缓镇静，睡前滴 2～3 滴在枕头上可以促进睡眠。柠檬香蜂草具有镇定和放松作用，有柠檬香蜂草香味的房间配上柔和的灯光、舒缓的音乐，可以使有激越行为的患者很快地平静下来。迷迭香焕发身心活力，改善记忆，一般用于认知训练之前。

芳香治疗使用要注意评估患者对使用精油的过敏史。未经稀释的精油不能直接接触患者皮肤。

5）感官刺激（sensory stimulation）：以声音、光影、香味、颜色等为媒介，刺激患者的听觉、视觉、味觉、触觉、温度觉、嗅觉等多种感觉器官，以激发患者的感官功能及学习动力。AD 患者因认知能力退化，缺少适当的感官刺激，往往表现出情感淡漠、学习能力下降，产生负面情绪及行为。研究表明：感官刺激对 AD 的精神行为、认知功能、焦虑抑郁情绪、言语表达能力等有正相效果。感官刺激活动的设计，可以是将酸、甜、苦、辣的食品装在不同容器内，让患者品尝并辨认是什么味道，来自哪种食物，以刺激患者的味觉。可以将不同材质的物品，如丝绸、麻布、棉花、毛绒等装在不同的袋子中，让患者伸手去摸，猜出里面是什么物品，以刺激患者的触觉。也可以将大自然的风声、雨声、雷声、海涛声录在一起，让患者辨别，刺激患者的听觉。随着电脑多媒体的广泛应用，感官刺激的形式越来越多样化，不仅可以同时结合声、光、影，还能结合音乐、香味，可以同时刺激多种感官。进行感官刺激前应该评估患者的喜好和习惯，以便设计符合患者的活动。

6）动物治疗（animal therapy）：以经过训练的动物为媒介，通过人与动物的接触与情感交流，改善患者的生理健康、情绪障碍、认知与社交能力。AD患者可以通过动物的陪伴、触摸，减少其孤独、焦虑、抑郁情绪，减少精神行为的发生。通过与动物的互动游戏，提升患者肢体活动能力、微笑、言语表达能力、专注力及社交能力。通过为动物喂食，产生责任感与成就感。动物治疗常用的动物是狗和鸟。许多国外的机构会饲养专门供患者活动的狗，定期陪患者做游戏，到卧床患者的床边供患者抚摸，能很好地抚慰患者。也有的机构会在公共区域配备鸟笼，供患者观察鸟的生活。还可以安排患者为鸟喂食，给鸟洗澡，清理鸟笼。

在进行动物治疗时，要注意动物需要经过训练，然后筛选动物的性格及对人的友善度，以免在与动物互动过程中患者受伤。同时也要注意动物的清洁卫生，保证动物疫苗接种及驱虫。鸟类还需在禽流感等传染病的流行季节避免与患者接触。

（三）康复护理指导

1. **消除病耻感** AD是一种疾病，但由于公众（包括家属、朋友、同时、专业照护人员）缺乏对AD应有的常识，普遍存在对AD的偏见。据《2012年全球阿尔茨海默病报告》的内容：受歧视和被社会隔离是AD患者最大的挑战，全球24%的AD患者因为怕受歧视而隐瞒了自己的诊断，40%的患者认为自己没有融入到正常日常生活中，患者和照护者都感受到被社会边缘化。AD协会（Alzheimer Association）列举的患者希望公众知道的关于AD的基本知识：

（1）我还是那个没有生病之前的我。

（2）我的独立性对我来说很重要，在帮助我之前请先问我一下，哪些我还可以自己完成，哪些我需要帮助。

（3）让我参与很重要，请带我去参加那些我们都喜欢的活动。

（4）不要因为我的诊断而给我下各种假设，AD对每个人的影响不尽相同。

（5）请花一定的时间来问问我过得怎么样。我只是生病了，就像那些得了心脏病和癌症的患者一样。

（6）我还可以参与有意义的对话。

（7）如果您想知道关于我的情况，请直接问我。

（8）请不要放弃我，即使您不知道怎么说或怎么做，也没有关系，您的友谊和支持对于我依然很重要。

消除病耻感的建议：①AD患者/家属要敢于承认自己的疾病；②建立AD友善社区；③推广有意义的项目；④促进早期诊断；⑤为患者安排艺术、身心类活动。

2. **患者家属调适角色指导** AD知识还不普及，一旦患者被诊断为AD，家属往往不知所措。给家属讲解疾病的病程及各阶段的照护重点，AD照护可能是一个长达十几年的征程，家属需要尽早做长期计划。AD患者已经没有能力来适应家属的生活，只有家属调整自己，适应患者的节奏。AD早期，患者的主要症状是记忆力下降，同时早期也是治疗的最佳时期，家属的照护重点在于尽早做出一些决策：去什么医院治疗，选择什么治疗方案；召开家庭回忆，讨论往后随着病情加重，谁是主要的照护者；趁患者还有处事能力，采用妥善的方式，尽早就一些财务等敏感问题进行交接。中期的核心问题是精神行为症状的出现，教育家属应对精神行为症状的技巧。晚期患者日常生活活动能力明显下降，教会家属生活护理的技巧。终末期患者走向生命的尽头，给予家属舒适护理指导，引导家属重新评估患者的治疗决策，同时做好心理支持和哀伤护理。

3. **安全指导**　患者喜欢外出，但外出以后不知道怎么回家，导致走失或者在外面遭遇意外。不要将钥匙放置于患者视野内，不要让患者单独外出，将写有患者联系电话、住址等信息的卡片随身携带，万一走失，方便旁人联络。将带 GPS 功能的挂件、手表等物品随身携带，以方便定位。厨房不用煤气，改用接触式电磁炉，以防煤气意外及烫伤。洗涤剂不要放在患者可及处，以防误食。及时清理过道内的障碍物，以免跌倒。不要留患者一个人看电视，以防电视里的暴力节目引发患者不安，导致精神行为症状的发作。满足患者吃饭、喝水、如厕等生理需求，避免患者因生理需要引发的不安。将锋利的刀具移出患者视线，以免患者自伤。给予患者拼图、棋类、游戏等活动用品，吸引患者注意力。食物烹饪好以后，不要马上给患者实用，放置一段时间温度合适以后再食用，以免食管烫伤。

4. **专业团体/机构给家庭照护者的支持**　医院、专业协会组建家属支持小组，通过微信群、网站、热线电话、定期见面活动，让家属有获取知识的渠道，释放压力，获取支持。一些社区、机构提供家庭照护者喘息服务（患者不定期托管在中心，给照护者提供临时的休息机会），日间照护（患者白天托管于中心，夜间接回家中），夜间照护（患者夜间托管在中心，白天接回家中，主要针对昼夜颠倒的患者），居家服务（由专业人员上门提供直接照护、专业指导、心理支持）。照护者可以去了解所在社区相关的设施，需要时将患者送去机构托管，不仅可以让患者接触结识新朋友，扩大其社交圈，照顾者自己可以得到短暂的休息，拥有属于自己的时间。

5. **家庭照护者自我减压指导**　因 AD 照护机构尚不成熟及患者对机构适应能力差等原因，目前 AD 的照护以家庭照护为主。AD 病程长达 6～12 年，其中大部分时间需要他人协助或照顾。一名患者可能影响 22.7 人的生活，主要是患者的家人及朋友。AD 患者整个病程功能持续退化，逐步丧失沟通能力，甚至不认识家人。照护者承受身体及精神的双重压力，还因照护需要花费大量的时间、精力，会影响照护者的工作，照护者还会面临财务危机。有研究报告：照护者身心健康问题的风险是常人的 2 倍；因神经、精神问题服药的概率是常人的 3.5 倍；如果配偶是主要照护者，其患 AD 的概率是常人的 3 倍。照护者要努力调适自己的压力，照顾好自己的身体，才能承担长期照护患者的重任。保持充足的睡眠、获取均衡营养、每天适量运动、学习瑜伽、听音乐、深呼吸、太极拳等放松技术，可以缓解照护者的压力。

第六节　周围神经损伤

一、疾病概况

（一）概念

周围神经系统由脑神经、脊神经和周围自主神经系统组成。周围神经系统损伤是指周围运动、感觉和自主神经的结构和功能障碍。

（二）病因

周围神经损伤的原因：炎症、压迫、外伤、遗传、变性、免疫、中毒、肿瘤等。

（三）诊断要点

根据疾病史、体格检查、神经系统影像学检查及神经电生理检查综合判断。

二、康复护理评定

（一）主要功能障碍

1. **外表畸形**　周围神经损伤，相应肌肉麻痹，对正常肌肉产生牵拉，表现特有的畸形。如桡神经损伤后，伸腕、伸指肌瘫痪而出现"垂腕"；尺神经损伤以后出现爪形手；正中神经损伤，出现"猿手"；面神经炎出现表情肌瘫痪。

2. **运动功能障碍**　相应神经支配区域的肌肉无力、肌张力降低、肌肉萎缩、腱反射减弱或消失。

3. **感觉功能障碍**　是指机体对各种形式刺激（如痛、温度、触、压、位置、震动觉等）的感知减退、无感知、或感知异常。周围神经损伤后，其神经纤维分布的区域会出现感觉功能障碍，包括抑制性症状；感觉减退或缺失及刺激性症状；烧灼样神经痛、感觉过敏、感觉过度。不同部位的损伤，产生不同部位的感觉障碍。

4. **自主神经功能障碍**　周围神经损伤，交感神经和副交感神经纤维受损，其共同调节的血管舒缩功能、内脏调节、外部腺体调节功能障碍，表现为躁动、皮肤潮红、发热、腹痛、腹胀、腹泻/便秘、多汗、高热、高血压、心动过速、呼吸频促、肌张力障碍或姿势异常。

5. **反射功能障碍**　深、浅反射减弱或消失，早期偶有深反射亢进。

（二）康复护理评估

1. **一般评估**　患者疾病史，皮肤有无破损，肌肉有无萎缩、肿胀，关节有无畸形、挛缩，步态、姿势有无异样。

2. **运动功能评估**　通过对肌力、关节活动度、上下肢功能、肌张力、肌痉挛等指标的评估，了解患者运动障碍程度。

（1）肌力测定：肌肉收缩时的最大收缩力，常用徒手肌力检查（MMT）评估，详见第二章第二节。

（2）关节活动度测定：关节运动时所通过的运动弧，常以度数表示，用量角器测量。

（3）上下肢功能评定：通过对上肢关节及整体能力评估，了解上肢功能；通过对步行、步态及关节稳定性测定，了解下肢功能。

（4）肌张力：肌肉静息状态下的紧张度。检查时以触摸肌肉的硬度及伸展肢体时感知的阻力为依据。

（5）感觉功能评估：通过评估触觉、痛觉、温度觉、压觉、两点辨认觉、图形辨别觉、皮肤定位觉、位置觉、运动觉等感觉的评估，判断是否存在感觉障碍，感觉障碍的性质、区域、程度，辅助病变的定位诊断，进一步找出病变的原因。常用英国医学研究会感觉功能评定标准：S_0，神经支配区感觉完全丧失；S_1，有深部痛觉存在；S_2，有一定的表浅痛觉和触觉；S_3，浅痛触觉存在，但有感觉过敏；S_4，浅痛触觉存在；S_5，除 S_3 外，有两点辨别觉（7～11mm）；S_6，感觉正常，两点辨别觉≤6mm，实体觉存在。

（6）日常生活活动能力评估：常用 Barthel 指数量表进行基本日常生活活动能力评估，用工具性日常生活活动能力（instrumental activity of daily living，IADL）评估日程生活中较高级的技能。

（7）神经电生理评定：神经、肌肉为可兴奋组织，在正常活动时伴随着生物电的变化。通过记录神经损伤时的特征性电位变化，协助诊断疾病，判断康复过程。方法：肌电图、神经传导速度检查、神经反射检查、诱发电位检查等。

（8）社会心理功能：周围神经损伤往往影响生活自理能力，患者容易出现自卑、抑郁、焦虑心理。应进行相应心理评估，及时发现心理问题，需要时及时导入心理干预。

三、康 复 护 理

（一）康复护理原则与目标

1. 康复护理原则　①康复护理应尽早开始，分阶段进行：急性期侧重去除病因，预防并发症；恢复期侧重功能修复。②康复计划应个性化：充分评估每一位患者的功能，根据患者的具体情况制订康复计划，开展的项目、频率、时间、强度应尽可能具体化。

2. 康复护理目标

（1）短期目标：尽可能去除病因，消除炎症及水肿，减轻不适感，减少对神经的压迫，减少近期并发症的出现。

（2）远期目标：促进神经再生，锻炼肌肉强度、关节活动度、活动耐力及日常生活活动能力，预防肌肉萎缩，关节挛缩，矫正畸形，从而维持良好功能，提升患者生活质量。

（二）康复护理措施

1. 急性期康复护理措施　急性期 7～10 天，主要是去除病因，消炎止痛，预防并发症。

（1）配合病因治疗：炎症引起的消炎；有肿胀的消肿；有压迫者减除压迫，必要时手术减压；代谢紊乱者补充营养，纠正代谢紊乱。

（2）保持功能位：应用矫形设备（夹板、石膏托）将受损肢体/关节固定于功能位，预防关节挛缩等畸形的发生。手损伤时桡腕关节背伸 20°～25°，手指分开，掌指关节、指间关节不同程度屈曲；肘关节受损固定于屈曲 90°；踝关节；垂足时将踝关节固定于背曲 90°。

（3）受损部位关节的主被动运动：周围神经受损后要尽早开始运动。受损较轻者，鼓励主动运动。不能主动运动者，给予被动运动，以保持和增加受损部位关节的活动度，防止肌肉挛缩变形，保持肌肉的生理长度和肌张力，改善局部循环。急性期运动注意在关节正常活动范围内进行，以患者不感到疼痛为度，不能过度牵拉受损的肌肉。速度要缓慢，动作要轻柔，逐渐增大活动幅度。如果是手术以后，应充分固定以后再运动。

（4）受损肢体肿痛的处理：抬高患肢，必要时给予弹力绷带/弹力袜，予向心方向轻柔按摩及主被动运动，局部热敷或红外线照射以促进血液循环，减轻肿胀及疼痛。

（5）受损部位的保护：由于受损部位的感觉缺失，容易继发受伤，应加强对受损部位的保护，如戴手套、穿袜等。给予温热疗法时应注意局部温度不宜太高，以免烫伤。避免接触锋利的物品，以免割伤等。经常变化受压部位，以免压疮。

（6）心理护理：患者急性期情绪波动大，应加强心理疏导，让患者表达对疾病的感受。帮助患者树立战胜疾病，配合治疗、护理和康复。

2. 恢复期康复护理措施

（1）促进神经再生

1）物理疗法：用神经肌肉电刺激疗法，延缓肌肉萎缩的进程。

2）应用神经生长因子等药物促进神经生长。

（2）肌力训练

1）运动疗法：当神经再生进入肌肉内，肌电图检查出现较多的动作电位时，就应开始增强肌力的训练，以促进运动功能的恢复。可选用不同的方式，如肌肉力量的训练、关节活动度的训练、耐力训练、放松训练、呼吸训练、平衡运动等。关于运动量、运动强度、活动范围，应根据患者对运动的耐受情况，及时予以调节。也可根据病情及情况分阶段进行训练。运动可以是主动运动，也可以是被动运动。被动运动的外力包括健侧肢体、旁人的力量或医疗器械的力量。运动时间一般为每次 15～30 分钟，每日一次或隔日一次。如果需要间隔，间隔时间不要超过 4 天。运动疗法与温热疗法、水疗配合效果更佳。

2）电疗法：可选用神经肌肉电刺激（NES）或肌电生物反馈疗法。后者效果更好，并能帮助患者了解在神经再支配早期阶段如何使用肌肉。当肌力达到 4 级时，就可停止电刺激治疗，改为抗阻运动为主。

（3）作业疗法：根据功能障碍的部位及程度、肌力和耐力、关节活动度的评估结果，设计有关的作业治疗，提升患者功能性活动和日常生活活动性能力，提高患者生活质量。上肢如洗脸、梳头、穿脱衣、伸手取物、吃饭等。下肢如训练踏自行车、踢球动作、上下汽车等。作业疗法时应注意防止由于感觉障碍而引起机械摩擦性损伤。

（4）感觉功能训练

1）感觉过敏：皮肤感觉过敏是神经再生的常见现象。脱敏疗法以提高疼痛阈值为基础，通过持续不断地增加刺激，提高患者对刺激的耐受性。方法举例：用石蜡、按摩等方法产生温柔刺激→用小的按摩器、橡皮头持续按压产生中等刺激→用电刺激器产生较强地刺激→用不同材质刺激（丝绸、羊毛、毛刷、小豆子）→用电振动器持续刺激→ADL 训练和职业训练，鼓励患者使用敏感部位。

2）烧灼样神经痛：烧灼样神经痛的干预分非手术治疗和手术治疗。非手术治疗包括药物（镇静、镇痛类）、物理治疗（温热疗、TENs、电疗、磁疗等）、交感神经节封闭。如果非手术治疗不能缓解，疼痛明显影响患者生活品质，可以考虑手术治疗。

3）感觉减退或缺失：感觉再教育用于感觉减退或缺失者。周围神经损伤后，由于周围神经传向中枢的冲动不同于损伤前形成的冲动，大脑皮质未能正确识别已改变的冲动，出现非正常感觉和某些部位的感觉缺如。感觉再教育是帮助患者重新认识传入大脑皮质的信号，是大脑对感觉再学习的过程。根据患者感觉障碍的类型，确定需要训练的感觉类型，选择不同的刺激方式，具体过程是通过视觉或记忆刺激的感受，注意体会刺激的性质和程度，以及不同刺激的不同感受，经过闭眼→睁眼→闭眼的训练顺序，为患者提供感觉信息，从而进行大脑高级皮质中枢重新整合的作用。

3. 康复护理指导

（1）疾病知识指导：指导患者保证充足的休息，保存体力，能够达到治疗、康复所需要的体能。饮食注意均衡，荤素搭配合理。多食蔬菜、水果，保证维生素，尤其是维生素B的摄入。周围神经的再生能力很强，但再生速度极为缓慢，每天仅为 1～5mm。周围神经损伤恢复缓慢，患者要保持有信心，积极主动参与治疗，配合尽早开始康复并坚持。

（2）安全指导：周围神经损伤伴有运动障碍、感觉障碍，且病程较长，安全指导尤为重要。

1）运动障碍者：卧床、瘫痪患者应预防压疮、下肢静脉栓塞的形成；活动能力下降患者应防止跌倒、坠床；患者转身缓慢，家具、转角应该圆钝，避免锋利角线对患者的再次损伤；患者日常需要的物品放置于伸手可及处，方便患者取用。

2）感觉障碍者：注意保护感觉减弱、丧失部位，教育患者不要用感觉受损部位去接触危险的物体，如旋转中的风扇；碰到、撞到锋利物品后，检查周围皮肤有无破损、出血；感觉受损部位用夹板等用品时要经常检查受压部位是否有红肿、破损；康复训练时注意控制拉伸幅度，避免过度拉伸；接触高温、锋利等物品时要戴手套；穿合适的袜子、鞋子保护双脚。食物烧煮以后要放置一会，饮用前用食品温度计测量，以不超过 42℃为宜，以免烫伤口腔及食管。感觉障碍区域长时间受压，至少 2 小时翻身一次，保持局部皮肤清洁、干燥。并根据皮肤状况，及时调整翻身频率。

（3）心理指导：周围神经损伤患者伴有的运动、感觉障碍往往影响患者日常生活，影响患者生活质量的同时，还会伤及患者自尊。且病程长，影响患者工作与收入，恢复进展慢，患者容易担心经济负担、担心疾病预后。在评估患者功能时应该强化患者残存的功能，而不是丧失的部分功能。先训练健侧肢体功能弥补缺失的功能，再着重训练患侧肢体，将对生活的影响减至最小。在制订训练计划时让患者充分参与，提高其主观能动性。评估患者后要予以充分的表扬和鼓励。设定的目标要具体而可行，容易测量，让患者自己比较容易感觉到恢复的进展，产生成就感。为患者提供可以获取的资源，以减轻生活负担。

（梁汉英　张　健　徐　春）

第五章　骨骼肌肉疾病的康复护理技术

第一节　骨折

一、疾病概况

由于力学等影响作用，造成骨的完整性、连续性发生部分或者完全断裂者，称为骨折。骨是人体的器官之一，由骨质、骨膜、骨髓、神经和血管组成。骨质包括密质骨和松质骨。根据骨折的原因可分为外伤性骨折和病理性骨折。外伤性骨折是由于直接或间接暴力、肌肉突然强力收缩、肌肉劳损积累引起；病理性骨折是指骨骼本身存在病变，再加之外力作用引起。根据骨折同时周围软组织的损伤情况及是否与外界相通分为闭合性骨折和开放性骨折；根据手法复位外固定后骨折的稳定程度分为稳定性骨折和非稳定性骨折；根据骨折的损伤程度分为完全性骨折和不完全性骨折等。

骨折愈合是指骨的连续性恢复，重新获得骨结构的强度。骨折愈合是再现胚胎原始骨发育的方式，最后完全恢复原有骨结构和性能，是骨再生的过程。骨折愈合大致可分为血肿机化期、骨痂形成期和改造塑型期三个阶段。骨折愈合过程的各阶段间是相互交织演进的，可受很多因素影响，如年龄、营养、损伤程度、治疗方法等。骨折后如长时制动可引起肌力低下、肌肉萎缩、关节内粘连僵硬等，影响机体功能的恢复，甚至造成残疾。因此，康复治疗与护理在整个骨折的愈合过程中显得尤为重要。

（一）概念

人体以骨骼为支架，关节为枢纽，肌肉为动力，通过神经的调节，进行各种有目的的活动。一旦发生骨折，人体就会丧失稳定的支架和均衡的肌肉动力，不能保持正常的活动。因此，骨折康复治疗既要促进骨折的愈合，以恢复其支架作用，又要重视恢复关节的枢纽肌肉的动力作用，以维持各种正常活动。

围手术期康复的目的是最大限度地发挥创伤后肢体的功能，为实现骨折临床治疗提供最大功能恢复的可能性。针对不同的骨折临床治疗所面临的一些问题，骨折康复治疗大体上可以达到以下目的：改善疼痛、水肿、挛缩等症状；改善和维持局部及全身的循环、代谢情况，促进受伤后局部血液、淋巴循环的恢复再生；促进受伤关节、邻近关节，甚至健侧关节活动度的改善等；肌肉功能（肌力、收缩速度、耐久力）的改善；提高训练和活动的持续时间和耐久力；预防并发症的发生，如下肢深静脉栓塞、全身体力下降等；改善病理状态，树立对疾病恢复的信心；指导活动辅助装置的使用，如各种支具、假肢等。围手术期康复必须围绕"功能恢复"这一主题，根据不同的临床处理情况，制订相应的康复治疗程序的原则进行。

（二）病因及流行病学

临床上最多见的骨折是皮质骨骨折，宏观上常表现为骨折的成角、移位等。单纯松质骨骨折并不多见，有人认为股骨颈骨折后，股骨头血运受到影响，此时即使股骨头形态未发生改变，但其内部骨小梁的完整性或连续性可能已经遭到破坏，即骨小梁发生骨折，成为继发股骨头塌陷、变形的主要原因之一。软骨骨折在普通 X 线片上无法显示，必须结合骨科检查或者在手术支持下方可发现，如肋软骨骨折、干骺端关节面软骨骨折等。

青枝骨折多见于儿童，成人中罕见，但偶可在成人患者中发现不全骨折，如单侧骨皮质断裂或者缺损等。压缩骨折是指在外力造成骨折后长骨骨折端被推挤进入干骺端松质骨，这种现象常见于肱骨近端骨折、股骨髁上骨折和胫骨平台骨折等。

骨折多由暴力所致，但是病理性骨折和应力（疲劳）骨折例外。病理性骨折因已经存在的某种疾病造成局部骨质薄弱，对于正常骨折无破坏力的应力作用于此薄弱部位时发生的骨折称为病理性骨折。如骨质疏松、骨肿瘤等造成的继发性骨折。应力骨折是骨皮质在反复的应力作用下可能出现断裂，造成骨折，称为应力骨折。

（三）诊断要点

1. 临床表现

（1）全身表现：严重的骨折可并发休克或其他脏器和重要血管、神经的损伤。应密切观察血压、脉搏、呼吸、神志等的变化，注意有无内出血、脏器或颅脑损伤，并及时进行抢救。

（2）局部表现：骨折的特有体征有①畸形，骨折端移位后可使伤处或伤肢形状改变，如短缩、旋转、成角畸形等；②异常活动，非嵌插性完全骨折，因骨失去连续性，在非关节部位出现不正常的活动，亦称假关节现象；③骨擦音或骨擦感，两骨折端互相摩擦时，可听到骨擦音或感到骨擦感。上述 3 种体征只要发现 1 种，即可确诊为骨折。但未出现此 3 种体征者，并不能排除骨折，如嵌插骨折、裂纹骨折等。后 2 种体征只可在检查时注意其有无，不可故意使其发生，以免增加患者痛苦，或造成血管、神经及其他软组织损伤，甚至使嵌插骨折松脱移位。

（3）骨折的其他表现：①肿胀及瘀斑。骨折后局部出血及软组织水肿引起局部肿胀。伤后 1 ～ 2 天肿胀最明显。以后血液渗至皮下，血红蛋白分解，出现青紫色或黄色皮下瘀斑。肿胀严重时，可出现张力性水泡，甚至引起骨筋膜室综合征。②疼痛与压痛。骨折处一般均有程度不等的自发痛和压痛。骨折的压痛主要有环形压痛和纵向叩击痛，其中环形压痛多发生在四肢的完全性骨折，环绕骨折处周围有压痛；而股骨干等长骨出现骨折，在伤侧膝关节伸直位叩击足跟时，可引起骨折处的纵向冲击痛。③功能障碍。骨折后由于肢体内部支架的断裂和疼痛，致使肢体丧失部分或全部活动功能。但不完全骨折可无或仅有较轻的功能障碍。④骨传导音减弱。长管状骨骨干完全骨折时，由于骨的连续性中断，在骨折端间增加了其他介质（血肿或软组织），致使骨传导音减弱。检查时用手指叩击长管状骨一端的骨突出部，在其另端的骨突出部放置听诊器收听，两侧对比，骨折侧的传导音较健侧减弱。在无X线设备的情况下，可作为诊断长骨干骨折的一种简便方法。

2. **X线检查** X线片可确定有无骨折及其类型、性质（外伤性或病理性），以及移位、复位和愈合情况。对骨折进行X线片检查时，为了避免错误和遗漏，应根据需要做到"四两"。①两位：X线摄片必须包括正位和侧位。某些骨折只从正位或侧位X线片观察，可被漏诊或误诊。有时还需加摄特定位置的X线片。②两节：必须包括骨折的近侧和远侧关节，以便判定X线片的投照位置及骨折部位。在前臂或小腿一骨有明显成角或重叠移位骨折时，另一骨必有骨折或关节脱位，如果X线片未包括骨折远、近侧关节，便会漏诊骨折或脱位。③两次：有些裂缝骨折（如腕舟骨骨折），早期在X线片上不易看到骨折线，2周后摄片复查，因骨折处充血、骨质吸收骨折线增宽，即可看到骨折线。④两侧：儿童肘部的X线片，正常的骨骺易与骨折混淆，可拍摄对侧相同位置的X线片对比观察。

3. **骨折的并发症** 骨折患者可发生各种并发症，其严重者的危害性可远远超过骨折本身。有的并发症需立即进行处理，有的需和骨折同时处理，有的则需待骨折愈合后处理。因此，对骨折患者应仔细检查，确定有无并发症，然后再决定处理的方法和时机。

（1）早期主要并发症

1）休克：多发性骨折及出血较多的骨（如骨盆、股骨干骨折），合并内脏损伤的骨折，因出血量大等原因，多合并休克。

2）脂肪栓塞：成人骨干骨折髓腔内血肿张力过大者，骨髓被破坏，脂肪滴进入破裂的静脉窦内，可引起肺、脑脂肪栓塞。

3）感染：开放性骨折污染严重或清创不及时、不彻底者，均有引起化脓性感染和厌氧性感染的可能。

4）内脏损伤：肋骨骨折可合并胸膜、肺实质损伤或肋间血管破裂，引起闭合性、开放性或张力性气胸、血胸或血气胸。暴力伤及下胸壁时，除可发生肋骨骨折外，还可造成肝、脾破裂，引起严重的内出血和休克。骨盆骨折，特别是耻骨和坐骨支同时骨折时，易导致后尿道断裂；如膀胱处于充盈状态，可被移位的骨折端刺破而发生膀胱损伤。骶尾骨骨折时，可刺破直肠引起下腹痛，肛门指检可有血染指套。颅骨骨折可合并脑挫裂伤。

5）大血管损伤：多见于完全骨折或移位较多的骨折。如肱骨髁上骨折可伤及肱动脉，股骨髁上骨折可伤及腘动脉，胫骨近段骨折可伤及胫前或胫后动脉等。

6）脊髓和周围神经损伤：脊髓损伤多在胸腰段或颈段脊柱骨折和（或）脱位时发生，表现为损伤平面以下不同程度的瘫痪。周围神经损伤可因骨折端压迫、挫伤或刺伤等所致。如肱骨干骨折可合并桡神经损伤，腓骨颈、小头骨折可合并腓总神经损伤。在诊断四肢骨折时，必须仔细检查肢体远端的感觉和运动是否正常。

（2）在骨折晚期也存在并发症发生的可能性，尤其是合并其他脏器组织的更多见，主要有：

1）坠积性肺炎：骨折患者若长期卧床不起，可发生坠积性肺炎。对老年患者尤应注意。

2）压疮：长期卧床的患者，若护理不当，骨隆突处（如骶骨部、足跟部等）长期受压，局部软组织发生血液供应障碍，易形成压疮。

3）损伤性骨化：关节附近的骨折，因损伤严重，或急救不当，或整复操作粗暴，致使局部大量出血，渗入损伤的肌纤维之间，形成与骨膜下血肿相通的软组织血肿。经机化、骨化后，可在关节附近的软组织内形成广泛的骨化，影响关节活动功能。

4）关节僵硬：伤肢经长期固定而不进行功能锻炼时，静脉血和淋巴液回流不畅，组织中浆液纤维性渗出物和纤维蛋白沉积，致使关节内、外组织发生纤维粘连，同时又由于关节囊及周围肌肉的挛缩，关节活动可发生不同程度的障碍。

5）缺血性骨坏死：骨折段可因血液供应被切断而发生坏死。股骨颈骨折后引起股骨头缺血性坏死比较常见。

6）创伤性关节炎：关节内骨折若未准确复位，愈合后因关节面不平整，可引起创伤性关节炎。

7）骨生长障碍：儿童时骨折，若骨骺损伤，在发育过程中可出现骨生长障碍，引起各种畸形。

8）缺血性肌挛缩：是骨筋膜室综合征的严重后果。四肢的重要动脉损伤后，肢体血液供应不足，或因包扎过紧超过一定时限等，致使肢体肌群缺血发生坏死，机化后形成瘢痕组织，逐渐挛缩形成特有的畸形，如爪形手、爪形足等，造成严重残废。指征：颜色发绀、温度低、感觉障碍、指压反应差。一旦发现，及时就医，如严重则就地松解后再就诊。

二、康复护理评定

（一）主要功能障碍

1. **局部疼痛与压痛**　骨折处均感明显疼痛，尤其在移动受伤肢体时疼痛明显加剧，骨折处有局限性压痛。骨折早期的疼痛为外伤性炎症反应所致。骨折后由于肢体制动，关节活动和肌肉收缩减少，加之卧床引起的血流减慢、血液黏滞性增加、重力影响及固定物的压迫均可导致肢体血液回流障碍，而出现肢体疼痛和肿胀。

2. **关节活动范围受限**　制动使关节周围的纤维组织如关节囊、韧带、肌腱和周围软组织缺乏必要的牵伸活动，使这些组织弹性减弱，纤维萎缩，韧带附着点骨质吸收，韧带抗张力的能力下降。损伤后关节内和周围的血肿、浆液纤维渗出物和纤维蛋白的沉积和吸收不完全，易造成关节内或关节周围组织的粘连，加重关节的活动受限。制动影响关节滑液的分泌与流转，减少了关节面之间的相互挤压，使关节软骨的间质液与滑液之间的正常循环受阻，造成软骨营养障碍及萎缩，关节软骨易发生磨损、退变和破坏，特别是一些骨折穿越关节面，更易发生这种情况，引起创伤性关节炎、滑膜炎，出现关节疼痛或功能受限。

3. **肌力和肌耐力减退**　肢体制动后肌肉的失用性萎缩很快发生，肢体被固定时肌肉主动收缩停止，反射性肌收缩减少，神经向心及离心冲动减少，神经轴突流减慢，均可影响肌肉代谢而引起肌萎缩。在制动早期，肌肉内的一些酶蛋白由于其转换率高于收缩蛋白，其含量下降很快，酶的活性迅速降低致使肌萎缩高速进展；以后当酶的活性回升并达到稳定时，肌萎缩就开始减慢。说明肌萎缩的预防应尽早开始。早期的肌萎缩通过积极的肌力训练是完全可以改善的。但若长期、严重的肌萎缩不予纠正，肌肉即发生变形、坏死，最后出现肌肉的纤维样变，丧失了肌肉的收缩能力。

4. **肢体血液循环障碍**　肢体制动，关节活动和肌肉的收缩减少，肌肉对血管、淋巴管的挤压作用消失，加之卧床引起的血流减慢、血液黏滞性增加、重力影响及固定物的压迫，易导致肢体血液回流障碍，出现肢体的肿胀、疼痛，严重者可形成下肢深静脉血栓，进一步影响肢体的功能活动，形成一种恶性循环。

5. 肢体负重能力下降　下肢的制动影响了下肢正常的负重功能，骨骼应力负荷减少。同时使骨组织血液循环减少，血流减慢，改变了组织液的酸碱度，妨碍了骨无机盐的代谢，引起骨无机盐的流失，造成骨质疏松的发生。尤其在骨折内固定部位、骨松质区、肌腱、韧带附着区的骨质代谢活跃，骨质疏松更为明显，可明显降低骨强度，易致再次骨折。

（二）康复护理评估

骨折的诊断和功能的评价应在详细了解病史和全面检查的基础上，做出正确全面的判断，切忌只看局部，不见整体。

1. 骨折评估　骨折对位对线情况，骨痂形成情况，愈合情况，有无假关节和畸形愈合，有无感染、血管神经损伤及骨化性肌炎。

2. 肢体长度和周径测量　采用无伸缩带尺，以骨性标志为定点测量肢体长度改变程度，以及受伤肢体水肿和肌肉萎缩的程度。

3. 肌力评估　主要采用徒手肌力评估法来了解骨折后非固定关节的肌力。

4. 关节活动度评估　了解骨折后有无活动受限或关节僵直等表现。

5. 日常生活活动能力评估　上肢骨折患者重点评估生活自理能力，如穿衣、洗漱、进餐、书写等；下肢骨折患者重点在评估步态、负重等功能上。

6. 全身和局部状况评估　①局部疼痛的部位、性质等，并注意血液循环的情况；②观察局部皮肤的颜色、有无水肿及程度和固定的方法；③了解患者的身心状况、临床治疗状况等，如骨折早期有无休克、呼吸衰竭等情况或其他重要器官损伤的表现，骨折晚期有无坠积性肺炎、血栓形成、压疮等并发症。

三、常见护理问题

1. **躯体移动障碍**　与骨折后运动障碍有关。
2. **潜在并发症**　关节挛缩畸形、感染等。
3. **疼痛**　与肢体损伤、手术有关。
4. **焦虑**　与对疾病知识的缺乏、担心预后有关。
5. **生活自理能力缺陷**　与骨折后肢体活动受限有关。

四、康复护理

（一）康复护理原则与目标

1. 康复护理原则　在确保固定措施稳定可靠的同时，强调早期、适当进行功能锻炼。当采用非手术外固定措施如石膏固定时，在不影响骨折固定的前提下，应早期进行康复护理如呼吸、等长运动、患肢体位摆放，以防止肌肉萎缩、肌腱挛缩、失用性骨质疏松等骨折后遗症的发生。当采用手术治疗并获得稳妥的固定时，应在麻醉解除后立即开始功能训练。

　　及时进行手术可以带来早期功能训练的机会，避免骨折后并发症的发生，从而最大限度、尽早地促进肢体功能恢复。也有一些骨折必须手术，但又不能获得足够稳固的内固定，术后仍需辅以外固定时，也应视具体情况尽早进行功能训练。

　　总之，骨折康复护理总原则为在内、外坚强固定的同时，强调早期、全面介入、调动患者主观能动性。

　　2. 康复护理目标

　　（1）减少肢体制动所致的各种并发症和继发的神经、肌肉、血管损伤。

　　（2）教育患者在床边进行基本康复训练，改善关节活动范围，提高肌力和肌耐力，缓解肢体肿胀、疼痛等症状。

　　（3）注意被固定肢体的状态，将固定物固定在合适的范围。

　　（4）帮助患者进行日常生活功能训练并选择合适的辅助器具，在病情许可的范围下让患者尽早生活自理。

　　（5）为患者的康复创造一个良好的治疗环境，减轻患者的精神负担和心理压力，最大程度调动患者的主观能动性，保证康复治疗计划的顺利完成。

（二）护理措施

　　1. 术前康复　入院后及时向患者及其家属讲述康复治疗的意义和方法。在整体治疗计划包括康复治疗计划制订后，同时指导患者落实康复计划，进行患肢体位摆放并对患者进行相关宣教。

　　术前康复的具体方法如下：

　　（1）休息：骨折后处理的第一件事就是休息，限制受创肢体的活动，以减少出血，减缓肢体肿胀、疼痛，防止进一步损伤加重。创伤后骨折的患者多因疼痛等原因遵循此类要求。值得一提的是许多创伤后没有骨折的患者，应强调休息的重要性。没有骨折但是韧带损伤，更需要休息，休息对于下肢负重关节尤为重要。明确有韧带损伤时，应该用石膏固定，严格制动 3 周，等待损伤组织的愈合修复，否则会经常疼痛，并且经常容易再次扭伤。最常见于踝关节扭伤。

　　（2）抬高患肢，消除肿胀：静脉回流受重力的影响，除此以外，还与肌肉力量、机体循环阻力有关。在伤后肌肉力量下降，如果在此基础上肢体位置低于心脏平面，则静脉回流就要克服循环阻力和重力的双重阻力，不利于肿胀消除。所以，应将患肢置于心脏平面以上，使重力转化为动力，促进肿胀消除。骨折后正确体位是：患侧肢体抬高，且肢体远端必须高于近端，近端必须高于心脏。下肢抬高角度小于 45°。

　　2. 术后 2 周内康复护理　在病情允许并无痛的前提下，尽早鼓励患者对患肢固定关节周围未被固定的关节进行各个方向的全范围运动，一天数次，根据患者的能力逐渐从被动运动、助力运动、主动运动到抗阻运动。

　　（1）等长收缩练习：石膏固定部位的肌群在复位稳定后开始进行等长收缩训练。开始时，先让患者在健侧肢体上体验肌肉的等长收缩，并引导患者将之使用在患侧肌群。训练时肌肉收缩程度由轻到重，在无痛状态可逐渐增加用力程度至关节周围肌肉全部收缩。所谓等长收缩，就是在不活动关节的情况下，有意识地收紧关节周围肌肉，持续一定时间后再放松。该锻炼属静态肌肉锻炼，一般不会导致骨折移位，每日可多次进行，每次 10～30

秒，每组 10 次，做 100 次左右的收缩。或者根据患者实际心肺功能每天至少进行 2～10 组练习，每组重复 10 次，每次收缩维持 10 秒。固定部位以外的相邻关节的主动活动。如 Colles 骨折石膏固定后进行肩关节和肘关节的主动运动。以上两种锻炼在早期康复中非常重要，它们可以促进肢体的静脉和淋巴回流，减少肌肉间的粘连，消除肿胀；并减缓肌肉萎缩，促进骨折断端紧密接触，克服分离趋势，促进骨折愈合。同时防止肌肉萎缩、骨质疏松、关节僵硬等骨折后并发症的发生。

（2）支具保护下的日常生活功能练习：对于一些下肢骨折后髓内钉固定的患者，尽早在康复辅具或者支具保护下，并在护理人员指导和家属保护下进行下肢部分负重练习。可选择患侧卧位，在其下肢和床边（足侧）间放置坚固物体，让其双足支撑于坚固物体上，收紧肌肉，起到下肢部分负重的作用。应鼓励患者尽早下床活动，起到预防深静脉血栓的作用。术后 2～3 天在有效的止痛和固定保护措施下让患者扶拐进行部分负重步行，有利于改善下肢血供，促进骨折断端的早日愈合，减少长时间卧床引起的各种并发症，促进患者早日达到日常生活活动自理的目标。

（3）加强全身及健肢活动训练：包括主动运动及抗阻肌力训练，加强健侧肢体各关节活动和日常活动能力训练，早期健侧下肢负重。

（4）物理治疗：直流电、中、低频电刺激治疗，以防止肌肉萎缩，改善肌力；红外线或各种透热疗法都有助于消肿，改善局部血液循环；超声波疗法、按摩等有助于减少粘连，对固定复位的远侧端采用向心性按摩手法进行，可以减轻肢体肿胀，每日 1～2 次，每次 15 分钟；脉冲超短波有利于固定局部消炎止痛，有金属内固定的患者也可以治疗；用直流电钙离子导入或振动疗法促进骨折断端愈合。

3. **术后远期康复护理**

（1）改善关节活动度：常用于改善关节活动范围的"三步曲"，首先在关节牵引前进行 20～30 分钟的热疗，软化挛缩部位放松组织、改善血液循环、减轻疼痛肿胀，为牵引创造条件；其次，进行持续性关节牵引，每次牵引至少保持 10 分钟，牵引的重量以不引起明显疼痛为宜，可以重复进行 5～6 次。每次间隔 10 分钟，也可采用关节松动手法；结束牵引后，用石膏托或支具固定被牵引关节于所在位置的度数，保持和巩固牵引的效果。能耐受者可以间歇性佩戴支具加强效果。应注意：①遵循循序渐进的原则，活动范围由小到大，避免突然发力、用力过猛和强度过大，易致关节周围肌肉反射性保护和创伤性关节炎、骨化性肌炎等并发症；②控制关节活动度尤其是经关节的骨折，如果关节面对位对线出现问题，在进行反复的关节主被动活动中，不平整的骨关节表面更容易造成关节面的磨损，造成关节软骨的退变，引起创伤性关节炎，加重关节活动度下降；③训练宜反复多次进行，尤其关节牵引每次持续时间最好控制在患者承受范围以内，以局部有紧张感、牵拉感为宜；④治疗中定期检查、评估，注意骨折对位情况、内固定物是否对关节活动有影响。

（2）肌力练习：骨折患者在恢复期迅速恢复肌力是改善其功能活动的关键因素。在进行肌力练习时应注意：①掌握运动量和训练节奏，遵循超量恢复的原则、准备-强度-放松的原则；②选择合适的运动量，在无痛下进行肌力训练；③充分调动患者的主观积极性，肌力训练应持之以恒。

4. **骨折康复护理流程**　根据骨折愈合的过程，可分为早期、中期和后期三个阶段，每种骨折都要根据骨折部位、程度、患者年龄，以及复位、固定方式、愈合过程和征象来估计其愈合时间，做出科学的判断。

（1）骨折固定期（早期）：肿胀和疼痛是骨折复位固定后主要的症状和体征，持续性肿胀是骨折后致残的最主要原因。因此，骨折固定期康复治疗的目标为消除肿胀，缓解疼痛。护理内容主要有：

1）主动活动。伤肢近端和远端未被固定关节的各个轴位上的主动活动，有助于静脉和淋巴回流，是消除水肿最有效的方法。必要时给予助力，上肢注重肩关节外展、外旋和掌指关节屈伸运动，下肢注重踝关节背屈运动，老年人更要注意防止关节粘连和僵硬。此期对健侧肢体和躯干，应尽可能维持其正常活动。骨折固定部位的肌肉，以等长收缩训练为主，在关节不动的前提下，进行有节奏的等长收缩练习（即静力收缩与放松），以防止失用性肌萎缩，并可使骨折端受挤压而有利于骨折愈合，如前臂骨折时做握拳和手指伸屈活动；股骨骨折后膝关节被固定后可进行股四头肌的等长收缩练习。

2）不负重运动：累及关节面骨折常遗留严重的关节功能障碍，为减轻障碍程度，在固定 2～3 周且病情允许的情况下，可每日短时取下外固定装置，在保护下进行受损关节不负重的主动运动，并逐步增加关节活动范围，运动后再予以固定。固定时无特殊需要，关节应置于功能位。不负重运动有利于关节软骨生化修复和关节面的较好塑形，并减少关节内粘连的发生。也可采用持续被动活动（CPM）仪对患者进行持续的、有限度、有节律的关节被动活动。

3）被动活动和呼吸练习：对于必须卧床的患者，尤其是年老体弱者，应每日做床上呼吸训练、关节被动活动或保健操，以防止关节挛缩，改善全身状况，预防压疮、呼吸系统疾病等并发症。

4）患肢抬高：有助于肿胀的消退，肢体的远端要高于近端，而近端要高于心脏平面。

5）物理疗法：可改善肢体血液循环，消炎消肿，减轻疼痛，减少粘连，防止肌肉萎缩及促进骨折愈合。常用方法有光疗法、直流电离子导入疗法、透热疗法、超声波、温热疗法等。

（2）骨折愈合中期：即骨痂形成期。此时肿胀渐退，疼痛减轻，骨痂逐渐形成。骨折愈合期的康复目标主要是消除残存肿胀、软化和牵伸挛缩的纤维组织，增加关节活动范围和肌力。此期进行康复功能训练可促进骨痂的形成，增加肌力和关节活动范围，提高肢体活动能力。因此，除继续进行肌肉收缩训练外，可在医护人员或健肢的帮助下，逐渐恢复骨折部位关节的活动，并逐渐由被动活动转化为主动活动，在病情允许下，应尽早起床，进行全身活动。此期训练的重点应是维持和扩大关节活动范围和力量训练，逐渐增加主动的关节屈伸活动，以促进关节软骨生化修复，使关节面有较好的塑形，防止肌肉萎缩，避免关节僵硬。训练量和训练时间应有所增加，训练量应控制在每日 2 次，每次 15～20 分钟为宜，并可配合器械或支架做辅助训练。

（3）骨折愈合后期：即临床愈合期。此期骨骼可有一定的支撑力，但邻近关节的活动度和肌力可下降，肌肉的协调性和灵巧性欠佳，故此期应重新训练肌肉的协调性和灵巧性，最大限度恢复关节活动范围，增加肌肉力量，使肢体功能恢复。由于骨折从临床愈合到骨性愈合需经历相当长的时间，因此功能锻炼的强度和时间也应循序渐进。主要的护理内容有：

1）恢复关节活动度训练。受累关节进行各运动轴方向主动运动，轻柔牵伸挛缩、粘连的组织，逐渐推进。对于刚刚去除外固定的患者可先采用主动运动，随着关节活动范围的增加而相应减少助力。对组织有严重挛缩粘连者，可采用被动运动。但需注意被动运动的方向和范围应符合解剖和生理要求，动作应平和、有节奏，以不引起明显疼痛及肌肉痉挛为宜。对于僵硬的关节，可配合热疗进行手法松动将受累关节的近端固定，远端较正常的关节活动方向加以适当力量进行牵引。对于中度或重度关节挛缩者，可在运动与牵引的间隙，配合使用夹板，以减少纤维组织的挛缩。随着关节活动范围的逐渐增加，夹板的形状和角度再作相应调整。

2）恢复肌力的训练。逐渐增加肌肉训练强度，引起肌肉的适度疲劳。肌力 0～1 级，可采用水疗、按摩、低频脉冲电刺激、被动运动、助力运动等；肌力 2～3 级，以主动运动为主，亦可进行助力运动、摆动运动和水中运动。做助力运动时，助力应小，防止用被动运动代替助力运动；肌力 4 级，可选择抗阻运动，以争取肌力的最大恢复。关节损伤者，关节活动应以等长收缩练习为主，以免加重关节损伤反应。若下肢骨折，可在平行杠或步行车中或手杖支持下做部分负重的站立练习，逐步过渡到充分负重的站立练习。

3）恢复 ADL 及工作能力的训练。当患者关节活动度和肌力有所恢复时，应尽早开始作业治疗和再次职业训练，改善动作技能技巧，增强体能，以促进日常生活活动和工作能力的恢复。

4）物理治疗。局部紫外线照射可促进钙质沉积和镇痛，红外线、蜡疗可促进血液循环和软化纤维瘢痕组织，超声波疗法可软化瘢痕、松解粘连，局部按摩对促进血液循环、松解粘连有较好作用。

5. 常见部位骨折的康复护理

（1）锁骨骨折：多由间接暴力所致，以锁骨中段骨折最常见。成人无移位或儿童青枝骨折用三角巾或颈腕吊带悬吊患肢 3 周；有移位的骨折需局部麻醉后手法复位，再用"8"字绷带或双圈法固定 3～4 周。粉碎性骨折或合并血管神经损伤者，应手术探查修复受损的血管神经，骨折断端内固定。康复护理要点：局部固定后，保持提胸、提肩姿势，练习手部、腕、肘关节的各种活动，以及肩关节外展、后伸活动，如挺胸、双手叉腰动作。若非必须卧床保持复位和固定，患者均可下地活动。禁忌作肩前屈和内收动作。解除固定后，开始全面的肩关节活动，如肩前屈，活动范围由小到大，次数由少到多，然后进行肩关节各个方向的综合练习，如肩关节环转活动、双臂划船动作等。

（2）肱骨外科颈骨折：肱骨外科颈位于解剖颈下 2～3cm 处，相当于大小结节下缘与肱骨干的交界处，此处骨干稍细，松质骨与密质骨相邻，易发生骨折。多见于老年人，临床上分为外展型和内收型两类：前者多属稳定性，三角巾悬吊固定 4 周，早期做握拳及肘和腕关节的屈伸练习，限制肩关节外展活动；后者治疗较为复杂，复位后以三角巾制动 4～6 周，限制肩关节内收活动，预防肩周炎及肩关节僵硬发生。

（3）肱骨干骨折：肱骨干是指肱骨外科颈下 1cm 至肱骨髁上 2cm 之间的部分。其骨折易伤及桡神经。根据患者的具体情况选择手法和整复夹板外固定法（成人固定 6～8 周，儿童 4～6 周）、悬垂石膏整复固定法、手术、钢针内固定或钢板内固定法。定时复查 X 线片，观察骨折断端是否有分离现象，及时给予纠正。骨折处理后早期即应做伸指、握拳和耸肩活动，预防发生肩、肘关节僵硬，尤其对老年患者。

（4）肘关节附近的骨折：肱骨髁上骨折、髁间骨折、尺骨鹰嘴骨折及桡骨小头骨折是常见肘关节附近的骨折。手术内固定后应尽早在外支具、吊带的保护下进行肩关节的主动耸肩、下压及前后摆动活动，活动幅度逐渐加大，2～3 周后可以进行主动旋肩运动。不限制腕、手关节的主动运动和抗阻运动。对于不涉及关节面的骨折，术后 2～3 周可以每日定时去除外固定，由治疗师托住患者肘部和前臂做肘关节被动屈伸，并逐渐过渡到主动屈伸，切忌活动时引起明显疼痛。对于伸展型肱骨髁上骨折术后早期以肱二头肌、旋前圆肌静力性抗阻收缩练习为主，暂缓肱三头肌和旋后肌的主动收缩练习。屈曲型骨折则以肱三头肌静力性收缩为主，暂缓肱二头肌和旋后肌的主动运动。肱骨髁间骨折，如骨折涉及关节内的骨折，容易引起顽固性的骨关节粘连和挛缩，术后应尽早使用 CPM 治疗，无 CPM 则定时取下外固定物帮助患者进行肘关节的被动或助力运动，并逐渐过渡到主动运动。

（5）桡骨远端骨折：是指桡骨下段 2～3cm 范围内的骨折，中老年人多见，儿童多为桡骨远端骨骺分离。复位固定后早期，用力握拳、充分伸展五指，前臂肌肉的主动收缩，肩关节的前屈、后伸、内收、外展、内旋、外旋及环转运动，肘关节屈伸运动。2 周后，进行关节背伸、桡侧偏斜活动及前臂旋转活动。3～4 周后，外固定解除，充分练习腕关节的屈伸、旋转活动和尺侧、桡侧偏斜活动，利用健手帮助患侧腕部练习是一种简便有效的方法，也可利用墙壁或桌面练习背伸和掌屈。

（6）腕关节附近的骨折：腕、手部骨折经手术内固定后，主要影响手康复的问题是固定期间出现的各种并发症，常见的是手肿胀、疼痛、关节活动范围受限或丧失、关节粘连、肌力减退、感觉功能减退、手功能的废用、误用或过度使用。骨折内固定后，在可能的情况下，应尽早进行手腕关节的活动，即使是很小范围的关节活动对消除手部肿胀、改善关节活动范围都是有益的。注意抬高患肢，加强由远端向近端的向心性手法按摩，必要时可以给患者从手指远端向近端缠绕弹力绷带或配制弹力手套以缓解和控制手部肿胀，同时应鼓励患者进行手腕部肌群的等长收缩运动，这些措施均有利于手肿胀的消除，防止长时间肿胀导致局部软组织纤维增生而进一步影响手关节的活动。对于手局部的疼痛、肿胀，如果是局部血液循环障碍所致，可以进行冷热交替治疗，即将手浸入 42℃热水中 4 分钟，然后再浸入 20℃的冷水中 1 分钟，交替治疗以改善血管的舒缩功能，相当于对血管进行按摩。还可以进行局部按摩、蜡疗、脉冲超短波治疗、经皮电刺激等，以解除疼痛、肌肉痉挛和防止损伤部位的肿胀及粘连。

（7）股骨颈骨折：50 岁以上者较常见，多为间接暴力所致，如跌倒时大粗隆或足跟着地，外力自粗隆或足部向上冲击可将股骨颈折断。尽早作下肢肌力练习如股四头肌的等长收缩和臀大肌的静力收缩运动，足趾与踝关节的主动屈伸活动及健侧肢体的功能练习。牵引去除后进行髌骨的被动活动和髋、膝关节的屈伸活动。3 个月后扶拐下地行走。对于有内固定者，2 周后可扶拐下地或坐轮椅活动，但不宜过早负重。

（8）股骨干骨折：伤后 1～2 周内，伤肢疼痛，肿胀明显，骨痂未形成。骨折固定后，可以开始进行股四头肌等长收缩、踝关节主动活动和髌骨被动活动，以促进局部血液循环，防止粘连，逐渐过渡到主动伸膝运动。骨折未达到愈合前，禁止做直腿抬高运动。

（9）膝关节附近的骨折：膝关节附近的股骨髁与胫骨平台都是松质骨，机械强度较低，而膝关节，承受强大的压应力，如果骨折线穿越关节面，易造成关节损伤、粘连，引起关节活动受限，易导致创伤性关节炎或关节退行性变的发生。因此，如何进行正确的康复训练十分重要。对于股骨髁及髁上骨折、胫骨平台骨折、髌骨骨折的患者，在手术内固定后，应尽早开始接受 CPM 治疗，活动的范围和速度逐渐由小变大。髌骨横行骨折作张力钢丝固定的患者，由于内固定减少了骨折面分离的危险，可以早期进行膝屈曲活动，让患者将小腿自然垂挂于床边，借助小腿重量使膝关节屈曲，有效地防止顽固性关节挛缩粘连，并有助于关节面的修复。手术后 3～4 天，患膝在外固定物保护下开始进行患肢股四头肌静力性收缩练习及踝、趾关节肌肉的主动活动；手术 1 周后进行髌骨小范围的侧向被动活动；术后第 2 周开始增加助力髋屈伸练习；术后第 3 周开始，每天去除外固定，由护士托护患肢做膝关节助力屈伸运动，然后逐渐过渡到患者主动屈伸运动。所有这类患者不宜下肢过早负重，尤其胫骨平台骨折的患者，早期负重易引起胫骨平台塌陷。需要下床活动的患者可以借助拐杖进行患肢不负重下的步行训练。骨折线穿越关节面的患者应注意尽量减少关节的磨损，改善关节活动范围以牵引为主，肌力训练以静力性肌肉收缩训练为主。朝胫骨方向轻轻叩击或适当加压，并在骨折部位进行脉冲超短波治疗。适合早期负重的患者，应鼓励其尽早扶拐下地活动，进行患肢部分负重及步行训练。早期负重有利于骨痂生长，加快功能的恢复。

（10）胫腓骨干骨折：膝关节保持伸直中立位，防止旋转。骨折固定后即开始踝关节、足趾的屈伸运动和股四头肌收缩训练，避免平卧位练习直腿抬高或屈膝位练习主动伸膝。待骨折线模糊后，可扶拐不负重行走，以后根据愈合情况逐渐进行负重练习。

（11）踝部骨折：手术固定后，在医生的指导下适当活动足趾并进行足背伸运动。固定第 2 周起加大小腿关节主动活动范围，但禁止做旋转及内外翻运动，第 3 周后可扶双拐负重活动，第 4～5 周后解除固定，改为扶单拐，逐渐增加负重量。骨折临床愈合后进行患肢负重下的各种功能活动，还可辅以手法治疗、温热疗法。

（12）脊柱融合、固定术后：脊柱不稳定、骨折常采用手术复位及作脊柱融合术。术后卧床 3～4 周，卧床期间可做床上保健操，从术后第 1 周开始，常用的保健操：①卧位活动，从手术后 2～3 天就可以进行。卧位下保持躯干相对固定，做交替屈膝屈髋动作 10次，让膝部尽量靠近胸腹部；仰卧位双膝屈曲位下两膝分开，重复做髋关节外展、外旋动作 10 次，以牵拉大腿内侧的肌群。②俯卧位向后直腿抬高动作 10 次。③支撑站立位活动，在手术后 1 周开始。如果患者在卧位下活动不适，可在腰部保护带或支具支持保证躯干伸直位下坐起，也可借助直立床或墙壁支撑下进行站立活动，活动时间以患者能耐受为宜：在支撑站立位下进行原地踏步；支撑站立位下肢交替进行髋外展活动，以牵拉大腿内侧肌群；支撑站立位下交替将一侧下肢于膝屈曲位下用足踩在矮凳上，然后做伸膝动作；以牵拉大腿后部肌群；躯干支撑靠墙，做双膝半蹲活动，躯干沿墙壁上下滑动 10 次；站立支撑位下，做踮脚或翘足活动 10 次。患者通过上述活动 8～9 天后，可逐渐过渡到站立训练：双臂上举过头重复 10 次；做向前、向后环肩运动 10 次；做双手触肩、肘关节画圈运动 10次；双上肢交替做外展侧上举过头运动各 10 次；一侧上肢充分上举过头，对侧上肢沿同侧腿侧缘尽量下滑，交替进行 10 次，以牵拉躯干肌肉。

6. **骨折康复护理注意事项**　复位、固定和功能锻炼是骨折治疗的三个主要环节，而康复护理主要在固定和功能锻炼环节中发挥着重要的作用。骨折后的康复护理的目的是确保固定的坚实可靠，尽早进行康复训练，预防并发症或继发性残障。但康复训练在骨折愈合的不同阶段有不同的重点。

（1）病情观察：①早期观察是在骨折早期，尤其是合并有严重创伤时，详细了解患者的受伤原因、经过、治疗情况及目前状态。重点观察患者的全身状况和骨折部位的情况：生命体征、疼痛的程度和患者的精神状态；伤肢的肿胀情况；肢体的姿势与位置是否利于骨折的稳定和愈合；固定器是否安放正确和稳妥。②中晚期观察要点主要是肢体的疼痛和肿胀是否依然存在；肌肉萎缩情况；固定部位相邻关节的活动范围；日常生活活动能力的改变等。有无压疮、下肢深静脉血栓形成、坠积性肺炎、感染、骨化性肌炎、关节僵硬、缺血性骨坏死及创伤性关节炎等并发症。

（2）确保外固定有效：石膏的松懈和移位、夹板的松动、牵引器具的位置或牵引力量的改变等，都会对骨折的固定产生不利的影响，对此要及时发现并予以纠正。注意固定物不宜过紧或过松，减少肢体制动所致的各种并发症和继发的神经、肌肉、血管损伤。

（3）保持正确的体位和肢体姿势：正确的体位和姿势有利于患者放松全身肌肉，减轻骨折部位的异常应力刺激，防止骨折移位，还有利于肢体血液循环，减轻肿胀和疼痛。

（4）指导和帮助功能训练：早期患肢宜进行等长肌肉收缩运动，以主动活动为主。骨折中后期的功能训练应在医护人员的指导下循序渐进地进行，运动范围由小到大，次数从少到多，时间由短到长，强度由弱到强，活动度以不感到疲劳，骨折部位未出现疼痛为度。关节活动训练时，指导患者每天进行1～3次各轴向的关节全范围活动，每次活动5～10次。

（5）协助完成功能训练：指导患者及早利用残存的功能进行日常生活能力的训练，帮助患者选择合适的辅助器具和支具，让患者尽早达到生活自理，重返工作岗位。

（6）加强营养指导：绝大部分骨折患者食欲下降，尤以老年患者、体质较弱或心理承受能力差的人明显。护理时应予以指导，注重营养，积极补钙，同时还要补充维生素D以协助吸收。骨折后患者宜摄入含微量元素较多的食物，如动物肝脏、鸡蛋、海产品、豆类、蘑菇等，以及适当多吃维生素C含量丰富的蔬菜和水果，以促进骨痂生长和伤口愈合。

（三）康复护理指导

1. **饮食**　骨折早期饮食宜清淡，中期给予高钙的食物如牛奶、虾类等，后期宜多食补肝肾之品如动物肝肾、枸杞大枣粥等。主动戒烟，少饮酒。

2. **情志**　消除紧张焦虑情绪，主动配合治疗。治疗周期长，短期症状改善不明显，使患者有充分的思想准备，以预防不良情绪的产生。

3. **休息**　不强调卧床，尽可能离床活动。卧床时床头抬高30°～40°，平卧时应在患侧胸壁垫一软枕。

4. **固定**　注意维护外固定的稳定，观察患肢手指的血运。如外固定松动、肢端颜色改变应及时到医院检查，以便予以调整和处理。绝不能在拆除固定后将患肢长期下垂和用前臂吊带悬挂于胸前，否则将导致肩关节外展、上举活动障碍，并且长时间难以恢复。

5. **功能锻炼**　根据骨折类型、是否脱位，以及手术固定方法、牢固程度继续进行功能锻炼。

6. **定期复查**　查看外固定及骨折愈合情况。及时了解骨折愈合情况，以确定下一步治疗方案及锻炼计划。内固定器材在术后 6 个月取出。

第二节 手外伤

一、疾病概况

（一）概念

双手是日常生活和工作中最常用的一个器官，其遭受创伤的机会远远高于其他器官。发生在手或上肢但对手功能有直接影响的外伤即手外伤，一般来说，颈部以远神经或血管损伤，肘关节以远肌肉、肌腱损伤，桡尺骨远端以远骨关节损伤均为手外伤的范畴。

（二）常见病因及流行病学

手外伤常见原因有切割伤、挤压伤、刃器损伤、撕脱伤、砸伤、烫伤、烧伤、枪伤、爆炸伤、咬伤等。据国内统计资料表明，在骨科急诊中手外伤患者约占就诊人数的 1/4，发病率占创伤总数的 1/3 以上，右利手受损为 91.2%，男女受伤比例为 3.5：1，16～30 岁为高发年龄，平均年龄为 23.5 岁，机械制造业、木工、建筑工和农民是手外伤的高发工种；冲压机床、电锯、电刨、刀及摩托车是几种常见的致伤物。人为因素（违规操作）是手外伤发生的主要原因，占 70%以上，在构成上以工业性手外伤为最多。

（三）手的功能解剖和常见畸形

手的功能非常复杂，它基本的功能形式：悬垂、托举、触摸、推压等支持和固定作用；击打等重复性操作；球形掌握、柱状抓握、勾拉等力量性抓握；指腹捏、指尖捏、三指捏和侧捏等精细抓握；还有尺侧三个手指固定、拇指和示指进行操作的复合式抓握，如调节扳手等动作。手高度精细的功能与其精细的解剖结构和复杂的运动生物力学密切相关。

1. **掌骨、指骨的结构和手弓** 掌骨和指骨都分为底、体（干）和头，体的掌面纵向微凹，以容纳肌肉和肌腱。2～5 掌骨底与腕骨形成腕掌关节，相互间还形成较紧密的近端掌骨间关节，手部有两个横弓和一纵弓，近横弓由远侧列腕骨构成，较稳定；远横弓由各掌指关节组成，可活动。纵弓主要由第 2、3 指列组成，弓的近端稳固，远端可活动。2、3掌指关节结构障碍可导致整个手弓的塌陷。

2. **掌指关节的结构和运动生物力学特征** 掌指关节由卵圆形的掌骨头和微凹的近节指骨底所构成，两侧分别有桡、尺侧副韧带，掌侧有掌侧韧带和掌板。掌指关节的运动包括屈伸、内收和外展。

3. **指间关节的结构和运动生物力学特征** 指间关节属于滑车关节，近端指间关节屈曲达 100°～120°，远端指间关节屈曲 70°～90°。关节两侧有侧副韧带，有限制收展的作用。临床固定时应把指间关节固定在伸直的位置，防止韧带和指深浅屈肌腱的挛缩。

4. **肌肉和肌腱**

（1）指屈肌腱：指屈肌腱将指骨和前臂屈肌联系起来，其功能是屈指。指屈肌腱分为深、浅两类：指浅屈肌止于中节指骨，功能为屈近端指间关节；指深屈肌止于末节指骨，屈远端指间关节。指屈肌腱损伤后的临床表现为不能屈指。

（2）指伸肌腱：手部指伸肌腱共 8 条，通常分为两组：桡侧组和尺侧组。桡侧组与拇指运动有关，有拇长、短伸肌腱 2 条；尺侧组与第 2～5 指的伸直运动有关，包括 4 条指伸肌腱、示指伸肌腱和小指伸肌腱。指伸肌腱的肌腹均位于前臂背侧，位置表浅，均行于皮下，在手外伤时容易受到损害。

（3）手内肌：蚓状肌有四条，分别起自指深屈肌腱桡侧，与骨间肌在指骨桡侧汇合，然后分成两束分别加入伸肌腱的中央束和侧束。桡侧两肌受正中神经支配，尺侧两肌受尺神经支配。蚓状肌的作用是屈曲掌指关节，伸指间关节。骨间肌也是手内肌的重要组成部分，受尺神经的支配，也有屈曲掌指关节，伸指间关节的作用。骨间肌包括骨间掌侧肌和骨间背侧肌，前者还有内收 2、3、4 指的作用，后者还有外展 2、3 指和使中指桡尺偏的作用。

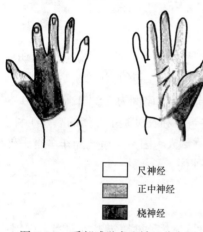

尺神经

正中神经

桡神经

图 5-2-1　手部感觉支配神经分布图

5. 神经

（1）手部感觉神经损伤后的感觉丧失区：由于手部感觉神经分布的变异、相邻神经间的吻合及重叠支配，故当伤及某一神经时，其感觉丧失区往往局限于某单一神经的绝对分布区，可作为临床诊断依据。正中神经局限于示指、中指末节皮肤；尺神经局限于小指，桡神经局限于虎口背侧一小块区域（图 5-2-1）。

（2）手部运动神经损伤后手的畸形：手部运动神经损伤后，肌肉瘫痪，引起畸形表现：①正中神经损伤主要表现为鱼际肌瘫痪萎缩，使掌弓平坦，虎口变深，拇指运动功能障碍，形成"猿手"畸形。②尺神经损伤主要表现：尺神经深支损伤时除了 3 块鱼际肌以外的所有手内在肌瘫痪萎缩，小鱼际平坦；骨间肌瘫痪萎缩，手掌变薄，掌间隙加深；环指、小指掌指关节过伸，指间关节屈曲，指不能内收外展，形成"爪形手"畸形。③桡神经损伤主要表现为"垂腕"畸形，这是由于该神经支配的前臂伸肌瘫痪所致（图 5-2-2）。

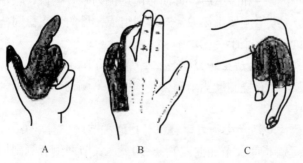

A　　　　　　　　B　　　　　　　　C

图 5-2-2　手的畸形表现

A."猿手"畸形；B."爪形手"畸形；C."垂腕"畸形

6. 手部常见畸形的形成机制

（1）鹅颈畸形：表现为近端指间关节过伸（反屈），远端指间关节屈曲。形成的机制是由于各种原因引起指伸肌腱在近节指骨底的止点松弛，中节指骨的止点紧张，终腱（外侧腱）松弛及近端指间关节囊破裂或肥大。常见的原因有指伸肌腱挛缩、肌腱粘连；婴儿脑性瘫痪、破伤风、帕金森等引起的手内在肌挛缩；近端指间关节的创伤、脱位、关节肥大性滑膜炎等（图 5-2-3）。

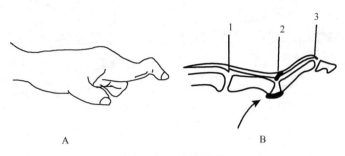

图 5-2-3 鹅颈畸形

A. 畸形的外观。B. 畸形的发生机制：1. 指伸肌腱近节指骨止点松弛；2. 中节指骨止点紧张，近端指间关节关节过伸；

3. 终腱松弛。箭头示近端指间关节关节囊掌侧破裂，关节肥大

（2）纽扣畸形：表现为近端指间关节屈曲，伴有远端指间关节过伸。这种畸形主要由指背腱膜即指伸肌腱在近端指间关节背侧面的病变，造成中央腱止点处断裂。常见于有主动伸指时的强迫性屈指、近端指间关节屈曲时直接受到打击和近端指间关节脱位等（图5-2-4）。

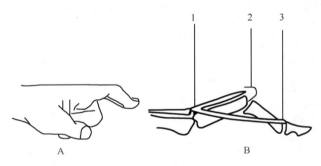

图 5-2-4 纽扣畸形

A. 畸形的外观。B. 畸形的发生机制：1. 指伸肌腱近节指骨止点紧张，掌指关节关节过伸；2. 中央腱断裂；3. 终腱紧张

（3）槌状指畸形：主要表现为末节指骨下垂。这是由于指背腱膜在远端指间关节背面即终腱断裂，或末节指骨底的撕脱性骨折所致。肌腱损伤多发生在远端指间关节屈曲的初期，指尖受到外力打击所致（图 5-2-5）。

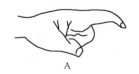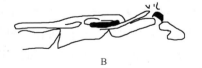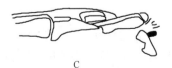

图 5-2-5 槌状指畸形

A. 畸形的外观；B. 肌腱在屈远节指骨的初期发生断裂；C. 伴肌腱撕脱性骨折

（4）鹰爪手畸形：表现为掌指关节过伸伴有指间关节屈曲。形成原因为手内在肌瘫痪，失去了对掌指关节的稳定性，当掌指关节处于过伸时，指伸肌腱不能伸指间关节所致（图5-2-6）。

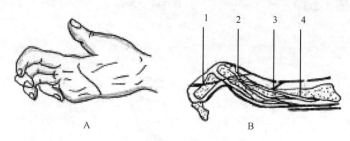

图 5-2-6　鹰爪手畸形

A. 畸形的外观。B. 畸形的发生机制：1. 侧束松弛；2. 指伸肌腱近节指骨止点紧张，掌指关节关节过伸；

3. 蚓状肌腱松弛；4. 骨间肌腱松弛

（5）拇指的"Z"字畸形：类风湿性关节炎因炎症刺激使鱼际痉挛，引起拇指腕掌屈曲内收，拇长伸肌被动张力增高引起掌指关节过伸，继而可引起拇长屈肌被动张力提高，导致指间关节屈曲，出现"Z"字畸形（图5-2-7）。

（6）掌指关节的掌侧脱位：正常状态下握拳时屈指肌腱对滑车和掌板有一个掌向的作用力，类风湿关节炎患者因炎症侵袭可造成侧副韧带的薄弱甚至断裂，在掌向力的作用下容易出现指骨掌侧脱位，引起手弓塌陷，影响抓握功能（图5-2-8）。

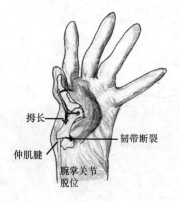

图 5-2-7　拇指的"Z"字畸形

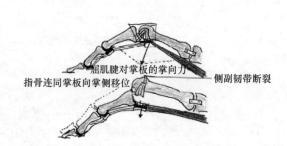

图 5-2-8　掌指关节的掌侧脱位

（四）手外伤常见的临床表现及功能障碍

1. 肿胀　是手外伤患者最常见的临床表现之一，创伤导致的血管通透性增强，引起组织水肿。常见的水肿部位有皮下组织、筋膜间隙、肌肉间筋膜和腱鞘、关节囊等。这些组织被长时间浸于浆液性渗出液内，即会造成肌肉和结缔组织的粘连、僵硬。持续的肿胀会诱发韧带、关节囊等纤维组织挛缩，关节活动障碍加重。

2. 关节僵硬　主要原因是持续肿胀后导致的纤维蛋白沉积。此外，外伤后的手部长期制动也是导致关节活动范围受限甚至僵硬的常见原因。临床常见的僵硬畸形为掌指关节过伸和指间关节屈曲。

3. 运动功能障碍　一般包括关节活动度受限，肌力及耐力下降，灵活协调性降低等。造成运动功能障碍的主要原因为组织损伤、制动、疼痛、瘢痕增生、水肿、关节僵硬等。

4. 感觉障碍　手部感觉丰富，手外伤往往伴有感觉障碍，表现为感觉减退、异常、感觉过敏等。感觉障碍是影响手实用功能的重要原因之一，需在康复护理过程中加以重视。

5. 疼痛与营养障碍　手部表面的神经末梢非常丰富，所以痛觉较显著。滑膜、腱鞘和骨膜也都有神经末梢，外伤后会产生剧烈疼痛。外伤后常发生神经营养功能下降，表现为手部血管运动紊乱、骨质疏松、肌萎缩、关节僵硬等症状，严重者可导致反射性交感神经营养不良综合征。

6. 日常生活能力障碍　无论是自理活动、家务活动、休闲娱乐活动、工作与学习都与手的参与密不可分，因此手外伤也直接影响了手外伤患者参与日常生活的能力，导致生活质量下降。

7. 其他　如部分患者会存在心理障碍和社会功能障碍，表现为自卑、抑郁、焦虑和回避社会交往等。

（五）治疗要点

治疗要点包括三大部分，即促进组织愈合、促进功能恢复和尽早回归社会。

1. 促进组织愈合

（1）控制肿胀：要控制肿胀，良好的体位摆放是十分重要的，尤其在损伤早期。可先使用矫形器或石膏将手和腕关节固定在合理的位置，再将手高举过心脏水平，促进肿胀消退和预防关节挛缩。此外，冰敷、向心性按摩、压力治疗、绷带缠绕、主动活动均可促进血液循环，达到加速组织液回流而消肿的目的。

（2）尽早活动，保持关节活动度：临床试验结果提示早期活动不但可以改善新生细胞组织（包括骨骼和肌腱）的坚韧度，而且有加速肿胀消退、减低肌腱粘连程度、预防关节僵硬的作用。通过循序渐进的早期活动方案，配合体位摆放、矫形器的使用、压力手套的穿戴，可大大降低发生术后并发症的机会。

（3）减轻软组织粘连：创口和术后往往伴随瘢痕生成，瘢痕增生变厚变硬与周围组织发生粘连。要预防瘢痕与粘连所导致的问题，如烧伤后产生的增生性瘢痕对皮肤的拉紧现象和关节挛缩；肌腱修补术后粘连所引起的滑动受限。早期活动和矫形器的配合使用是十分必要的。

（4）预防和纠正关节的僵硬及变形：除了上述提到的水肿控制外，为避免患处因长时间固定而导致不利的关节挛缩，可以使用矫形器将患手放置在功能位。矫形器也同样适用于已经变形甚至僵硬的关节，通过力学原理逐渐纠正和恢复关节的活动范围。

2. 促进功能恢复　一般来说，功能恢复的第一步是恢复关节活动度，接着是力的恢复，而第三步是感觉的恢复。当手的活动、力量和感觉可以恰当地配合使用起来，那就构成了手的实用功能。因此，手部各种功能的恢复也就构成了手实用性恢复的基本。功能恢复的步骤应配合循序渐进的活动训练方案，即由助力式的半被动式活动作关节幅度训练开始，循序渐进到非抗阻式主动活动训练，最后升级至不同等级阻力下的手握力和捏力训练，由轻至重，由浅入深。

3. 尽早回归社会　康复护理的最终目的是使患者能够回归家庭、重返社会，因此，社会康复对患者而言十分重要。在康复护理过程中应以患者为中心，了解及协助患者解决重返社会所面临或遇到的实际困难，理解患者可能出现的情绪问题，与康复医师、作业治疗师、心理治疗师等康复团队成员共同探讨重返社会康复方案。如通过人体功效学改善及重组其工作程序，指导其正确佩戴和使用辅具来提高工作效率，普及省力和节能技巧来减少受伤机会等，最大限度地帮助患者保留工作，重返社会。

二、康复护理评定

（一）功能评估

1. 手运动功能评定

（1）肌力评定：包括徒手肌力评定和握力、捏力测定。握力测定通过握力计来完成，正常值一般用握力指数来表示：

$$握力指数 = 健手握力（kg）/体重（kg）\times 100$$

正常握力指数应大于 50。据 Swanson 的观察，利手握力常比非利手大 5%～10%；女性握力常只有男性的 1/3～1/2；男性在 50 岁以后，女性在 40 岁以后常比年轻时的握力减少 10%～20%。

捏力测定：通过捏力计进行，包括侧捏、三指捏和对捏等。捏力与握力有一定的关系，捏力约相当于握力的 30%。三指捏的捏力为握力的 1/5～1/6。

（2）ROM 评定：常用通用量角器进行测量，用于评定手部关节的活动情况，包括主动和被动关节活动度的测量并进行左右对比。

（3）手指肌腱功能的评定：手指肌腱功能常用美国手外科学会和国际手外科学会 1975 年推荐的肌腱总活动度（total active motion，TAM）进行测定：

TAM=（MP 关节屈曲度数＋PIP 关节屈曲度数+DIP 关节屈曲度数）–（MP 关节伸直受限度数＋PIP 关节伸直受限度数＋DIP 关节伸直受限度数）

正常 TAM=（$80^{\circ}+110^{\circ}+70^{\circ}$）–（$0^{\circ}+0^{\circ}+0^{\circ}$）=$260^{\circ}$。

功能分级标准见表 5-2-1。

表 5-2-1　TAM 评定标准

分级	评分（分）	标准
优	4	活动范围正常，TAM 约 260°
良	3	TAM＞健侧的 75%
可	2	TAM＞健侧的 50%
差	1	TAM＜健侧的 50%

TAM 用于评定单个手指总体活动范围，应与对侧手的相同手指进行比较。测量指关节角度时，腕关节应在功能位，否则，腕关节屈曲可加大指伸肌腱的张力，屈指受限，腕关节过伸则使屈肌腱的张力增加，伸指受影响。

（4）手灵活性评定

1）九孔插板试验（nine-hole peg test，NHPT）：九孔插板为一块 13cm×13cm 的木板，上有九个孔，孔深 1.3cm，孔与孔之间间隔 3.2cm，每孔直径 0.71cm，插棒为长 3.2cm，直径为 0.64cm 的圆柱形棒，共 9 根。在板旁测试手的一侧放一浅皿，将 9 根插棒放入其中，让患者用测试手一次一根地将木棒插入洞中，插完 9 根后再每次一根地拔出放回浅皿内，计算所需的总时间，测定时先利手后非利手。

2）Purdue 钉栓板测试（Purdue pegboard test）：主要用于评估手部进行精细动作的操作能力。检查用品包括一块木板，上有两列小孔，每列 25 孔；配有 50 个小铁棍、40 个垫圈和 120 个项圈。采取坐位测试，由 4 个分测验组成：①右手操作；②左手操作；③左、右手同时操作；④装配。在测试的过程中要求被测者使用双手将不同的零件组合成一个个完整的组件，并按照顺序和位置的要求插入板上的孔中。以在规定的时间内按完成的完整组件个数计算结果（图 5-2-9）。

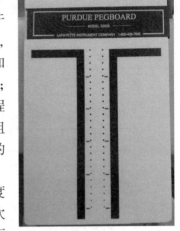

图 5-2-9　Purdue 钉栓板

（5）手稳定性测定：手稳定性的测定可采用手臂稳定度测定仪进行。测定时让患者持一根有尖细尖端的测试笔依次分别插入 10 个直径由大到小的洞中，笔尖顺利插入洞中而不触及洞的周边为成功，否则为失败。失败时仪器能发出讯号告知测试人员和患者。稳定性（stability，S）以下式表达：S=（10–F）/10，S≤1.0（S 为稳定度；10 为洞数；F 为未能通过的洞数）。稳定度最大为 1，未能通过的洞数越多则 S 越小。

测试时患者安静松弛地坐在仪器前按规定进行试验，要求整个测试过程手臂必须处于悬空状态，不得依托或搁置；手持测试棒（握笔状，左手或右手视要求而定），端坐仪器桌前，视线与测验孔平面应保持垂直；测试过程必须自左至右依次将测试棒插入（取出）测验孔；相邻两个测验孔之间动作完成时间限定在 10 秒内；用于生理和病理检测时，应尽量排除心理因素干扰。

2. **手感觉功能评定**

（1）痛觉评估：利用目测类比法（VAS 法）评估：此评估虽然主观，但作为自己比较，仍有其作用。

（2）轻触-深压觉（light touch-deep pressure）检查：是一种精细的触觉检查，常采用 Semmes-Weinstein 单丝（Monofilaments）法进行评定简称 SW 单丝法（图 5-2-10）。

SW 是一种精细的触觉检查，测定从轻触到深压的感觉。可客观地将触觉障碍分为 5 级，以评定触觉的障碍程度和在康复过程中的变化。测定器有 20 根不同编号的尼龙单丝组成，最细的是 1.65 号，单丝直径为 0.064mm；最粗 6.65 号，单丝直径为 1.143mm。检查时一般采用 5 种型号的尼龙

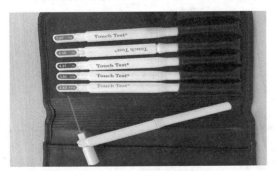

图 5-2-10　SW 单丝纤维

单丝，简称 SW 单丝法。单丝一端游离，另一端装在手持塑料圆棒的一端上，单丝与棒成直角。测量时为避免受测手移动的影响，可让患者将手背放在预先置于桌子上的一堆油腻子上。用窗帘或其他物品遮住患者双眼，检查者从最小号的单丝开始试验，使单丝垂直作用于患者手指掌面皮肤，不能打滑。预先告知患者，当患者有触觉时即应告知检查者。每号单丝进行三次，施加在皮肤上 1～1.5 秒，提起 1～1.5 秒，为一次。当单丝已弯曲而患者仍无感觉时，换较大一号的单丝再试，直到连续两次单丝刚弯曲患者即有感觉为止，记下该单丝号码。评分标准见表 5-2-2。

（3）两点辨别觉评定：是对周围神经的损伤修复后，感觉功能恢复的一种定量检查，是对客观感觉的有效反应。能较好地反映手功能情况，并具有一定的预后预测价值（图 5-2-11）。

表 5-2-2　SW 单丝法评分标准

分级	标准（号）
正常轻触觉	1.65～2.83
轻触觉减退	3.22～3.61
保护性感觉减退	4.31～4.65
保护性感觉丧失	4.56～6.56
感觉丧失	>6.65

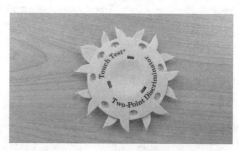

图 5-2-11　两点辨别觉评定工具

人体任何部位皮肤都有分辨两个点的能力。但不同的部位，两点之间的距离不是一定的，当两点之间的距离小到一定程度时便难以分辨两点。正常手部 2PD（静态）参考值见表 5-2-3。

神经损伤修复后，在感觉恢复的初期，2PD 距离可较大。随着再生神经纤维数目的增加及质量的提高，2PD 距离逐渐缩小。越接近正常值，说明该神经的感觉纤维恢复越佳。

临床上将 2PD 分静态和动态两种试验。测定时掌心向上，手背停放在预先放在桌上的一堆油腻子上，以防移动而影响结果。然后用 Moberg 的方法在指垫中心沿长轴测试，10 次中有 7 次极准确的数值即为结果。如时间不允许，以测 3 次有 2 次报正确为准。

（4）手感觉的恢复程度评定：可按英国研究委员会的级别评定，见表 5-2-4。

表 5-2-3　正常手部两次辨别觉参考值

部位	2PD 值（mm）
指尖	2～3
手指中节	4～5
掌指关节	5～6
手掌	6～10
手背	7～12

表 5-2-4　手感觉恢复功能等级

级别	标准
S_0	在支配区域无感觉恢复
S_1	在支配区内深的皮肤痛觉恢复
S_2	在支配区域内皮肤痛觉和触觉一定程度的恢复
S_3	在支配区内浅的皮肤痛觉和触觉完全恢复，过敏现象消失
S_4	情况同 S_3 但 2PD 也有某种程度恢复
S_5	完全恢复

皮肤感觉在神经断裂时全部丧失，在不完全神经损伤时各种感觉丧失程度不一。同样，在神经再生的过程中，各种感觉的恢复程度也不一致。各种感觉检查中对感觉功能的评定

有临床意义的主要是痛觉、触觉和两点辨别觉，尤其是两点辨别觉，因为它能说明已有许多神经纤维到达末梢，是神经修复和手术成功的一个标志。

3. **肿胀的评定**　肿胀是手部伤/病后最为常见的体征，对肿胀情况进行评定有助于治疗计划的制订和观察治疗效果。临床上常用测量手部的体积或围度来评定肿胀情况。

（1）体积的测定：可应用 Brand 和 Wood 设计的体积测量器来测定，方法为将手放入装满水的筒内横档处以保证每次放入同一位置，用量筒收集排出来的水并测量，其体积即为手的体积，可通过与健侧对比或治疗前后对比来反映手部体积的变化情况（图 5-2-12）。

（2）手指围度的测量：手指围度也能反映手部肿胀情况。测量时应取周径变化最明显的部位，双手放在同一平面上，先找到明显体表解剖标志，如腕横纹、掌横纹、"虎口"和指尖等，再以此为起点测量到手指围度变化最明显部位的距离，然后测量在同一水平的两侧手的手指围度，对比后可了解围度变化的情况，从而反映手部肿胀或萎缩的情况（图5-2-13）。

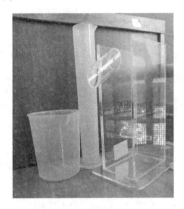

图 5-2-12　体积测量器

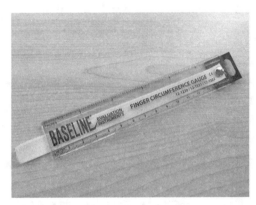

图 5-2-13　手指围度测量器

（二）康复护理评估

1. **手部外观检查**　做手部检查时，要注意手及整个上肢的外观，根据肢体外观的异常，进行有目的、有重点的检查，检查要细致、全面、有针对性。重点检查内容：①手部皮肤外观：检查时注意手部皮肤的质地、潮湿度、色泽及是否平滑；②手的姿势及体位的改变；③肿胀与萎缩；④手部畸形。

2. **自主神经功能的检查**　主要检查：①血管舒缩神经的变化：温度、质地、颜色及水肿情况；②腺体分泌运动神经的变化（皱皮试验、碘淀粉试验等）；③神经营养性的变化：肌肉萎缩、指甲的改变、毛发生长情况。

3. **感觉功能检查**　检查内容包括触觉、痛觉、温度觉、震动觉、两点辨别觉等。感觉检查应仔细、耐心、两侧对比、力求准确，并要准确掌握手部三大神经的固有感觉支配区。

4. **运动功能检查**　根据患手的畸形，对可能有损伤的神经功能进行检查，检查时应选择有代表性的肌肉先检查，尽量做到有重点、有次序、目的明确。

（1）尺神经：检查以骨间肌和小指展肌为主。常用掌短肌反射试验、Froment 征、夹指试验等。

（2）正中神经：拇短展肌为检查的代表肌，常用拇对掌试验。正中神经与尺神经同时损伤：出现典型的猿手畸形。

（3）桡神经：支配前臂背侧所有伸肌，共计 11 块，损伤后形成典型的垂腕垂指畸形。

5. 手部特殊检查

（1）Tinel 征：又称神经干叩击征，用于检查周围神经恢复程度。检查时，从远端逐渐向近端沿神经走形叩击，记录每次叩击引起刺痛点与损伤部位间距离，同时比较修复部位进展 Tinel 征与静态 Tinel 征的相对强度。如果进展 Tinel 征更显著，表明轴突再生良好；反之，表明轴突在修复部位的瘢痕组织中受到卡压，预后不良。随着时间的转移，Tinel 征向指尖移动并消失。神经修复后约 1 个月出现此征，表明再生轴突穿越移面。临床上，Tinel 征用于判断感觉神经是否损伤、损伤程度及修复后是否再生，再生程度等。

（2）中指试验：患者坐位，用力伸肘、伸腕及手指，检查者抓住中指突然使之屈曲，引起肘部疼痛为阳性，提示骨间背侧神经卡压征或桡管综合征。

（3）屈肘试验：将双侧肘关节主动屈曲到最大限度，很快引起患侧手尺侧发麻、疼痛或感觉异常，为阳性，提示肘部尺神经卡压。这是由于最大屈肘时尺神经受到严重牵拉，诱发该体征。

（4）Froment 试验：拇指、示指用力相捏时，不能做成圆圈，而是方形，即拇指的指间关节屈曲、掌指关节过伸、示指远端指间关节过伸畸形，提示前骨间神经或尺神经卡压。

（5）Wartenberg 试验：小指不能内收为阳性，提示尺神经损伤。由于小指收肌麻痹及小指伸肌无对抗的外展活动，所以小指在掌指关节处稍呈外展位。

（6）Phalen 征（腕背屈试验）：双肘部放在桌面，前臂垂直，腕部掌屈，如在 1 分钟内桡侧 3 个半手指麻痛为强阳性，3 分钟内麻痛为阳性。提示腕部正中神经卡压及腕管综合征。

（7）反 Phalen 征（腕背伸试验）：双肘部放在桌面，前臂垂直，腕部背伸，如在 1 分钟内桡侧 3 个半手指麻痛为强阳性，3 分钟内麻痛为阳性。提示腕管综合征。

（8）前臂抗阻力旋后试验：患者坐位，屈肘，前臂旋前，检查者用手固定被检上肢，让患者用力旋后，如出现肘外侧酸痛为阳性，提示骨间背侧神经卡压征或桡管综合征。

三、常见护理问题

1. **疼痛** 与手部组织炎性刺激有关。

2. **生活自理能力障碍** 与手关节活动受限有关。

3. **知识缺乏** 缺乏手部周围组织炎相关知识。

四、康复护理措施

（一）手外伤康复护理的目标和原则

手康复护理的总体目标是最大程度恢复手的功能，包括运动功能和感觉功能，特别强调手的实用能力，即在日常生活活动、工作和休闲娱乐活动中的运用。康复护理目标的确定依据不同的阶段而有所不同，概括来说，手损伤或术后开始至第 3 周为早期阶段，其主要目标是促进组织愈合、控制水肿、减轻疼痛、防止并发症、维持损伤部位周围的关节活动度及预防粘连和僵硬。损伤或术后第 3 周至第 9 周为中期，增加关节活动度、改善肌腱和神经滑动，防止软组织短缩和关节挛缩为此期的重要目标。损伤或术后的第 9 周以后为后期，此期受损组织基本愈合，病情稳定，目标是最大限度地提高关节活动度、增强肌力、控制瘢痕、感觉脱敏、改善协调与动作控制能力、提高手的灵活性，增强手功能，促进日常生活和工作能力的恢复。

（二）常用康复治疗技术的护理

1. **减轻水肿技术** 包括体位摆放、冰敷、主动活动、向心性按摩和压力治疗等。

（1）体位摆放：是早期处理水肿，增加主动活动范围最有效的方法。平卧时指导患者将患手抬高放置能够有效预防和减轻水肿，摆放要点是使手高于心脏位置，即手高于肘水平、肘高于肩、肩高于心脏以利于血液回流，减轻水肿。但要注意手的高度应放置在高于心脏水平 10~20cm 为宜，不能过高以免造成缺血。

（2）冰敷：若没有血管和组织缺血情况，使用冰敷可减少急性期的液体渗出。建议冰敷温度不低于 15° 。通常在皮肤和冰袋之间垫上一干毛巾预防组织冻伤。值得注意的是，冰敷不能用于断手再植的患者，以免造成再植手的缺血坏死。

（3）主动活动：指导患者在疼痛耐受范围内完成主动活动练习，使手部深静脉产生"挤奶样"作用，促进血液循环，达到减轻水肿的作用。最简单有效的方法是用力握拳并上举过头，每小时 25 次以上。

（4）向心性按摩：在抬高患手的同时进行从远端向近端的向心性按摩可有效促进静脉组织液回流，减轻水肿。

（5）压力治疗：用绳索从手的远端向近端缠绕后滞留 5 分钟，或用弹力胶带以"8"字型缠绕法从远端向近端按压力逐渐减少的方式缠绕，随后做向心性按摩及主动握拳。还可以应用其他压力技术，如压力手套、压力指套、间断压力泵等。此法见效快但持续时间短，所以应长时间使用，使用过程中应时刻留意指尖血运情况以免造成缺血。

2. **维持和增加关节活动度技术** 包括被动活动范围练习、主动活动范围练习、抗阻练习、关节松动术和矫形器的应用等。

（1）被动活动范围练习：主动活动前，被动活动范围练习是有益的。研究表明，将手的温度升高的同时延长被动牵伸的时间，能有效延长结缔组织。若手感觉减退或皮肤质量差，使用热疗时一定要谨慎。实施手法时先让患者放松手部，将需要被动活动的关节轴的两端，轻轻分离关节，在所需方向活动关节，直至有轻度阻力感；关节在牵伸位维持几秒钟，然后放松关节，并再次重复。在实施被动活动范围练习时，教会患者区分疼痛感和牵伸感很重要。注意压迫操作手法容易引起病变关节疼痛和肿胀，属于禁忌手法，应避免。

（2）主动活动范围练习：手外伤后早期在固定和保护下进行主动活动是防止肌肉萎缩、肌腱粘连、关节挛缩，维持关节活动度最为有效的方法。恰当的主动活动可改善局部血液循环、促进伤口愈合和水肿消退、减轻疼痛、预防并松解粘连。由于手损伤后常制动周围关节，使正常关节很快僵硬，因此患者主动活动应包括所有的关节运动。具体方法包括腕关节、掌指关节、指间关节各个方向活动，抓握、对捏，屈肌腱滑动练习（直拳、勾拳、复合握拳等），可抗阻或不抗阻力。同时，指导患者进行主动活动范围练习时，应按照正确的运动模式。例如，指过度屈曲通常使腕同时屈曲，为了矫正这一问题，指导患者在腕轻度背伸位完成指屈。此外，在条件允许下，日常生活或工作中多应用患手进行活动。

（3）抗阻练习：由于粘连或衰弱而导致的屈肌腱或伸肌腱不能活动的患者，应立即开始抗阻练习。分级抗阻活动应从挤泡沫、油灰过渡到阻力负荷、制陶、木工及 BTE 模拟工作。即所选择的活动有助于增加手肌力。

（4）关节松动术：应用于关节因疼痛或僵硬而活动受限时，具体手法包括关节牵引、滑动、滚动、挤压、旋转等。其手法分为四级，Ⅰ、Ⅱ级手法主要用于疼痛引起的关节范围受限，Ⅲ、Ⅳ级手法主要用于关节力学结构异常时所出现的活动范围受限。

（5）矫形器的应用：矫形器具有防止和纠正畸形、代偿肌肉功能、保护和支持等作用，可根据损伤情况选择合适的矫形器，建议早期使用。

3. 瘢痕控制技术　包括压力疗法、瘢痕按摩、功能训练、体位摆放及矫形器的应用等。

（1）压力疗法：其原理是在愈合的组织表面垂直加上接近毛细血管内的压力（3.33kPa），通过减少瘢痕中的血液循环和胶原的合成率，减轻瘢痕内的炎症性反应，可抑制瘢痕增生，加速瘢痕软化。研究表明，压力疗法是治疗肥厚性瘢痕最为有效的方法。手部压力疗法主要包括向心性加压缠绕法、压力指套及压力手套的应用等。

（2）瘢痕按摩：可在瘢痕处涂抹润肤膏或羊脂膏作为按摩介质，手法以推、压、环形按等手法进行按摩，随瘢痕组织的老化程度逐渐加重手法，每次 15 分钟左右。注意避免在皮肤表面摩擦而引起水疱和皮肤破损等加重瘢痕增生的不良手法的使用。

（3）功能训练：主动活动和牵伸技术的应用可有效松解瘢痕，有利于维持手部的正常关节活动。

（4）体位摆放及矫形器的应用：在瘢痕形成早期应指导患者将手置于对抗可能发生瘢痕挛缩的体位，必要时可使用矫形器固定。如手保护位矫形器对手背侧瘢痕进行长效牵伸和抗挛缩体位固定。

4. 防治关节挛缩技术　包括被动活动、矫形器应用、牵引、功能训练、合理体位摆放等。

（1）被动活动：是处理挛缩的最基本、最简单的方法，它既有预防作用，也有治疗作用。被动活动前需进行关节松动，以此来增加关节活动范围，避免软组织的冲击、压迫和撕裂。被动运动时应注意挛缩组织的弹性差而脆性较大，因此不可用力过大造成新的损伤。对于预防性治疗一般不宜用力过大，不能使患者有疼痛感为宜。而对于顽固性挛缩也不能引起过于剧烈的疼痛，疼痛必然引起肌肉保护性反应，加重挛缩的发展。被动活动一般是越早效果越好，关节手术后第 1 天即可开始，但以不影响修复的稳定性为前提。

（2）矫形器应用：可以用于预防和矫正关节挛缩。矫形器应用可逐渐降低结缔组织的抵抗力，增加其可塑性和关节活动范围。动力型矫形器可根据需要持续定向施力，且牵引的同时可以进行主动活动，适用于上肢的肘、腕和指关节。

（3）牵引：对于已经挛缩的关节，通过滑轮装置进行重力牵引。牵引一般可以持续进行。注意牵引力的大小，牵引力太小无治疗效果，太大则可能造成骨关节的损伤。牵引前最好先在关节囊或肌肉肌腱结合部加热进行软组织软化。

（4）功能训练：早期开始主动活动和肌力训练是防止关节挛缩的最好方法。但应注意：①防止疲劳、运动过量、代偿运动和肌肉疼痛；②注意骨质疏松；③不宜于有炎症或肿胀的肌肉关节进行阻力训练；④有损伤危险的患者不宜进行等长训练和较大负荷的阻力训练。

（5）合理体位摆放：手外伤后易发生掌指关伸直挛缩、拇指内收挛缩、指间关节屈曲挛缩等，早期应将患手保持在"功能位"，减轻难以避免的关节挛缩问题带来的不利影响。肩关节的功能位为外展、前屈、内旋；肘关节为屈曲 100°，前臂中立位；腕关节为背伸 30°，桡偏；掌指关节屈曲 70°～90°，指间关节为屈曲 45°～60°，拇指为对掌位。

5. **感觉再训练技术** 通常包括早期保护和感觉脱敏阶段及感觉再训练阶段。

（1）早期保护阶段：在周围神经损伤修复的初期，患者不能感知针刺、温度、压迫及摩擦等变化而容易被扎伤、烫伤、冻伤及擦伤，一旦受伤感染，则会影响手功能的正常恢复。因此，本阶段的重点在于教会患者如何利用视觉、正常感觉肢体及常识来辅助判断患手的位置及活动的安全性。必要时应对患者所处的环境进行调整使其避免接触过冷、过热及尖锐物体，尤其注意拇指、示指、中指指尖部、手掌等容易受伤的部位。还应留意患手是否出现压痕、划痕及发红等情况，如有发现需及时干预以防止皮肤感染等不良后果的发生。同时加强日常护理，保持皮肤柔软及一定的湿润度，防止干裂和皲裂。

（2）感觉脱敏：手外伤后患者对损伤区域或其附近的非痛性刺激常出现疼痛反应，即感觉过敏。皮肤感觉过敏是神经再生的常见现象，它可能是由于不成熟的神经末梢的敏感度增加及感觉器官易受刺激，事实证明，敏感区的反复刺激可以克服感觉过敏现象。临床上可以各种不同的方法治疗感觉过敏，通过连续使用不同程度的刺激，由软到硬，如棉絮到牙刷再到砂纸、手指轻按到震动刺激，逐渐增强患者异常感觉区对触觉的耐受力。注意在实施脱敏治疗前，应告诉患者这种敏感是神经再生过程中的必然过程，减少患者的恐惧心理，让患者有意识地使用敏感区。研究表明，中枢神经有抑制性感觉神经元的存在，这有助于理解脱敏的效果。脱敏技术是使患者学习抑制不适的感觉，从而学会去感知有意义的感觉冲动。

（3）感觉再训练：接受感觉再训练将有助于建立大脑-手部感觉新信息通路。一般分为两个阶段：

1）第一阶段感觉再训练内容：局部感觉训练或物体触及患手的准确定位能力训练。训练需在安静环境中进行，以集中患者注意力。令患者闭眼，检查者用铅笔橡皮触及感觉丧失的特定区域；睁眼，指出所感觉橡皮的触点位置，若感觉错误，睁眼重复感受同一区域，使视觉触觉结合强化感觉效果，若感觉正确，闭眼让橡皮触及另一区域。患者反复训练，若能正确识别橡皮的每个触点，换用回形针、大头针按接触面由大到小，以提高精细触觉辨别能力。

2）第二阶段感觉再训练内容：为了进一步提高手部感觉功能，使用经感觉训练后患手获得的感知和识别物体能力，开始收握大而有形的物体，如球、木块、卡片、毛巾等，然后用小而光滑的物体，如硬币、钥匙、回形针、大头针等。令患者闭眼用患手感觉物体，判定不同物体异同点（形状、大小、湿度、材料质地等）；睁眼看手所感觉的物体，思考患手是如何感知物体，并与健手的感觉过程相比较；闭眼，尽力描述正在感觉的物体。反复多次进行患手感知物体的训练。

6. **肌内效贴扎技术（Kinesio taping）** 主要是使用一种贴布，即肌内效贴布。开始在运动员中使用，后在医疗领域广泛应用。肌内效贴布由棉质材料制成，具有伸缩性、透气性，不含乳胶及药性，遇水不脱落，能连续贴 3～5 天，撕去贴布后不会有残留物遗留。

肌内效贴布可延伸比本身多40%的长度。其治疗原理在于提起所贴部位的皮肤，增加皮肤与软组织的空间，减低该处的压力，促进血液及淋巴循环，从而有助于减轻水肿和疼痛。在止痛的同时，还能促进淋巴引流，协助较弱的肌肉收缩，改善姿势，保护受伤韧带。

使用方法：根据疼痛部位和治疗目的可将贴布剪成不同的形状。常用的形状有"I"、"Y"、"X"形和爪形（图5-2-14）。贴扎起始端为"锚"，另一端为"尾"。注意使用前需清洁局部皮肤，除去毛发以增加贴布与皮肤的黏性。

（1）"I"形：贴布形状不变，根据需要决定贴布的宽度和"锚"的位置，可促进肌肉运动及支持软组织；针对关节活动面或拉伤的软组织进行不同程度的固定。如拇指腱鞘炎时，在肘关节伸直、腕关节背屈、拇指外展位下，将贴布纵向剪开，取一半宽度（约2.5cm），中间为"锚"，固定于拇指掌指关节痛点，"尾"沿拇指掌指关节延展贴上，可减轻疼痛。

（2）"X"形："锚"在贴布的中间，此类型贴布可促进"锚"所在位置的血液循环及新陈代谢，减轻疼痛。如腕管综合征时，在自然放松的体位下于腕横纹中点固定"锚"，然后自然地将"尾"向两侧延展固定，即可起到减轻疼痛的作用。

（3）"Y"形：贴布未裁剪端为"锚"。有助于放松或促进较小或较次要的肌群。如腕管综合征时，在肘关节伸直，前臂旋后，腕关节背伸位下，将"锚"固定于掌侧4～5掌指关节处，将"尾"沿桡侧和尺侧腕屈肌延展至肱骨内外侧髁，有助于放松屈腕肌群。

（4）爪形：贴布未剪裁端为"锚"。作用主要有二，其一有助于增加感觉输入。如尺神经损伤时增加尺侧感觉输入，可在肘关节屈曲、前臂中立位下，将"锚"固定于尺侧腕横纹处，应用自然拉力将"尾"向手部尺侧延伸至掌指关节。其二有助于促进血液、淋巴循环，消除肿胀。如减轻前臂掌侧肿胀，可在肘关节伸直、腕背伸位下，将"锚"固定在腕关节内侧，"尾"沿前臂掌侧延展至掌心。

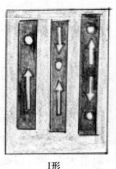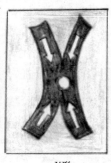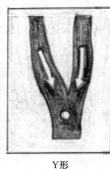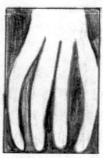

I形　　　　　X形　　　　　Y形　　　　　爪形

图5-2-14　"I"、"X"、"Y"形和爪形肌内效贴布

（三）矫形器的应用

矫形器在手外伤康复过程中应用广泛。矫形器能够提供温和而持久的牵伸力长时间作用于肌腱、韧带和关节囊等部位或瘢痕组织，影响其胶原重塑和组织生长，提高组织延展性，从而使限制关节活动的结缔组织延长。以达到预防或矫正畸形及补偿失去的肌力等（图5-2-15）。

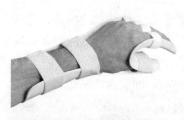

图5-2-15　手功能位矫形器

1. 手矫形器的使用原则

（1）医疗原则：动力与静态矫形器的医疗目的都是改善

僵硬手的运动范围。逐渐牵拉关节周围的肌腱、韧带、关节囊、粘连组织，并使之重新排列。总的原则是轻柔而持久，不能超过极限，否则容易造成拉伤而引发疼痛、炎症反应和再形成瘢痕粘连。

（2）设计原则：设计首先要考虑功能要求。

（3）力学原则：纠正畸形的力应根据解剖特点及生理特点进行设计，动态监控，一般以 100～300g 为宜，正好使手的各关节处于恰当的位置。牵引力必须垂直于肢体长轴，否则会引起牵引皮套的滑移。当被作用关节的活动度提高后，要及时调整牵引力的方向，以确保其依然垂直于肢体长轴，具体措施包括缩短支杠、移动弹簧位置。牵引的力还必须垂直于关节活动轴，否则会使关节受到一个侧向的力，长时间作用将损伤关节侧副韧带，造成关节畸形。对于病程较长的患者，可使用渐进矫形器，每 2～3 天修改一次，以逐渐提高关节活动度。

（4）结构原则：低温热塑材料加工时的温度要适当，否则附件粘连不牢。材料的边缘必须平滑，边角必须圆钝。

（5）检查原则：必须经常检查。检查项目包括体积、温度、关节活动范围、肌力、灵活性和感觉灵敏度。检查的目的是调节矫形器的角度。

（6）活动原则：手矫形器并不是单纯制动，除没有被制动的关节需经常活动外，制动的关节也应每天进行数次合理的主动、被动运动，以预防关节挛缩。

2. 手外伤康复矫形器的功能

（1）预防和矫正畸形：手术后一般处理是禁止关节活动，等待伤口愈合。但有些软组织，如韧带，长时间在短缩的位置会失去弹性，形成关节活动障碍。所以如果需要较长时间固定关节，一定要注意固定的位置，确保韧带的长度，减少挛缩的发生。例如，手休息支具的设计是将手放在"休息位"或"安全位"——腕关节背伸20°，掌指关节屈曲70°，各指间关节伸直。关节畸形的主要成因之一是软组织的挛缩，引致关节不能活动。软组织挛缩成因是细胞内的胶原纤维在愈合过程中失衡，所以新的组织排列不能像正常的组织一样保持弹性。但有些研究发现，如果能在愈合过程中，给软组织提供适当的牵拉，可影响胶原纤维的质量，使组织较有弹性。研究亦指出牵拉的力度及时间是影响疗效的最主要因素。矫形器在这方面提供了很好的治疗方法。在矫正畸形方面，矫形器的设计利用三点的力学原理来提供牵拉，增加软组织的弹性及长度，减少关节的畸形。

（2）预防进一步肌肉失衡：神经损伤时常引致肌肉不能活动，在尺神经受伤的情况下更会引致爪形手的出现。爪形手的成因是肌肉失衡，因为由尺神经控制的蚓状肌失去作用，不能平衡伸肌及屈肌的拉力，所以掌指关节被拉到过伸的位置，而近端指间关节则在屈曲位置。康复矫形器的设计则是将掌指关节放在屈曲的位置来抗衡伸肌的拉力，然后鼓励患者在佩戴矫形器时做伸直手指的动作来锻炼蚓状肌。

（3）辅助或替代瘫痪肌：手康复的一个重要原则是鼓励早期活动，在许可的情况下患者应尽早活动。早期活动的好处包括减少水肿、防止关节僵硬等。对周围神经损伤的患者，早期活动有助于神经损伤的功能恢复，原理是活动可增加血液循环，促进愈合。但周围神经损伤者往往因为肌肉不能活动而影响康复，所以治疗师可为患者设计矫形器来辅助或代替瘫痪的肌肉，使患者能尽早活动。如桡神经瘫动力型支具利用钢丝替代指伸肌腱，患者只要主动屈曲手指，然后放松屈肌，钢丝会把手指带回张开位置。正中及尺神经瘫动力型支架可将手指放在手功能位置上，促进手部的活动及训练。

（4）保护疼痛部分：手部创伤会导致炎症反应及疼痛，一般的处理是让患手休息。矫形器发挥的作用是将关节固定，减少关节活动，一方面可使患肢得到休息，另一方面可防止进一步的创伤令疼痛增加。如网球肘支具的作用是减轻腕/指伸直肌收缩时引致的疼痛。利用压力来控制腕/指伸直肌收缩的程度，使肌肉在肱骨的接触处或有炎症反应的位置的拉力减少，以避免疼痛增加。

（5）防止粘连：传统的康复方案中，肌腱修复后将手固定3个星期，待肌腱吻合部位较稳定时才开始活动。但3个星期的固定常常引致肌腱的粘连，令关节僵硬。

粘连发生的原因也是愈合的正常过程，为了提供营养帮助伤口愈合，很多邻近的组织与伤口粘连在一起，影响日后的活动。近来研究发现肌腱可从肌腱鞘中取得营养，所以不需要邻近的细胞供应。这个研究确定早期活动的可行性。早期活动要考虑的另一个问题是怎样控制对肌腱吻合部位的拉力，所以矫形器的设计首先要控制肌腱的长度，如屈肌腱矫形器将腕关节及掌指关节屈曲，使屈肌腱处于较松弛状态。再加上橡皮筋等活动部分，就可运用"保护式被动活动"的方法使肌腱在受保护的情况下滑动，减少粘连的发生。患者只要在支具内主动伸直手指，然后放松伸肌腱，橡皮筋便会将手指带回屈曲位置，过程中屈肌腱没有主动收缩，所以对缝口不会造成很大的影响。这个方法对屈肌腱损伤的治疗效果相当好。在伸肌腱矫形器设计方面，也可运用"保护式被动活动"方法，减少粘连发生。

第三节　运动损伤

一、疾病概况

（一）概念

运动损伤是指运动过程中及之后发生的各种伤害及并发症，它的发生与运动项目、训练安排、运动环境、运动者自身条件及技术动作有密切的关系。运动损伤对运动人员所造成的影响是严重的，不仅影响正常的训练、比赛，妨碍运动成绩提高，减少运动寿命，严重的还可能引起残废，甚至死亡。对体育爱好者来说，运动损伤也会影响其健康、学习和工作，造成不良的心理影响。在体育健身运动中，我们对常见运动损伤的类型，产生原因及其防治都应有充分的认识，切实做好预防工作，使之最大限度地减少或避免运动损伤。

（二）病因及流行病学

1. **病因**　缺乏预防运动损伤的意识，往往是导致运动损伤的主要原因。在运动前没有进行必要且充分的准备活动，盲目开始大强度高频率运动，或瞬间使肌肉达到最大肌力等都会造成肌肉损伤；在运动过程中对运动损伤没有足够的思想认识，预判失误，都会造成运动过程中动作变形，发生运动力学非正常改变，进而造成机体发生运动损伤。

（1）机械性外力：是造成各种运动损伤的直接原因。主要分为直接暴力、间接暴力、肌肉收缩力和劳损四类：①直接暴力，指外力直接作用于人体部位而引起筋的损伤，如不慎撞击等所造成的运动软组织损伤。根据外力致伤的性质可多为钝性暴力所致。②间接暴力，指运动软组织损伤发生在远离外力作用的部位，因外力的传导而引起的软组织的损伤，多为扭伤和撕裂伤。如肌肉急骤、强烈而不协调的收缩，可造成肌肉、肌束的部分或完全断裂；关节的扭转闪挫，可造成韧带及关节囊的撕裂。③肌肉收缩力因肌肉强烈收缩或被动牵拉，导致肌肉、肌腱和筋膜组织损伤。④劳损伤害多见于慢性劳损所致运动软组织损伤，多因长期不正确姿势的劳动、工作或生活习惯而使人体某一部位长时间的过度用力积累致伤。

（2）其他原因和因素

1）年龄因素：青少年由于骨筋肌肉系统尚未发育成熟，骨骼的弹性和柔韧性较大，骨化尚未完成，所以在骨的突起部、肌肉肌腱附着部容易发生损伤。中老年人脊柱和关节的柔软性降低，加之维持稳定的力量降低，加之应激保护反应和视力减弱，下肢肌力下降，常易发生摔倒等损伤。

2）性别因素：由于男性和女性机体解剖和生理功能的不同，易发生运动损伤的部位和损伤类型也有差异。女性激素周期性分泌的影响是造成疲劳性骨折的原因之一。另外，闭经后的中老年妇女出现骨质疏松，在运动时较为容易发生摔倒进而造成骨折。从解剖的角度来看，女性上肢提携角常大于男性，在做上肢支撑动作时，易引起关节周围组织损伤。而在下肢膝关节处，女性比男性更多见到轻度膝外翻畸形，前十字韧带受伤的比例也比男高出数倍。

3）体质因素：体质强弱与运动软组织损伤的发生有密切的关系。有学者对青春期运动员的身高和握力进行测定，发现身材高大的运动员握力相对较弱，这类运动员运动损伤的危险度增加。而肌力软弱，不能保证关节的动态稳定时，易发生关节损伤，这在青少年中发生率较高。

4）解剖结构：运动损伤的发生是技术动作特点、运动生物力学和某些部位的生理解剖弱点等的因素共同决定的。人体运动器官解剖生理结构不能适应运动训练的特殊要求，是运动损伤的潜在原因或解剖学原因。

5）心理因素：疲劳、疾病、恐惧及心理状态不良等，都会使运动人员注意力不集中，使得运动损伤发生的概率增加，过分紧张、高度兴奋时也易发生运动损伤。

2. **流行病学特点** 运动项目较多，因而创伤种类也较多，不同运动项目及各部位的创伤发生率也各不相同。

（1）轻度损伤：是指伤后能按原计划进行训练的损伤，在运动损伤中发生率较高。即使这类轻度运动损伤多损伤程度较轻，也不妨碍日常生活，一旦出现，即使是轻度损伤，也应引起高度重视，减少相应部位的活动并及时治疗。

（2）慢性损伤：多与运动的特点有着密切关系。慢性损伤是指局部过度负荷、多次细微损伤积累而成的损伤，或由于急性损伤处理不当转化而来。运动动作或姿势不当，局部肌肉骨骼负担量过大等都会造成局部慢性损伤。在损伤发生后，未能及时正确地诊断治疗，患者继续使用患部进行运动往往造成损伤的加重和反复。降低高复发率是提高运动损伤康复和护理的重要课题。

（3）不同运动项目各有其不同的易伤部位及专项多发病。大约62%运动创伤的性质轻微，多属擦伤、肌肉拉伤或韧带拉伤。58%的受伤部位在下肢，而上肢的运动损伤发生率约28%。受伤部位男女情况大致相同，以足踝受伤最为普遍（23%），其次是膝关节（13%），手指受伤占第三位（11%）。

（三）诊断要点

根据损伤部位的不同，其诊断要点也有侧重，以下按照常见的运动损伤疾病进行分别论述。

1. 软组织损伤的诊断要点　对于急性软组织损伤可以根据受伤史及临床表现作出明确诊断。

（1）急性软组织损伤患者有牵扯或撕裂样疼痛。

（2）急性期多有局部渗血、水肿、疼痛等，且程度多偏重。

（3）患者损伤部位及附近肢体的关节活动明显受限，健侧肢体有时也会连带出现活动度降低的情况。

（4）出现疼痛和肌肉紧张、压痛点明确。

（5）X线检查无骨折及小关节脱位。

而慢性软组织损伤并无明确的急性外伤史；详细询问可获知患者有重体力劳动、剧烈运动或外伤史；以及长期姿势不良或弯腰工作。对于症状发作多表述为时轻时重，一般休息后好转，劳累后加重，不能久坐久站，须经常变换体位。查体诊断时可在患处有程度不同的压痛，有的患者压痛范围广泛或无固定压痛点。尤其要注意，X线检查一般无异常发现，往往与临床症状不相符合。

2. 肩关节脱位的诊断要点

（1）有外伤史，脱位处常伴有肿胀，疼痛，主动和被动活动受限。

（2）因肱骨头向前脱位，肩峰特别突出，形成典型的方肩。同时可触及肩峰下有空虚感，从腋窝可摸到前脱位的肱骨头。上臂有明显的外展内旋畸形。伤侧肘关节的内侧贴着胸前壁，伤肢手掌不能触摸健侧肩部，即杜加（Dugas）征阳性。自肩峰至肱骨外髁的长度较健侧者长，直尺检查时可以令伤侧放平。同时检查脱位处是否存在血管神经损伤情况。

（3）肩关节脱位的X线片检查可以确诊，并能检查有无合并骨折及肩关节前脱位整复后的情况。

3. 急性腰扭伤的诊断要点

（1）掌握患者外伤史，腰肌扭拉伤后可行走，但腰部疼痛，腰肌僵硬、痉挛，导致躯干前倾、侧弯，臀部向一侧倾斜，俯卧位时，脊柱两侧肌肉高度不等，并有侧弯。

（2）患者俯卧位，检查者用拇指可触摸到患侧腰肌痉挛、僵硬呈板状，患侧腰大肌中部有压痛，如慢性腰肌损伤和腰肌劳损急性发作的患者，在腰肌的中间或腰的外侧可触到大小不等的机化粘连的结节。

（3）腰背疼痛及压痛：伤后腰背部可出现局限性痛，患者可用手指出痛点，痛点多见于腰部、骶髂关节附近。疼痛为持续性，患者常两手扶腰，行动困难。咳嗽、喷嚏加重。起床或卧床皆困难，不敢翻身。重者可影响下肢，不敢屈伸。压痛点多为一处，也可有几处。压痛处常表示组织损伤部位，如第三腰椎横突尖部、髂嵴后缘、棘突或棘间深处、棘旁深处等。绝大多数病例痛处深在，表面无肿胀，但有肌痉挛。极少数损伤在棘上韧带者可有瘀斑或血肿。

（4）直腿抬高或屈膝屈髋试验：急性腰扭伤时直腿抬高患者诉腰痛，甚至扩散到臀部或大腿后，勿误为直腿抬高试验阳性，此种痛是由骨盆旋转牵拉腰部肌肉、韧带所致；同样仰卧位作屈膝屈髋试验时，亦因腰骶部紧张而疼痛加重，如有小关节损伤，则腰部扭转时疼痛加重。

（5）X 线检查可发现脊柱变直或有保护性侧凸，其余多列显著改变，部分患者在疼痛轻时照屈曲侧位片，可因棘间韧带损伤而棘间隙增宽，小关节紊乱，如棘突偏歪、关节突关节间隙不等可作参考。先天性异常易造成扭伤。X 线片还可排除骨病变，如肿瘤、结核等。

4. **膝关节扭伤的诊断要点**

（1）有明确的运动外伤史，常伴有肿胀，疼痛，主动和被动活动受限。①膝关节疼痛。轻度韧带扭伤时，膝部某处常突然疼痛，但是往往立即减轻；如受伤时膝内有啪啦声，同时伴有局限性撕裂样剧痛，患肢不能持续承重，不能行走，提示可能发生韧带完全撕裂或膝关节联合损伤。②膝关节肿胀。膝关节扭伤者，肿胀较轻，多局限于某一固定处；如韧带完全断裂，则局部肿胀较大，并有皮下瘀斑，浮髌试验可见阳性。③膝关节压痛。扭伤不同部位都会出现压痛，如在压痛点处触及局部组织有缺损性凹陷，多为韧带完全断裂的表现。④膝关节活动障碍。伤后膝关节周围肌群发生痉挛，使膝关节处于轻度屈曲位置，但患者能主动缓缓将膝关节伸或屈至正常范围。⑤膝关节交锁。关节交锁见于半月板部分撕裂、十字韧带断裂、内侧副韧带断裂；内侧副韧带断端嵌顿在关节间隙而引起。

（2）膝关节 MRI 和 X 线可协助诊断。

（3）超声检查。

（4）膝关节镜下检查。

（5）实验室步态分析。

5. **踝关节扭伤诊断要点**

（1）存在踝关节扭伤史。

（2）主要症状：踝关节扭伤时有"裂帛"样撕裂感，疼痛明显，患足不能负重行走。

（3）体征表现：局部肿胀，压痛，出现跛行，足的前部不敢着地行走。抗痛性步态；抽屉试验（＋）。

（4）X 线检查可以显示有无撕脱骨折、距骨倾斜度增大或脱位现象。

（5）主要与踝关节骨折脱位进行鉴别。综合病史、临床检查及 X 线检查可做出诊断。

6. **运动损伤后关节挛缩的诊断要点**

（1）皮肤性挛缩：由于损伤后皮肤瘢痕而出现的挛缩。好发于手部外伤，并多见于烧伤患者。

（2）结缔组织性挛缩：因皮下组织、韧带肌腱等收缩而出现的挛缩。

（3）肌性挛缩：因关节长期固定、肌肉疾患、创伤等造成肌肉短缩、萎缩及瘢痕导致的挛缩，由于肌肉长期处于不活动状态，可使肌膜硬化，弹性降低，此时因肌膜的限制，整块肌肉的延展性丧失，而造成肌性挛缩。

（4）神经性挛缩：临床以中枢神经系统疾病（如脑卒中、脑外伤）所致的痉挛性挛缩尤为多见。其中：①反射性挛缩，即为了减少疼痛，长时间地将肢体置于某一种强制体位造成的挛缩，如疼痛引起的保护性反应。②痉挛性挛缩，即中枢神经系统疾病所致的痉挛性瘫痪，因肌张力亢进所致。多见于小儿大脑发育障碍或脑外伤、脑中风患者。③弛缓性麻痹性挛缩，即因末梢神经疾病所致的弛缓性瘫痪造成的挛缩，多见于小儿麻痹症。

二、康复护理评定

（一）主要功能障碍

1. 软组织损伤的主要功能障碍

（1）运动功能障碍。

（2）活动受限。

（3）感觉功能障碍。

（4）生活活动能力受限。

（5）社会参与度受限。

2. 肩关节脱位主要功能障碍

（1）运动功能障碍，脱位处出现的肿胀和疼痛，使得患者进行主动和被动活动时无法完成全关节活动，关节活动度受限。

（2）ADL受限，由于脱位处造成的关节活动受限，日常生活中使用上肢完成的动作如穿脱衣物、刷牙洗脸、进食喝水等ADL表现明显下降，生活自理能力明显下降。

（3）社会参与活动受限，肩关节脱位造成患者正常的社会活动无法全部完成，对患者参与社会活动也形成心理层面的负面影响。

3. 急性腰扭伤主要功能障碍

（1）腰部剧痛，患侧腰大肌紧张、痉挛、僵硬，呈板状，并向一侧倾斜。轻者腰部活动时疼痛、受限或障碍；重者腰部功能障碍或丧失，卧床翻身或做下肢运动时，疼痛加剧，但没有腰腿部神经牵涉症状。

（2）ADL受限，由于腰扭伤后建议以制动休息为主，日常生活活动范围与活动量显著减少，生活自理能力明显下降。

（3）外出活动受限，社会参与度降低。

4. 膝关节扭伤主要功能障碍

（1）局部疼痛，关节处肿胀，步态异常。

（2）ADL受限，日常生活中使用下肢完成的动作如行走、跨步、跳跃、下蹲起立等ADL表现明显下降，生活自理能力及相应的职业能力明显下降。

（3）社会参与活动受限，由于行走活动受限造成患者正常的社会活动无法完成，对患者参与社会活动也形成心理层面的负面影响。

5. 踝关节损伤的主要功能障碍

（1）局部疼痛，关节处肿胀，步态异常。

（2）平衡和协调能力下降。

（3）ADL受限，日常生活中使用下肢完成的动作如行走、跨步、跳跃、下蹲起立等ADL表现明显下降，生活自理能力及相应的职业能力明显下降。

（4）社会参与活动受限。

6. 关节挛缩的主要功能障碍

（1）肢体关节活动度降低。

（2）患者肢体无法完成相应动作，进而日常生活活动能力和职业活动能力下降。

（3）肌肉萎缩，神经肌肉控制异常。

（4）影响下肢肢体活动时，外出活动受限，社会参与度降低。

（二）康复护理评定

1. **软组织损伤护理评定** 对于急性软组织损伤主要考虑以下几方面：①疼痛评定。②肢体围径测量（尤其是在肿胀明显时）。③ADL 评定。④关节活动度评定。⑤肌力测定。

对于慢性软组织损伤主要考虑：急性损伤程度严重或进行恰当治疗后无明确直接原因造成的慢性累积性损伤的结果。除外上述急性软组织损伤的评定，还需要对目前主要疼痛的部位、性质、程度、影响因素，以及已接受过的治疗方案，疗效等进行评定。

2. **肩关节脱位护理评定**

（1）疼痛评定。

（2）上肢肢体关节活动度评定。

（3）ADL 评定。

（4）生活质量评定。

3. **急性腰扭伤护理评定**

（1）局部疼痛评定。

（2）腰部力量、腰椎活动度、脊柱腰椎部的活动度评定。

（3）直腿抬高试验、感觉、肌力，以及相应腰椎和坐骨神经走向压痛检查。

（4）ADL，如睡觉翻身、站立、洗脸、弯腰、长时间站立（1 小时）、持重物或上举、行走等功能性评定。

（5）膀胱功能，有无排尿困难，如尿频、排尿延迟或尿失禁等评定。

（6）生活质量评定、自我满意程度和精神状态等评定。

4. **膝关节扭伤康复护理评定**

（1）膝关节部位的疼痛评定。

（2）下肢肌力评定。

（3）膝关节关节活动度评定。

（4）平衡和协调功能评定。

（5）异常步态分析。

（6）ADL 及生活质量评定。

5. **踝关节损伤的护理评定**

（1）踝关节部位的疼痛评定。

（2）下肢肌力评定。

（3）踝关节关节活动度评定。

（4）平衡和协调功能评定。

（5）异常步态分析。

（6）ADL 及生活质量评定。

6. 关节挛缩的护理评定

（1）局部疼痛评定。

（2）局部肌力评定。

（3）关节活动度评定是针对挛缩最有价值和临床意义的评定。

（4）协调与平衡功能评定。

（5）异常步态分析。

（6）生活质量评定。

三、常见护理问题

1. **躯体移动障碍**　与疼痛和运动功能障碍有关。

2. **潜在并发症**　失用综合征。

3. **焦虑**　与担心病情预后及功能障碍的恢复有关。

4. **生活自理能力下降**　与疼痛和运动功能障碍有关。

四、康复护理

（一）康复护理原则与目标

1. **软组织损伤的康复护理原则与目标**　患者疼痛和肿胀等临床症状的减轻；生活活动能力的提高和改善；焦虑、抑郁和恐惧等不良心理状态的调整，以配合康复治疗；预防及减轻康复治疗期间可能发生的潜在功能障碍；教育患者对疾病预后的正确估计。

2. **肩关节脱位的康复护理原则与目标**　患者疼痛和肿胀等临床症状的减轻；生活活动能力的提高和改善；焦虑、抑郁和恐惧等不良心理状态的调整；预防及减轻康复治疗期间可能发生的潜在功能障碍；对疾病预后的正确估计。

3. **急性腰扭伤的康复护理原则与目标**　康复护理治疗原则为缓解疼痛、解除肌肉痉挛状态、消炎、促进局部循环、松解粘连、恢复腰椎及其周围组织的正常结构和功能，并保持疗效，防止复发。康复护理目标为减轻疼痛、缓解肌肉痉挛、矫正姿势、提高肌力、改善关节活动度和日常生活活动能力，防止复发。

4. **膝关节扭伤的康复护理原则与目标**　患者疼痛和肿胀等临床症状的减轻；纠正异常步态；生活活动能力的提高；焦虑、抑郁和恐惧等不良心理状态的调整；预防及减轻康复治疗期间可能发生的潜在功能障碍；对疾病预后的正确估计。

5. **踝关节损伤的护理原则和目标**　患者疼痛和肿胀等临床症状的减轻；平衡与协调能力的提升；纠正异常步态；生活活动能力的提高；焦虑、抑郁和恐惧等不良心理状态的调整；预防及减轻康复治疗期间可能发生的潜在功能障碍；对疾病预后的正确估计。

6. **关节挛缩的护理原则和目标**　保护未发生挛缩的关节保持正常的活动度，已挛缩的关节要有针对性训练以减轻挛缩程度，改善和提高关节活动度；肌力保持正常并有所提高；下肢的关节挛缩要特别注意步态功能的改善；进行生活活动能力的提高；不良心理状态如焦虑、抑郁和恐惧等的调整；预防及减轻康复治疗期间可能发生的潜在功能障碍。

（二）康复护理措施

1. **软组织损伤的早期康复护理原则**　可参考"PRICE"常规进行。PRICE 是英文（protection，rest，ice，compression，elevation）五个单词的首字母组合。PRICE 技术用于急性肌肉、韧带等软组织的拉伤、扭伤，或者其他瘀肿损伤。它是在原有的 RICE 原则基础上，增加 P（protection）而来，目前已经是急性运动损伤治疗的金标准。急性运动损伤在最初 24～48 小时内，肌肉、韧带等软组织发生的损伤可引起诸如肌肉撕裂、血管破裂、损伤处发生肿胀及疼痛。破损的血管出血进一步引发继发性低氧性损伤，导致细胞组织坏死。因此，早期治疗的目的在于有效控制过度出血。及时而正确地使用 PRICE 技术可以减少血管出血，帮助缓解肿胀和疼痛，有助于早期愈合，缩短康复时间。

（1）保护（protection）：保护受伤的部位，使之不出现再次损伤。对于软组织肌肉肌腱损伤，则保护其不要过度牵拉或者劳损状态，避免造成疼痛等不适的动作。减少受伤部位疼痛，避免再次遭受或者继续损伤的原因是保护最主要的目的。如果条件允许，可以使用一些夹板或者临时固定物，使受伤部位得到更好的保护。

（2）休息（rest）：是限制受伤部位的活动而得到休息，因此更可以理解为"局部制动"的措施。任何的肌肉、骨骼及关节软组织损伤后，休息制动是首要措施。一般需要使受伤部位休息 1～2 天。同时，足够休息和治疗后，轻微损伤可以愈合，不会进一步恶化。

（3）冰敷（ice）：即冷冻疗法（cryotherapy），是应用最广泛的一种用于治疗急性运动损伤的方法之一。它便捷，能帮助控制受伤部位肿胀和炎症的发展。受伤后，应尽早使用冰敷，有助于更早恢复。冰敷可以收缩受伤处血管，减少出血，从而减少肿胀；缓解疼痛；缓解肌肉痉挛；通过降低代谢率减少细胞组织损伤的风险。需要注意的是，进行冰敷治疗时，不要直接将冰块接触皮肤。使用毛巾或衣物包裹冰袋后再进行冰敷。每次冰敷时间一般掌握在 15～20 分钟以内，然后移开冰袋休息几分钟，使受伤处转暖恢复到室温。根据受伤情况，可以重复进行多次。在受损后 24 小时内，应该尽可能地使用冰敷。

（4）加压（compression）：加压技术一般在受伤后的 24～48 小时内使用，可以帮助限制受伤部位肿胀进展；也可以提供受伤部位额外的支持保护。对受伤部位加压使组织内压力升高，缩窄血管，从而减缓炎症发展，防止进一步引起关节内肿胀。常用的加压方法是使用加压绷带包扎受伤部位。加压绷带通常是具有弹性的一类绷带，也就是平常所说的弹力绷带。加压绷带包扎的优势在于使用简便，弹性支持能提供局部足够的压力，阻止过多的出血，减少血液渗入受伤处周围组织内。在缺少弹力绷带的情况下，非弹性绷带或衣物布片也可以使用。尤其要注意不能包扎过紧，以免引起局部组织坏死。当发现手指、脚趾等肢体末端出现皮肤颜色苍白、发冷，可能是绷带包扎过紧所造成的，需要即刻拆去，须引起重视。包扎时从受伤部位远心端开始，一层一层覆盖往近心端包扎。加压时可以组合使用冰袋进行，即将绷带包裹住冰袋加压包扎于受伤部位，以便同时完成 I 和 C 两个步骤。

（5）抬高（elevation）：抬高患肢是一种利用重力帮助血液及组织液回流来减少受伤部位肿胀，缓解疼痛的方法。受伤后，尽可能地使受伤部位放置在高于心脏水平的地方，利用重力帮助血液回流回心脏。伤后的 48 小时内建议全天候的抬高患肢。比如下肢受伤时，尽可能保持踝关节超过膝关节，膝关节超过髋关节这种阶梯式的抬高方式。而上肢受伤时，可以使用托枕或者吊带。如果无法使受伤部位高于心脏水平，至少保持与该水平一致。尽可能不要低于该水平，以免加重肿胀。

此外，针对急性运动损伤处理还有 HARM 原则，它是英文（heat，alcohol，run，massage）首字母的组合，提示在损伤早期 72 时内不能做的事主要有：

（1）热疗（heat）：在 72 小时的急性期内不能使用热敷，以及那些会发热、有刺激性的药膏或者膏药等物质，这些物质会造成加重局部炎症及出血水肿，不利于早期愈合。

（2）酒精（alcohol）：在 72 小时的急性期内不能饮酒或含有酒精的物质，因为酒精的作用容易增加受伤部位肿胀而不易消退。同时酒精可能刺激血管影响血供，不利于组织进一步的愈合。

（3）跑动（run）：受伤后应该尽量使损伤部位得到充分休息，如果提前进行运动或过度使用患侧肢体，都会加重受损组织。因此在没有完全愈合之前，要尽量停止之前的运动和训练。

（4）按摩（massage）：损伤早期是一定要注意不能局部按摩的。按摩则会再次诱发局部出血，加重肿胀疼痛的症状。但是急性期过了之后，可以采用一些轻手法的按摩来帮助恢复。

此外，对于软组织损伤，目前有较多证据支持采用肌内效贴布。

2. 肩关节脱位护理措施　急性期按照"PRICE"原则进行处理；休息和上肢抬高摆放，并合理制动；肩关节疼痛和肿胀的护理；肩关节关节活动度的护理；上肢肌力训练；日常生活的护理。

3. 急性腰扭伤的护理措施　急性期按照"PRICE"原则进行处理；休息和合理制动患者卧床休息可使疼痛症状明显缓解或逐步消失。最好选择使用硬板床，保持脊柱正常生理弯曲，肌肉处于合理放松的状态，身体各部位均有支撑。护理人员应指导患者正确的起床方式，如先健侧卧于床边，再利用上肢支撑并推床，同时双足放置地上，离床时用手臂支撑帮助起身，避免腰部用力，必要时佩戴腰围保护。随着症状的改善，可下床做简单的日常生活活动，活动要循序渐进，直至恢复正常活动；物理治疗可以酌情选择中频电、音频电、超声波、超短波、磁疗等疗法，可促进水肿消退，粘连松解，炎性反应减轻，从而缓解疼痛，使得病情逐步好转。患者应积极配合运动疗法，在解除急性期水肿炎症后可以进行腰背肌锻炼，如麦肯基疗法可提高腰背肌肉张力，改变和纠正异常力线，增强韧带弹性，活动椎间关节，维持脊柱正常状态。也可以采用从飞燕式开始，过渡到五点支撑法，2 周后过渡为三点支撑法，循序渐进，持续锻炼 3 个月至半年以上；日常生活的护理。

4. 膝关节扭伤的康复护理措施　急性期按照"PRICE"原则进行处理；休息和下肢抬高摆放；膝关节疼痛和肿胀的护理；膝关节关节活动度的护理；下肢肌力训练；平衡与协调能力的护理；日常生活的护理。

5. 踝关节损伤的康复护理措施　急性期按照"PRICE"原则进行处理；休息和下肢抬高摆放；踝关节疼痛和肿胀的护理；踝关节关节活动度的护理；下肢肌力训练；平衡与协调能力的护理；日常生活的护理。

6. **关节挛缩的康复护理措施**　预防挛缩比治疗挛缩更重要，所获得的临床受益也更大。尽管关节挛缩变形的病因不同，但对于关节挛缩的预防，都应遵循早期预防的原则。关节一旦发生挛缩也应尽早进行康复治疗。关节挛缩的防治和护理措施主要有以下四种。

（1）保持关节的功能位：功能位是指关节能够进行基本功能活动，不易引起挛缩发生的体位。如足的功能位是与小腿成 90°，在此位置上能完成站、走等动作。由于体位不正确而引起的关节挛缩变形有肩关节内收、内旋，肘关节屈曲，前臂旋前，腕关节屈曲，手指屈曲；下肢髋关节外旋，膝关节伸展，踝关节内翻，足下垂等。保持关节功能位必须 24 小时连续进行，卧位时可用枕头、毛毯等垫于相应部位以保持关节固定。对有明显关节挛缩者可用石膏或塑料夹板矫形器固定在功能位，此外，用足底垫板可预防足下垂。

（2）经常变换体位：对于卧床等存在运动障碍的患者，为预防关节挛缩的发生，维持正确的体位，保持关节的功能位是很重要的。但无论什么体位，如果长时间不进行更换，都容易在该姿势下发生挛缩。因此，保持良好体位必须和体位变换结合进行。

（3）关节活动度训练：关节活动度训练对于关节挛缩，既有预防作用，又有治疗作用。适当的运动有利于促进血液循环，维持和增强肌肉的功能，保留运动感觉和保持关节的活动度，达到预防关节僵硬和挛缩的目的。护理人员应鼓励患者尽早进行运动训练。进行关节活动度训练时，可根据挛缩的具体情况，合理进行被动运动、主动运动和抗阻运动等方式的训练；对已发生挛缩的关节应加入主动牵引，徒手牵引或持续牵引，也可通过滑轮进行重力牵引。

1）被动运动是治疗痉挛最基本和最简单的方法，适用于各种原因引起的肢体功能障碍、瘫痪、关节功能障碍等情况，能起到放松痉挛肌肉，牵伸挛缩肌腱及关节囊，恢复或维持关节活动度的作用。其中连续被动运动是应用 CPM 防治关节挛缩。使用时要注意由慢到快，角度逐渐增加。间歇性被动运动则有预防和治疗作用。用于预防时每日 2 次，每次活动 5 分钟，活动强度视病情而定。如已有明显的关节挛缩时必须使关节活动范围尽可能达到最大，但应以不引起严重疼痛为限；挛缩较轻者每次运动需 10 个反复，每次 20～30 分钟；严重者在被动运动前应先进行热疗以增加牵引的效果，被动活动前进行关节松动可增加关节活动度，避免软组织冲击、压迫和撕裂。

2）主动运动的形式较多，如徒手训练，适用于预防性训练或早期轻度功能障碍时的训练，如步行、关节体操、日常生活活动，以及防止个别关节挛缩的关节活动度训练。自我训练，活动时间根据目的而定，确立训练目标后示范规定动作，同时给予必要的保护和帮助。抗阻训练，拮抗肌收缩由治疗师根据病情提供训练阻力的大小、方向和次数，手法操作按照保持-放松、保持-放松-拮抗模式训练；机械阻力训练目的是增强肌肉收缩力和耐力，包括等长、等张、等速训练等模式；牵引训练适用于痉挛性挛缩，张力低下者忌用。反复、多次牵拉活动，能使痉挛肌肉放松，从而减轻关节的挛缩程度。牵拉患者痉挛肌时，动作要柔和，以防肌腱和关节韧带损伤。牵引时需要患者密切合作，避免患者自己用力收缩，否则会加重肌肉痉挛和关节的挛缩。

（三）康复护理指导

1. **软组织损伤患者**　养成良好的饮食和生活习惯，避免错误的生物力学行为活动，坚持康复训练，提高关节的活动度，提高生活质量；教会患者早期避免软组织损伤的方法；正确拿取重物的用力姿势；做好门诊随访。

2. **肩关节脱位患者**　使患者了解肩关节复位治疗后保持姿势固定对防止习惯性关节脱位的重要性。根据医嘱，指导患者在日常生活中减少拉、托、拽、扯、撕等动作，尤其是抗阻力情况下要绝对禁止，以防再次发生肩关节脱位。协助治疗师对患者进行系统化的康复训练，及时反馈患者对治疗的感受。做好门诊随访工作。

3. **急性腰扭伤**　纠正患者的不良姿势，不良姿势会使支持脊柱保持全身平衡的背肌及腹肌肌群产生疲劳，功能下降，局部代谢产物乳酸的堆积可产生腰背酸痛。在工作、学习和生活中应注意保持良好的卧、坐、站及行等姿势，并不断变换姿势（图 5-3-1）。

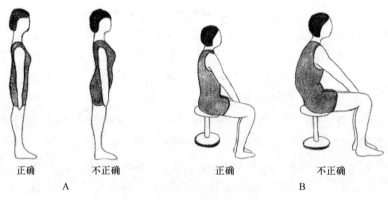

正确　　不正确　　　　　正确　　　　不正确
A　　　　　　　　　　B

图 5-3-1　良好姿势及不良姿势

保持正确的腰部活动充分按照节省体力原则和操作技术，减轻腰部肌肉的负荷，可以有效降低急性腰扭伤的发生。如从地上拾物应屈膝下蹲，捡拾物品后直立起身，避免弯腰（图 5-3-2）；长时间弯腰工作时，应注意站立休息，由上肢引领进行伸展腰背部肌肉，防止肌肉过度疲劳；搬运重物时，使物品尽量贴近躯干，弯曲下肢，下腹部用力，缓慢抬起。起床时，利用上肢支撑床面，双足置于地面，慢慢坐起。

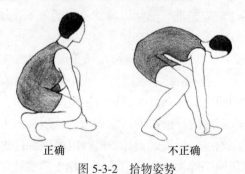

正确　　　　　　　不正确

图 5-3-2　拾物姿势

养成良好的生活方式：过度肥胖易导致腰痛，尽量选择低热能饮食，注意减肥。天气变化时注意腰部保暖，夏季特别注意防止腰部受凉。保持大便通畅，减轻腹压。合理选择高跟鞋高度，急性发作期间应穿平底鞋或坡跟轻便鞋。对患者居家和生活环境中常用的家具、桌子、床等的改造提出建议，目的是使患者易于保持良好姿势，减轻腰部肌肉负担，避免出现急性腰扭伤（图 5-3-3）。教会患者自我功能锻炼如增加腰部柔韧性和稳定性的体操，作腰椎活动、软组织牵拉、腰背肌及腹肌的肌力训练。做好门诊随访工作。

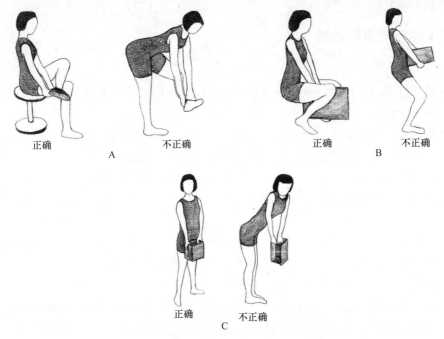

正确　　　　　　　不正确　　　　　　　　正确　　　　　　　不正确
　　　　　A　　　　　　　　　　　　　　　　　　　　B

正确　　　　　　不正确
　　　　　C

图 5-3-3　急性腰扭伤后正确及错误姿势

4. **膝关节扭伤**　患者出院时，应告知回家后继续巩固在住院期间进行的各项功能锻炼，膝关节保暖，夜间抬高，以利于血液循环等；要保持乐观积极的情绪，按照要求进行下肢训练，患肢如果能负重时，可开始下蹲、行膝关节内旋、外旋等练习，提高膝关节的活动度，逐步恢复膝关节的功能。直至关节疼痛消失，下肢行走正常为止；此外还要注意饮食的节制性及饮食结构，以高蛋白、高热量、富含维生素、容易消化的食物为主；应遵医嘱按时服用药物；定期进行复查随访。

5. **踝关节扭伤**　患者出院时，应告知回家后继续巩固在住院期间进行的各项功能锻炼，按照要求进行踝关节功能性训练，提高踝关节的活动度，逐步恢复踝关节的功能。直至关节疼痛消失，下肢行走为正常为止。其外还要注意饮食的节制性及饮食结构，以高蛋白、高热量、富含维生素、容易消化的食物为主；遵医嘱按时服用药物；定期进行复查随访。

6. **关节挛缩**　教会患者正确理解日常生活中运动模式。被动训练时要注意肢体的固定位置和方法，手法力度由轻到重，逐渐加重，并在活动受限的位置持续用力，以维持和扩大关节活动度，然后再逐渐减轻力度，最后充分放松肢体。切忌手法粗暴，以防止骨折，避免训练过量，防止疲劳。宜在无痛范围内进行，避免肌肉疼痛；关节伴有炎症时关节牵引强度要减半。

第四节　截肢

一、疾病概况

（一）概念

截肢（amputation）是截除没有生机和功能或因局部疾病严重威胁生命的肢体，是一种破坏性手术，也被视为重建与修复手术，主要包括截骨和关节离断两种，是患者回归家庭和社会进行康复的第一步。

（二）病因及流行病学

1. 病因

（1）外伤性截肢：占我国截肢原因的首位，如不可修复的严重创伤、肢体坏死、严重感染、肢体无功能、不可矫正的严重畸形等。

（2）肿瘤：某些肿瘤侵犯范围较广或保肢手术后复发而不能采取保肢手术，或由于肿瘤造成肢体无功能者，截肢手术仍是一种行之有效的治疗方法。

（3）血管病性截肢：如阻塞性动脉硬化症、血栓闭塞性脉管炎、血液高凝状态血栓形成阻塞血管等，供给肢体营养的主要血管因本身已病变或栓塞，引起肢体发生坏疽者，应予以截肢。

（4）糖尿病性截肢：由于糖尿病的血管病变使足的血液循环障碍，糖尿病的周围神经病变使足的神经营养和感觉障碍，最后导致足溃疡、感染、坏死。

（5）先天性畸形：为儿童截肢的主要原因。只有明确肢体无功能或者畸形的肢体已成为累赘、预计截肢以后可以安装假肢（义肢）并且可获得较好功能的情况可考虑截肢。

（6）感染性截肢：严重感染威胁患者生命，如气性坏疽感染、慢性骨髓炎、关节结核、化脓性关节炎及长期反复发作难以根治，且已引起广泛破坏和肢体严重畸形、功能丧失，甚至可能诱发恶性肿瘤的慢性感染等。

（7）神经性疾病：如先天性脊髓脊膜膨出所致的脊髓栓系综合征、麻风病等。

2. 流行病学　据估计，近 20 年来美国因为周围血管疾病或合并糖尿病而截肢者已占截肢发生率的 50%，上升到截肢原因的第 1 位。在我国仍以外伤性截肢为主，但因血管疾病而截肢者近年来也呈上升趋势。根据 2006 年 12 月公布的第二次全国残疾人抽样调查结果表明，中国肢体残疾人为 2412 万，占残疾人总数 29.07%，上肢截肢与下肢截肢的比例为 1∶5～1∶3，其中男性截肢者占 80% 左右。截肢年龄高峰为 18～24 岁，一般年轻人或成年人截肢的主要原因是外伤和其后遗症，儿童的肢体缺损原因是外伤、恶性肿瘤和先天性畸形。随着人的平均寿命明显的提高，老龄人群患有糖尿病和周围血管病的比率在加大，截肢发生年龄也有增高的趋势。

（三）截肢后常见并发症

1. 疼痛　主要表现为幻肢痛和残端痛。

（1）幻肢痛：多于失去肢体后立即出现，有的可在截肢手术后 1 周内发病，术后 1～2 年内逐渐减轻，且最后消失，少数患者可在手术后数月或数年后才开始出现。可呈灼痛、钻痛、刀割样痛或放射性痛，阵发性发作或反复加重，夜间发作较多。上肢截肢后幻肢痛的发生率较下肢截肢后高；大腿截肢的幻肢痛发生率高于小腿截肢；6 岁以前儿童截肢术后一般不发生幻肢痛。

（2）残端痛：也称为残肢痛，是截肢后所产生的断（残）端疼痛，多呈跳痛、刺痛或灼痛。易发生于高位截肢或肩、髋关节离断后，上肢较下肢多见。残端痛常伴有幻肢痛，情绪波动、嘈杂声响或天气变化均可使疼痛加重。

2. **残端肿胀**　多由截肢后血液、淋巴液回流障碍引起。创伤后软组织及其毛细血管、淋巴管受损伤引起血液淤滞，组织渗出增多且不能及时回流；术后包扎不当或未能及时进行早期康复治疗等均可加重残端肿胀。同时，由于假肢适配性不良，行走时残端和接受腔之间会产生负压，也会造成残端肿胀。

3. **残端出血和血肿**　多由于大血管结扎不可靠致线结脱落，止血不彻底，闭塞萎陷的血管重新开放，栓塞血管的血栓脱落及包扎加压不够，肌肉渗血，受到意外伤等所致。早期发现的血肿可通过穿刺抽吸并加压包扎处理。无法抽吸的大血肿，应重返手术室进行外科引流术，注意防治感染。

4. **残端感染**　多见于严重污染的开放伤术中清创不彻底，已坏死或已感染肢体的截肢手术，伴有糖尿病、闭塞性脉管炎等周围血管病的截肢，术后引流不畅，截肢残端血运不良，伤口裂开不愈合等。

5. **坏死**　在血管性疾病导致的截肢中很常见，避免在过高张力下缝合皮肤能显著降低发生率。如果坏死超过 0.6～1.2cm（1/4～1/2 英寸），就需要修整残肢。

6. **神经瘤**　由于截肢手术时伴随着神经的切断，新生的神经纤维失去神经外膜的引导和保护且在生长过程中遇到软组织阻挡，在神经残端逐渐膨大形成神经瘤。较大的神经瘤在穿戴假肢时会受到挤压产生疼痛和麻木。一旦发生，可先在假肢接受腔进行调整避免局部压迫，其最终解决方法仍是手术切除。

7. **残肢皮肤损害**　主要表现为局部充血疼痛、残肢皮肤破溃、窦道、皮肤坏死、瘙痒、灼痛、瘢痕、角化、水疱、湿疹等。常见的原因有残肢端皮肤张力过大或血液循环障碍、残肢神经损害导致感觉障碍、假肢接受腔的压迫、摩擦，尤其是残端的皮肤瘢痕更容易破溃等。残肢皮肤卫生是唯一可以由患者本身控制的因素，要指导患者经常保持残肢皮肤清洁干燥，在戴假肢前用软肥皂彻底清洗和干燥残端。

8. **残肢侧关节屈曲畸形（关节挛缩）**　多发生于下肢截肢，如大腿截肢后髋关节不能后伸，不能内收；小腿截肢后膝关节不能伸直。这些多由于肢体部分肌肉截断后，关节前后或内外侧肌肉力量不平衡所引起。

9. **肌力下降**　截肢手术后由于肢体制动，带来肌肉的萎缩和肌肉力量下降，这个改变是可逆的，防止肌力下降的唯一方法就是肌肉主动收缩。

10. **残肢末端骨刺**　截肢后残端发生骨刺的概率占截肢患者的 60%～70%，发生原因大致与以下因素有关：①术中骨膜残留较多，且未用骨膜封闭髓腔；②术中截骨后未彻底清洗去除残留骨组织；③未行肌肉固定成形或止血不彻底，因出血引起血肿，血肿机化后引起异位骨化；④儿童截骨后由于生长旺盛的特点，骨端过度生长。截肢手术时消除上述病因是最好的预防，如果骨刺已形成，并影响假肢穿用，应手术切除。

二、康复护理评定

（一）主要功能障碍

截肢后肢体的正常解剖结构部分缺如，缺如部分的生理功能随之丧失。缺如越多生理功能丧失也越多，功能障碍就越严重。故越靠近躯干水平的截肢，即截肢水平越高，功能丧失就越严重。

1. **上肢截肢后功能障碍** 上肢主要功能是完成日常生活活动和劳动,这些功能主要通过手来完成。不同手指的缺失对手功能的影响有所不同,拇指的缺失使手的功能丧失 40%,由于失去了对掌功能,无法完成捏、握等动作。其余手指的缺失,均会不同程度影响手的功能,如持、握等活动。仅残留手掌时,就只有推、拉、托、提、压的功能。当前臂截肢后,手的功能全部丧失,残肢残留一定的按压和持物能力。

2. **下肢截肢后的功能障碍** 下肢的功能主要是站立、行走、跑步和跳跃。下肢截肢平面越高,下肢功能丧失的程度越高,装配和使用假肢的难度就越大,行走时能量消耗也越多。

(1)足部截肢后:单独一个足趾截肢,对站立和步行的干扰较小。大趾缺失对快速行走或跑、跳跃会产生影响;第二趾截趾后会伴有拇外翻畸形;全部足趾截肢者慢走一般不受影响,但快速行走和跳跃时会表现出明显障碍,且对下蹲及踮脚尖站立也有较大影响。通过跖骨的截肢会造成残疾,程度与截肢水平有关,患者一般要穿矫形鞋以保持正常行走功能。

(2)踝部截肢(Syme 截肢)后:赛姆截肢后肢体短缩,足稳定性减弱,对步行的影响极大,必须穿戴特殊的赛姆假肢才能使功能代偿。

(3)小腿截肢后:下肢的站立和行走功能完全丧失,必须穿戴小腿假肢才能完成双下肢站立平衡和行走功能。

(4)大腿截肢后:由于丧失了膝关节,佩戴假肢后行走的安全性和步态都有严重影响,行走时耗能几乎也比小腿截肢多一倍,导致严重残障,对日常生活活动能力产生极大影响。

(5)髋关节离断和大腿近端截肢后:髋关节离断后下肢全部缺失,完全失去了下肢的功能,佩戴假肢后行走的安全性和步态明显差于大腿假肢,只适合于室内及户外近距离活动,通常需要手杖辅助行走。

3. **日常生活活动能力障碍** 截肢水平越高,尤其是上肢截肢后对生活自理能力(ADL)的影响越严重。

4. **心理障碍** 截肢患者常常会因为肢体残缺,功能不同程度的丧失,心理负担沉重,对截肢后的生活、工作、家庭等有强烈的顾虑,同时进行截肢手术本身对患者而言是一种高强度的心理刺激,使得患者的精神受到严重的摧残,其心理状态的变化一般经历震惊、回避、承认和适应四个阶段。患者表现为消极、自卑、恐惧、悲观、绝望、自我孤立、抑郁、焦虑、易怒、暴躁、沮丧、痛苦等,甚至出现轻生厌世感。

(二)康复护理评估

1. **基础评估**

(1)一般情况:患者的年龄、性别、身高、体重、职业、居住环境、截肢日期、截肢原因、截肢部位水平、术后伤口处理、家庭和工作情况、经济状况、既往史及合并症等。

(2)全身情况:患者的体力、智力情况,站立、平衡能力,肌肉运动的协调能力,视力等。尤其要评估患者能否装配假肢,能否承受配戴假肢后的康复功能训练和有无终身利用假肢活动的能力等。如心脏病患者使用假肢行走能量消耗增大;闭塞性脉管炎截肢患者若对侧肢体有间歇性跛行,则使用假肢会加剧肢体的供血不足;脑血管病致器质性脑病导致记忆学习能力减退,会影响假肢的使用;视觉障碍患者使用假肢困难等。

(3)神经-肌肉-骨关节运动系统功能情况:①脊柱功能,有无脊柱畸形、腰椎前突消失；②非截肢侧肢体骨关节运动系统情况，如关节活动范围、关节稳定性、肌力、下肢承重能力、有无肢体畸形等；③下肢截肢者还应注意上肢功能情况，上肢功能不良可能会影响拐杖的使用和穿戴假肢。

2. 残肢的评估

（1）残肢外形：为了适合现代全面接触和全面承重式假肢接受腔的装配，要求残肢为圆柱状的外形，末端有皮下组织和肌肉覆盖，皮肤表面没有大面积瘢痕，皮肤和骨骼没有粘连，残肢骨末端膨大、平整、圆滑，没有骨刺，残肢各部位没有压痛。

（2）残肢长度：包括骨和软组织的长度测量。残肢长度影响假肢的控制能力、悬吊能力、稳定性和代偿功能。测量小腿残肢应从髌骨韧带中点至残端，测量大腿残肢从坐骨结节开始至残端；上肢截肢从肩峰开始至残端，前臂残肢从肱骨外上髁开始至残端。

（3）残肢皮肤和软组织情况：检查皮肤颜色、温度、硬度、软组织量；观察皮肤有无瘢痕、溃疡、窦道，残端皮肤有无松弛、臃肿、皱褶；检查残肢感觉有无异常、皮肤的血液循环和神经营养状况等。残肢皮肤和软组织条件差，会影响假肢接受腔制作和假肢的穿戴。如残肢皮肤有大面积瘢痕，表面凹凸不平、耐压能力差，受接受腔的摩擦压迫，很容易破溃形成溃疡。

（4）残肢关节活动度：残肢关节活动度是否正常将直接影响到假肢代偿功能的发挥。检查关节有无挛缩畸形，是否关节活动受限；上肢截肢应检查肩、肘关节的活动范围，下肢截肢应重点检查髋、膝等关节的活动范围。

（5）残端肌力：检查全身肌力及患肢的肌力，尤其对维持站立和行走的主要肌群，一般肌力至少在3级以上才能装配假肢。上臂或前臂截肢要检查上臂或前臂残留的屈伸肌肌力，同时还要检查双侧肩关节周围的肌力；大腿截肢后要重点检查髋关节周围肌肉的肌力，如臀大肌、臀中肌、髂腰肌等；小腿截肢后还要检查股四头肌和腘绳肌的肌力，这些肌肉肌力弱会影响患者对下肢假肢的控制和使用，导致明显的异常步态。

（6）残肢的畸形情况：评估有无残端畸形，如果残肢关节畸形明显，需要先康复治疗后才能装配假肢。大腿截肢容易出现髋关节屈曲外展畸形，小腿截肢容易出现膝关节屈曲畸形或腓骨外展畸形。

（7）残肢痛与幻肢痛：截肢术后90%～95%的患者出现残肢痛和幻肢痛，尤其是在截肢前就有肢体严重疼痛者。评估时要详细了解疼痛的程度、发生时间、诱发或加重疼痛的原因等。检查残肢有无神经纤维瘤、骨刺、瘢痕和血液循环障碍，这些均可引起残端痛，造成假肢穿戴困难。

3. 假肢的评估

（1）临时假肢：现代截肢康复理想程序要求术后即安装临时假肢及随后的训练（术后一周），不能等伤口愈合疼痛消失。

1）临时假肢接受腔适合情况的评估：评定接受腔的松紧是否适宜、接受腔内壁与残肢是否全面接触、接受腔上缘对残端局部是否有形成环形压力、有无压迫感和疼痛感等。

2）假肢悬吊能力的评估：观察患者在行走时是否有假肢上下窜动现象，即出现唧筒现象（piston action）；可通过立位残肢负重与不负重时拍摄残肢X线片，测量残端皮肤与接受腔底部的距离变化来判断下肢假肢的悬吊能力。负重与不负重的距离变化不超过2cm，超过2cm为悬吊能力不良。

3）假肢对线的评估：评定患者穿假肢后生理力线是否正常，站立时有无身体向前或向后倾倒的感觉等。

4）残端承重能力的评估：残肢理想的承重情况，是大腿假肢的承重点在坐骨结节，小腿假肢的承重点在髌骨下方、胫骨内外髁的下方及腘窝部位。

5）穿着临时假肢步行时的步态评估：步态与截肢水平、残肢状况、患者年龄、康复训练等有着直接的关系。双侧大腿截肢的假肢步态最差，要观察患者行走时的各种异常步态，分析产生的原因，并及时予以纠正。

6）穿戴假肢后残肢情况的评估：观察皮肤有无红肿、硬结、破溃、皮炎及残端有无接受腔接触不好，腔内负压造成局部肿胀，残端是否有疼痛等。

7）假手功能的评估：有无不适感；稳定性；有无控制能力；假手的协调性、灵活性，尤其是日常生活活动能力等。

8）上肢假肢评估：检查背部与操纵索的安装是否符合要求，认真评估操纵索的性能、质量。

（2）正式假肢：当残肢基本稳定和定型良好，且经过穿戴临时假肢的功能训练良好，即可改换正式假肢，即永久性假肢。

1）上肢假肢的评估：评估肘关节屈伸活动范围、前臂旋转活动范围等。评估假肢的日常生活活动能力，主要评价穿脱衣服、穿脱假肢、穿脱袜子、系扣子、翻书页、钥匙的使用、穿针、书写、用筷子进食、削水果皮共 10 项。

2）下肢假肢的评估：评估假肢的长度及接受腔情况是否良好。评估假肢的日常生活活动能力，主要评价站立、上楼梯、下楼梯、粗糙地面行走、手拐的使用、单拐的使用、双拐的使用、迈门槛、平地前进、平地后退等。

3）假肢整件的评估：对假肢部件及整体质量进行评价，使患者能获得满意的、舒适的、质量可靠的、代偿功能良好的假肢。

4. **心理功能评估**　截肢对截肢者精神上的打击胜过躯体的打击，尤其是急性外伤引起的截肢。所以心理康复尤为重要，否则会严重影响功能的恢复。心理功能评定量表很多，较常用的有汉密尔顿焦虑及抑郁量表。

5. **日常生活活动能力（ADL）评估**　通常 Barthel 得分低表明截肢者在上下台阶、行走不平路面、如厕等方面存在困难。

6. **社会参与能力评估**　主要包括职业能力、休闲娱乐等方面。急性外伤截肢者多数较年轻，职业能力的评估与训练更为重要。

7. **整体功能评价**

（1）Ⅰ级完全康复：仅略有不适感，能完全自理生活，恢复原工作和照常参加社会活动。

（2）Ⅱ级部分康复：仍有轻微功能障碍，生活能自理，但不能恢复原工作，需变化工种。

（3）Ⅲ级完全自理：生活能完全自理，但不能参加正常工作。

（4）Ⅳ级部分自理：生活仅能部分自理，相当部分需依赖他人。

（5）Ⅴ级仅外观改善，功能无好转。

三、常见护理问题

1. **生活自理能力下降** 与肢体缺失、假肢功能受限有关。
2. **皮肤完整性受损** 与残端皮肤不当磨损、受压、感染等有关。
3. **穿戴假肢障碍** 与术后康复指导不当有关。
4. **自我形象紊乱** 与肢体缺失有关。
5. **疼痛** 与截肢后幻肢痛有关。
6. **知识缺乏** 缺乏截肢后康复相关知识。

四、康复护理

（一）康复护理原则与目标

截肢后的康复护理是指从截肢手术到术后处理、康复训练、临时和永久性假肢的安装和使用到重返社会全过程的康复训练和护理，是以假肢装配和使用为中心，重建丧失肢体的功能，防止或减轻截肢对患者身心造成的不良影响，使其早日回归社会。截肢康复涉及临床医生、康复治疗师、护士、假肢技师、心理治疗师和患者及患者家属甚至社会工作者等多方面的协作。康复治疗和护理是贯穿整个截肢术后康复过程的重要环节。

康复护理的主要目标是尽可能地刺激潜在肢体能力的恢复或代偿已丧失的肢体功能，尽快使患者恢复较正常的功能，防止或减轻截肢对患者身体健康和心理活动造成的不良影响。

（二）康复护理措施

1. **心理护理** 根据患者的不同心理状态进行调整、改变患者异常的心理状态，重新树立独立生活、回归社会的信心。帮助患者迅速度过震惊、回避两个心理阶段，认识自我价值，重新树立自尊、自信、自强、自立，对现实采取承认态度，积极投入恢复功能的训练中去。做好患者及其家属的咨询工作，让其了解截肢后伤残程度和假肢的选择，截肢后可能发生的并发症，介绍康复计划、方法、所需时间和费用等。鼓励患者勇于表达自己内心的感受，耐心倾听他们的诉说，以和蔼的态度、亲切的语言进行必要的心理疏导，纠正错误观念，对部分情绪极其悲观的患者，要做好看护工作，防止意外的发生。

2. **截肢前康复护理**

（1）肌力增强运动训练：为了术后残肢更好地控制假肢，要进行患肢局部肌肉训练，同时要增强健侧肌力训练，如肩关节外展肌力训练、髋关节后伸肌力运动等。为了下肢截肢术后早期进行拄拐步行训练，还有必要进行增强上肢肌力的训练。训练时间为每天2次，每次每个关节运动10次。

（2）关节活动范围训练：由于截肢者截肢原因不同，尤其老年及长期患血管疾病截肢者，由于局部疼痛及长时间卧床，术前就应该尽早预防关节活动受限。训练开始时以主动运动为主，关节挛缩严重时可以被动牵张手法为主。大腿截肢术后容易出现髋关节屈曲、外展畸形，小腿截肢术后易出现膝关节屈曲挛缩，更要注意进行关节运动训练。

（3）上肢截肢者：对于利手侧的截肢，术前可进行将利手改变到对侧手的"利手交换训练"，通过进行日常生活活动、手的精细动作的训练，提高健手日常生活活动能力，以便术后健手能顺利完成利手的功能。

（4）下肢截肢者：截肢术前可进行健侧肢体和腰腹部的肌力训练。训练健侧肢体单足站立平衡、拄拐步行，练习使用拐杖的方法，还可进行俯卧撑、健肢抗阻肌力训练等，以便为术后早日康复打下基础。

3. 截肢后康复护理　术后早期进行康复治疗是截肢康复的重要内容，能改善局部和全身的血液循环，促进残肢肿胀的消退，防止肌肉失用性萎缩和关节粘连僵硬，促进运动功能的恢复，避免各种废用综合征的发生。术后早期的康复内容主要是促使伤口愈合、镇痛、恢复活动、残端皮肤准备、心理支持、日常生活活动练习、截肢适应和安装临时假肢等。

（1）术后生活能力的训练：术后第一天开始在床上进行辅助移动训练，包括翻身、坐起、上下床、进出轮椅、轮椅操作、拐杖使用、如厕、洗漱等日常生活活动。要教会患者尽早学会转移的方法，并鼓励其采用已确定的转移方式，然后开始进行起床、穿衣等动作的练习。对年老及双侧截肢者同时需要家属帮助进行穿脱衣服的训练。

（2）术后心肺功能训练：截肢手术对患者心肺功能影响很大，根据截肢者的心肺功能状况，应为其进行心肺功能训练。主要有呼吸肌肌力增强训练、吸气和呼气训练、全身放松训练等。

（3）关节活动训练：为了增强肌力，防止肌肉萎缩、关节僵直及畸形，提高关节活动度，使装配假肢后更好地发挥代偿功能，截肢手术后情况稳定后，就要开始功能恢复锻炼。上肢截肢的患者要早期训练肩、肘关节，如外展、内收、前屈、后伸、外旋、内旋活动，以防肩关节挛缩、肘关节僵硬。大腿截肢者术后每日俯卧2次，每次保持30分钟，术后4天开始进行残肢髋关节被动后伸训练，2周后加大臀大肌、臀中肌的肌力训练；小腿截肢者以膝关节伸屈训练为主；双下肢截肢者还要进行两侧上肢和肩胛肌的渐进性抗阻训练，为使用拐杖准备条件（图5-4-1、图5-4-2）。

（4）残肢的护理：目的是促使残端消除肿胀，早日定型，预防各种残肢病发生，保持残端关节活动范围和肌力，以适应装配假肢所需的良好的残肢条件。

1）保持合理的残肢体位，防止关节挛缩畸形：截肢后由于残肢肌力不平衡容易发生关节挛缩，对安装假肢造成不良影响。因此术后保持合理的残肢体位极为重要。

A. 大腿截肢后，由于屈髋肌和外展肌要比伸髋肌和内收肌强壮，残肢髋关节很容易出现屈曲外展畸形。理想的大腿截肢后功能位是仰卧位，髋关节保持伸展、中立位（图5-4-3），侧卧时采取以患侧在上的卧位，使髋关节内收为宜，要避免在腰下和残肢下方垫

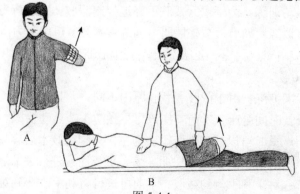

图 5-4-1

A. 肩关节外展肌力运动；B. 髋关节后伸肌力运动

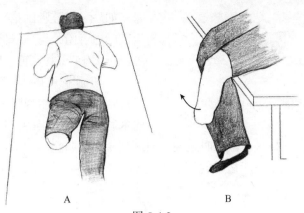

图 5-4-2

A. 髋关节运动；B. 膝关节运动

枕头，避免在两腿之间放入枕头，或者在站立时将残肢放在腋拐的扶手上，以防止髋关节屈曲外展畸形（图 5-4-4）。

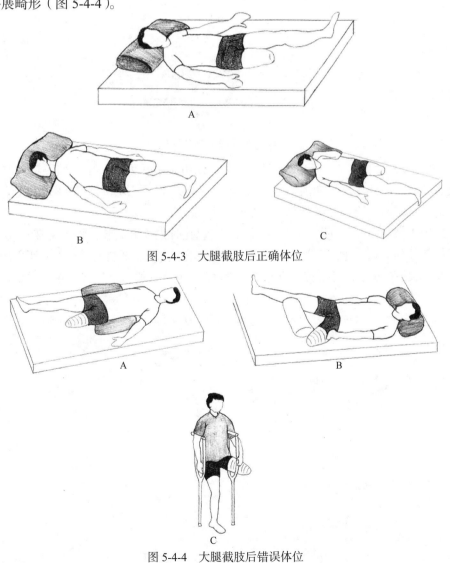

图 5-4-3 大腿截肢后正确体位

图 5-4-4 大腿截肢后错误体位

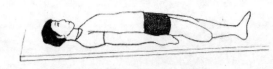

图 5-4-5 小腿截肢后正确体位

如患者无呼吸困难、心脏病等疾病时，应鼓励患者俯卧位，以伸直髋关节。每次俯卧位持续 15~20 分钟，每日 4 次。

B. 小腿截肢后，由于膝关节的屈肌比伸肌强壮，很容易出现膝关节的屈曲畸形。因此术后膝关节应维持伸直位，卧位时应伸直膝关节，避免在膝下垫枕头。坐位时避免长时间屈膝，以防止膝关节屈曲畸形。避免躺床时将小腿垂在床边，或坐在床边或轮椅上下垂小腿（图 5-4-5、图 5-4-6）。

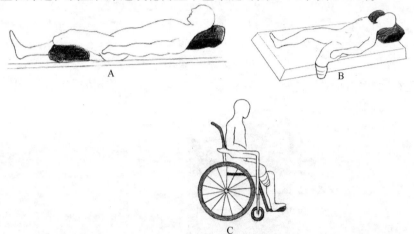

图 5-4-6 小腿截肢后错误体位

2）避免残肢肿胀，促进残肢定型：术后早期由于手术创伤，血液循环功能差，容易出现残肢肿胀，因此术后早期需抬高患肢，局部冰敷，尽早使用绷带包扎，以促使残端消除肿胀，早日定型，为假肢装配创造良好的残肢条件。

可采用 15~20cm 宽的弹力绷带包扎残肢，包扎时先顺沿残肢长轴包绕 2~3 次，再从远端开始斜行向近端包扎，缠绕时应以斜"8"字形方式进行。不能环状缠绕，压力从远端向近端应逐渐减小。对于大腿残肢，应缠绕至骨盆部；对于小腿残肢应缠绕至大腿部，但需暴露髌骨，不影响膝关节的活动。每 4 小时更改缠绕 1 次，夜间可持续包扎，同时给予经常的、均匀的压迫和按摩，以减轻残端疼痛，促进软组织恢复，并防止肌肉萎缩（图 5-4-7、图 5-4-8）。

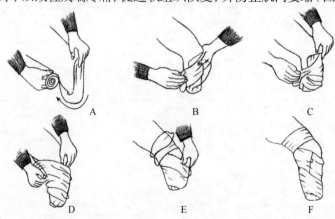

图 5-4-7 小腿截肢后弹力绷带包扎残肢

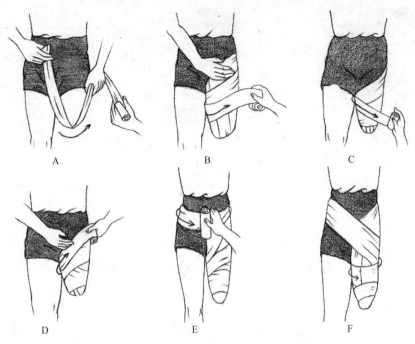

图 5-4-8　大腿截肢后弹力绷带包扎残肢

除弹力绷带外，还可使用弹力袜套。弹力袜套适用于四肢高位截肢术后，常规方法不易包扎者。该方法具有包扎可靠、压力均匀、操作简便等优点，但加压效果不如弹力绷带。

术后使用石膏绷带包扎残肢，更能有效地减少渗出和肿胀，更利于残肢的尽早定型，缺点是不便于观察残肢的血液循环。

3）残肢皮肤护理：截肢术后手术创面大，血液循环差，同时残肢弹力绷带缠绕，皮肤通透性差，皮肤易出现水疱、汗疹、皮肤擦伤、细菌或真菌感染。一旦发生，将影响肢体的功能训练及穿戴假肢。因此要保持残肢皮肤清洁、干燥。①每日睡前用温水或肥皂水清洗残肢，用干毛巾擦干，并可轻轻拍打局部；②残肢套应保持清洁、干燥，每天至少更换 1 次，如出汗多或有其他问题，应增加更换次数；③穿戴残肢套时一定要注意防止出现皱褶；④一旦残肢出现水疱、汗疹等应及时积极地采取措施，如局部涂抹外用药，采用紫外线、超短波等物理疗法进行治疗；如已穿戴假肢，应暂停使用。

4）残肢末端承重及角化训练：为了加强术后残肢末端的承重能力，开始用手掌进行拍打残肢和残肢末端，待皮肤适应时，进一步采用沙袋与残肢皮肤相触撞、承重，逐步增加承重重量。部分感觉过敏的残肢，可进行脱敏治疗：①残端手法按摩按压。用较软的毛巾、棉布反复按摩和按压残端皮肤，增加皮肤耐磨耐压能力。②残端拍打。用手反复拍打残端，感知皮肤承受的压力和耐受力。③残端在不同硬度的表面负重，先从较软的表面开始，逐渐过渡到较硬的表面负重，从部分负重开始，逐渐过渡到完全负重。这些训练对假肢的穿戴非常重要（图 5-4-9）。

（5）肌力训练：截肢手术后患者要尽快安装假肢，而控制假肢要有足够的肌力。残肢的肌肉短时间内会出现萎缩，因此，术后应尽早开始进行肌力的训练，包括残肢、健肢和躯干肌的训练。

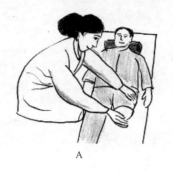
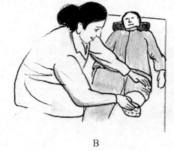
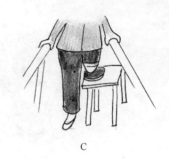

图 5-4-9　残肢承重训练

A. 用手掌拍打残肢；B. 残肢与沙袋碰撞；C. 让残肢站在凳子上称重

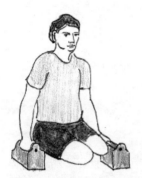

图 5-4-10　上肢肌力训练

1）上肢的肌力训练：重点训练肩胛带和上臂伸肌的肌力。训练时可采用主动运动或抗阻运动，以增强相应肌肉的肌力。如俯卧位，双手上举杠铃，训练三头肌和胸部肌肉力量。坐位时双手支撑，让臀部离开治疗床，训练三头肌和背阔肌肌力（图 5-4-10、图 5-4-11）。

2）下肢肌力训练：大腿截肢后应重点训练髋伸肌、内收和内旋肌的肌力，术后 6 天开始主动伸髋练习，术后 2 周若残肢愈合良好，开始髋关节内收肌和外展肌的训练（图 5-4-12）；小腿截肢后应重点加强膝关节屈伸肌的肌力训练，术后早期就可开始行股四头肌的等长运动（图 5-4-13）。

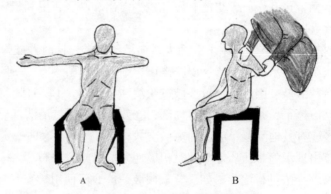

图 5-4-11　上肢肌力强化训练

A. 肩关节主动外展肌力训练；B. 肩关节主动前屈肌力训练

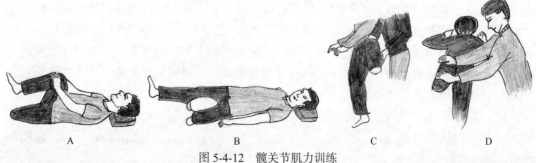

图 5-4-12　髋关节肌力训练

A. 仰卧位残肢髋关节主动伸展；B. 仰卧位髋关节主动内收；C. 侧卧位髋关节阻抗外展；D. 俯卧位髋关节阻抗伸展

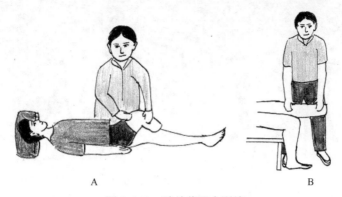

图 5-4-13　膝关节肌力训练

A. 卧位膝关节阻抗伸展运动；B. 坐位膝关节阻抗伸展运动

3）躯干肌的肌力训练：下肢截肢，尤其是髋关节离断的患者，腰腹部肌力对假肢使用极为重要，因此应加强腰腹部肌肉的肌力训练，包括躯干回旋、侧向移动和骨盆提起等活动。训练时，患者俯卧位，分别或同时做挺胸抬头、下肢伸直后伸的动作，训练腰部肌力；仰卧位时，患者下肢直腿抬高，训练腹部肌力；患者取站位时，训练躯干的旋转（图 5-4-14）。

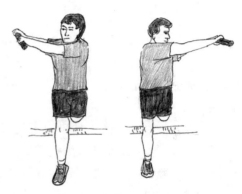

图 5-4-14　躯干肌肌力训练

4）健侧下肢的肌力训练：应尽早进行站立训练、连续单腿跳及站立位的膝关节屈伸运动。要在镜前站立，注意矫正姿势，并以在无支撑的情况下能保持站立 10 分钟、连续屈伸膝关节 10～15 次为目标。

（6）临时假肢的安装与训练

1）穿脱临时假肢的训练：临时小腿假肢，残肢上要穿 2～3 层袜套，并随着残肢萎缩、接受腔变松增加袜套的层数。脱下时，取坐位，双手握住假肢向下拽，将假肢拉出即可（图 5-4-15）。穿戴大腿临时假肢时先用光滑的绸布包裹残肢，当残肢插入接受腔后，绸布的尾端通过接受腔底部的气孔，牵拉绸布使残肢完全进入接受腔底部，最后将绸布拉出。为减少拉绸布时的摩擦阻力，可在残肢皮肤表面和接受腔内壁涂抹滑石粉。脱下时，取坐位，将接受腔的阀门打开取下假肢即可（图 5-4-16）。

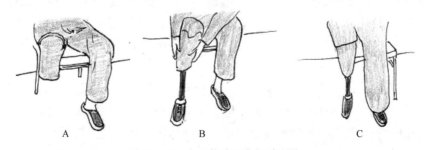

图 5-4-15　小腿截肢后穿假肢训练

A. 截肢者取坐位；B. 残肢膝关节屈曲位，将假肢接受腔套在残肢上；C. 截肢者站立后，截肢对线是否合适

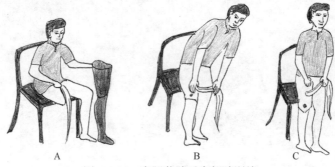

图 5-4-16　大腿截肢后穿假肢训练

A. 截肢者取坐位，将滑石粉涂在残肢上，假肢放置在健侧旁边，将接受腔阀门打开；B. 截肢者站立，将丝绸布缠在残肢上，将残肢垂直伸入到接受腔，随将将丝绸布从孔内拉出，随着将残肢向接受腔伸入，直到截肢者感觉到残肢完全接触接受腔底部，再将丝绸布全部拉出，然后盖上阀门，拧紧；C. 截肢者双腿平行站立，调整身体，检查假肢是否穿着合适，如不合适，需要重穿一次

2）平衡功能训练：上肢肩胛带离断者，下地活动时易失去重心平衡，身边应有人扶助。初次下地活动时很不习惯，易影响情绪，家属及医护人员均要鼓励和帮助患者积极进行适应性锻炼。一般在双杠内进行，练习双下肢站立、健肢站立平衡、假肢侧站立平衡。

3）站立与行走训练：协助患者利用残肢端在垫上进行站立负重训练、单腿站立训练。利用双拐进行步行训练，可用拐或步行器辅助，指导正确使用拐杖，以防跌倒和摔伤。迈步时先是假肢侧迈步，过渡到假肢侧站立，健肢迈步，最后到独立步行，还要进行转弯、上下阶梯及过障碍物训练。注意一旦采用临时假肢就不要再乘坐轮椅，并要坚持每天的各种训练，对截肢后尽早离床活动、增强体力有一定的帮助。

（7）穿戴正式假肢的训练：临时假肢经过训练，代偿功能已达到预期目标时，术后 6 个月左右便可更换正式假肢。主要训练对正式假肢的适应，要进行假肢的操纵控制训练，巩固强化以前训练成果。

1）上肢假肢的使用训练：首先要告知患者假肢控制系统，注意检查调整背部和接受腔的适配情况。协助患者进行假肢的开闭动作训练，让患者从易抓握的物体开始抓起，逐渐过渡到抓握较大的、不易抓握的物体。上肢假肢的应用训练是训练截肢者的日常生活动作，如吃饭、穿衣等。对于双侧上肢截肢者，通常要选用各种工具型手部装置进行实际操作训练。

2）下肢假肢的使用训练：针对下肢截肢者，首先要训练患者的站立平衡感。应注意观察患者可能出现的异常步态并及时纠正，如划弧步态、侧倾步态及步幅不均等。还可对下肢假肢进行一些特殊训练，如上下阶梯、迈门槛、跨过窄沟等，或在石子路、沙土地等不平地面上行走。

（8）使用助行器的训练：分为拐杖类和步行器。使用拐杖类的标准为屈肘 30°，手杖或腋拐头部位置在脚小指外侧 15cm 处。患者在进行训练时，护理人员要在旁边做好保护工作，防止患者发生跌倒。同时要注意纠正患者身体的姿势，及时发现并纠正残肢的屈曲畸形。

4. 幻肢痛的康复护理　幻肢痛是截肢术后常见并发症，其病因及病理机制尚不十分清楚，目前大多数人认为幻肢痛是运动知觉、视觉和触觉等都牵涉在内的一种心理学、生理学上的异常现象。临床常用预防和处理幻肢痛的方法有：

（1）心理治疗：由于伤残原因不同，患者的心态及对疼痛的耐受性不同，疼痛的程度也各不相同，因此应根据患者的心理评估及疼痛评估的结果制订治疗方案。耐心安慰和疏导患者，采取适当的措施或者给予暗示疗法、睡眠疗法等，缓解患者焦虑的心情，减轻患者的痛苦。还可通过多与患者交谈、分散其注意力，安排紧凑的患肢训练时间等康复护理措施，缓解、减低患者幻肢痛。

（2）物理治疗：可以改善局部血液循环，减轻消除残肢肿胀，缓解局部疼痛。如蜡疗、红外线疗法、超声波疗法、经皮神经电刺激疗法、低中频脉冲电疗法等。

（3）针灸疗法：常用头针、耳针和体针进行治疗，一般选择在健侧肢体相对应部位进行。

（4）药物治疗：常用药物有抗癫痫药、抗抑郁药、局部麻醉药等，如卡马西平、阿米替林、利多卡因、盐酸曲马多、神经妥乐平等；应避免长期使用毒麻药品，以免引起药物中毒。

（5）术后早期残肢弹力绷带包扎和尽早穿戴假肢有助于促进幻肢痛的消失，而且越早穿戴假肢，幻肢痛消失也越快。

（三）康复护理指导

（1）指导患者加强营养，但要控制体重。因为假肢接受腔形状和容量十分精确，体重过大范围的浮动，会引起腔的过紧或过松。一般体重增减超过3kg就会引起接受腔的过紧过松，使接受腔变得不适合，妨碍假肢的佩戴。同时，体重越大能量消耗越大，一侧大腿截肢穿戴假肢行走同样的距离和速度，要比同样体重的正常人多消耗能量50%～100%。

（2）告知患者截肢康复训练的基本原则，让患者对自己的康复计划有充分的了解，并积极主动地配合康复训练。

（3）教育患者要做好患肢的保护，防止残肢肌肉萎缩、残肢肿胀或脂肪沉积。不穿假肢时一定要缠绕弹力绷带，尤其是夜间，并指导患者及家属正确使用弹力绷带的方法。

（4）指导患者保持残肢皮肤和假肢接受腔的清洁，防止红肿、角化、毛囊炎、溃疡、皮炎等发生。每日睡眠前必须用温水及肥皂清洗残肢并用干毛巾擦干；用沾湿了肥皂水的布，擦拭接受腔的内壁；每天换洗袜套，当出汗多时，更要多更换；当脱掉假肢时，应立即脱掉袜套，并用肥皂清洗，并注意避免皱褶。

（5）指导患者及其家属注意训练期间及日常生活中的安全保护措施，避免跌倒等意外发生。合理安排训练和休息时间，通过康复训练尽快适应假肢，早日回归社会。

第五节　人工髋关节置换术

一、疾病概况

（一）概念

人工髋关节置换术（total hip arthroplasty，THA）是用生物相容性与机械性能良好的材料制成的一种类似于人体骨关节的假体，来置换严重受损的髋关节的一种手术，以减轻髋关节疼痛、改善髋关节功能。近年来，随着金属和高分子等生物材料的获得及假体设计的改进，制造工业的提高，特别是人们对关节生物力学的深入研究和了解，使人工关节得以日趋完善。

（二）病因及流行病学

世界上第一个人工髋关节置换是 1891 年德国医生 Gluck 用象牙做的股骨头完成的，而真正意义上的人工全髋关节置换可能是英国医生 Phillip Wiles 进行的，他用的是不锈钢假体并且先后完成了 6 例手术，这些手术尽管不能称之为成功，但是这些先驱者们为现代人工全髋关节置换做出了不可磨灭的贡献。现代人工全髋关节假体的出现应当是 1962 年，英国医生 Charnley 应用金属股骨头和高分子聚乙烯配伍创建了低摩擦的人工髋关节假体，并且聚甲基丙烯酸甲酯（骨水泥）的应用使得假体固定更加牢固。Charnley 医生也因其上述贡献而被誉为现代人工关节之父。现在世界上每年有近百万人在接受人工髋关节置换手术后扔掉拐杖，重新恢复了行走能力，人工全髋关节置换 15 年以上的临床优良率已在 90% 以上（图 5-5-1）。

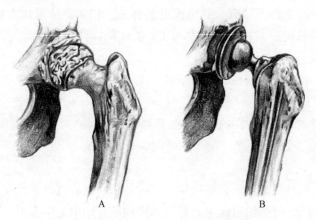

图 5-5-1　人工髋关节置换术前后对比

A. 术前；B. 术后

过去，髋关节置换的首选指征是 65 岁以上的患者，髋关节疼痛，严重影响功能，内科保守治疗等方法无效的患者。随着科学技术的发展，凡是全身性病变、多关节病变（表 5-5-1），手术患者的年龄可适当放宽，目前人工髋关节置换术已成为治疗髋关节疾病的一种标准方法。1994 年，美国国立卫生院共识声明中认为，全髋关节置换手术是治疗几乎所有髋关节疾病慢性疼痛和功能受限的首选。但是，对于年轻患者，全髋关节置换手术并非髋关节功能重建的唯一术式。

表 5-5-1 适合行髋关节置换手术的髋关节疾病谱

关节炎	Caisson 病
类风湿关节炎	系统性红斑狼疮
幼年性类风湿关节炎（Still 病）	高雪病
强直性脊柱炎	股骨颈骨折及不愈合或转子间骨折累及股骨头
退行性关节病（骨关节炎、增生性关节炎）	化脓性关节炎或骨髓炎
原发性	血源性
继发性	术后
股骨头-骨骺滑脱	髋关节结核
先天性髋脱位/髋关节发育不良	先天性髋脱位或半脱位
扁平髋（Legg-Perthes 病）	髋关节融合或假关节形成
变形性骨炎	关节重建术后失败
创伤性脱位	截骨术后
血友病	髋臼杯置换术后
无菌性坏死	Girdlestone 关节切除成形术后
特发性	股骨头假体
骨折或脱位后	髋关节置换术后
股骨头骨骺滑脱	髋关节表面置换术后
血色病（镰状细胞病）	骨肿瘤累及近端股骨和髋臼
肾性疾病	遗传性疾病（如 Achondroplasia）
激素诱导	
酒精性	

（三）适应证与禁忌证

一般认为，只要有关节破坏的 X 线征象，伴有中到重度的持续性关节疼痛和功能障碍，而且通过其他各种非手术治疗也不能得到缓解的疾病，都有进行髋关节置换术的指征。其绝对禁忌证为髋关节或身体其他部位存在活动性感染、伴有严重内科疾病或全身状态不良者；相对禁忌证为神经性关节病、骨质快速破坏、患侧肌力丧失或相对减弱、快速进展的神经病变。

二、康复护理评定

（一）主要功能障碍

1. **局部疼痛** 术前患者长期患有关节疾患，如退行性骨关节病、风湿性关节炎、外伤后关节炎等，出现反复、进展及活动后加重的关节慢性疼痛，药物及其他保守治疗效果不明显；关节置换术后、手术等创伤造成患者的急性疼痛。

2. **关节功能障碍** 疾病和外伤均可造成关节的严重畸形，常见的髋关节严重畸形包括髋内外翻、屈曲畸形、过伸畸形、"长短腿"、"牧羊拐"畸形等，大大降低了关节的活动能力。这直接造成患者日常生活能力如转移、行走、上下楼梯等和劳动能力下降。

（二）康复护理评估

1. **术前评估** 术前需要对患者进行仔细的评估，因为髋关节置换术后可能发生很多并发症，一些可能是十分严重或致命性的；许多患者全身情况是否能够耐受一次可能面临大量失血的手术；另外老年患者的手术也需考虑很多问题，包括感染、心肺疾病和血栓栓塞病变等；因此对患者进行全面术前评估是十分必要的。术前评估包括全身状况评估和局部关节的评估：

（1）健康史：患者的年龄、职业、身高、体重及一般健康状况；有无吸烟或饮酒嗜好，有无糖尿病、心脏病、高血压、皮肤病等疾患，存在上述疾患须经过系统内科治疗，病情稳定后进行手术。了解患者有无全身隐匿性感染病灶，如龋齿、中耳炎、鼻窦炎等，亦需控制后方可手术。

（2）全身状况：了解原发疾病的病程，既往治疗经过、用药、治疗效果和诊断。了解类风湿关节炎患者的血沉、C反应蛋白等的检测结果，判断病情是否稳定；术前用药和术前疼痛评估，因患者手术前需要提前停用抗凝剂（停服阿司匹林或其他非甾体类抗炎药物7～10天，以防出血或影响肾功能），等到出凝血时间恢复正常后方可安排手术。

（3）局部情况：对于髋关节，主要评估关节的活动度、股四头肌肌力、步态、锻炼方式和活动情况；测定手术肢体的长度，髋关节的功能评分和运动评分。手术前必须摄双侧髋关节的骨盆正位片、患髋蛙式位片，与健侧进行对比，观察髂骨、坐骨、耻骨和骶髂关节。如果有指征，需要拍脊柱和膝关节X线片，包括近端股骨的骨盆正位片、髋关节侧位和近端股骨侧位片；CT和MRI检查可了解骨赘和剥脱骨碎片、骨质的改变，MRI轴位像补充矢状位、冠状位和三维影像的不足；核素骨扫描（ECT）反映骨的代谢、股骨头缺血性坏死、应力感染、肿瘤和营养不良性骨病。皮肤化脓病变应考虑切除，如患者髋关节脓性引流物或存在其他感染的指征，术前需要进行其他实验室检查、核素扫描和髋关节穿刺物的细菌培养和药敏试验。

（4）心理及社会背景：评估患者的个人爱好、性格特征、智力水平、处世方法、康复的欲望、性别、年龄、教育程度、家庭成员及其社会关系、经济状况等，尤其重视患者对疾病和生活的态度；评估患者、家属及社会支持系统对本手术的了解程度及对患者的支持帮助能力等。

2. **术后评估**　可分别在术后1～2天、1周、2周及术后1个月、3个月和半年进行评定，评定内容如下：

（1）心肺功能：观察心率、血压、呼吸、脉搏等生命体征，并了解心脏和呼吸功能在卧床和活动时的情况。

（2）伤口情况：有无感染体征，有无渗出及愈合情况。

（3）关节水肿情况：检查由关节内或关节周围软组织造成的水肿可用不同的方法，如怀疑髋关节的水肿，应以MRI检查结果为准，关节周围组织的围径可作为判断软组织肿胀的客观指标。

（4）关节疼痛情况：术后2天内，患者主要感到伤口疼痛，随着功能性活动锻炼的增加，出现活动后疼痛，疼痛的程度可采用目测类比评分法。

（5）关节活动情况：应用量角器评测关节活动范围，对手术关节应评测被动和主动关节活动度，以了解造成关节活动范围障碍的原因，进一步指导康复锻炼。

（6）肢体肌力：应用手法肌力评测以了解肌肉力量，并评估肌肉力量是否影响手术关节的稳定性。

（7）活动和转移能力：分阶段进行，主要评估患者床上活动及转移能力，坐位能力（包括床边坐和坐椅），站立、行走、上下楼梯、走斜坡等活动能力。

（8）步态分析：训练患者行走时，除评估患者的一般步态，如步幅、步频、步宽等以外，还应观察患者行走时的站立相和摆动相步态，分析异常步态的原因。

（9）功能性活动能力：目前国内对髋关节的功能评分常采用 Harris 关节功能评分表（表5-5-2），其主要评估髋关节活动度、股四头肌肌力、步态、锻炼的方式、活动的情况等，可对术前、术后患者的关节活动功能进行评估，满分为 100 分，90~100 分为优，80~89分为良，70~79 分为中，70 分以下为差。

表 5-5-2　Harris 髋关节功能评分标准

姓名：_____　性别：_____　年龄：_____　床号：_____

住院号：_____　电话：_____

诊断：_____

通讯地址：_____

项目	得分	项目	得分
Ⅰ. 疼痛		1 千米以上　　　　（8）	
无　　　　　　　（44）		500m 左右　　　　（5）	
轻微　　　　　　（40）		室内活动　　　　　（2）	
轻度，偶服止痛药（30）		卧床或坐椅　　　　（0）	
轻度，常服止痛药（20）		2. 功能活动	
重度，活动受限　（10）		（1）上楼梯	
不能活动　　　　（0）		正常　　　　　　（4）	
Ⅱ. 功能		正常，需扶楼梯　（2）	
1. 步态		勉强上楼　　　　（1）	
（1）跛行		不能上楼　　　　（0）	
无　　　　　　　（11）		（2）穿袜子，系鞋带	
轻度　　　　　　（8）		容易　　　　　　（4）	
中度　　　　　　（5）		困难　　　　　　（2）	
重度　　　　　　（0）		不能　　　　　　（0）	
不能行走　　　　（0）		（3）坐椅子	
（2）行走时辅助		任何角度坐椅子，大于	
不用　　　　　　（11）		1 小时　　　　　（5）	
长距离用一个手杖（7）		高椅子坐半小时以上（3）	
全部时间用一个手杖（5）		坐椅子不能超过半小时（0）	
拐杖　　　　　　（4）		上公共交通　　　（1）	
2 个手杖　　　　（2）		不能上公共交通　（0）	
2 个拐杖　　　　（0）		Ⅲ. 畸形　　　　　（4）	
不能行走　　　　（0）		具备下述四条：	
（3）行走距离		a. 固定内收畸形＜10°	
不受限　　　　　（11）		b. 固定内旋畸形＜10°	

续表

项目	得分	项目	得分
c. 肢体短缩＜3.2cm		100°～159°　　（3）	
d. 固定屈曲畸形＜30°		60°～99°　　（2）	
Ⅳ. 活动度（屈+展+收+内旋+外旋）		30°～59°　　（1）	
210°～300°　　　（5）		0°～29°　　（0）	
160°～209°　　　（4）			

共得分：_____　　测定者：_____　　测定时间：_____

三、常见护理问题

1. **疼痛**　与骨折或手术伤口有关。
2. **活动无耐力**　与术中失血量大有关。
3. **躯体移动障碍**　与手术后强制性约束、关节制动不能活动有关。
4. **有皮肤完整性受损的危险**　与外伤或卧床有关。
5. **潜在并发症**　肺栓塞、肺部感染、手术部位感染、体液不足。
6. **便秘**　与长期卧床有关。
7. **有肢体失用性萎缩的可能**　与长期卧床、皮牵引及功能锻炼差有关。
8. **有跌伤的危险**　与术后肢体活动不协调有关。

四、康复护理

（一）康复护理原则与目标

1. **护理原则**　全髋关节置换术后的康复应遵循早期开始、循序渐进、全面训练、个体化康复的原则。早期开始指的是康复指导与训练应从术前就开始计划并实施，贯穿整个手术前后的康复护理过程；由于每个患者的手术方式不同，基础疾病不同，手术后训练时间、力度选择与手术术式等密切相关，因此术后的肌力训练方法和开始时间应根据患者情况制订个体化的康复计划，应坚持渐进和不引起疼痛的原则开展康复训练；全面训练指的是不仅要对患侧关节功能进行康复训练，还应注重对患者生活能力的康复训练，让患者早期恢复生活活动能力，重返社会。

2. **护理目标**

（1）通过治疗和护理，患者疼痛减轻，舒适感增加，保持良好功能位，促进伤口处愈合。

（2）生活需要得到满足，在患者卧床期间，做好预防，不使患者发生便秘。

（3）密切观察病情，避免并发症发生或使并发症发生率降至最低。预防长期卧床的并发症：深静脉血栓、压疮、肺部感染、尿路感染等。

（4）改善和恢复髋关节活动范围，鼓励和指导患者功能锻炼，增强肌力，重建关节的稳定性，防止关节脱位，减轻髋部疼痛，使患肢最大程度地恢复正常功能。

（5）恢复患者独立的日常生活活动能力，提高生活质量。

（二）康复护理措施

1. 术前康复训练

（1）教会患者深呼吸及有效咳嗽，预防卧床引起的肺部感染。

（2）练习床上大小便，防止因体位不习惯而致尿潴留及便秘。增加患肢及其他肢体的肌力训练相关节活动度的训练，可进行股四头肌、臀大肌训练及小腿、踝关节的主被动活动，如直腿抬高练习、大腿肌肉收缩练习、膝关节屈伸练习（图5-5-2）。

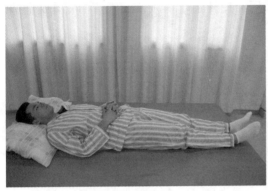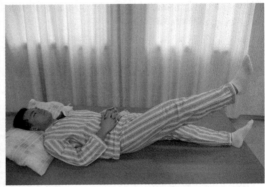

图5-5-2　直腿抬高练习

（3）指导患者逐步适应术后应放置的体位，学会正确的睡姿、坐姿、站姿。①正确的睡姿是两腿适当分开脚尖向上可防止脱位，侧卧时可向患侧翻身，如向健侧翻身则应在双腿间垫薄枕，以避免髋关节内收（图5-5-3）；②正确的坐姿是两腿适当分开，患肢外展（图5-5-4）；③正确的站姿是两脚适当分开，健侧受力较多。

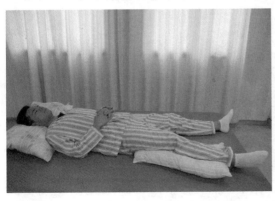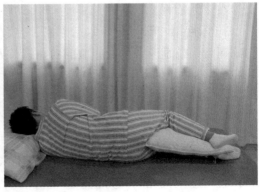

图5-5-3　正确的睡姿

（4）掌握术后运用的训练方法，如床上活动、移动体位、各关节的主动活动和助力活动等，指导患者学会使用必要的辅助器具，如助行器、拐杖、手杖等，可相对缩短术后康复训练时间。

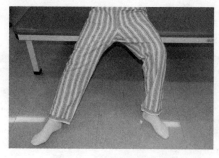

图 5-5-4　正确的坐姿

2. 术后康复训练　术后早期功能锻炼可以促进患者体力恢复，增强肌力，增大关节活动度，预防并发症，早日恢复日常生活能力及活动的协调性。

（1）疼痛的处理：由于手术创伤较大，剥离范围广，术后疼痛是患者普遍存在的不适症状，疼痛可影响患者休息、睡眠、饮食、伤口愈合，甚至减少或拒绝术后功能锻炼，由此影响患者全身各系统的生理功能及人工关节功能的恢复。因此术前实施超前镇痛，在术后应观察评估伤口疼痛情况及性质，根据疼痛评估结果，按疼痛三阶梯用药原则，采用多模式镇痛方式。临床上常用静脉或口服镇痛药镇痛，也可采用经皮神经电刺激仪或针灸治疗作为辅助的止痛方法。

（2）呼吸功能锻炼：THA 的手术目前多在全麻下进行，加上患者手术前后需要一段时间的卧床休息，因此呼吸功能的锻炼对患者的康复十分重要。要指导患者正确的体位：取坐位或半卧位，有利于肺扩张；配合胸部叩击技术指导患者进行有效咳嗽。

（3）肢体活动能力训练

1）术后当天：①术后应保持患肢髋关节外展 10°～20°，可在患者双膝之间夹三角垫或枕头，使患者两腿适当分开，脚尖向上（图 5-5-4）。在大腿中下端下方垫薄枕，使患肢稍屈曲，可有利切口引流，减轻下肢水肿。有时可进行患肢皮肤牵引，避免患肢内收。②按摩下肢，促进血液循环，鼓励患者做小腿和踝关节的被动和主动活动（背曲和环绕动作）及股四头肌的等长收缩锻炼，10 次/小时。③根据手术入路，有不同的体位限制，主要应避免以下 4 种危险体位：应避免髋关节屈曲超过 90°，后侧入路手术患者避免下肢内收超过身体中线，前外侧入路手术患者应避免屈髋外旋；直接前路（DAA）患者在病情允许下不受上述活动范围限制。④搬运和移动患者时，应将整个髋部抬起，不能只牵拉抬动患肢，防止假体脱位及伤口出血，术后 6 小时即可鼓励患者练习五点支撑在床上抬臀。

2）术后第 1 天：由于术后疼痛，多数患者对患肢活动有恐惧感，在给予有效的药物止痛后，鼓励患者开展患肢的功能锻炼及全身活动。①踝关节屈伸练习（踝泵）（图 5-5-5）：主动屈伸踝关节，大腿放松，然后缓慢、但是用力的、在没有疼痛或者只有微微疼痛的限度之内，尽最大角度地勾脚尖之后再向下踩，注意要在最大位置保持 10 秒左右，目的是让肌肉能够持续收缩，就这样反复地屈伸踝关节，每个小时练习 5 分钟；②行股四头肌收缩练习（图 5-5-6）：可将枕头垫于膝下，小腿自然垂下-抬起交替进行，要求小腿抬起时尽量绷紧伸直膝关节，保持 5～10 秒，放松 2 秒，每隔 10 分钟练习 20 次，直到感觉大腿疲劳为止；③全身活动：床上五点支撑抬臀或借助牵引床进行上身抬起或移动体位的活动，上肢肌力练习，目的是恢复上肢力量，使患者术后能较好地使用拐杖。

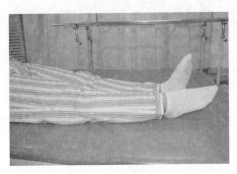

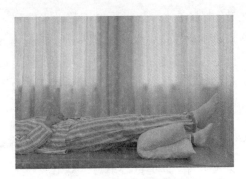

图 5-5-5　踝泵练习　　　　　　　　　　　图 5-5-6　股四头肌收缩练习

3）术后第 2 天：①继续加强以上练习。②坐位练习：引流管拔除后，X 线片检查显示假体位置无变化，如患者不感头晕，可在医护人员的指导下进行坐位练习，坐起时双手向后撑在床上，髋关节屈曲角度不超过 90°，坐的时间不宜长，每天 4～6 次，每次 20 分钟。髋关节置换术后如果患肢过度内旋或内收可能发生关节脱位，正确的坐姿是两腿适当分开，患肢外展，重心放在健侧。坐位是髋关节最容易出现脱位的体位。如果术中关节稳定性欠佳，应放弃坐位练习。行侧前路入路手术的患者可早期练习坐位，后路入路手术的适当延迟坐位练习的开始时间。③指导患者正确下地站立、行走（图 5-5-7）：将助行器放

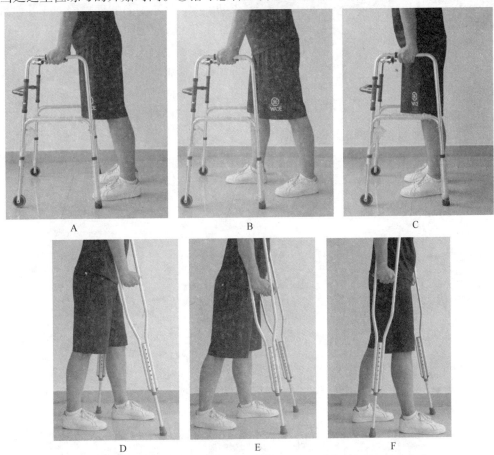

图 5-5-7　全髋置换术后正确的使用助行器或拐杖辅助站立、行走方式
A. 助行器；B. 患侧；C. 健侧；D. 左腿；E. 左拐；F. 右腿

在健侧床边；在家属的帮助下移动身体到健侧床边；将健侧腿下垂床沿，患侧腿顺势移下，移动时注意保持患肢稍外展外旋位，身体转正坐稳后再依靠助行器或拐杖站立，站稳后方可行走；行走时注意先迈患侧再迈健侧，患肢适当负重；如为骨水泥固定型假体，又是初次髋关节置换术，术中也没有植骨、骨折等情况，患者在术后第2天即可下地进行康复练习（假体不稳定时应遵医嘱延迟下地负重时间），扶助行器下地练习站立及行走4～6周，如为非骨水泥髋关节置换者6周内扶双拐，患肢部分负重，1～2周扶单拐。练习程度应循序渐进并保持正确的姿势。下地练习的时间不宜过长，每次30分钟，每天3次。注意双拐勿太靠后，以免重心不稳，双下肢步幅尽可能一致，在行走或站立时，术侧膝关节始终保持伸直位，以增加下肢的肌肉力量，起到有效的支撑作用。

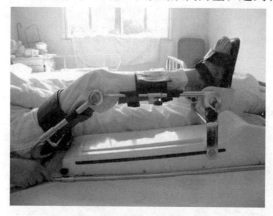

图5-5-8　CPM机被动活动

4）术后第3～7天：①继续加强以上练习。②直腿抬高练习：患者取仰卧位，将患肢伸直抬离床面15cm左右直至力竭，10～20次/日。③关节活动练习：可在CPM上行关节被动运动，注意避免术侧髋关节置于内收外旋伸直位（图5-5-8）。除CPM上进行被动活动外，髋膝关节的屈伸练习逐渐过渡主动练习，对术前有屈曲畸形的患者，嘱患者髋下垫枕，充分伸展屈髋肌及关节囊前部，或作术侧髋关节的主动伸直动作。④步行训练：让患者扶助行器练习行走，注意纠正患者的步行姿势。转身时，如果向患侧转，应先让患肢向外迈一步，后移动助行器，再跟上健肢，如果向健侧转，应先让健肢向外迈一步，移动助行器，再跟上患肢。

5）术后1周：随着骨科技术的不断发展，手术切口小、损伤小，患者恢复快，术后1周左右患者即可出院，患者在出院前须掌握好后期康复的技能，才能获得良好的康复效果。①继续加强以上练习。②站立位练习（图5-5-9）：取站立位，手扶椅背或墙，术侧下肢屈

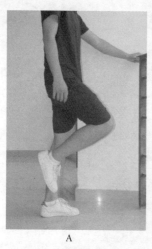
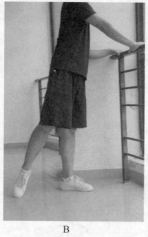
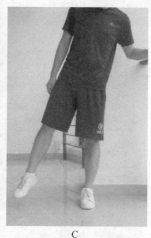

A　　　　　　　　B　　　　　　　　C

图5-5-9　站立位练习

A. 屈髋关节；B. 伸髋关节；C. 髋关节外展

髋屈膝，加大髋关节屈曲度；术侧下肢后伸，练习髋关节伸展；术侧下肢外展、并拢，练习髋关节外展功能。③步行练习：除按以上步行练习方法练习外，应循序渐进，增加每日步行时间与步行距离，由使用助行器到使用双拐再到使用单拐的一个过程，双拐辅助步行行走时，应先向前移动患侧拐，健肢跟上，再移动健侧拐，最后患肢跟上。注意步态。单拐辅助步行行走时，患侧上肢持四脚拐，注意正确的步态。

6）术后2～6周：此期手术切口及周围组织已基本修复完成，关节周围软组织较牢固，关节不易发生脱位，故应加强髋关节外展、外旋和内收的锻炼，这对于负重行走功能和稳定性的恢复十分重要，除了继续加强以上康复训练，还可进行抗阻力性练习及上下楼梯的训练。出院后应坚持练习，每天20～30分钟，否则术后获得的关节功能会逐渐丧失，锻炼还可以缓解关节疼痛和不适，对未手术的关节也有效。锻炼的目的是保持髋关节0°～90°的活动范围和关节的稳定性，练习时关节活动范围要达到0°～90°，外展30°。活动后如果感到关节持续疼痛和肿胀，表明练习强度过大。①继续加强以上练习。②抗阻力性练习（图5-5-10）：将橡皮筋绑在术侧脚踝，做站立位练习。③上下楼梯练习（图5-5-11）：上下楼梯练习要在步行练习后，患者能熟练进行步行后再开展，上下楼梯时应选择台阶高度适宜的楼梯，不要上高台阶楼梯，上楼梯时，健肢先上，患肢后上，拐随后或同时跟进，下楼梯时，拐先下，患肢随后，健肢最后。注意，使用助行器或拐杖患者不得使用电动扶梯。

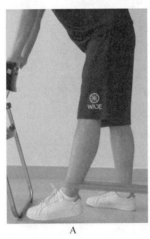
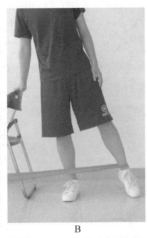
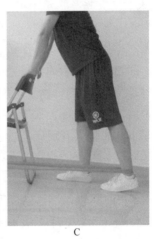

A　　　　　　　　　　B　　　　　　　　　　C

图 5-5-10　抗阻力性练习

A. 抗阻力性曲髋动作：双手稍分开站立位，伸膝把下肢移向前方，然后再回到原地；B. 抗阻力性髋外展动作：站在门旁侧方走道上，把手术侧下肢外展回到原地；C. 抗阻力性伸髋动作：面向固定皮管的稳定物，把手术侧下肢向后伸，然后回到原地

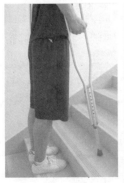
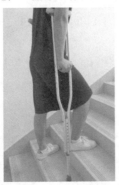
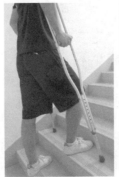
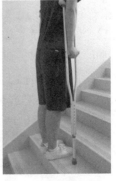

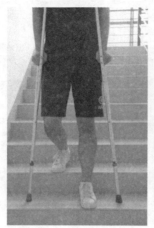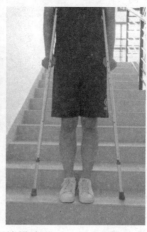

图 5-5-11　上下楼梯练习

7）术后 6 周～3 个月：①继续加强以上练习。②行平衡功能练习：左右交替移动重心，直至重心能完全放于患腿上。③12 周复查后，可弃拐行走，弃拐时机的选择为使用拐杖至无痛、跛行时方可弃拐。

（三）康复护理指导

1. 术前康复指导　采用书面、录像和床边示范等形式，让患者了解手术的目的、方式、手术前后注意事项，手术常见并发症及康复训练的目的和重要性。劝告患者戒烟戒酒，停用对手术产生影响的药物，体重超标的患者，应劝其适当减肥。了解患者及家属的心理状况，及时通过沟通与术前指导消除或降低其紧张、恐惧的情绪。

2. 术后康复指导　术后应做好呼吸功能锻炼及会阴部护理，保持手术部位清洁，避免感染。术后如无禁忌证，常规口服抗凝药，预防下肢深静脉血栓形成。做好疼痛管理，鼓励患者早下床，尽早开展康复功能训练。每日检查患者的康复训练效果，指导患者正确的姿势，预防跌伤及髋脱位。

3. 出院康复指导

（1）复查时间：第一次为术后 1.5～2 个月，第二次为术后 4 个月，第三次为术后 1 年，以后每年复查 1 次。若手术关节出现异常情况，及时与医生取得联系。患者进行其他检查或治疗时应告知医生曾行关节置换术。

（2）日常生活：①通常关节置换术后 12 周后可不用扶拐行走，患者可以从事大多数日常活动，可以用加高坐便器、坐高椅子、游泳、散步、骑车。如需长距离行走或外出旅行时最好使用单手杖。②术后 3 个月内不可做关节过度屈曲内收内旋的动作（图 5-5-12），如蹲便坑、坐矮凳子、坐低软的沙发、盘腿坐、跷二郎腿、下蹲绑鞋带、穿袜、过度弯腰拾物、双膝并拢自坐位站起、坐位双膝靠拢双足分开。③避免在凹凸不平或过于平滑的路面上行走，家居地面应保持干爽，过道无杂物堆放，鞋底应具备防滑性能，不穿高跟鞋或过滑鞋底的鞋以防跌倒。④告诫患者术后 6～8 周内避免性生活，性生活时防止患髋极度内、外旋。

（3）体重管理：体重过大加重关节负担，因此控制体重能更好地保护关节功能，减轻关节磨损，延长关节使用寿命。

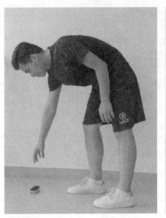
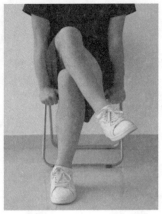
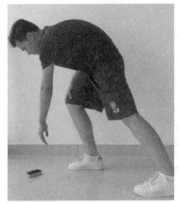
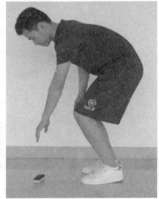
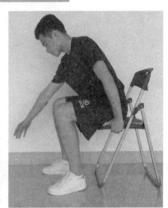

图 5-5-12 禁止动作

第六节 肩关节周围炎

一、疾病概况

（一）概念

肩关节周围炎（简称肩周炎）是由肩关节周围肌肉、肌腱、滑囊和关节囊等软组织的慢性炎症、粘连而引起肩关节周围疼痛、活动障碍为主要症状的症候群，又称粘连性关节囊炎，俗称五十肩、冻结肩。在康复医学领域，肩周炎主要是指特定年龄发生的无特殊诱因的肩关节周围炎症。根据病情的发展，一般可分为疼痛期、僵硬期和恢复期三个阶段。

（二）病因及流行病学

1. **病因** 一般认为是在肩关节周围软组织退行性变的基础上，加之肩部受到轻微的外伤、积累性劳损、受凉等因素的作用后，未能及时治疗和注意功能锻炼，肩部功能活动减少，以致肩关节粘连，出现肩痛、活动受限而形成本病。常见诱发因素：①制动。肩关节的活动减少，尤其是上肢长期靠在身旁，垂于体侧，被认为是肩周炎最主要的诱发因素。②关节内在病变。肩关节本身退变性疾病，尤其是局部软组织退行性改变，可由于疼痛限制肩关节运动造成肩周炎。如肌腱炎、腱鞘炎、撞击综合征和肩峰下损害等。③邻近部位病变。常见的邻近部位病变为颈椎疾患。④神经、内分泌系统疾病。如偏瘫、神经麻痹等神经系统疾病的患者肩周炎发生率较高，糖尿病、甲状腺功能亢进或甲状腺功能减退等内分泌系统疾病也与肩周炎关系密切。⑤不良姿势。肩周炎高发于长期从事手工作业、伏案久坐等具有不良姿势的职业人群，而且过度胸椎后突（驼背）的患者明显地容易患肩周炎。

2. **流行病学**　肩关节周围炎好发于 50 岁左右的中老年人，发病率为 2%～5%，女性多于男性，左侧多于右侧，亦可两侧先后发病。有自愈的倾向，预后良好，但痊愈后也可以再复发。

（三）诊断要点

（1）患者可有肩部外伤史。

（2）肩关节疼痛：多呈弥散性，可向颈、背、臂、手放射，夜间或肩部活动时加重。肱骨大结节、肱骨结节间沟、肩峰下喙突、肱二头肌腱附着处、大小圆肌及肩胛骨外侧缘等压痛。

（3）肩关节活动功能障碍：肩关节各方向的主动、被动活动范围减少，以前屈、后伸、内收、外展、内旋、外旋活动的受限为著，表现为穿衣、梳头、系裤、摸背等日常生活活动困难。

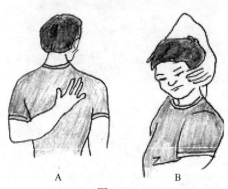

图 5-6-1
A. 摸背试验；B. 摸口试验

检查患者活动受限程度可用摸口及摸背两个常用动作判定：①摸背或摸肩胛试验（hand-to-shoulder blade test）：为肩内收内旋动作。正常中指尖可经背后触及对侧肩胛下角。轻度受限肘关节仅可屈 90°，中指能过背中线；中度达不到背中线；重者仅能过同侧腋后线。②摸口试验（month-wrap-around test）：正常手在肩外展上举时，中指尖可触至对侧口角。根据受限程度也可分为：轻度，仅触及对侧耳翼；中度，仅触到顶枕部；重度，达不到顶枕部（图 5-6-1）。

（4）影像学检查：X 线下可有骨质疏松征象，有时肩峰下有钙化影。肩关节造影见关节囊挛缩，下部皱襞消失、关节腔容量减少等改变。肩关节 MRI 检查可以确定肩关节周围结构信号是否正常，是否存在炎症，可以作为确定病变部位和鉴别诊断的有效方法。

（5）关节镜检查：急性疼痛期见滑膜充血，绒毛肥厚增殖，充填于盂肱下滑膜皱襞间隙，肱二头肌腱为血管翳覆盖。慢性期盂肱关节容积缩小，囊壁增厚，盂下滑膜皱襞闭锁，关节腔内粘连，有纤维条索浮游。

临床上应注意与颈椎病、肺沟瘤（Pancoast 肿瘤）、肩关节结核、冠心病或胆囊炎等引起的牵涉性肩痛，以及肩部骨关节和软组织损伤等鉴别。

二、康复护理评定

（一）主要功能障碍

（1）肩关节疼痛。

（2）肩关节活动障碍：前屈、后伸、内收、外展、内外旋障碍。

（3）关节周围软组织粘连，活动限制。

（4）日常生活活动障碍：表现为穿衣、梳头、系裤、摸背等日常生活活动困难。

（二）康复护理评估

肩关节周围炎的康复评估主要为疼痛程度、关节功能、关节活动度、稳定性和 X 线表现 5 个方面的综合评定。目前用于评估肩关节功能的量表很多，这里推荐采用 JOA 肩关节功能评定量表，具体内容见表 5-6-1。

表 5-6-1　JOA 肩关节功能评估量表

指标	分值（分）
Ⅰ. 疼痛（30分）	
1. 无	30
2. 压痛或仅在运动、重体力劳动时出现疼痛	25
3. 日常生活轻微疼痛	20
4. 中等程度可以忍受的疼痛（使用镇静剂，有时夜间痛）	10
5. 高度疼痛（活动受限，夜间经常痛）	5
6. 因为疼痛而完全不能活动	0
Ⅱ. 功能（20分）	
1. 综合功能（10分）	
外展肌力的程度	
正常	5
优	4
良	3
可	2
差	1
零	0
耐久力（肘伸展位内举起 1kg 的哑铃保持水平的时间）	
10秒以上	5
3秒以上	3
2秒以上	1
不能	0
2. 日常生活动作（10分）	
梳头	1
系带子	1
手摸嘴	1
睡眠时压到患处	1
取上衣侧面口袋的东西	1
用手摸对侧眼	1
能关或拉开门	1
用手取头上的东西	1
能大小便	1
穿上衣	1
（如果有其他不能做的动作各减1分）	

续表

指标	分值（分）
Ⅲ. 活动度（主动运动，坐位进行）（30分）	
上举（15分）	
150°以上	15
120°以上	12
90°以上	9
60°以上	6
30°以上	3
0°	0
外旋（9分）	
60°以上	9
30°以上	6
0°以上	3
−20°以上	1
−20°以下	0
旋转运动（6分）	
T_{12}以上	6
L_5以上	4
臀部	2
臀部以下	0
Ⅳ. X线评定（5分）	
1. 正常	5
2. 中度变化或半脱位	3
3. 重度变化或脱位	1
Ⅴ. 关节稳定性（15分）	
1. 正常	15
2. 轻度不稳定或有要脱臼的不稳定感	10
3. 重度不稳定或既往有半脱位状态	5
4. 既往有脱臼	0

注：评定标准：优90～100分；良好80～89分；一般70～79分；较差60～69分；最差＜60分。

三、常见护理问题

1. **疼痛** 与肩关节周围组织炎性刺激有关。
2. **生活自理能力障碍** 与肩关节活动受限有关。
3. **知识缺乏** 缺乏肩关节周围组织炎相关知识。

四、康复护理

（一）康复护理原则与目标

1. **康复护理目标** 根据患者的病情，采用综合治疗方法包括运动疗法、作业疗法、物理治疗、药物治疗等，以缓解疼痛，恢复肩关节功能，提高日常生活活动能力。

2. **康复护理原则** 注意循序渐进，长期坚持。进行全范围的肩关节活动度训练，治疗应达到不引起严重疼痛的最大限度，并使肩关节屈、伸、内收、外展、内旋、外旋三个轴向的活动均做到。此外，锻炼时还应注意保持脊柱正直，以免在肩关节活动受限时，以腰部动作代偿，影响治疗效果。

（二）康复护理措施

1. **生活护理** 指导患者劳逸结合，注意局部保暖。在温暖或炎热的季节，要防止持续性过久的风吹；加强冬季保暖，晚上睡觉时防止肩关节外露；在日常生活中，应避免肩部外伤，如受外伤，应立即治疗。

2. **体位护理** 仰卧时在患侧肩下放置一薄枕，使肩关节呈水平位，可使肌肉、韧带及关节获得最大限度的放松与休息（图 5-6-2）。健侧卧位时，在患者胸前放置薄枕，将患肢放置上面，减少菱形肌的牵拉（图 5-6-3）。一般不主张患侧卧位，以减少对患肩的挤压。避免俯卧位，因为俯卧位既不利于保持颈、肩部的平衡及生理曲度，又影响呼吸道的通畅，应努力加以纠正。

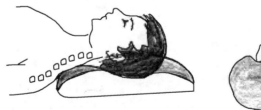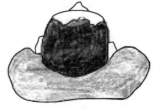

图 5-6-2 仰卧位时正确的枕头及"枕颈"

3. **肩关节保护** 应避免长时间患侧肩关节负荷，如患肢提举重物等；维持良好姿势，减轻对患肩的挤压；维持足够关节活动范围和肌力训练；疼痛明显时要注意患侧肩关节的休息，防止有过多的运动，同时避免再次发生疲劳性损伤；疼痛减轻时，可尽量使用患侧进行 ADL 技能的训练。

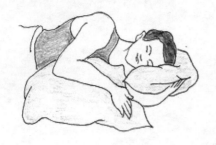

图 5-6-3　侧卧时上方前臂垫起，减少菱
形肌的牵拉

4. 运动治疗护理　主要用于改善肩部血液循环及营养代谢，松解粘连，增强肌力，促进肩关节活动能力的恢复，防止肌肉萎缩。以患者主动训练为主，也可辅以体操棒、吊环、肩梯及肩关节回转训练器等器械进行助力训练。训练时应保证足够的次数及时间，以期取得预期效果。

（1）徒手操：立位进行，每天 2 次，每次 10～20 分钟，每个动作重复 10～20 次。①摆动：躯体前屈，双臂伸直自然下垂，做前后（前屈-后伸）、左右摆动（外展-内收）及绕臂摆动（内旋-外旋）动作。②爬墙：面对墙或侧对墙，足尖距墙 20～30cm，将患肢前屈上举或外展上举以手触墙上移至最高处，停留 10 秒后逐渐下降，重复进行。③触墙：背靠墙，上臂靠拢躯干并贴紧墙面，屈肘 90°，用双拇指触墙，再反向以拇指触胸，反复进行。④触头：手臂伸直，双手交叉，平举过头顶，然后屈肘，双手触及枕部。双手体前相握，前屈上举过头，触头枕部。⑤触腰：双手背后相握，以健侧上臂带动患侧内收，两手相握，手臂伸直，再以拇指沿腰椎棘突逐渐上移至最高处，反复进行（图 5-6-4）。

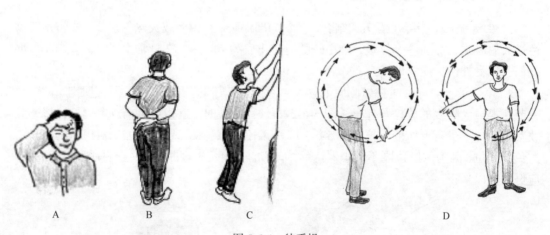

图 5-6-4　徒手操

A. 梳头；B. 揽腰；C. 爬墙；D. 划圈

（2）器械操

1）棍棒操：患者站立位，双手体前握棒，双手距离视肩活动障碍程度决定，轻者同肩宽，重者相对宽些，为防止患者以肩带活动代替肩关节活动，可使用压肩带。①前摆动：双手体前握棒，双臂伸直，做前平举、上举、左右侧摆动作。②后摆动：双手背后握棒，做后伸、左右侧摆动作。③背拉：双手背后握棒，以健侧手握棒上端，患手反握棒下端，以健手带动患手斜向外上做节律的上下运动，使肩后伸、内旋和内收。每个动作重复 15～30 次（图 5-6-5）。

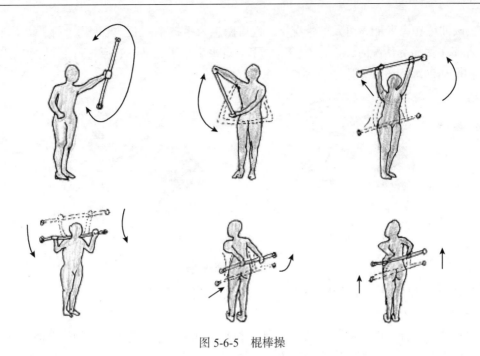

图 5-6-5　棍棒操

2）吊环操：双手分握通过滑轮的二只吊环，以健肢拉动患肢外展和前屈上举（图 5-6-6）。

3）肩关节回转训练：一般使用肩关节回转训练器。患者面对器械站立，肩与轮轴心平齐，调节手柄至上肢完全伸直，然后做绕环回转动作（图 5-6-7）。

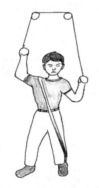 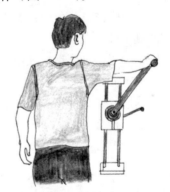

图 5-6-6　利用绳索滑轮做肩部各轴向的助力运动　　图 5-6-7　利用肩关节活动器做肩部的主动运动

4）肩梯操：面对或侧对肩梯，前屈或外展患肢，用手指勾住阶梯牵拉患肩（图 5-6-8）。

5）拉力操：使用墙壁拉力器，通过主动肩外展、内收、前屈、后伸等动作，训练肩部相关肌群。

6）下垂摆动（Condman）训练：在躯体前屈位下，使患臂自然下垂，并使肩关节周围肌腱放松（放松的标志是当推动该臂时出现自然摆动，则表明已松弛）；在此体位下作前后、内外、绕臂摆动训练；幅度可逐渐增大；训练时间应坚持较长，直至手指发胀、麻木

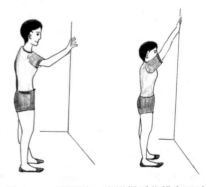

图 5-6-8　利用墙、肩梯做手指攀高运动

为止。该训练在患者能力可及的情况下，也可由患者手持 1~2kg 的重物进行，每天 2 次。若患者存在腰痛等情况时，也可在俯卧位下，将患肩垂于床外，然后进行上述放松摆动或提重物摆动训练，该法多用于疼痛期（图 5-6-9）。

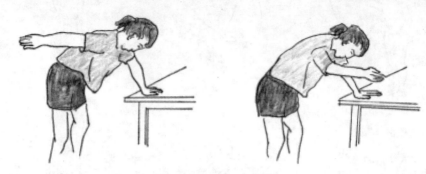

图 5-6-9　Condman 训练

5. **自我牵伸训练**　自我牵伸是患者在通过治疗师的讲解后，在治疗师的指导下独自完成的一种牵伸技术。

（1）长轴牵伸：增加肩关节活动范围。患者侧坐在高靠背椅上，牵伸侧上肢放在椅背外，手提重物或利用对侧手向下牵伸上肢。

（2）分离牵伸：增加肩外展活动范围。患者站立，牵伸侧腋下夹一毛巾卷，屈肘。对侧手在胸前托住肘部，向身体健侧牵伸肩部，或对侧手在背后握住前臂远端，向身体健侧牵伸肩部。

（3）肩后伸肌群自我牵伸：增加肩前屈活动范围。当上肢前屈不到 90° 时，可侧坐在桌旁。牵伸侧上肢放在桌上，伸肘，前臂旋前，非牵伸侧手放在上臂上面，身体向前方及桌子方向倾斜，以牵伸肩后伸肌群（图 5-6-10）。

（4）肩前屈肌群自我牵伸：增加肩后伸活动范围。患者背对桌子而坐牵伸侧上肢后伸，手放在桌上，肘、非牵伸侧手放在肩部以固定肩关节，身体向前并向下运动，以牵伸肩前屈肌群（图 5-6-11）。

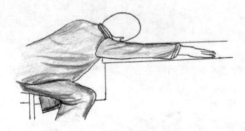

图 5-6-10　肩后伸肌群自我牵伸

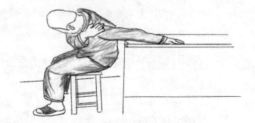

图 5-6-11　肩前屈肌群自我牵伸

（5）肩内收肌群自我牵伸：增加肩外展活动范围。当上肢外展不到 90° 时，可坐在桌旁。牵伸侧上肢放在桌上，伸肘，前臂旋前。非牵伸侧手放在上臂上面，身体向下及桌子方向倾斜。如果上肢外展超过 90°，可侧对墙边站立，牵伸侧肩外展，屈肘，前臂放在墙上，牵伸肩内收肌群。非牵伸侧手放在肱骨近端，固定肩关节，身体缓慢下蹲，以牵伸肩内收肌群。通常水平双侧内收肌均较紧，牵拉技术两侧都可运用，也可让患者站于墙角进行自我牵拉（图 5-6-12）。

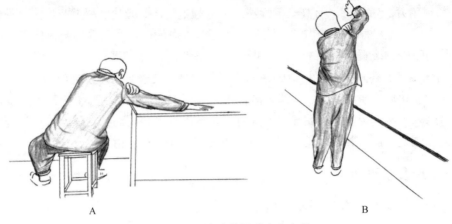

图 5-6-12 肩内收肌群自我牵伸

（6）增加肩旋转活动范围：患者侧坐桌旁。牵伸侧上肢屈肘 90° 平放在桌上，牵伸内旋肌群时，前臂掌面离开桌面。牵伸外旋肌群时，前臂掌面向桌面运动，牵伸肩内旋肌群。

（7）增加肩胛骨活动范围：患者靠墙站立。牵伸侧上肢外展，屈肘，肘部接触墙壁，手放在头后面，头部转向非牵伸侧，稍前屈。牵伸时身体稍向下蹲，使肩胛骨上旋。也可以坐在治疗床边，牵伸侧手抓住床沿，头转向非牵伸侧并前屈，非牵伸侧手放在头的对侧。牵伸时双手同时反方向用力，使肩胛骨向下运动。

6. 手法治疗　有传统手法和关节松动术两种。

（1）传统手法：具有活血化瘀、消肿止痛的作用，在疼痛减轻或可耐受时，应用点、按、揉、推、擦、拿、拨、牵、扳等手法，手法宜轻，在无痛范围内进行肩关节各轴向活动，以恢复或保持肩关节的正常活动度。

（2）关节松动术：是治疗关节功能障碍的基本手法之一。通过对肩关节的摆动、滚动、推动、旋转、分离和牵拉等，可以起到缓解疼痛、促进关节液流动、松解组织粘连和增加本体反馈的作用。在疼痛期，因疼痛剧烈，应多用Ⅰ、Ⅱ级手法，即在肩关节活动的起始端小范围地松动，以每秒 1～2 次的频率进行，时间为 45～60 秒；在僵硬期，因肩关节活动受限，应多用Ⅲ、Ⅳ级手法，即在肩关节活动范围内大幅度的松动，二者以是否接触关节活动的终末端来区别，时间为 60～90 秒。每种手法可重复使用 2～3 次，在治疗过程中，患者必须取舒适的体位，完全放松，操作者持握不能过紧，以便能感觉肩关节的活动，操作时要密切观察患者病情变化，及时调整手法的强度、频率和时间。该方法对于合并有肩关节半脱位或严重骨质疏松症的患者应慎用或不用。

7. 作业治疗　根据不同病程、病情，设计相应的作业治疗，如梳头、爬墙、穿衣、吊环、洗澡、切食物、写字、打乒乓球、编织等。疼痛期应注意避免过度使用患肩；僵硬期动作要多样，活动幅度宜最大化；恢复期以增强肌力为主，扩大肩关节活动度。

8. **物理治疗** 常用方法有高频电疗法、中低频电疗法、光疗、超声波疗法、磁疗、激光疗法、水疗、温热疗法、冲击波疗法等，能够改善血液循环及营养代谢，促进充血的消散、水肿的吸收，缓解肌肉痉挛，减轻疼痛，松解粘连，改善功能。

9. **药物治疗** 疼痛剧烈者可以酌情选用消炎镇痛、缓解肌肉痉挛的药物。此外，中药也可起到活血化瘀、通经活络、散寒祛湿作用，采用中药热奄包局部湿热敷也能很好缓解疼痛。对肩峰下滑囊炎引起的明显疼痛并有固定压痛点者采用局部封闭，该方法能止痛、松弛肌肉和减轻炎症水肿，常用利多卡因和曲安奈德作痛点注射。

（三）康复护理指导

（1）积极主动参加体育锻炼，并持之以恒。如跑步、医疗体操、广播操、太极拳、武术、中老年人健美操、划船动作、弓箭步向前走、做扩胸动作、肩关节有关功能活动等。

（2）防止持续性过久的风吹。加强冬季保暖，晚上睡觉时防止肩关节外露。

（3）避免外伤，如受外伤，应立即治疗。尽量减少患侧手提举重物或过多活动肩关节，以免造成疲劳性损伤。

（4）积极治疗原发疾病，如颈椎病、骨质疏松等，防止或延缓退行性变的发生。

（5）掌握正确的坐姿和手部姿势；避免长时间操作电脑；长时间工作应多做肩部活动。

（6）加强营养，适当多进食富含钙、磷，具有补益肝肾、滋养经脉的食物，做到合理搭配，饮食有度，防止偏食。同时保持良好乐观情绪，有助于肩周炎的顺利康复。

第七节 颈椎病

一、疾病概况

（一）概念

颈椎病（cervical spondylosis）是指颈椎间盘组织退行性改变及其继发性病理改变累及周围组织结构（神经根、脊髓、椎动脉、交感神经及脊髓前中央动脉等），并出现与影像学改变相应的临床表现。

（二）病因及流行病学

颈椎病是一种常见病与多发病，影响人群范围较广，一般而言，40～60岁为高发年龄，随着信息社会的发展和生活方式的改变，近年来青少年的颈椎健康状况不容乐观，中青年伏案工作者颈椎病的发病率为19.22%，29.1%的中小学生存在颈椎异常，15.1%～58.7%中小学生存在颈椎相关症状。颈椎病的病因包括外因和内因，外因主要有工作劳损、风寒湿的环境、头颈部外伤等。内因主要有慢性感染、颈椎结构发育不良、姿势和运动控制不良等。

（三）诊断要点

颈椎病的诊断要点有三条：

（1）临床表现与 X 线片所见均符颈椎病者，可以确诊。

（2）具有典型的颈椎病临床表现，而 X 线片上尚未出现异常者，应在排除其他疾病的前提下，诊断为颈椎病。

（3）对临床上无主诉与体征，而在 X 线片上出现异常者，不应诊断为颈椎病。可对 X 线片上的异常所见加以描述。

二、康复护理评定

（一）主要功能障碍

1. **疼痛**　是颈椎病最常见的症状，主要表现为头、颈、肩、背部的疼痛、僵硬或酸胀不适，伴有相应的压痛点。

2. **颈椎活动受限**　如颈椎屈曲、伸展、侧弯及旋转方面的障碍。

3. **肌力下降**　主要表现为颈部肌肉力量的下降。

4. **四肢功能障碍**　轻者表现为手的麻木无力，重者表现为四肢麻木无力，步态异常，影响上下肢功能，甚至截瘫，严重影响日常生活活动能力。

（二）康复护理评估

1. **疼痛的评估**

（1）压力测痛法：主要用于痛阈及耐痛阈的评定，特别适用于骨骼、肌肉系统疼痛的评定。将压力测痛计放在患者手指关节等处逐渐施加压力，同时听取患者反应，然后记录诱发疼痛所需要的压力强度（单位：N 或 kg/cm^2），此值为痛阈。继续施加压力至不可耐受时，记录最高疼痛耐受限度的压力强度（单位：N 或 kg/cm^2）此值为耐痛阈。压力测痛计见图 5-7-1。

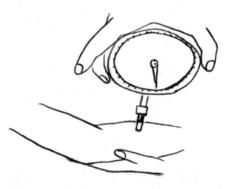

图 5-7-1　压力测痛计

（2）视觉模拟评分法：视觉模拟评分（VAS）是目前临床上最常用的评定方法；适用于需要对疼痛的强度及强度变化进行评定的被评定者。临床上常用的有直线法与数字评分法，对于理解力差的患者可用表情图来替代数字评分。

2. **活动功能评估**　颈椎活动度为最常使用的客观测量结果。目前临床上测量颈椎活动度的方法很多，包括传统目视测量、皮尺测量、量角仪与倾斜仪、颈椎活动度测量（cervical range of motion，CROM）器、电磁式动作分析仪、超声三维动作分析仪、电位计测量和 X 线测量等。

3. **颈部肌力评估**　颈椎肌力的评价在临床中有多种方式，其中徒手肌力测试（manual muscle testing，MMT）使用非常普遍，可能与它低成本和节省时间有关。然而，MMT 肌肉功能的评估一直因为简单的测量尺度及可靠性低备受批评，并不建议用于肌力 3 级以上的评估。手持式测力器是由 MMT 衍生而来，用于测量颈椎肌肉力量也是有限的，原因是无法测量旋转等动作，以及它们的准确性容易受到操作者影响。固定框架测力仪可以测试颈椎前屈，后伸，左右侧屈肌力，部分还能测试旋转时肌力，其中颈椎多功能评估训练系统（multi-cervical unit，MCU）就属于此类仪器。目前国内外已有学者用MCU 进行颈椎等长肌力测试，可以通过测试颈椎前屈、后伸、左右侧屈肌力，以及颈部左右旋转肌力测定，从而判定颈椎各个方向肌群的肌力大小及肌力是否对称，对颈椎肌肉功能的最大肌力进行准确评估。

4. 日常生活能力评估　日常生活活动（activities of daily living，ADL）包括躯体的或基本的 ADL(physical or basic ADL，PADL，or BADL)和复杂性或工具性 ADL(instrumental ADL，IADL)，前者是患者每日所需的基本运动和自理活动，适用于较重的残疾。后者是患者独立生活所需的高级技能，适用于较轻的残疾和发现残疾。ADL 的内容大致包括运动、自理、交流活动和娱乐活动 5 个方面。

三、康复护理

（一）康复护理原则与目标

1. **康复护理原则**　①护理操作应符合颈椎的生理解剖学基础，避免粗暴操作和超过颈部肌肉骨骼和韧带的承受度。②在护理过程中应注意观察患者的反应，如果患者出现剧烈的疼痛或麻木，往往意味着局部受损，要立即停止治疗护理并仔细检查原因。

2. **康复护理目标**　分为短期目标和长期目标。

（1）短期目标：减轻颈神经根、硬膜囊、椎动脉和交感神经的受压与刺激；减少神经根的粘连与水肿；增强颈部周围肌力，缓解颈、肩、臂肌痉挛；恢复颈椎稳定性。

（2）长期目标：增强颈椎肌肉力量，提高颈椎活动功能，养成良好的生活、工作习惯，改善生存质量。

（二）康复护理措施

颈椎病的治疗有手术和非手术两大类，对大部分患者而言经过恰当的非手术康复治疗就能获得较满意的疗效。而对症状严重、非手术疗法治疗无效者或者有进行性的神经压迫情况则须考虑手术治疗，但术后也应该尽早开始康复治疗。常用的颈椎病的康复护理技术如下：

1. **制动**　急性期制动的目的是使颈部肌肉获得充分休息，缓解因肌痉挛所致的疼痛；减少突出的椎间盘或骨赘对脊髓、神经根及血管的刺激；减小椎间盘的压力。颈椎术后的制动是为了使手术部位获得外在稳定，有利于手术部位愈合。

2. **矫形器适配**　颈椎的矫形器主要用于固定和保护颈椎，矫正颈椎的异常力学关系，减轻颈部疼痛，防止颈椎过伸、过屈、过度转动，避免造成脊髓、神经的进一步受损，减轻脊髓水肿，减轻椎间关节创伤性反应，有助于组织的修复和症状的缓解，另外配合其他治疗方法同时进行，可巩固疗效，防止复发。常用的矫形器作用见表 5-7-1。

表 5-7-1　常用的矫形器作用

	屈曲/伸展	正常运动的平均值	
		侧屈	旋转
正常	100°	100°	100°
软围颈	74.2°	92.3°	82.6°
费城颈托	28.9°	66.4°	43.7°
SOMI 支具	27.7°	65.6°	33.6°
四杆支具	20.6°	45.9°	27.1°
YALE 颈胸支具	12.8°	50.5°	18.2°
Halo 支具	4.0°	4.0°	1.0°
Body Jacket	14.0°	15.5°	0°

3. **牵引**　颈椎牵引是治疗颈椎病常用的重要的康复治疗技术，主要作用是制动、增加椎间孔间隙、解除肌痉挛、纠正错位。颈椎牵引包括坐位牵引、床边牵引、手法牵引、正骨牵引等。颈椎牵引时必须掌握牵引力的方向（角度）、重量和牵引时间三大要素，才能取得牵引的最佳治疗效果。

（1）牵引方式：选择曲度牵引治疗方式，因为曲度牵引治疗能够按照正常生理曲度的弧线轨迹进行牵引，符合脊柱的人体功效性特性。

（2）牵引角度：一般按病变部位而定，如病变在颈椎上段（颈 1～颈 3）以小角度牵引，一般为前屈 5°～10°；病变在下段（颈 4～颈 7），一般为前屈 20°～30°，同时注意结合颈椎 X 线片及患者舒适来调整角度。

（3）牵引重量：间歇牵引的重量依照其自身体重的 10%～20%确定，持续牵引则应适当减轻。一般初始重量较轻，从 4～6kg 开始，以后根据患者的体质及颈部肌肉改善情况逐步增加牵引重量。

（4）牵引时间：牵引时间以连续牵引 20 分钟，间歇牵引则 20～30 分钟为宜，每天一次，10～15 天为一个疗程。

（5）注意事项：应充分考虑个体差异，年老体弱者宜牵引重量轻些，牵引时间短些，年轻力壮则可牵重些长些；牵引过程要注意观察询问患者的反应，如有不适或症状加重者应立即停止牵引，查找原因并调整、更改治疗方案。

（6）牵引禁忌证：牵引后有明显不适或症状加重，经调整牵引参数后仍无改善者；颈椎骨质有破坏者；脊髓受压明显、节段不稳严重者；年迈椎骨关节退行性改变严重、椎管明显狭窄、韧带及关节囊钙化骨化严重者。

4. **导引**　颈椎病的病理改变影响了它生理功能，并引起一系列的临床症状。而通过颈椎导引操锻炼，使得颈椎肌群得到有效的训练，而使颈椎达到新的平衡。本篇引用王诗忠教授编制的专门针对颈椎锻炼的苍龟缩颈、大鹏展翅、白鹅引颈、鲤鱼打挺四个动作，使颈项背部肌肉得到充分的舒展、伸缩，以利于消除颈项背部肌肉的疲劳，并进行肌肉负荷训练，以增强肌肉力量及肌肉耐力，改善颈椎活动度，提高颈椎的耐疲劳度。在练习之前，头身正直，含胸垂肩，体态自然，使身体各部位放松、舒适，不仅身体做到放松，而且精神上也要放松，以下导引操动作均为连续做 30 次为 1 组，每日早晚各做 1 组，具体颈椎导引操动作如下：

（1）苍龟缩颈：如乌龟将头颈缩回躯体一样。双臂下垂，置于体后，同时极度耸肩、扩胸，头颈后仰，下缩，两目直视头顶正上方，使项背部肌肉强力收缩持续5秒钟，然后完全放松回位。

（2）大鹏展翅：双臂外展，双手十指交叉，掌心扣于头后部，肩臂向前下用力压头、头项部用力后仰，以相对抗。持续5秒，然后完全放松回位。

（3）白鹅引颈：如天鹅伸展长颈吞食。在矢状面上以下颏引领头颈，做前伸、后缩的环状活动。

（4）鲤鱼打挺：仰卧于床上，以头枕部和臀部为支点，用力将躯干部拱起，并离开床面，使颈部做对抗性训练。

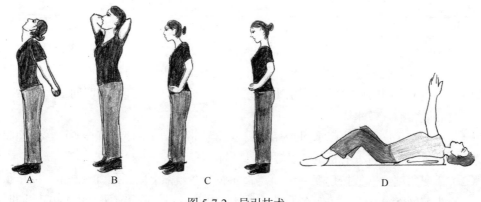

图 5-7-2　导引技术

A. 苍龟缩颈；B. 大鹏展翅；C. 白鹅引颈；D. 鲤鱼打挺

5. 行为改善

（1）生活行为的改变：现代都市的生活方式特点是生活节奏快；人口密集；空间有限-建筑物向上发展；坐位的生活方式；喜欢躺着或歪着靠在床上、沙发上看书、看电脑、看电视。因此在日常生活中，我们要尽量避免这些诱发颈椎病的不良因素，养成以下良好的生活习惯。

1）睡眠姿势的指导：良好的睡姿有利于颈椎病的康复。①睡眠应以仰卧为主，头应放于枕头中央，侧卧为辅，左右交替，侧卧时左右膝关节微屈对置。俯卧、半俯卧、半仰卧的或上、下段身体扭转而睡，都属不良姿势，应及时纠正。②枕头的选取：合理的枕头必须具备科学的高度和舒适的硬度（图5-7-3）。有利于颈椎康复的枕头应具有如下特点：曲线造型符合颈椎生理弯曲；枕芯可以承托颈椎全段，使颈肌得到充分的松弛和休息。

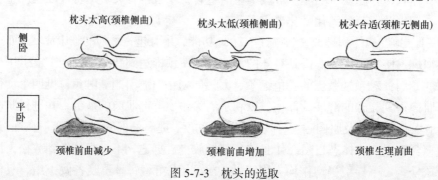

图 5-7-3　枕头的选取

2）走姿及坐姿指导：行走要双手微微向身后甩，双腿夹紧，双脚尽量走在一条直线上，走路时脚跟先着地，脚掌后着地，并且胯部随之产生一种韵律般的轻微扭动。正确的走姿应在正确的站姿的基础上进行。正确的坐姿应尽量拉近与工作台的距离，将桌椅高度调到与自己身高比例合适的最佳状态。腰部挺直，双肩依然后展，并尽量避免头颈部过度前倾或后仰，以减轻端坐疲劳。臀部要充分接触椅面，可经常用椅背顶住后腰稍作休息。

3）着装指导：人体的脊柱一方面起到支撑人体重量的作用，另一方面缓冲走路跳动等腿脚活动对头部的震动。鞋太硬或跟太高可能引起颈椎的损伤。对于颈椎病引起的高低脚问题可采用康复矫正脚垫来调整以使脊柱达到平衡。颈椎病患者的着装要注意领的硬度和松紧程度，如领口过紧，容易压迫颈部的动脉，引起颈性眩晕。长期处于空调室内或者秋、冬寒冷季节，项部围一条柔软的围巾以保暖。

4）搬运物品及携带物品指导：抬重物时，一只脚半跪，身体尽量靠近要抬的物品，保持背部平直；携带物品时，分两小袋比一大袋来的容易，尽量让物品靠近身体。

（2）工作行为的改变：办公室员工特性是静态的颈部和肩部姿势；重复性的上肢动作；持续时间长、高频率；典型的高科技工业（使用计算机）。针对以上工作特点，我们建议做以下改变：

1）定期改变头颈部的体位：工作间休息、姿势定时变化，如可每小时停下手上的工作在窗户边定期远视，并活动项部，待眼睛疲劳消除后再继续工作。

2）电脑工作者的指导：使用电脑如图 5-7-4，具体要求如下：注视的文字约低于视线 3cm；身体向后倾，头部有托扶；手臂自然下垂，放置椅子托手；手与键盘平行；膝盖微高于座椅。工作间隙应经常随呼吸做自然的提肩动作，每隔 30～60 分钟应抬头后仰休息片刻，使头、颈、肩、胸处在一种微微绷紧的正常生理曲线状态。

3）增加活动，减少静态姿势，减少坐位时间。

4）办公室摆放和工具由坐式改装成站立式工作方式，如图 5-7-5。

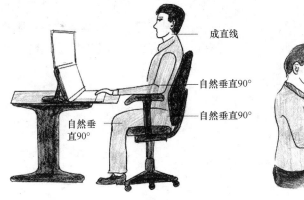
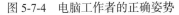
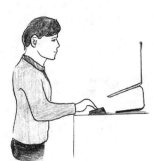

图 5-7-4　电脑工作者的正确姿势　　　　图 5-7-5　站立式的正确姿势

6. **心理康复**　康复工作中始终要坚持心理康复，充分调动患者积极性，树立战胜疾病的信心，积极配合，取得患者的信任和理解。首先要让患者了解颈椎病的相关知识及自身病情，指出大部分颈椎病经过治疗症状可以缓解甚至消失，同时指导患者正确的防护颈椎，解除患者的紧张情绪。其次，让患者认识颈椎病发病缓慢，病程长，恢复时间长，必须有耐心，循序渐进、持之以恒地对待颈椎病的康复。

（三）康复护理指导

1. **正确认识颈椎病，树立战胜疾病的信心**　颈椎病病程长，病情常有反复，发作时症状可能比较重，影响日常工作和生活。因此，我们一方面要消除恐惧悲观心理，另一方面消除急躁情绪，积极配合治疗，保持自信乐观的态度，树立战胜疾病的信心。

2. **严防急性头、颈、肩外伤，避免诱发因素**　生活中避免头颈部跌伤、碰击伤、挥鞭伤。如乘车睡觉，急刹车时头部突然后仰，易致颈椎挥鞭性损伤；运动、走路、劳动防止闪、挫伤。这些外伤的产生会累及颈椎及周围组织，直接或间接导致颈椎病，应积极预防。颈椎病的致病因素较为复杂，除外伤外，常见的还有落枕、受凉、过度疲劳、强迫体位、姿势不良及其他疾病（如咽喉部疾病、高血压、内分泌紊乱等），我们在日常生活中都要注意避免。

3. **纠正不良姿势，预防慢性劳损**　注意端正头、颈、肩、背的姿势，不要偏头耸肩，谈话、看书时要保持脊柱的正直，避免过度扭曲。不要在单一姿势下持续时间过久，长时间伏案工作，长时间仰头工作或仰视，卧位时使颈部长时间屈曲等。对于手机"低头族"建议双手或者更换手指玩手机，注意变换姿势。

4. **合理饮食，提高机体抗病能力**　颈椎病为退化性疾病，饮食上注意摄取营养价值高、富含维生素及矿物质的食品，如豆制品、瘦肉、谷物、海带、紫菜、木耳、水果、蔬菜等以达到增强体质、提高机体抗病的能力。

5. **加强自我锻炼，慎倒行**　坚持长期的体育锻炼对预防颈椎病有着重要的意义，颈椎病患者可选择徒手医疗体操及导引操，工间休息时应积极地加强自我锻炼，锻炼时避免超负荷的颈椎运动，如出现症状加重，应暂时终止，训练量由小到大，循序渐进地进行。患有颈椎病、椎基底动脉供血不足、血压不稳定的患者不适合倒行锻炼。

6. **及早发现及时治疗颈椎病**　患者如出现颈部不适、疼痛僵硬，经休息无好转；上肢麻木、手指刺痛感；手持物不稳，头晕；行走有采棉花感；伴有颈痛的吞咽困难；躯体有束带感；无明显原因的耳鸣、视物模糊等均有可能患有颈椎病应及时去医院就诊治疗。颈椎病是良性疾病，绝大多数经积极防治，预后良好。

第八节　腰椎间盘突出症

一、疾病概况

（一）概念

腰椎间盘突出症（herniation of lumbar disc，HLD）是临床上常见病、多发病，该病好发于青壮年，男性多于女性，且以体力劳动者多见，发病年龄多在 14～72 岁，其中 21～45 岁占 66.3%。此病属中医"痹证"范畴，是引起腰腿痛的常见原因之一。现代医学认为，腰椎间盘突出症是指腰椎间盘纤维环及软骨板的不全或完全断（破）裂，致使髓核向裂隙方向突出，对周围的关节、脊髓、神经根产生压迫而引起的一系列症状，体征。而中医认为，该病与外伤瘀血、感受风寒、肝肾亏损等因素关系密切。此病据国外报道以 L_5/S_1 椎间盘突出多见，国内则以 $L_{4/5}$ 多见。

（二）病因及流行病学

腰椎间盘位于相邻两椎体之间，为脊柱活动的枢纽，有稳定脊柱、缓冲震荡等作用，正常椎间盘弹性很大，可承受巨大的压力而不致破裂，随着年龄增长和经常屈伸脊柱或弯腰侧身，使腰椎间盘内的水分和营养物质减少，逐渐发生退变，弹性明显下降，在外力作用下，易发生纤维环破裂和髓核突出，压迫神经、血管、脊髓而产生腰腿疼痛、肢体麻木及下肢活动受限等症状，椎间盘发生退行性变在 30 岁左右即开始了，多位于 $L_{4/5}$ 和 L_5/S_1 两间隙。本病多发于 25～50 岁的人群，占整体患者数 75% 以上。

（三）诊断要点

椎间盘突出症多在椎间盘退化的基础上，再受到外力作用诱发的。腰痛伴坐骨神经痛，疼痛剧烈，沿坐骨神经走行的方向放射，可放射至臀部、大腿后部和小腿外侧，甚至足跟和足背外侧，随咳嗽、打喷嚏、用力排便或弯腰而加剧，休息时好转，整个患病过程有明显间歇性。在 $L_{4/5}$ 或 L_5/S_1 的棘突间中线旁或中线有深部压痛，并常沿坐骨神经支配区放射。腰部僵直，生理前凸平直，可出现脊柱侧凸，骶棘肌痉挛，腰椎活动受限。直腿抬高试验和加强试验均阳性。下肢的感觉，肌力和腱反射有改变，严重者有肌肉萎缩。

X 线片侧位片显示腰椎生理前凸减少、消失，患椎间隙前后等宽，后宽前窄或前后径均变窄，椎体后缘唇样增生等；正位片显示腰椎侧弯，弯度最大点常与突出间隙相一致。CT 直接征象为向椎管内呈丘状突起的椎间盘阴影，或为软组织肿块影；硬膜囊压变形或移位，椎间盘与硬膜囊之间的脂肪组织层不对称或消失，神经根袖变扁或变粗，神经根袖抬高压尖等。CTM 通过脊髓造影结合 CT 扫描对神经根和硬膜囊的压迫显示更加明确，但是要掌握好 CT 扫描的时间，一般在造影后 10～12 小时最佳。MRI 此种检查可同时获得三维形象的新技术，不仅可用于诊断（阳性率可达 98% 以上），更为重要的是用于定位及分辨"退变"、"膨出"、"突出"、"脱出"、"游离"。腰椎间盘髓核造影，根据显影的变化作用做出腰椎间盘突出的诊断。准确判断椎间盘的"膨出"、"突出"、"脱出"、"游离"。脊髓造影，阳性准确率达 90% 以上，硬膜囊受压征象表现为弧形压迹，造影剂中断或密度减低，神经根受压征象表现为神经根袖缩短或消失，神经根变扁或变粗，神经根袖抬高压尖等。

二、康复护理评定

（一）主要功能障碍

1. **运动功能**　大部分患者都有不同程度的腰部活动受限，急性期尤为明显，其中以前屈受限最明显，因为前屈位时可进一步促使髓核向后移位，并增加对受压神经根的牵拉。70%～75% 患者出现肌力下降，主要是突出的椎间盘压迫神经根，受支配相应区域的肌力会出现下降。L_4 神经根受累时，足背屈力下降，严重者出现足下垂，足下垂一旦发生，预后不佳；L_5 神经根受累时，踝及趾背伸力下降，S_1 神经根受累，则出现趾及足跖屈力下降。

2. **感觉神经功能**　视受累脊神根的部位不同而出现该神经支配区感觉异常，阳性率达 80% 以上。早期多表现为皮肤感觉过敏，渐而出现麻木刺痛及感觉减退。L_4 神经根受累出现小腿前内侧麻木；L_5 神经根受累出现小腿外侧上部及踇趾基底部麻木和感觉改变；S_1 神经根受累，则在小腿后下方及足外侧感觉减退。若向正后方突出的髓核或脱垂、游离椎间盘组织压迫马尾神经，主要表现为大、小便障碍，会阴和肛周感觉异常。严重者可出现大小便失控及双下肢不完全性瘫痪症状，临床上少见。

3. **反射活动**　亦是本病易发生的典型体征之一。L_4 神经根受累时，可出现膝腱反射障碍，早期表现为活跃，之后迅速变为反射减退甚至消失，跟腱反射正常；L_5 神经根受累时，则患侧膝腱反射减弱或正常，跟腱反射减弱或消失；S_1 神经根受累，患侧跟腱反射减弱或消失，而膝腱反射正常。

4. **日常生活活动能力**　由于疼痛和肌力下降，多数患者日常活动受到不同程度的限制，甚至长期卧床，丧失了日常活动能力。

5. **其他相关能力**　腰椎间盘突出患者的社会参与能力常常表现为不同程度的受限，包括工作、社交及参与各种娱乐活动等。

6. **心理功能**　由于患者腰椎间盘突出带来的一系列问题，严重者导致患者生活难以自理，影响其职业、经济和家庭关系，使得患者难以承受现状，出现焦虑、抑郁等情绪情感障碍。

（二）康复护理评估

1. 一般评估

（1）评估患者的一般情况，包括姓名、性别、年龄、民族、婚姻状况、出生地、职业和患者对运动的喜好等。

（2）评估患者有无急性腰扭伤或损伤史。询问受伤时患者的体位、外来撞击的着力点、受伤后的症状和腰痛的特点和程度、致腰痛加剧或减轻的相关因素、有无采取制动和治疗措施。

（3）评估患者以前有无类似外伤病史、长期腰部劳损及其他疾病病史，如经常弯腰动作、搬运重物和慢性腰拉伤，有无腰椎退行性变、骨关节炎及肥胖，是否经常处于不良姿势或不锻炼，成年女性患者腰痛与妊娠关系等。

2. 功能量化评估

（1）腰椎 JOA 评定日本骨科学会（Japanese orthopaedic association，JOA）（表 5-8-1）于 1984 年制订了腰痛疗效评分标准，该标准主要包括自觉症状、临床检查和日常生活活动三个部分，最高总评分为 29 分。改善率为 100% 为治愈，大于 60% 为显效，25%～60% 为有效，小于 25% 为无效。

改善率=（治疗后评分–治疗前评分）/（正常评分–治疗前评分）×100%

表 5-8-1 腰椎间盘突出症 JOA 评分表

评分项目	评分（分）	结果
下腰痛		
1. 无	3	
2. 偶尔轻度疼痛	2	
3. 经常轻度或偶尔严重的疼痛	1	
4. 经常或者持续严重的疼痛	0	
腿部的疼痛和（或）者麻木感		
1. 无	3	
2. 偶尔轻度疼痛	2	
3. 经常轻度或偶尔严重的疼痛	1	
4. 经常或者持续严重的疼痛	0	
步态		
1. 正常	3	
2. 尽管出现疼痛、麻木或者无力，仍能行走超过 500m	2	
3. 由于出现疼痛、麻木或者无力，不能行走超过 500m	1	
4. 由于出现疼痛、麻木或者无力，不能行走超过 100m	0	
直腿抬高试验		
1. 阴性	2	
2. 30°～70°	1	
3. 小于 30°	0	
感觉障碍		
1. 无	2	
2. 轻度障碍（非主观）	1	
3. 明显障碍	0	
运动障碍		
1. 正常（肌力 5 级）	2	
2. 轻度力弱（肌力 4 级）	1	
3. 明显力弱（肌力 0～3 级）	0	
膀胱功能		
1. 正常	0	
2. 轻度失控	−3	
3. 严重失控	−6	

日常活动受限度			
项目	严重受限	中等受限	无受限
卧床翻身	0	1	2
站立	0	1	2
洗澡	0	1	2
弯腰	0	1	2
坐（约 1 小时）	0	1	2
举或拿物	0	1	2
行走	0	1	2

总分

（2）健康调查简表（the MOS item short from health survey，SF-36），是美国波士顿健康研究所研制，有不同条目、不同语言背景的多种版本，被广泛应用于普通人群的生存质量测定、临床试验效果评价及卫生政策评估等领域。该量表由 36 个单项组成，包括 8 个维度，均按百分制进行评分：①体能；②精神影响；③社会活动；④心理健康；⑤体能影响；⑥精力；⑦身体疼痛；⑧一般健康。

3. **腰椎活动度评定**　脊柱活动受限是腰椎间盘突出症最常见的体征。采用 Schober 试验。患者直立位时在第 5 腰椎棘突上作一记号，再在脊柱中线距该记号 10cm 处作第二个记号。嘱患者最大限度前屈脊柱而膝关节保持完全伸直位，在正常情况下，两点之间距离可增加 5cm 以上，即可达 15cm 以上，增加不足 4cm，可视为腰椎活动减少。

4. **日常生活能力评定**　日常生活能力量表（activity of daily living scale，ADL）由美国的 Lawton 和 Brody 制订于 1969 年，共有 20 项，即躯体生活 6 个方面，上厕所、进食、穿衣、梳洗、行走和洗澡时用日常工具 8 个方面，打电话、购物、散步、做家务、洗衣、使用交通工具、服药和自理财务。ADL 评定量表分为 4 个级别：①自己可以做；②有些困难；③需要帮助；④无法完成。意义：正常，20 分；明显功能下降，2 项或以上≥3 分，或总分≥22 分；功能下降，>26 分。

5. **肌力评估**　手用 Lovett 肌力分级法，见第二章第二节。

6. **肌张力评估**　改良 Ashworth 分级法是临床上评定痉挛的主要方法，见第二章第二节。

7. **疼痛视觉模拟评分**（visual analog scale，VAS）　基本方法即使用一条长约 10cm 的游动标尺，一面标有 10 个刻度，两端分别为 "0" 分端和 "10" 分端，0 分表示无痛，10 分代表难以忍受的最剧烈的疼痛。

8. **生存质量评定**　生存质量（quality of life，QOL）是个人对幸福度或满意度的判定，是一个非常主观化的评测结果。在腰痛患者中，20% 的患者日常生活活动明显受限，其中 5% 的患者日常生活活动严重受限。腰痛已经成为引起功能障碍、影响生存质量的重要原因。生存质量评定常用 Oswestry 功能不良指数（Oswestry disability index，ODI），分别是疼痛程度、个人照护、提物、行走、坐位、站立、睡眠、性生活、社交活动和旅行。

9. **心理社会评估**　腰椎间盘突出症的发生、发展及对各种治疗的反应与患者心理状态密切相关，因此对这类患者进行心理评定是有必要的。护士应详细了解家庭和患者对疾病的态度。常用的是汉密尔顿焦虑量表（Hamilton anxiety，HAMA）对焦虑状态进行评定，一次评定大概需要 10～15 分钟。

三、常见护理问题

1. **疼痛**　与椎间盘突出神经根受压有关。

2. **躯体移动障碍**　与疼痛、下肢感觉障碍有关。

3. **焦虑**　与担心预后及害怕手术有关。

4. **知识缺乏**　与缺乏疾病相关知识有关。

5. **有便秘的危险**　与马尾神经受压或卧床活动减少有关。

6. **有尿潴留的危险**　与椎间盘突出压迫马尾神经有关。

7. **有废用综合征的危险**　与卧床活动减少有关。

四、康复护理

（一）康复护理原则与目标

1. 康复护理原则　高度重视心理护理，变替代护理为自我护理，功能训练贯穿始终，功能训练与日常生活活动相结合。

2. 康复护理目标　由责任护士、患者及家属共同制订，目标明确，康复水平清楚，根据患者病情、期望治疗效果而定。一般应达到以下几点：

（1）腰腿痛或其他疼痛症状减轻或消失，感觉舒适，睡眠质量好。

（2）逐日恢复正常工作生活，提高生活质量。

（3）有无其他并发症发生，如行骨盆牵引治疗和卧床期间没有发生压疮、呼吸道感染、泌尿系统感染等并发症，或能及时发现并发症发生的苗头，及时联系责任护士，及时给予相应处理。

（二）康复护理措施

1. 体位处理　疼痛较剧烈时，指导患者短时间卧床休息，睡觉时应保持仰卧位或俯卧位，且宜选择硬板床，避免屈曲抬高下肢。在患者腰部铺小枕垫，保持生理屈曲状态，小枕垫的选择以患者舒适度为标准。不主张长期卧床，一般以 2～3 天为宜，严格的卧床休息不仅对腰痛的恢复无积极治疗作用，而且会使患者产生过多的心理负担等问题而延误功能恢复，造成慢性腰痛。研究表明，腰椎间盘突出症的患者卧床 4 天与卧床 7 天的效果没有明显差异。长期卧床可造成肌肉失用性萎缩、心血管疾病等功能障碍，因此绝对卧床最好不超过 1 周。限制性的生理活动应在症状略减轻后即开始，功能活动有助于防止肌肉萎缩，使肌强度和耐力增加，并有助于纠正小关节功能紊乱，减少结缔组织粘连，恢复关节的活动度。

2. 腰腿部关节活动度练习　急性期施加助力做小幅度的关节活动度练习，由术者托起患者的腿部做直腿提高，然后做屈膝、屈髋动作（图 5-8-1），踝泵训练，双侧分别进行活动应缓慢以不引起疼痛为准。恢复期取坐位进行腰部各方向的摆动练习，练习时固定骨盆，防止下肢的代偿。腰腿腹部的肌力练习，恢复期进行腰腿腹肌力量的主动练习，如对抗自身重力，早期可辅以一定的助力，后期可施加一定的阻力。

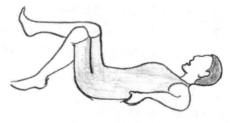

图 5-8-1　屈膝、屈髋

3. 核心肌群训练　目前对于核心稳定性训练方法的研究很多，常用核心稳定性训练方法如游泳或借助瑞士球可以做双桥运动、单桥运动、双膝屈曲状态下的双桥运动等。主要运动动作包括：

（1）挺胸倒走：头正颈直挺胸，目光平视，用眼睛余光扫视道路避开障碍物，双手分按腰部两侧，拇指在后，四指在前。倒走时，速度缓慢，挺胸收腹，腰部保持正直，大约倒走 400 m 即可。

（2）后伸挺胸：取俯卧位，用双手支撑于垫子上，先将头抬起，同时支撑手渐渐撑起上半身，并将头尽量后伸使胸挺起，重复 6～8 次。

（3）脚尖触地直臂拉单杠：患者正手位双手握于单杠，手臂保持正直，双脚踏实地面。运动时，手臂拉伸带动身体向上同时前脚掌缓慢蹬地，脚尖微微触地时缓慢还原，重复 8～10 次。

（4）双飞燕：取俯卧位，两手和上臂后伸，躯干和下肢同时用力后伸，成反弓状，在此姿势下保持尽可能长的时间，重复 6～8 次，中间可平卧休息（图 5-8-2）。

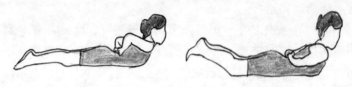

图 5-8-2　双飞燕

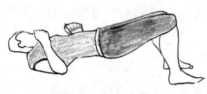

图 5-8-3　桥式挺腰

（5）桥式挺腰：仰卧屈肘，两臂用力，以肘支撑，向上挺起胸部同时腰背向上拱起，离开垫面，重复 5～10 次（图 5-8-3）。

（6）弯腰双手探地：患者站位，在双侧膝关节伸直状态下，术者帮助其弯腰两手探地活动，重复 8～10 次，治疗后期直至患者可以主动完成。

以上运动平均分配于一天训练，早晚训练内容不发生重复，训练进行当中安排适当休息，主要以小负荷强度为主且保持中等负荷量。

4. 积极控制疼痛和压力

（1）卧床制动：缓解因腰背部肌肉负荷及椎间关节的负担而引发的腰腿痛症状。

（2）药物治疗：包括非甾体类抗炎镇痛药物的应用及腰背部局部应用利多卡因封闭治疗，该方法可以有效地缓解急性腰痛症状，对腰腿痛急性期患者疗效确切。

（3）物理疗法：电疗、热敷、局部按摩，可以明显缓解肌肉紧张，减轻脊柱压力。

（4）其他治疗：包括腰围及腰部支具外固定、腰背肌练习等。

5. 日常生活活动能力训练　翻身和起床时，床头侧应有一个支撑物，翻身时移动双腿至床沿，一手肘部支撑床面，另一手抓住支撑物，依靠双手的力量使身体向床沿转动，完成由平卧到侧卧的翻身动作。起床时将双腿置于床下，依靠双手的力量配合髋部的屈曲、外展完成起床动作（图 5-8-4）；直立步行前腰部佩戴钢条腰围，预防脊柱弯曲，维持腰椎的生理曲度和稳定性。

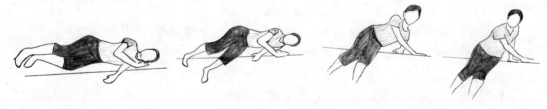

图 5-8-4　起床训练

6. 中医保健指导

（1）辨证施护

1）血瘀气滞型：保持病室安静，患者应卧硬板床休息，中药汤剂应温服。饮食宜进行气活血化瘀之品，如黑木耳、金针菇、桃仁等。

2）肾虚型和肝肾亏损型：患者应多卧床休息，适当活动，避免负重或久坐久卧，减少房事，防止肾精亏损。肝肾阴虚者宜进食滋阴填精、滋养肝肾之品，如枸杞子、黑芝麻、黑白木耳等，食疗方：莲子百合煲瘦肉汤。忌辛辣香燥之品。肝肾阳虚者宜进食温壮肾阳，补精髓之品，如黑豆、核桃、杏仁、腰果、黑芝麻等，食疗方：干姜煲羊肉。忌生冷瓜果及寒凉食物。

（2）中国传统康复疗法：太极拳、五禽戏、八段锦等对腰椎间盘突出症有良好治疗作用，针灸、穴位按摩、耳穴埋豆、刮痧等也有一定的作用。

7. **心理康复** 了解患者的情绪，使用言语开导法做好安慰工作，保持情绪平和、神气清净。用移情疗法，转移或改变患者的情绪和意志，舒畅气机、怡养心神，有益患者的身心健康。疼痛时出现情绪烦躁，使用安神静志法，嘱患者闭目静心全身放松，平静呼吸，以达到周身气血流通舒畅。

（三）康复护理指导

1. **疾病知识指导** 本病可见于各行各业，体力劳动者和脑力劳动者发病率无明显差别。重体力劳动者的发病率比轻体力劳动者高，纯脑力劳动者比体力、脑力混合型的劳动者高。这与工作过程中腰肌的紧张度有关，长期伏案工作、弯腰工作或弯腰搬重物者，由于腰部局部肌肉长期处于紧张受力状态，腰椎间盘突出症的发病率就较高。这就提示人们，体力劳动者应注意休息，注意腰肌与腹肌的协调性：脑力劳动者应多加一些体育锻炼，加强腰肌的协调性。过于肥胖者、长期居于潮湿环境者也容易导致腰椎间盘突出症发生。有发育异常的患者，如腰椎骶化、骶椎腰化、骶椎隐裂、椎弓崩解等，都会影响到腰椎的正常功能，易诱发腰椎间盘突出症。

2. **日常生活方式知识** 平时要有良好的坐姿，要"坐直"，办公室工作、伏案过久者需要注意桌、椅高度，定期改变姿势，尽可能避免久坐、久站。每30分钟站起，活动一下四肢，避免长时间保持一个姿势。职业工作需要常弯腰动作者，应定时伸腰、挺胸活动，并使用宽的腰带。搬运重物时，应采取屈膝、下蹲的姿势，减少对腰椎间盘后方的压力。平常注意保暖，避免寒冷刺激，睡眠时的床不宜太软。在做家务时，减少弯腰的动作，如切菜时可将砧板垫高。

3. **康复训练指导** 早期康复训练可做背伸锻炼，患者俯卧，双下肢伸直，两手放在身体两侧不动，抬头时上身躯体向后背伸，每日 3 组，每组做 20 次。适应后，中期改为抬头后伸及双下肢直腿后伸，同时腰部尽量背伸，每日 5~10 组，每组 50 次，以锻炼腰背部肌肉力量。后期的行走训练，要行走于较为平整、空旷的地面。倒走时，可摆动双臂以保持身体平衡，早期注意防止跌倒，时间可在 10 分钟左右，此方法可调整腰背肌功能，循序渐进，痊愈后应坚持半年以上。

第九节 骨质疏松症

一、疾 病 概 况

（一）概念

骨质疏松症（osteoporosis，OP）指骨量减少，骨的微结构破坏，骨的脆性增加易于发生骨折的一种全身性骨骼疾病。骨强度反映骨骼的两个主要方面：骨矿密度及骨质量，分为原发性和继发性两类；主要临床表现有骨痛、脊柱变形、骨折、呼吸功能下降等。

（二）病因及流行病学

随着人类寿命的延长及老龄社会的到来，OP 将成为更加严重的公共健康问题；其发生与年龄、性别、种族、人种（白种人和黄种人患骨质疏松症的危险高于黑人）、母系家族史、低体重、雌激素低下（闭经和早绝经）、吸烟，过度饮酒、咖啡等、体力活动缺乏、制动、饮食中营养失衡、蛋白质摄入过多或不足、高钠饮食、钙和（或）维生素 D 缺乏（光照少或摄入少）、有影响骨代谢的疾病和应用影响骨代谢药物等因素有关。《内经》认为其发病根源皆在于肾，肾（气、阴、阳）不足、影响骨髓和血之化源，骨失之所养而发生骨骼脆弱无力之证。骨质疏松性骨折是由于骨强度下降后，在遭受轻度创伤或其他风险因素作用下导致的严重后果；据估计，在美国、欧洲和日本大约有 7500 万人受累，每年约有 250 万人因骨质疏松症引起骨折，死亡率达 20%，其中 1/3 的人残废，预计 2050 年，由 OP 引起的骨折将增加一倍。

（三）诊断要点

1. **骨密度测定** 测定骨矿密度（BMD）是目前诊断骨质疏松、预测骨质疏松性骨折、监测自然病程或药物干预疗效的最佳定量指标。目前没有精确测定整体骨强度的检测仪器，通常用 BMD 来代替，但仅能反映大约 70% 的骨强度。各种单光子（SPA）、单能 X 线（SXA）、双能 X 线（DXA）、定量计算机断层照相术（定量 CT），椎体、周围骨组织根据条件都可选用于骨质疏松的骨量诊断。双能 X 线吸收法是目前公认最佳的检测方法，是国际学术界公认的诊断骨质疏松的金标准。多部位检测有助于提高骨质疏松的检出率。诊断阈值可参照世界卫生组织（WHO）诊断标准。

2. **WHO 推荐诊断标准** 密度值低于同性别、同种族年轻健康人的骨峰值不足 1 个标准差属于正常，也可用 T-Score（T 值）表示（T-Score≥-1.0）此值用于表示绝经后妇女或大于 50 岁男性患者的骨密度水平：

BMD 测定方法：DXA 测定（T 值）。

BMD 测定部位：腰椎 1～4 和股骨颈。

正常：T 值≥1.0；骨量减少：2.5＜ T 值＜1.0；骨质疏松：T 值≤ 2.5；严重骨质疏松：T 值≤3.5 或 T 值≤2.5 同时伴有骨折。

备注：骨密度与同性别、同种族同年龄的比值则用 T 值表示，对于儿童、绝经前妇女、小于 50 岁男性其骨密度水平则建议用 Z 值表示。

3. **临床通用指标**

（1）脆性骨折（低 BMD，同时伴其他危险因素骨折发生危险增加）。

（2）骨密度（BMD）（反映 70%骨强度）。

（3）实验室检查（骨形成和骨吸收指标）。

（4）其他方法（定量超声，X 线摄片）。

4. **骨代谢和骨转换测定**

（1）常用检测：血清钙、磷、维生素 D_3。

（2）骨形成指标：血清碱性磷酸酶、骨钙素（OC、BGP）、骨源性碱性磷酸酶、Ⅰ型前胶原 C 端肽（PICP）、Ⅰ型前胶原 N 端肽（PINP）。

（3）骨吸收指标：空腹 2 小时的尿钙/肌酐比值、血浆抗酒石酸酸性磷酸酶（TPACP）、Ⅰ型胶原 C 端肽（S-CTX）、尿吡啶啉（Pyr）、脱氧吡啶啉（d-Pyr）、尿Ⅰ型胶原 C 端肽（U-CTX）、尿Ⅰ型胶原 N 端肽（U-NTX）。

二、康复护理评定

（一）主要功能障碍

1. **负重能力下降** 骨质疏松患者的负重能力降低（约 2/3），甚至不能负担自己的体重。严重骨质疏松患者腰背部容易疲劳、疼痛常持续存在，脊柱变形、脊柱稳定性下性，活动时腰背部肌肉收缩、痉挛，而产生肌肉及筋膜疼痛。

2. **躯干活动受限** 因骨质疏松、骨脆性增加而致椎体压缩性骨折，主要表现为翻身、坐起及腰椎屈、伸、侧屈旋转障碍，腰背肌肌力下降。

3. **站立行走受限** 疼痛及骨折常使受累肢体关节活动度、肌力及肌耐力的改变，表现为久行久站后腰背部及下肢负重关节疼痛而导致站立及行走困难。

4. **关节活动范围受限** 骨质疏松的严重后果即骨折，常见的骨折部位有椎体压缩性骨折、髋部骨折、桡骨骨折等。骨折的发生常累及其相应部位的关节活动范围严重受限。

5. **日常生活活动或职业活动能力受限** 主要表现为坐、站、行走和个人护理等功能。髋部骨折的患者中有 1/4 需要长期卧床，其日常功能活动受到严重影响。由于骨质疏松症患者常有全身乏力、体力下降、精力不足等从而导致其进行日常生活活动、社交活动或职业活动的能力下降，不同程度的骨质疏松对活动能力的影响也不同。

（二）康复护理评估

1. **一般评估** 评估患者的一般情况，骨质疏松危险因素评估、有无影响骨代谢的疾病和应用影响骨代谢药物。评估患者的家族史、既往史及症状、体征、辅助检查结果等。

2. **功能评估**

（1）肌力评定：肌力是指肌肉收缩的力量，肌力的下降不仅是构成老年患者出现骨质疏松的原因之一，也是造成功能下降的重要因素；OP 患者重点检查腰背肌、腹肌、股四头肌的肌力。

（2）平衡功能评定：平衡功能下降是骨质疏松症患者易跌倒而发生骨折的重要原因之

一，通过平衡功能评定预测被试者跌倒的风险及其程度，为制订平衡康复训练计划提供依据。评定方法包括仪器评定与非仪器评定，内容包括对平衡的功能、能力及心理状况做全面的评定。大量研究已显示，Berg平衡量表（BBS）和时间限制的站起和行走测验（TUG）与跌倒风险度具有高度相关性；通过平衡功能评定对跌倒的风险进行预测是OP患者必查项目；Berg平衡量表将平衡功能从易到难分为14项内容，每一评定项目分为0、1、2、3、4五个功能等级予记分；最低分0分，最高分为56分。45分通常作为老年人跌倒风险的临界值。低于45分提示跌倒风险增大。TUG是基本的功能性移动的测量方法。测试时被试者穿平常所用的鞋子、生活中所用的助行器等。正常人7～10秒即可完成测验，大于14秒提示跌倒风险存在。跌倒效应量表（FES）和活动相关的平衡信心量表（ABC）均属于心理学问卷调查，是评定OP患者有无跌倒恐惧感及恐惧的程度。FES着重室内起居活动，ABC则既包括室内活动。

（3）关节活动度评定：决定关节活动度的因素有关节解剖是否正常、产生关节运动的肌肉、关节周围的软组织的状态等；关节活动度也是评价肢体运动功能的一个基础而重要的指标，骨质疏松症患者主要对腰、膝、髋关节活动度进行评价；关节活动度测量可用多种方式。

（4）日常生活活动能力（ADL）与生活质量评定（QOL）：骨质疏松给患者的日常生活活动和生活质量带来严重的影响，所以评定患者日常功能和生活质量具有十分重要的意义；其中ADL评定临床常用改良巴氏指数评定表（modified barthel index，MBI）、FIM（functional independence measure）量表评分，而QOL评定可选用SF-36问卷量表进行评估。

（5）骨折风险评定：影响骨质疏松症骨折的风险分为主要危险因素及次要危险分别如下：①主要危险因素：跌倒，低骨密度，脆性骨折史，年龄＞65岁，有骨折家族病史。②次要危险因素：嗜烟，酗酒，低体重指数（kg/m^2），性腺机能减退，早期绝经（＜45岁），长期营养不良，影响骨代谢药物使用史（糖皮质激素、肝素等），类风湿关节炎、甲状腺功能亢进、甲状旁腺功能亢进患者。

世界卫生组织推荐的骨质疏松骨折风险预测简易工具（FRAX），该工具可用于计算10年发生髋部骨折及任何重要的骨质疏松性骨折发生的概率；其计算参数包括股骨颈骨折密度及临床危险因素。在没有骨密度的测定条件时，该工具也提供了仅用体重指数（BMI）和临床危险因素进行评估的计算方法。亚洲人骨质自我筛查工具（OSTA），此工具计算方法（体重–年龄）×0.2，结果评定为低风险：＞–1，中风险：–4～–1；高风险：＜–4。

三、常见护理问题

1. **疼痛**　与肾精亏虚，肢体失于濡养有关。
2. **自理能力缺陷**　与疼痛，腰部活动不利有关。
3. **有跌倒再骨折的危险**　与骨质疏松，骨脆性增加有关。
4. **缺乏对疾病的认识**　与对疾病相关知识不了解有关。
5. **焦虑**　与担心预后有关。

四、康复护理

（一）康复护理原则与目标

1. 康复护理原则 骨质疏松症现今预防比治疗更重要，因此康复护理应遵循骨质疏松三级预防护理、循序渐进、持之以恒的原则。

2. 康复护理目标

（1）短期目标：缓解疼痛或控制疼痛，防止因疼痛而运动减少引起一系列卧床并发症的发生。

（2）长期目标：改善和恢复肢体运动功能，防止跌倒、再骨折的发生；改善日常生活活动能力和心理障碍。

（二）康复护理措施

1. 控制疼痛及体位处置 疼痛评估是疼痛控制关键的第一步。长海痛尺将 NRS 和 VRS-5 有机结合的一种疼痛评估方法，在 VRS-5 的基础上，对疼痛标尺做出具体解释。使患者更容易接受，结果相对准确，减少疼痛评估误差；长海痛尺评估法疼痛分级：0，无痛；1～2，轻度疼痛可忍受能正常生活；3～4，中度疼痛适当影响睡眠需用止痛药物；5～6，重度疼痛影响睡眠需用麻醉止痛剂；7～8，剧烈疼痛影响睡眠较重伴有其他症状；9～10，无法忍受严重影响睡眠伴其症状或被动体位。

对疼痛较重者，可适当限制其活动，卧硬板床休息，行轴线翻身；同时予药物治疗及针灸、理疗等对症处理；避免久坐、久站和肢体过度负重。疼痛减轻后，再逐步增加活动量，注意起床姿势，宜先行翻身侧卧，再用手臂支撑用力后缓慢起床，忌腰部用力，避免体位的突然改变。

2. 营养防护 从骨健康角度考虑，日常膳食中应注意多摄入富含钙食品，如奶制品、豆制品、虾米、海藻及深色蔬菜等；注意适当的钙磷比例；注意维生素 D 的摄入；避免高盐饮食，食盐摄入量人均应低于 5g/d；保持必需微量元素如铜、锌、锰等适量摄入，防止盲目补充引起中毒。膳食推荐：韭菜炒河虾、排骨豆腐虾皮汤等；总之，要科学地安排日常膳食，获得全面、均衡的营养。

3. 运动康复护理 运动康复着重解决患者运动功能障碍的问题，达到增强肌力、改善关节活动度及平衡协调能力，提高整体运动功能；方法主要包括肌力训练（按骨质疏松分期急性期、缓解期进行指导）、平衡训练、关节活动度训练、有氧训练等。

（1）肌力训练：骨质疏松急性期（疼痛期）：除应注意卧硬板床休息，轴线翻身；深呼吸及扩胸动外，应进行脊柱中立位稳定控制训练（肌肉等长收缩训练）具体方法如下：①抬头看脚尖（图 5-9-1）：仰卧位，脊柱紧贴床面，双手伸直，足尖向上，头颈上抬，双眼注视双足尖，维持 10～15 秒，缓慢放下，每组 10～15 下，每日 2～3 组。②平背运动（图 5-9-2）：仰卧位，一手触摸髂前上棘内侧的下腹部，另一手置于腰骶部，用力吸气，收肛，使腹横肌及多裂肌联合收缩，维持 10～15 秒，缓慢放松，每组 10～15 下，每日 2～3 组。③上肢屈伸运动（图 5-9-3）：仰卧位，脊柱紧贴床面，双腿及双手伸直，手持砂袋或弹力带做肩关节的屈伸运动，每组 10～15 下，每日 2～3 组。④抬腿运动（图5-9-4）：

仰卧位，脊柱紧贴床面，抬左腿-右腿维持 5～10 秒，放左腿-放右腿，每组 10～15 下，每日 2～3 组。

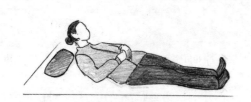

图 5-9-1　抬头看脚尖

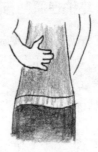

图 5-9-2　平背运动

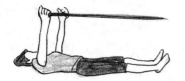 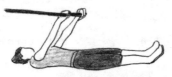 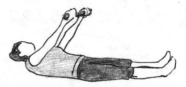

图 5-9-3　上肢屈伸运动

（2）骨质疏松疼痛缓解（或无并骨折）：指导患者核心肌群稳定训练具体方法如下：

1）挺胸运动（图 5-9-5）：仰卧位，抬起胸部和肩部，吸气，放下，呼气。每日 2～3 组，每组 10～15 次（上胸段）。

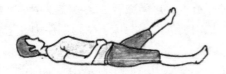

图 5-9-4　抬腿运动

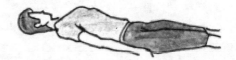

图 5-9-5　挺胸运动

2）腹横肌训练（图 5-9-6）：仰卧位，腰椎尽量贴紧床面，收复，肚脐靠近脊柱，自然呼吸，禁止憋气，两腿伸直，同时抬离床面约 45° 角，维持 10～15 秒，放下，每日 3～4 组，每组 15～20 次。

3）五点支撑法（图 5-9-7）：仰卧硬板床，用头部、双肘及双足跟支撑全身，背部尽力腾空后伸，维持 10～15 秒，放下。每日 3～4 组，每组 15～20 次。在此基础上，可以单桥运动：一腿直腿抬高，一腿踩床支撑做搭桥动作；巴氏球双桥运动（作为进阶动作）。

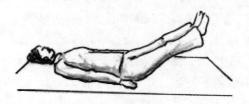

图 5-9-6　腹横肌训练

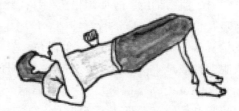

图 5-9-7　五点支撑法

4）仰卧起坐运动（图 5-9-8）：双腿弯曲，双手上举，用力缩紧腹肌，使上半身离开床面 45°，维持 10～15 秒，缓慢放下；每日 1～2 组，每组 5～10 次。

5）燕式运动[飞燕点水法（图 5-9-9）]：俯卧，两手和上臂后伸，上身和下肢抬起并同时后伸，膝不能屈曲，维持 5～10 秒。每日 2～3 组，每组 10～15 次。

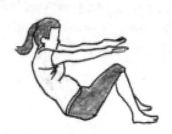
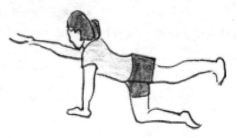

图 5-9-8　仰卧起坐运动　　　　　　图 5-9-9　飞燕点水法

6）多裂肌训练（图 5-9-10）：患者取膝手跪位，同时抬高一侧下肢和对侧上肢与躯干呈同一水平面，并维持；放松并在对侧重复此动作；也可俯卧于训练球上，缓慢抬高一侧上肢或下肢与躯干呈同一水平并维持；每日 2～3 组，每组 10～15 次。

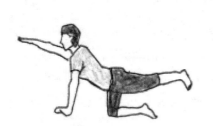
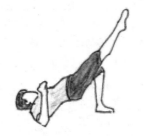
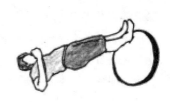

图 5-9-10　多裂肌训练

7）侧桥运动（图 5-9-11）：侧卧，单侧肘部支撑，髋部伸直位，双膝并拢屈曲，对侧上肢放于髋上方，保持腹横肌收缩，将髋部抬离床面，使髋、膝、肩、颈呈一直线，维持 5～10 秒，缓慢放松；对侧重复。在此基础上，可以足、肘支撑抬起髋部（作为进阶动作）。每日 2 组，每组 10～15 下。

8）姿势矫正训练（图 5-9-12）：两眼平视，挺胸，直腰，两腿直立，两足距离约与

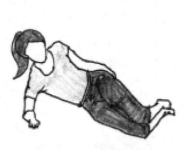
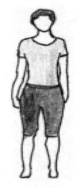

图 5-9-11　侧桥运动　　　　　　图 5-9-12　姿势矫正训练

骨盆宽度相同，双足跟、双小腿后侧、双臀、双肩胛、后脑勺紧贴墙壁，维持1分钟，放松这样全身重力均匀地从脊柱、骨盆传向下肢，再由两下肢传至足，以成为真正的"脚踏实地"。每日2组，每组10～15分钟。

（3）平衡训练及协调训练（图5-9-13）：指导平衡垫站立训练、坐位训练及通过步态分析仪进行步态调整训练指导如，平行杠内的步行训练、助行器的步行训练等；步行的能力涉及中枢的指令及身体的协调平衡，下肢关节和肌肉的协同运动，且与上肢和躯干的姿态有关。OP常见的异常步态有：步幅变短、行走不连续、躯干摇摆较大、脚不能抬到一个合适的高度等。

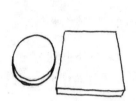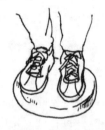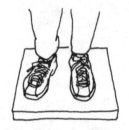

图5-9-13　平衡训练及协调训练

（4）关节活动度训练：关节活动度训练可以增大关节活动度、增强肌力、建立协调动作模式；根据患者情况选择适合的训练方式，训练方式有被动关节活动训练（单关节开始过渡至多关节）、主动关节活动训练（单关节或多关节、单方向或多方向的运动）、主动-辅助关节活动训练（以患者主动用力为主，只给予完成动作的最小助力，以免助力替代主动用力）。

（5）有氧运动：有氧运动能提高患者全身活动能力；OP患者主要指导行慢跑、快走、踩自行车（骑单车）、打太极拳、韵律健身操等有氧活动训练。注意避免运动损伤。

4. **中医保健指导**　中医认为针灸可治疗其本，临床上最常用的有针刺、艾灸、耳针等三种；三者均能改善OP的症状及各项理化指标；艾灸常用的穴位有大杼、大椎、肾俞、膈俞、足三里等进行针刺；有报道耳针分别选取子宫、肾、内分泌、卵巢、脾等进行埋针可提升骨密度。研究表明太极拳、八段锦等运动通过维持姿势控制而减少老年人的跌倒危险，提高其生活质量。指导患者平时行站立拍打关元、气海穴，握腕拍打肾俞，揉搓涌泉穴等健肾法，以益肾健身、强健骨骼。

5. **心理康复**　OP患者由于长期的骨痛和反复的就医治疗及OP骨折的使患者的日常生活活动能力下降而导致心理的改变如沮丧感、抑郁、焦虑等；心理作业治疗康复要注重通过作业治疗的小组活动缓解患者由于OP所导致的焦虑、抑郁等不良情绪。提供患者之间的交流场所、转移注意力等，从而帮助全身放松，尊重老年患者，给予心理上的支持，无论老年人有无地位，是否富有或者身体有何疾病或残障，都应当尊重其人格，不应使其心理受到伤害，增进老年人自我心理保健能力。

（三）康复护理指导

1. **用药指导**　OP的基础用药包括补充钙剂及维生素D；药物治疗主要以促进骨形成、抑制骨吸收、改善骨转换为基本原则。其中抑制骨吸收的药物：雌激素、双磷酸盐类、降钙素等；促进骨形成的药物：活性维生素 D、甲状旁腺激素等。

2. 疾病知识指导　向患者及家属解释本病的危险因素及其危害性；同时告知 OP 是可防可治的，预防胜于治疗；根据 OP 三级预防原则普及相关宣教知识，做到早诊断、早治疗、及时预测骨折风险及采用规范性治疗。

3. 康复训练指导　坚持核心肌群稳定性的训练，平衡功能训练、关节活动度训练及坚持从事户外有氧运动。注意运动强度及频率；患者根据自我感觉判断，运动疲劳经休息后快速恢复，全身无明显酸痛不适为宜；根据心率判断，运动后净增心率达 51%～71%者为中等运动强度；根据呼吸频率判断，运动后若增加 5～10 次/分，表明合适。对中老年人，耐力运动时间以 20～60 分钟为宜，一般建议每日 1 次，每周 3～5 次，每周至少休息 1～2 天；对严重骨质疏松症或因疼痛而被迫卧床者，应在医护人员指导下进行运动训练。

4. 跌倒防护指导　让患者和家属充分认识到骨折是骨质疏松最严重的并发症。针对跌倒及骨折风险评定程度给予相应的指导。重点指导患者日常生活活动中正确防跌倒的方式。

（1）室内要光线充足，地面要平整干爽，防滑垫、地毯等卷边及时处理。

（2）勿放置障碍物在通道上，要收好过长的电线，以免绊倒。

（3）浴室及厕所，宜安装牢固的扶手及防滑垫，坐厕不宜太低，避免蹲厕。

（4）选择带有扶手且高度适于站起与坐下合适的坐椅。

（5）切勿举高取物，常用物品，应放近腰部位置的高度。

（6）进行户外运动时注意安全活动、穿戴髋部保护垫、矫正视力、听力等。

（7）必要时避免使用有产生平衡功能问题的药物。

5. 日常生活方式指导

（1）卧具选用硬板较为合适，一般使用时应将被褥铺垫得松软合适，这样才能在很大程度上维持腰椎的平衡状态。

（2）正确的站立姿势：两眼平视，挺胸，直腰，两腿直立，两足距离约与骨盆宽度相同。

（3）正确的坐姿：上身挺直，收腹，双膝并拢，如有条件，可在双脚下垫一踏脚或脚蹬，使膝关节略微高出髋部。

（4）戒烟、避免酗酒：吸烟危害骨健康的机制可能与烟草中的烟碱能增加骨吸收、抑制骨形成有关；无论男性还是女性，过量饮酒均会导致骨质疏松，使骨折危险性增加。

（5）避免过量饮用咖啡及碳酸型饮料，应多喝奶制品及矿泉水。

（6）经常参加户外活动，增加日照：尤其是老年人，由于膳食摄入维生素 D 较少，更应注意多增加日照，预防老年性骨质疏松症。

（7）适当的性生活有益于骨健康：性激素与骨代谢密切相关，可促进骨骼生长发育，减缓骨丢失。

[李　翔　华　烨　陈凤翔　林　洁　江苏珍　魏彩虹　李　汛（绘图）]

第六章　心肺疾病的康复护理技术

第一节 **冠心病**

一、疾病概况

（一）概念

冠状动脉粥样硬化性心脏病是指冠状动脉发生粥样硬化引起管腔狭窄或闭塞，或（和）因冠状动脉功能性改变（如痉挛）导致心肌缺血缺氧或坏死而引起的心脏病，简称冠心病，也称缺血性心脏病。冠心病的康复是指综合采用主动积极的身体、心理、行为和社会活动的训练与再训练，减轻心肌耗氧量，从而帮助患者缓解症状，改善心血管功能，在生理、心理、社会、职业和娱乐等方面达到理想状态，提高生活质量，同时强调积极干预冠心病危险因素，阻止或延缓疾病的发展过程，减轻残疾和减少再次发作的危险。

（二）病因及流行病学

冠心病好发于 40 岁以上成人，男性发病早于女性，脑力劳动者较多。发达国家发病率较高，近年来发病呈年轻化趋势，已成为威胁人类健康的主要疾病之一。据 WHO 2011 年资料显示，我国冠心病死亡人数已居世界第二位。冠心病的病因尚未完全明确，目前认为是多种因素作用于不同环节所致。如高血压、高血脂、高血糖、肥胖、低体力活动等都是冠心病的危险因素。

（三）诊断要点

诊断冠心病应全面采集患者的既往史、目前症状、血流动力学、心肌标志物等生化指标及药物使用和治疗情况。辅助检查包括心电图、二维超声心动图、24 小时动态心电图、双源 CT、冠状动脉造影等。通过血压、血糖、血脂、体重指数测定及饮食行为习惯调查明确冠心病的危险因素。根据典型的临床表现、特征性的心电图改变及实验室检查，诊断本病并不困难。老年患者突然发生严重心律失常、休克、心力衰竭但原因未明，或突然发生较重而持久的胸闷或胸痛者，都应考虑本病的可能。

二、康复护理评定

（一）主要功能障碍

冠心病患者的主要功能障碍是心肌耗氧和心肌供氧（供血）之间的不平衡导致，患者除了心功能障碍之外，还有一系列继发性躯体和心理障碍。

1. **循环功能障碍** 冠心病患者活动后，心脏负荷增加，氧耗增加，造成已有冠状动脉粥样性硬化性心肌缺血，诱发心绞痛。冠心病患者因长期体力活动减少，使心血管系统的适应性降低，造成循环功能障碍。

2. **活动能力减退** 冠心病患者由于机体摄氧能力减退，肌肉萎缩和氧化代谢能力降低，从而影响了全身运动的耐力。

3. **呼吸功能障碍** 冠心病直接的全身表现是缺氧症状，即胸闷、气急。长期心血管功能障碍可导致肺循环功能障碍，使肺血管和肺泡气体交换效率降低，摄氧能力降低诱发或加重缺氧症状。

4. **消化功能减退** 心功能减退患者，由于胃肠道淤血，使胃肠活动功能全面减退，不仅影响蠕动功能，也影响消化腺的分泌功能，从而引起一系列的临床表现，如胃胀、嗳气、胃脘部不适、腹胀、食少纳呆等。

5. **其他** 冠心病患者往往伴有不良生活习惯、心理障碍。由于患病时间长，病情逐渐加重，易出现焦虑、烦躁的情志改变。

（二）康复护理评估

1. **一般状况评估** 评估患者的一般情况、既往史、家族史、吸烟史、运动状况、心血管疾病用药史等。

2. **心功能及运动功能评估**

（1）心电运动试验：是指通过逐步增加运动负荷，以心电图为主要检查手段，并通过试验前、中、后心电和症状及体征的反应来判断心脏功能。心电运动试验是一种简便、实用、可靠的诊断检查方法，制订运动处方一般采用分级症状限制型心电运动试验。如果无设备条件完成心电运动试验，可酌情使用6分钟步行试验替代。

（2）6分钟步行试验：是让患者采用徒步运动方式，测试其在6分钟内以能承受的最快速度行走的距离，用来评价冠心病患者的心功能状态和严重性的一种测试方法。故该测试适用于心功能受损较严重的患者，因轻度心功能受损时步行距离不受限制。具体方法：患者在平直坚硬的走廊内行走6分钟的最大距离即6分钟步行距离，简拼6MWD。允许试验过程中停止行走和休息。在

表6-1-1　6分钟步行试验的分级

分级	步行距离
1级	<300m
2级	300～374.9m
3级	375～449.5m
4级	>450m

步行过程中，如出现难以忍受的呼吸困难、胸痛、面色苍白等症状应停止测试。结果评定见表6-1-1，级别越低，心功能越差。

（3）超声心动图运动试验：超声心动图可以直接反映心肌活动情况，从而揭示心肌收缩和舒张功能，还可以反映心脏内血流变化情况，有利于提供运动心电图所不能显示的重

要信息。运动时比安静时做该项检查更有利于揭示潜在的异常，从而提高试验的敏感性。检查方式一般采用卧位踏车或活动平板方式。

3. **心理社会评估**　可通过 Zung 焦虑自评量表及 Zung 抑郁自评量表，确定患者的心理情况（详见第二章第四节）。

4. **冠心病患者的危险分层评估**　综合患者既往史、本次发病情况、冠心病的危险因素、生活方式、运动习惯及常规辅助检查，如心肌损伤标志物、超声心动图（判断有无心脏扩大、左室射血分数）、心脏负荷试验及心理评估等对患者进行评定及危险分层（表6-1-2）。

表 6-1-2　冠心病患者的危险分层

危险分层	运动或恢复期症状及心电图改变	心律失常	再血管化后并发症	心理障碍	左心室射血分数	功能储备METs	血肌钙蛋白浓度
低危	运动或恢复期无心绞痛症状或心电图缺血改变	无休息或运动引起的复杂心律失常	AMI 溶栓血管再通，PCI 或 CABG 后血管再通且无并发症	无心理障碍（抑郁、焦虑等）	>50%	≥7.0	正常
中危	中度运动（5.0～6.9METs）或恢复期出现心绞痛症状或心电图缺血改变	休息或运动时未出现复杂室性心律失常	AMI、PCI 或 CABG 后无合并心源性休克或心力衰竭	无严重心理障碍（抑郁、焦虑等）	40%～49%	5.0～7.0	正常
高危	低水平运动（<5.0METs）或恢复期出现心绞痛症状或心电图缺血改变	休息或运动时出现复杂室性心律失常	AMI、PCI 或 CABG 后合并心源性休克或心力衰竭	严重心理障碍	<40%	≤5.0	正常

注：AMI，急性心肌梗死（acute myocardial infarction）；PCI，经皮冠状动脉介入治疗（percutaneous coronary intervention）；CABG 冠状动脉旁路移植术/冠状动脉搭桥术/冠脉搭桥术（coronary artery bypass grafting）。

三、常见护理问题

1. **活动无耐力**　与心肌氧的供需失调有关。
2. **有便秘的危险**　与进食少、活动少、不习惯床上排便有关。
3. **恐惧**　与剧烈疼痛伴濒死感有关。
4. **知识缺乏**　缺乏控制诱发因素及预防心绞痛发作的知识。

四、康复护理

（一）康复护理原则与目标

1. **康复护理原则**　通过康复护理对冠心病的危险因素进行积极干预，改变患者不良的生活方式，保持稳定的情绪，阻止或延缓疾病的发展进程；进行主动、积极的身体和社会适应能力训练，改善心血管功能，增强身体耐力，提高生活质量。

2. 康复护理目标

（1）短期目标：运用缓解心前区疼痛的方法并控制疼痛；运用正确的康复护理措施预防心绞痛的发作；在确保患者安全的情况下，进行运动能力 2～3METs 的日常生活活动并逐步恢复一般日常生活活动能力；创造良好的生活和训练环境，稳定患者的情绪，促进患者身心的全面发展，提高康复疗效。

（2）长期目标：通过综合康复护理，使患者自觉改变不良的生活习惯，改善自我健康的行为模式；控制危险因素，改善或提高体力活动能力和心血管功能，恢复发病前的生活和工作，提升患者的生活质量。

（二）康复护理措施

1. 日常活动的指导　目的是帮助患者恢复体力及日常生活能力，出院时达到生活基本自理。

（1）根据心血管功能障碍情况进行指导：临床可结合患者心功能分级情况确定患者的休息方式，护理人员应指导患者在绝对卧床期间取舒适卧位，并教会患者床上排便及呼吸训练；提供良好的康复环境；协助患者满足日常生活需要。

1）心功能 I 级者，可不限制日常活动，但应避免过重的体力劳动。

2）心功能 II 级者，可不限制日常活动，但应增加休息时间，夜间睡眠需充足，增加午睡时间。

3）心功能 III 级者，应限制日常活动，以卧床休息为主。

4）心功能 IV 级者，应绝对卧床休息，病情好转后逐渐增加活动量。

（2）根据冠心病康复治疗的临床分期进行指导：国际上将康复治疗分为三期：I 期（院内康复期）：指急性心肌梗死或急性冠脉综合征住院期。患者生命体征稳定，无明显心绞痛，安静心率<110 次/分，无心力衰竭、严重心律失常和心源性休克，血压基本正常，体温正常。此期时间 3～7 天。II 期（院外康复早期）：指患者出院开始，至病情稳定性完全建立为止。II 期与 I 期相似，患者病情稳定，运动能力达到 3METs 以上，家庭活动时无显著症状和体征。时间 5～6 周。III 期（院外长期康复期）：指病情处于较长期稳定状态，包括陈旧性心肌梗死、稳定型心绞痛等。康复疗程一般为 2～3 个月，自我锻炼应持续终生。

1）I、II 期康复：I、II 期康复一般从呼吸训练、床上肢体活动开始，先活动远端肢体的小关节，以后循序渐进增加运动量，逐步过渡到坐位、步行等训练，逐步增加活动能力，改善心脏功能。做床上被动活动时，必须在心电、血压监护下进行，以不引起任何不适为度，心率增加 10～20 次/分为正常反应。3 天后可以床边活动，1 周后室内活动，运动时心率增加<10 次/分，可以考虑加大运动量，如果心率增加>20 次/分，收缩压下降超过 15mmHg，出现心律失常或心电图的其他改变，则退回前一个运动量水平。避免举重、攀高、挖掘等剧烈活动，避免各种比赛及竞技性活动，避免长时间活动。①呼吸训练：进行腹式呼吸训练。腹式呼吸的要点是在吸气时腹部隆起，让膈肌尽量下降；呼气时腹部收缩，使肺的气体尽量排出。②床上肢体活动：先从被动运动到主动运动，从远端关节开始，如踝关节屈伸活动，逐渐过渡到全身所有肢体的主动关节运动。③坐位训练：开始时可将床头抬高，把枕头或被子放在背后，让患者逐步过渡到无依托独立坐。④步行训练：步行训练从床边站立训练开始，在可以自行站立之后，开始床边步行训练，并逐渐过渡到自行上下楼。应注意循序渐进，避免高强度运动，若患者感觉费力，宜减少运动量或日常活动（表 6-1-3）。

表 6-1-3　住院期 4 步早期运动及日常生活指导计划

	第 1 步	第 2 步	第 3 步	第 4 步
代谢当量（METs）	1～2	2～3	2～3	3～4
活动类型	被动运动 缓慢翻坐起 床边椅子坐立 床边坐便	床边坐位热身 床旁行走	床旁站立热身 大厅走动 5～10 分钟，2～3 次/天	站立热身 大厅走动 5～10 分钟，3～4 次/天 上 1 层楼梯或固定踏车训练 坐位淋浴
心率反应适合水平（与静息心率比较）	增加 5～15 次/分	增加 10～15 次/分	增加 10～20 次/分	增加 15～25 次/分

2）Ⅲ期康复：患者从Ⅰ、Ⅱ期逐渐恢复至Ⅲ期，Ⅲ期康复训练的重点应以有氧运动训练为主。有氧运动是指机体通过有氧代谢途径提供能量的运动，如步行、登山、游泳、骑车等。正确的、科学的运动处方是保证有氧运动的安全与有效的关键。根据患者的年龄、体重和残疾情况设定的运动训练方案（表 6-1-4）。①运动方式：可分为间断性运动、连续性运动。②运动方法：有氧训练、力量训练、柔韧性训练、作业训练、医疗体操、气功等，以中、低强度的节律性运动为主，如散步、慢跑、骑自行车、游泳，以及全身肌肉都参与活动的中等强度的有氧体操，如医疗体操、健身操、太极拳等。③运动强度：冠心病患者运动时的运动强度以中等强度较为适宜，即相当于最大摄氧量（VO_2max）的 40%～60%。以心率表示则运动时有效心率范围为最大心率（HRmax）的 50%～70%，即有效心率=（220-年龄）×（50%～70%）。运动强度的大小直接关系到心血管患者不同的锻炼效果，应注意因人而异，为确保锻炼安全，运动强度须控制在有效范围内。④运动时间：指每次运动的时间。冠心病患者运动时间开始阶段可稍短，每次 5～10 分钟，以后随机体对运动逐步适应，运动时间依据患者身体条件不同逐渐延长。每次运动应有运动前 5～10 分钟的准备活动及运动后至少 5 分钟的放松运动。有效心率的保持时间一般须达到 10～30 分钟。在额定运动总量的前提下，训练时间与强度成反比，当强度增大时，持续时间应相应缩短。⑤训练频率：指每周训练的次数。多数采用每周 3～5 天的频率，具体视运动量的大小而定。若每次运动量较大，可间隔 1～2 天，但不超过 3 天；若每次运动量较小且患者身体允许，每天坚持运动 1 次为宜。

表 6-1-4　根据患者一般情况设定的运动处方

特点	训练方法	强度	运动类型	训练频率（次/周）	每次训练持续时间（分）
年龄<65 岁不超重	高强度耗氧训练	75%～85%最大心率	散步、慢跑、骑自行车、划船	3 或 4	35～45（连续或持续）
年龄≥65 岁	低强度耗氧训练和抗阻力训练	65%～75%最大心率	散步、骑自行车、划船	3 或 4	30（可间断）
超重	耗氧训练-高热卡消耗	65%～80%最大心率	散步	5 或 6	45～60

续表

特点	训练方法	强度	运动类型	训练频率（次/周）	每次训练持续时间（分）
年龄＞65 岁并有残疾，从事体力劳动或超重	抗阻力训练	单次抬举最大重量的 50%～75%	举重机和哑铃，重点在大腿、肩和上肢	2 或 3	10～20（练习 5～7 次，每次 10 下）

2. 改善呼吸功能

（1）协助患者取舒适体位，卧床休息，以减少心肌耗氧量。可抬高床头，取半卧位，借以加强呼吸肌的运动，减轻肺循环充血，增加肺通气量。

（2）注意观察发绀情况，评估呼吸困难的程度。遵医嘱予氧气吸入。

（3）鼓励患者多翻身，并进行有效地咳嗽及深而慢的呼吸。

3. 饮食指导 宜选择低盐、低脂、低胆固醇，富有营养、清淡、易消化饮食，少量多餐，避免暴饮暴食，忌肥甘厚味与辛辣之品，戒烟、酒、浓茶、咖啡；多吃瓜果蔬菜、禽类、鱼类、核桃、花生、葵花籽及具有保护血管的食物，如菌类、藻类、木耳、海产植物类等。患者每日饮食建议摄入蔬菜 300～500g，水果 200～400g，谷类 250～400g，胆固醇＜300mg/g（一个鸡蛋黄），食用油＜25g，每日饮水量至少 1200ml；每日食盐控制在5g 以内；增加钾盐摄入，每日≥4.7g（含钾多的食物有香蕉、橘子、瘦肉等）。应注意促进和保证患者的食欲，可变化烹调方法，使用一些调味食物如洋葱、醋、柠檬等，从而改变低盐食物的味道，保证营养。

4. 排便指导 指导患者务必保持大便通畅，防止便秘，且应该在床边使用坐便器坐位排便，不可自行去卫生间。禁忌蹲位排便或在排便时过分用力。如果已经发生便秘，应及时告知护理人员，采用正确的方法帮助排便，如使用开塞露或服用润肠通便的药物，不可选用药性猛烈的泻下药物，慎用灌肠法。

5. 心理护理 心理护理在冠心病患者的康复中占有重要地位。目前的冠心病康复主要关注体力活动的康复，而忽略了患者心理因素对康复的影响。实际上，冠心病的心理护理应贯穿冠心病全程康复护理的始终。对于Ⅰ、Ⅱ期患者可采用一些适当的娱乐方法缓解情绪，如听音乐、读报等，应注意强度和刺激性，使患者感到舒适，减少内心焦虑。对于Ⅲ期患者，由于此期康复时间较长，甚至需终生康复，因此，应注意鼓励患者，对患者的进步给予肯定，促进患者早日回归正常工作和生活。

（三）康复教育

（1）根据患者及家属的情况，采用适宜的方式向患者及家属介绍冠心病的相关知识。

（2）指导患者养成良好的生活习惯。生活行为方式是影响冠心病的发生、发展及转归的重要因素之一，高血压、高血脂、高胆固醇是冠心病的危险因素，注意生活规律，控制情绪，放松精神，愉快生活，保持心情平和，保证睡眠质量。

（3）运动量要按本人实际情况而定，避免在阳光下和炎热气温时剧烈运动；运动时穿戴宽松、舒适、透气的衣服和鞋；上坡时要减慢速度；饭后不作剧烈运动。

（4）指导患者修身养性，以乐观的态度对待周围事物，保持情绪稳定，避免不良情绪，帮助患者树立健康行为的自信心。教会患者处理应激的技巧和放松方法等。

（5）定期随访，指导患者自我监测病情。教会识别心绞痛、心肌梗死的临床表现，告知硝酸甘油的使用注意事项。

第二节 原发性高血压

一、疾病概况

（一）概念

原发性高血压是以血压升高为主要临床表现的综合征，简称为高血压。高血压是多种心、脑血管疾病的重要病因和危险因素，脑卒中、心肌梗死、心力衰竭及慢性肾脏病是其主要并发症。高血压是可以预防和控制的疾病，降低高血压患者的血压水平可以明显减少脑卒中及心脏病事件，显著改善患者的生存质量，有效降低疾病负担。

（二）病因及流行病学

我国人群 50 年来高血压患病率呈明显上升趋势。目前我国约有 2 亿高血压患者，每 10 个成年人中有 2 人患有高血压。我国人群高血压流行有两个比较显著的特点：从南方到北方，高血压患病率呈递增趋势；不同民族之间高血压患病率存在差异。高血压病因不明，与发病有关的重要危险因素有年龄、饮食（摄入食盐过多者）、超重或肥胖、遗传、环境与职业、心理因素等。

（三）诊断要点

高血压的诊断主要根据静息状态下，坐位时上臂肱动脉部位血压的测量值。但必须以未服用降压药的情况下，间隔 2 分钟后重复测量 2 次的血压值为基准，若两次测量收缩压或舒张压数值相差超过 5mmg，应再次测量后取 3 次读数的均值。同时，应排除其他疾病导致的继发性高血压，如嗜铬细胞瘤、肾小球肾炎等。美国 2017 高血压指南定义为血压≥130mmHg/80mmHg，血压 120～129mmHg/＜80mmHg 为血压升高。根据血压升高水平，又进一步将高血压分为 130～139mmHg/80～89mmHg 为 1 级高血压；≥140mmHg/90mmHg 为 2 级高血压。

二、康复护理评定

（一）主要功能障碍

1. 循环功能障碍　高血压患者心血管系统适应性下降，循环功能障碍。
2. 呼吸功能障碍　长期心血管功能障碍可导致肺循环功能障碍，肺泡内血管和气体交换效率降低，摄氧能力下降，诱发和加重缺氧。
3. 代谢功能障碍和运动耐力减退　脂肪和糖代谢障碍，表现为血胆固醇增高，高密度脂蛋白降低。脂肪和能量物质摄入过多而缺乏运动是基本原因。缺乏运动还可导致胰岛素抵抗，除了引起糖代谢障碍外，还可促成高胰岛素血症和血脂升高。机体摄氧能力减退和肌肉萎缩，限制全身运动耐力。

4. **行为障碍**　高血压患者往往伴有不良的生活习惯、心理障碍、情绪易激动等，也是影响患者日常生活和治疗的重要因素。

（二）康复护理评估

1. **危险因素评估**　原发性高血压的危险因素有可干预和不可干预两类，不可干预危险因素主要是遗传因素，有原发性高血压家族史者发生高血压的机会大大高于无家族史者。可干预的危险因素主要有饮食因素、代谢因素、精神因素、缺乏体力活动四方面。

（1）遗传因素：原发性高血压有家族聚集倾向，提示其有遗传学基础或伴有遗传生化异常。双亲均有高血压的正常血压子女，以后发生高血压的比例增高。高血压的遗传可能存在主要基因显性遗传和多种基因关联遗传两种方式。在遗传表型上，不仅血压升高发生率体现遗传性，而且在血压高度、并发症发生及其他有关因素（如肥胖）方面也有遗传。

（2）环境因素

1）饮食：不同地区人群血压水平和高血压患病率与钠盐平均摄入量显著有关，摄盐越多，血压水平和患病率越高，但是同一地区人群中个体间血压水平与摄盐量并不相关，摄盐过多导致血压升高主要见于对盐敏感的人群中。饮食中饱和脂肪酸比值较高也属于升压因素。饮酒量与血压水平线性相关。

2）精神因素：城市脑力劳动者高血压患病率超过体力劳动者，从事精神紧张、压力、焦虑或长期环境噪声、视觉刺激下也可引起高血压。高血压患者经休息后往往症状和血压可获得一定改善。

3）其他因素：肥胖是血压升高的重要危险因素。一般采用体重指数（BMI）来衡量肥胖程度，即体重（kg）/身高（m）^{2}（以 20～24 为正常范围）。血压与 BMI 呈显著正相关。此外，服用避孕药、阻塞性睡眠呼吸暂停综合征也可能与高血压的发生有关。

2. **血压测量**　测量血压是高血压诊断和评价严重程度的主要手段。临床上通常采用间接方法在上臂肱动脉部位测得血压值。诊断高血压必须以非药物状态下 2 次或 2 次以上非同日血压测定所得的平均值为依据，同时排除其他疾病导致的继发性高血压。建立血压观察表。

3. **高血压的危险因素分级评估**　高血压及血压水平是影响心血管疾病发生时间和预后的独立危险因素，但是并非唯一决定因素。大部分高血压患者除了血压升高以外，还有其他的心血管危险因素：

（1）其他危险因素的存在情况：男性＞55 岁、女性＞65 岁、吸烟、血脂异常、超重和肥胖、糖尿病和胰岛素抵抗、高敏 C 反应蛋白、缺少体力活动及早发心血管病家族史。

（2）并存的临床情况

1）心脏疾病：心肌梗死、心绞痛、冠状动脉血运重建术后、心力衰竭。

2）脑血管疾病：脑出血、缺血性脑卒中、短暂性脑缺血发作。

3）肾脏疾病：糖尿病肾病、血肌酐升高超过 177μmol/L 或 2.0mg/dl。

4）血管疾病：主动脉夹层、外周血管病。

5）重度高血压性视网膜病变：出血或渗出、视盘水肿。

（3）靶器官损害

1）左心室肥厚（心电图或超声心动图）。

2）蛋白尿和（或）血肌酐轻度升高（106～177μmol/L）

3）超声或 X 线证实有动脉粥样硬化斑块（颈、髂、股或主动脉）。

4）视网膜动脉局灶或广泛狭窄。

中国高血压防治指南将高血压患者分为低危、中危、高危和极高危，分别表示 10 年内将发生心脑血管病事件的概率为＜15%、15%～20%、20%～30%和＞30%。治疗目标和预后判断也应以此为基础（表 6-2-1）。

表 6-2-1　高血压的危险因素分级

其他危险因素和病史	血压（mmHg）		
	1 级高血压	2 级高血压	3 级高血压
	SBP140～159 或 DBP 90～99	SBP160～179 或 DBP 100～109	SBP≥180 或 DBP ≥110
无其他危险因素	低危	中危	高危
1～2 个危险因素	中危	中危	极高危
≥3 个危险因素、靶器官损害或糖尿病	高危	高危	极高危
并存的临床情况	极高危	极高危	极高危

注：SBP，收缩压（systolic blood pressure）；DBP，舒张压（diastolic blood pressure）。

三、常见护理问题

1. **营养失调：高于机体需要量**　与摄入过多，缺少运动有关。

2. **焦虑**　与血压控制不满意、已发生并发症有关。

3. **知识缺乏**　缺乏疾病预防、保健知识和高血压用药知识。

四、康 复 护 理

（一）康复护理原则与目标

1. **康复护理原则**　高血压患者的康复护理应遵循个体化、整体化、循序渐进、持之以恒的原则。

2. **康复护理目标**

（1）短期目标：有效地协助降低血压，减少药物使用量及对靶器官的损害。

（2）长期目标：干预高血压危险因素，最大限度地降低心血管发病和死亡的危险性，提高体力活动能力和生活质量。

（二）康复护理措施

1. **运动训练**

（1）运动训练降低血压的机制：①可降低交感神经兴奋性。②可作用于大脑皮质和皮质下血管运动中枢，重新调整人体的血压控制水平，使血压稳定在较低的水平。③活动肌群内的血管扩张，毛细血管的密度或数量增多，总外周阻力降低，从而有助于降低血压，尤其是舒张压。④提高尿钠的排泄，相对降低血容量，从而降低过高的血压。⑤可以通过促进体内脂质的消耗，有利于血管硬化过程的控制和延缓，从而降低外周血管的阻力。⑥有助于改善患者的情绪，从而有利于减轻血管应激水平，以降低血压。

（2）运动训练的适应证与禁忌证

1）适应证：康复治疗主要适用于临界性高血压、1～2 级高血压及部分病情稳定的 3 级高血压患者。对于目前血压属于正常偏高的患者，也有助于预防高血压的发生，可达到一级预防的目的。运动训练对于以舒张期血压增高为主的患者作用更明显。

2）禁忌证：任何临床症状不稳定者均应属于禁忌证，包括急进性高血压、重症高血压或高血压危象，病情不稳定的 3 级高血压，并发严重并发症，如严重心律失常、心动过速、脑血管痉挛、心力衰竭、不稳定型心绞痛、出现明显降压药的不良反应而未能控制、运动中血压过度增高（＞220/110mmHg）。

（3）运动训练实施原则

1）运动强度：采用中低强度的有氧训练，如能根据运动试验所得到最大心率或最大METs 制订运动强度更佳。

2）运动时间：达到靶强度的时间至少为 15～20 分钟。

3）运动频率：建议一周内大于 3 天进行至少 30 分钟左右的耐力性体力活动。

4）专科评定：有症状性冠心病、糖尿病或其他慢性健康问题的患者在进行运动训练前需由专科医生评定进行运动训练的风险，并为该患者制订个体化的运动训练方案。

5）风险防范：平时不活动的、年龄大于 40 岁的男性或 50 岁的女性及高危冠心病患者在进行剧烈体育运动之前应该获得专科医生的允许。

（4）运动训练方法

1）有氧训练：有规律地进行中等强度的有氧运动，可使轻度原发性高血压患者的收缩压下降 6～10mmHg，舒张压下降 4～8mmHg。常用方式为步行、踏车、游泳、慢节奏的交谊舞等，强度一般为 50%～70% HRmax 或 40%～60%VO$_2$max，主观劳累积分一般为11～13。停止活动后心率在 3～5 分钟内恢复正常。步行速度一般不超过 110 步 / 分，每次锻炼 30～40 分钟，其间可穿插休息或医疗体操、太极拳等中国传统疗法拳操。超过 50 岁者活动时的心率一般不超过 120 次/分。典型的体力活动计划包括三个阶段：5～10 分钟的轻度热身活动；20～30 分钟的有氧运动；放松阶段，约 5 分钟，逐渐减少用力，使心脑血管系统的反应和身体产热功能逐渐稳定下来。

2）循环抗阻运动：美国心脏学会和运动医学会一致推荐低至中等强度的抗阻运动是有氧训练防治高血压的一个重要补充。中、小强度的抗阻运动可产生良好的降压作用，而并不引起血压过分升高。一般采用循环抗阻训练，即采用相当于 40%最大一次收缩力作为运动强度，做肌群（如肱二头肌、腰背肌、胸大肌、股四头肌等）的抗阻收缩，每节运动重复 10～30 秒，10～15 节为一个循环，每次训练 1～2 个循环，每周 3 次，8～12 周为一个疗程。注意在用力时呼气可减轻对心血管的反应性。

2. *心理疗法*　高血压患者多有紧张、焦虑、担忧等心理问题，长期、过量的心理反应，尤其是负性心理反应会显著增加心血管风险。耐心向患者解释本病特点、发展、预后及防治方法。采用适当的康复方法，针对患者情况减轻其精神压力，保持平衡心态。必要时建议患者寻求专业心理辅导和治疗。

（1）常与患者沟通，进行心理指导，帮助患者提高自控能力，保持平和愉快的心境。

（2）指导患者进行自我放松训练。如 Jacoson 技术的练习：①患者取舒适的坐位或者卧位，宽松衣服，去除眼镜，全身放松，肢体对称。②基本步骤：示意患者闭上眼睛，注意呼吸，于呼气时放松，并默念"放松"。逐渐将注意力集中于身体的不同部位，并逐渐放松全身的肌肉。一般从头开始，然后由颈至肩、臂、手、躯干、臀、腿和足。在患者呼气时可以重复单字、短语或声音以帮助排除杂念。可以集中注意力于某一颜色、场地或物体（如烛光）。患者也可以默念从 10 至 1，反复进行。应该注意从多种方式中选择最适于该患者的放松方式。治疗结束时，让患者缓慢睁开眼睛，休息数分钟，然后缓慢起身。

（3）教会患者掌握一定的心理应急方式，学会自我心理疏导、心理调节，提高心理承受能力，保持良好的心理状态，避免高血压诱发因素，以维持血压的稳定。

3. 改善生活方式

（1）低钠低脂饮食：建议饮食中氯化钠摄入少于 6g/d，低钠饮食不仅能使血压有所下降，还有助于增强利尿药的降压效应和减少利尿药所致的钾丢失。采用降低饮食钠盐的方式，可以使收缩压降低 5~10mmHg。维持饮食中足够的钾、钙和镁，高钾饮食有助于防止高血压的发生。减少饮食中胆固醇和饱和脂肪酸的摄入，每日胆固醇摄入应小于 300mg，脂肪占总热量的 30% 以下，饱和脂肪酸占总热量的 10% 以下。膳食中脂肪应以植物油为主，与动物油的比例以 3：1 为宜。

（2）戒烟限酒：鼓励患者戒烟限酒，戒烟对高血压患者十分重要，虽然尼古丁只使血压一过性升高，但它可降低服药的依从性并增加降压药物的剂量。吸烟可导致血管内皮细胞的损害，显著增加高血压患者发生动脉粥样硬化性疾病的风险。长期大量饮酒可导致血压升高，限制饮酒量则可显著降低高血压的发病风险。每日酒精摄入量，男性不应超过 25g，女性不应超过 15g。不提倡高血压患者饮酒，若饮酒，则应少量，白酒、葡萄酒（或米酒）与啤酒的量，每次分别少于 50ml、100ml、300ml。

（3）控制体重：超重和肥胖是血压升高的重要危险因素。对超重患者强调加强运动及节制食量的重要性，建议体重指数控制在 24 以下，努力使体重达到或接近标准体重。指导控制饮食，积极运动。饮食需定时定量，不宜过饥过饱，不宜暴饮暴食。控制体重，防止摄入过多的热量，不必过分拘泥而长期素食，以免造成营养不良或降低人体抵抗力而罹患其他疾病。

（4）合理用药：有效控制血压是防止心脑血管疾病发病的重要手段。告知患者血压的正常值和高血压的自觉症状，坚持遵医嘱服药是获得理想疗效的有效措施。说明高血压的治疗是一个长期过程，强调长期药物治疗的重要性，应遵医嘱服药，不能随意增减、更改或自行停服药。讲解药物的剂量、用法及用药后可能出现的不良反应，服药过程中要密切观察血压的变化。尽量避免可使血压升高的常见药物，如口服避孕药、甘珀酸钠、滴鼻药、可卡因、安非他明、类固醇、非甾体消炎药、促红细胞生成素及环孢素等均可能升高血压。

（三）康复教育

1. 疾病知识指导　让患者了解自己的病情，包括高血压危险因素及同时存在的临床情况，了解控制血压的重要性和终身治疗的必要性。教会患者和家属正确测量血压的方法，每次就诊携带记录，作为医生调整剂量或选择用药的依据。指导患者调整心态，学会自我心理调节，避免情绪激动，以免诱发血压增高。家属应对患者充分理解、宽容和安慰。

2. **改变不良生活习惯**　戒烟限酒，低盐饮食，避免食用鱼肉罐头及腌制、熏烤的肉和鱼产品；低热量、低脂饮食，补充适量蛋白质，如蛋类、鱼类等；多吃含钾、钙丰富的食物，如绿色蔬菜、水果、豆类食物，油菜、芹菜、蘑菇、木耳、虾皮、紫菜等食物含钙量较高；增加粗纤维的摄入，预防便秘，因用力排便可使收缩压升高，甚至造成血管破裂；肥胖者将体重控制在标准体重的 10% 上下范围。

3. **坚持康复运动**　指导患者根据年龄和血压水平选择适宜的运动方式，对中老年人应包括有氧、伸展及增强肌力 3 类运动，运动强度、时间和频率以不出现不适反应为度，避免竞技型和力量型运动。

4. **保持心情舒畅**　在为高血压患者进行康复护理的同时，自始至终不能放松心理护理，让患者学会正确宣泄不良情绪，减轻精神压力，保持良好的心情。

5. **定期复查**　注意心、脑、肾功能状况，定期到医院复查。危险分层属低危或中危者，可安排患者每 1～3 个月随诊 1 次；若为高危者，则应至少每个月随诊 1 次。

第三节　慢性阻塞性肺疾病

一、疾病概况

（一）概念

慢性阻塞性肺疾病（chronic obstructive pulmonary disease，COPD），简称慢阻肺，是一种可以预防、可以治疗的疾病，以不完全可逆的气流受限为特点。气流受限常呈进行性加重，且多与肺部对有害颗粒或气体，主要是吸烟的异常炎症反应有关。临床表现主要为咳嗽、咳痰、气急、呼吸困难，严重时因缺氧并发呼吸衰竭、肺源性心脏病、肺性脑病等。

（二）病因及流行病学

COPD 是呼吸系统的常见病、多发病，患病率和病死率均高，给患者及其家庭及社会带来沉重的经济负担。COPD 的确切病因尚未清楚，目前认为本病的发生与吸烟、遗传、肺组织的老化和血管的改变有关。据"全球疾病负担研究项目（The Global Burden of Disease Study）"估计，2020 年 COPD 将位居全球死亡原因的第 3 位。我国对 7 个地区 20 245 名成年人进行调查，结果显示 40 岁以上人群中 COPD 的患病率高达 8.2%。

（三）诊断要点

诊断 COPD 时，首先应全面采集病史，包括症状、接触史、既往史和系统回顾。症状包括慢性咳嗽、咳痰和气短。既往史和系统回顾应注意：童年时期有无哮喘、变态反应性疾病、感染及其他呼吸道疾病（如肺结核），COPD 和呼吸系统疾病家族史，COPD 急性加重和住院治疗病史，有相同危险因素（吸烟）的其他疾病（如心脏、外周血管和神经系统疾病），不能解释的体重下降，其他非特异性症状（喘息、胸闷、胸痛和晨起头痛），还要注意吸烟史及职业、环境有害物质接触史等。

COPD 的诊断应根据临床表现、危险因素接触史、体征及实验室检查等资料，综合分析确定。任何有呼吸困难、慢性咳嗽或咳痰，且有暴露于危险因素病史的患者，临床上需要考虑诊断 COPD。诊断 COPD 需要进行肺功能检查，吸入支气管舒张剂后 FEV_1/FVC（forced expiratory volume in one second/forced vital capacity）<70% 及 FEV_1<80% 预计值即明确存在持续的气流受限，除其他疾病后可确诊为 COPD。因此，持续存在的气流受限是诊断 COPD 的必备条件。肺功能检查是诊断 COPD 的金标准。凡具有吸烟史和（或）环境职业污染及生物燃料接触史，临床上有呼吸困难或咳嗽、咳痰病史者，均应进行肺功能检查。COPD 患者早期轻度气流受限时可有或无临床症状。胸部 X 线检查有助于确定肺过度充气的程度及与其他肺部疾病鉴别。

这类病变以气流阻塞和受限、肺功能进行性减退为特征，临床表现为慢性咳嗽、咳痰和进行性加重的呼吸困难。长期呼吸不畅和缺氧严重影响患者的工作和日常生活，甚至出现焦虑、抑郁等心理问题，给患者带来了极大的痛苦，给家庭带来严重的经济负担，严重影响患者的劳动能力和生活质量。目前国内外学者十分强调 COPD 的康复治疗，以期达到稳定或逆转 COPD 的病理生理和病理心理改变，使患者在现有肺的病理或生理功能损害下，通过全身状况调节，最大限度地发挥呼吸功能潜力和正常的社会活动能力，从根本上提高患者的生存质量。

二、康复护理评定

（一）主要功能障碍

1. 呼吸功能障碍

（1）有效呼吸降低：肺气肿使肺组织弹性回缩力减低，呼气时将肺内气体驱赶到肺外的动力减低，气流速度减慢，同时肺组织弹性回缩力减低后，失去了对小气道的牵拉作用，呼气末期小气道容易发生闭合，气道阻力进一步增加，有效通气量降低，影响了气体交换功能；长期慢性炎症，黏膜充血和水肿，管壁增厚，管腔狭窄，同时分泌物分泌增加，引流不畅，加重了换气功能障碍，常导致缺氧和二氧化碳潴留；不少慢性支气管炎患者年龄偏大，有不同程度的驼背，肋软骨有不同程度的钙化，胸廓的活动受限，肺功能进一步下降，使有效呼吸降低。

（2）病理式呼吸模式：慢性阻塞性肺气肿的患者，肺组织弹性逐渐减退，平静呼吸过程中膈肌的上下移动减弱，肺通气功能明显减少。为了弥补呼吸量的不足，患者加紧胸式呼吸，增加呼吸频率，甚至动用了辅助呼吸肌（如胸大肌、三角肌、斜方肌等），来提高氧的摄入，形成了病理式呼吸模式。这种病理式呼吸模式使正常的腹式呼吸模式无法建立，进一步限制了有效呼吸。

（3）呼吸肌无力：患者呼吸困难及病理性呼吸模式的产生，有效呼吸减少，影响了膈肌、胸大肌、肋间肌等呼吸肌的活动，失代偿后产生呼吸肌无力。

（4）能耗增加：病理式呼吸模式中，许多不该参与呼吸运动的肌群参与了呼吸运动，同时呼吸困难常使患者精神和颈背部乃至全身肌群紧张，机体体能消耗增加。

2. 运动功能障碍 主要表现为肌力和肌耐力减退，肢体运动功能下降、运动减少，而运动减少又使心肺功能适应性下降，进一步加重运动障碍，形成恶性循环。

3. 日常生活活动能力下降 由于呼吸困难和体能下降，多数患者日常活动受到不同程度的限制。同时，患者因惧怕出现劳累性气短，限制自己的活动，甚至长期卧床，丧失了日常活动能力。

4. 社会参与能力受限 COPD 患者的社会参与能力常常表现为不同程度的受限。如社会交往、社区活动及休闲活动的参与常常受到部分或全部限制，大多数 COPD 患者职业能力受到不同程度限制，许多患者甚至完全不能参加工作。

5. 心理功能障碍 多数 COPD 患者因呼吸困难等症状的困扰，对疾病产生恐惧、焦虑、抑郁，精神负担加重。患者因疾病长期处于供氧不足状态，精神紧张、烦躁不安，胸闷、气促等症状，严重干扰患者的休息、睡眠，反过来又增加了患者体能消耗，造成一种恶性循环，给患者带来极大的心理压力和精神负担。由于长期患病，反复入院，导致 COPD 患者后期出现抑郁、绝望等不良心理。

（二）康复护理评估

1. 一般评估 评估患者的一般情况，评估患者有无吸烟史和慢性咳嗽、咳痰史；发病是否与寒冷气候变化、职业性质和工作环境中接触职业粉尘和化学物质有关；有无反复的感染史；有无大气污染、变态反应因素的慢性刺激。是否有呼吸困难和呼吸困难的程度如何。评估患者的家族史、既往史、辅助检查结果等。

2. 呼吸功能评估

（1）COPD 严重程度评估

1）根据出现呼吸短促程度：1 级：无气短气急；2 级：稍感气短气急；3 级：轻度气短气急；4 级：明显气短气急；5 级：气短气急严重，不能耐受。

2）根据呼吸功能改善或恶化程度：可以用以下分值半定量化。-5：明显改善；-3：中等改善；-1：轻改善；0：不变；1：加重；3：中等加重；5：明显加重。

3）根据美国医学会《永久损伤评定指南》见表 6-3-1。

表 6-3-1 呼吸困难分级

分级	特点
轻度	在平地行走或上缓坡时出现呼吸困难，在平地行走时，步行速度可与同年龄、同体格的健全人相同，但在上缓坡或上楼梯时则落后
中度	与同年龄、同体格的健康人一起在平地走时或爬一段楼梯时有呼吸困难
重度	在平地上按自己的速度行走超过4～5分钟后出现呼吸困难，患者稍用力即出现气短，或在休息时也有气短

4）根据日常生活能力分级

A. 0 级：虽存在不同程度的肺气肿，但活动如常人，对日常生活无影响，活动时无气短。

B. 1 级：一般劳动时出现气短。

C. 2 级：平地步行无气短，较快行走、上坡或上下楼梯时气短。

D. 3 级：慢走不及百步即有气短。

E. 4 级：讲话或穿衣等轻微动作时即有气短。

F. 5 级：安静时出现气短、无法平卧。

（2）肺功能评估：COPD 的严重程度通过测定呼吸通气功能确定。以第一秒用力呼气容积（FEV_1）百分比预计值和第一秒用力呼气容积占用力肺活量之比（FEV_1/FVC）两个指标反映气道阻力和呼气流速的变化最实用。当 COPD 发展到有小气道阻塞时，表现为最大呼气流量-容量曲线降低，此指标比 FEV_1 更为敏感。当发展到合并肺气肿时，表现为通气功能障碍，如 FEV_1、最大通气量（maximum minute ventilation，MMV）等降低。肺活量（VC）正常或轻度下降，功能残气量（FRC）、残气量（RV）、肺总量（TLC）均增大。吸入支气管扩张药后，FEV_1＜正常预计值的 80%，同时，FEV_1/FVC＜70%，可确定为不完全可逆性气流受限，明确诊断为 COPD。根据气流受限的程度进行肺功能分级见表 6-3-2。

表 6-3-2　肺功能分级

分级	气流受限程度	FEV_1 占预计值百分比（%）
Ⅰ级	轻度	≥80%
Ⅱ级	中度	50%～79%
Ⅲ级	重度	30%～49%
Ⅳ级	极重度	＜30%

3. **运动功能评估**　目的是了解掌握患者运动能力的大小，其在运动时是否需要氧疗，以及指导制订安全、适宜、个体化的运动治疗方案。通过运动功能试验可获得最大耗氧量、无氧阈、定量运动耗氧量等资料。主要的测定方法有：

（1）运动负荷试验：让患者在运动仪（活动平板、功率自行车）上进行运动量按一定程序递增的运动，通过心电图仪和气体分析仪，对运动中的心肺功能和体力情况进行动态分析。常用最大吸氧量、最大心率、最大代谢当量（METs）值、运动时间等相关量化指标来评估患者运动能力。

（2）计时步行距离测定：6 分钟或 12 分钟的计时步行距离是呼吸康复中最常用的评定运动功能的方法。这种方法容易掌握，不需要特殊仪器。一般用于身体状况差、体能低下的患者，或不具备运动负荷试验条件的情况。试验结束后，记录患者行走总距离，以及暂停和吸氧的次数及时间，以判断患者的运动能力及运动中发生低氧血症的可能性。

（3）耐力运动试验：为了使康复计划更加有效，应于训练计划开始前和完成时，用一些运动耐力的标准测量进行评估，如在固定自行车上或步行器上，用此最大负荷（由开始的渐进练习试验测得）测定耐力，选用的固定负荷为最大负荷的 75%～85%，并记录其速度和时间。

（4）呼吸肌力测定：呼吸肌是肺通气功能的动力泵，主要由肋间肌、膈肌和腹肌组成。呼吸肌功能评定 3 项指标中最重要的一项是呼吸肌力测定，包括最大吸气压（MIP 或 PIMAX），最大呼气压（MEP 或 PEMAX）及跨膈压的测定。它反映吸气和呼气期间可产生的最大能力，代表全部吸气和呼气肌肉的最大功能，是咳嗽和排痰能力的一个指标。

4. **日常生活活动评估** COPD 患者常常有日常生活或活动方面的障碍。评定主要包括日常活动、自我照顾、家务劳动、购物、交通（活动性）及人际关系等。

5. **社会参与能力评估** 主要进行生存质量评估和职业评定。其中针对呼吸系统疾病的生活质量评估量表，常用圣·乔治呼吸问卷。在我国的卫生部项目"慢性阻塞性肺病缓解期康复治疗"的研究成果中，提出了我国 COPD 患者生活质量评价量表，结果具有很好的可靠性和有效性。全表共有 35 项，每项分为 4 个等级，质量由高到低评为 1～4 分。通常在康复治疗前后，由患者在医务人员的指导下完成。

6. **心理社会评估** 护士应详细了解患者及家属对疾病的态度。COPD 患者由于病程长、疗效差、长期治疗增加家庭经济负担，极易出现焦虑、抑郁、失落、否认、发怒和孤独的心理状态。家属对患者的关心和支持不足，以及医疗费用保障不足，会使患者产生悲观、绝望、失去自信自尊、躲避生活和退出社会等心理。此外，由于 COPD 患者慢性缺氧，引起器质性脑损害，表现出认知、情绪等障碍。因此，需对 COPD 患者进行相应的心理评估。

三、常见护理问题

1. **气体交换受损** 与气道阻塞、通气不足、呼吸肌疲劳、分泌物过多和肺泡呼吸面积减少有关。

2. **清理呼吸道无效** 与分泌物增多而黏稠、气道湿度减低和无效咳嗽有关。

3. **活动无耐力** 与疲劳、呼吸困难、氧供与氧耗失衡有关。

4. **营养失调：低于机体需要量** 与食欲降低、摄入减少、腹胀、呼吸困难、痰液增多有关。

四、康 复 护 理

（一）康复护理原则与目标

1. **康复护理原则** COPD 患者的康复护理应遵循个体化、整体化、循序渐进、持之以恒的原则。

2. **康复护理目标**

（1）短期目标：改善胸廓活动，获得正常的呼吸方式，教育引导形成有效的呼吸模式，支持和改善心肺功能；提高机体能量储备，改善或维持体力，提高患者对运动和活动的耐力；改善心理状况，建立"控制呼吸能力"的自信心，放松精神，缓解焦虑、抑郁、紧张、暴躁等心理障碍。

（2）长期目标：开展积极的呼吸和运动训练，挖掘呼吸功能潜力，通过物理医学手段治疗和预防并发症，消除后遗症；提高机体免疫力，改善全身状况，增加日常生活自理能力，提高生命质量。

（二）康复护理措施

1. 保持和改善呼吸道的通畅

（1）指导患者正确的体位：患者采取坐位或半卧位，有利于肺扩张。

（2）指导患者进行有效咳嗽：COPD 患者必须配合用力呼气技术进行有效咳嗽，避免持续性反射性咳嗽，后者可使胸腔内的压力过度增高，给患者带来危险。有效咳嗽时，气道内黏液必须有一定厚度；当气道内无或仅有少量稀薄分泌物时，用咳嗽来清理气道是无效的，有时还会加重疲倦、胸痛、呼吸困难和支气管痉挛。因此，应让患者学会和掌握有效咳嗽方法和时机（具体见第九章第五节）。

（3）胸部叩击和振动：体位引流时配合胸部叩击技术，可使黏附在支气管内的分泌物脱落并移至较大的支气管较易排出。叩击时，应持续一段时间或直到患者需要改变体位想要咳嗽，操作者应保持肩、肘和腕部灵活和松弛的操作。此操作不应引起身体不舒适或者疼痛。高龄或皮肤易破损者可用薄毛巾或其他保护物包盖在叩击部位以保护皮肤。注意观察患者的生命体征和表情。良好的振动操作来自操作者从肩到手的等长收缩上肢的肌肉（具体见第九章第六节）。

（4）体位引流：通过摆放适当的体位，使患者受累肺段支气管尽可能垂直地面，利用重力作用，促使肺叶特别是肺段气道内的分泌物引流排出。适用于神志清楚、体力较好，分泌物较多的老年人（具体见第九章第六节）。

2. 呼吸训练　包括放松训练、腹式呼吸训练、缩唇呼吸法、局部呼吸法，预防及解除呼吸急促等。放松练习有利于气急、气短所致的肌肉痉挛和精神紧张症状的缓解，减少体内能量消耗，提高呼吸效率。腹式呼吸是一种低耗高效的呼吸模式，是 COPD 患者康复的重要措施。具体方法参照第六章第三节。

3. 提高活动能力的训练

（1）氧疗：COPD 患者由于通气和换气功能障碍导致缺氧和二氧化碳潴留。当 PaO_2 持续低于 6.67kPa（50mmHg）或氧饱和度（SaO_2）<90%时，给氧起到关键作用。可通过鼻导管、面罩或机械通气给氧，SaO_2 上升至>90%或 PaO_2>8.0 kPa（60mmHg），而 $PaCO_2$ 上升不超过 1.3kPa（10mmHg）。每天持续低流量（小于2L/min）吸氧 10～15 小时，可改善活动协调性、运动耐力和睡眠。

（2）有氧训练：适当的运动训练主要是有氧训练。为使训练能成功且持久，训练方案应结合患者个体情况、兴趣和环境，简单易行且不昂贵。

1）上肢训练：可以加强辅助呼吸肌群的力量，如胸大肌、胸小肌等。可以让患者用体操棒作高度超过肩部的各个方向的练习或高过头的上肢套圈练习，还可让患者手持重物（0.5～3kg）做高过肩部的活动，每活动 1～2 分钟，休息 2～3 分钟，每日 2 次。

2）下肢训练：可以增加 COPD 患者的活动耐力、减轻呼吸困难的症状、改善整体功能和精神状态。呼吸功能康复锻炼过程传统上集中在下肢训练，常用活动平台 treadmill，或步行、登山、骑车等方法。骑自行车和行走锻炼是训练耐力最常见的方法。

3）其他运动训练：户外步行（走平路）是一种简单易行又有效的方法。游泳、踏车、上下楼梯、爬山、做呼吸操、气功等也是有效的锻炼方法。通常先作最简单的 12 分钟行走距离测定，了解患者的活动能力。然后采用亚极量行走和登梯练习，改善患者的耐力。开始进行 5 分钟活动，休息适应后逐渐增加活动时间。当患者能耐受每次 20 分钟运动后，即可增加运动量。每次运动后心率应至少增加 20%～30%，并在停止运动后 5～10 分钟恢复到安静值。

4. **作业训练**　有针对性地选择可以提高全身耐力的作业活动，改善心肺功能，恢复活动能力。如训练上肢活动功能，内容包括日常生活活动能力、自我照顾能力，如穿衣、洗漱、洗澡、烹饪、清洁等能力；功能性训练，如写字、打字等；娱乐消遣类训练，如绘画、园艺、弹琴等；生产性训练，如木工、编织、缝纫等。患者往往因呼吸问题和精神紧张，不能独立完成日常生活活动，日常生活活动能力的训练应为此设计。为了增强患者独立生活的信心，减少对他人的依赖，治疗师应提供患者功能状况的信息，必要时进行家庭和周围环境的改造，使患者发挥更大的潜能。康复的目的是使患者回归家庭、重返社会，治疗师可以指导患者根据实际情况，选择可以胜任的工作进行操作练习。

5. **营养支持**　营养状态是 COPD 患者症状、残疾和预后重要的决定因子。合理的膳食安排、食品调配、科学的烹饪方法、正确的饮食制度，可以改善代谢功能，增强机体抵抗力，促进疾病的康复。营养不良的主要原因是进食不足，能量消耗过大。约 25%COPD 患者体重指数下降，体重指数下降是导致 COPD 患者死亡的危险因素。营养过剩是由于进食过度和缺乏体力活动造成的，表现为肥胖。肥胖者呼吸系统做功增加，加剧了 COPD 患者症状，减肥是这类患者需要强调的内容。

6. **中国传统康复疗法**　太极拳、五禽戏、八段锦等对 COPD 有良好治疗作用，针灸、穴位按摩等也有一定的作用。中国传统方法强调身心调整训练，基本锻炼方法和要领有其共同之处，如调身——调整体态，放松自然；调心——调整神经、精神状态以诱导入静；调息——调整呼吸，柔和匀畅，以横膈呼吸为主。防感按摩操已经得到较普遍的应用，基本方法有按揉迎香穴、擦鼻两侧、按太渊穴、浴面拉耳和捏风池穴。

7. **心理康复**　心理社会支持是 COPD 康复治疗方案中的一个重要组成部分。COPD 患者由于严重的咳嗽、咳痰、气短、胸闷等，不能正常工作、生活和学习。患者心理常感到无望、抑郁、焦虑、失落、否认、发怒和孤独。心理康复可改善异常的心理状态，有助于患者以积极主动的态度参与康复治疗，提高疗效。

（三）康复教育

1. **用药指导**　患者在开始康复之前应根据情况给药，包括支气管扩张剂、黏液溶解剂、祛痰药、糖皮质激素、抗生素和抗过敏药等。在呼吸道感染的初期应尽早给予药物治疗，可采用雾化吸入的方式。同时根据需要湿化空气、摄入充足的液体，促进气道分泌物的清除。

2. **疾病知识指导**　向患者及家属解释本病的发生、发展过程及导致疾病加重的因素；嘱患者注意防寒、保暖，防治各种呼吸道感染；告知患者戒烟是防治本病的重要措施；改善环境卫生，加强劳动保护，避免烟雾、粉尘和刺激性气体对呼吸道的影响；在呼吸道传染病流行期间，尽量少去公共场所。

3. **康复训练指导**　根据患者心肺功能和体力情况，为患者制订康复锻炼计划，如慢跑、快走、打太极拳等，提高机体抵抗力。鼓励患者采取坐位或半卧位，进行有效咳嗽、胸部叩击、体位引流，保持和改善呼吸道的通畅。指导患者进行放松练习、腹式呼吸、缩唇呼吸、以主动呼气的习惯代替主动吸气的习惯等呼吸训练。鼓励患者进行耐寒锻炼，如冷水洗脸、洗鼻等。教会患者及家属判断呼吸困难的程度，合理安排工作和生活。康复训练一定要在病情稳定的时候进行，量力而行、循序渐进、持之以恒，在训练中如果感到不适及时与医生取得联系。

4. 家庭氧疗指导　让患者及家属了解吸氧的目的及必要性。长期持续低流量（小于2L/min）吸氧可提高患者生活质量，使 COPD 患者生存率提高 2 倍。告知患者吸氧时注意安全，远离火源、高温，搬运时要轻拿轻放，防止火灾和爆炸。吸氧过程中禁止吸烟。氧疗装置要定期更换、清洁和消毒。

5. 戒烟指导　提高 COPD 治疗效果首先应戒烟。在 COPD 的任何阶段戒烟，均可以延缓病情的发展和恶化，COPD 患者进行肺康复时如果仍在吸烟，必须将戒烟放在第一位。患者的承诺，医务人员提供帮助，使用尼古丁替代剂，以其他活动（如运动、深呼吸、散步等）转移自己对香烟的向往等，均会给戒烟提供有效的方法。

6. 预防感冒指导　COPD 患者易患感冒，继发细菌感染后，可使支气管炎症加重。可采用冷水洗脸、食醋熏蒸、积极参加户外体育运动锻炼、增强呼吸道局部免疫力、增强体质的方法来预防感冒。

（陈焰南　王　玫）

第七章　其他疾病的康复护理技术

第一节 糖尿病的康复

一、疾 病 概 况

（一）概念

糖尿病（diabetes mellitus，DM）一词是 1675 年由英国医生威廉（Thomas Willis）以希腊文提出的。在希腊语中"Diabetes"意思是极度的口渴及多尿；而拉丁语中的"Mellitus"则表示蜂蜜（甜的意思），故名"糖尿病"。

糖尿病是一种由遗传和环境因素共同作用，引起胰岛素绝对或相对分泌不足，以及靶组织细胞对胰岛素敏感性降低，导致蛋白质、脂肪、水和电解质等一系列代谢紊乱，以高血糖为主要标志及共同表现的临床综合征。

（二）病因及流行病学

1. **病因**　至今尚未完全清楚糖尿病的确切病因与发病机制。研究发现，可能与遗传因素、环境因素、病毒感染及免疫机制等因素有关。

（1）遗传因素：糖尿病是一种与遗传有关的疾病，糖尿病所遗传的不是糖尿病本身，而是对本病的易感性。用混合淋巴细胞培养方法发现 1 型糖尿病易感性与 HLA-DW3、HLA-DW4 呈阳性相关，与 HLA-DW2 阴性相关，用血清方法鉴定发现 1 型糖尿病易感性与 HLA-DR3、HLA-DR4 呈阳性相关，与 HLA-DR2 呈阴性相关。中国人与 2 型糖尿病关联的基因有 4 个：胰岛素受体基因、载脂蛋白 AI、B 基因、葡萄糖激酶（GCK）基因。

（2）病毒感染：已知与糖尿病发病有关的病毒有风疹病毒、巨细胞病毒、柯萨奇 B4 病毒、腮腺炎病毒、腺病毒等。对于有易感基因的人群，病毒可直接损伤或通过自身免疫反应而损伤胰腺组织，使其功能损坏，胰岛素分泌缺乏，导致糖尿病的发生。

（3）其他因素

1）肥胖：肥胖与遗传、饮食过剩、活动过少等因素有明显关系，肥胖可致胰岛素敏感性降低和高胰岛素血症，使胰腺 B 细胞代偿性胰岛素分泌增多，最后导致其功能衰竭，而引起糖尿病。

2）饮食结构不合理：过量摄入肉食、甜食、高热量饮食以致营养过剩。食物精细加工，而含淀粉、纤维素少。此外，吸烟、饮酒等与糖尿病发生有一定关系。

3）环境因素：环境污染、气候变暖、大气臭氧层破坏、食品中的化肥、农药、除草剂的污染及食物链的改变等因素与糖尿病的发生均有一定的关系。

4）长期不良情绪：由于激烈竞争、快节奏的生活方式、生活和工作环境的改变、社会心理及工作的压力、心理紧张的刺激、家庭的不幸变故等引起的不良情绪与糖尿病的发生关系密切。

5）微量元素：铬、锌、镁、钙的缺乏。铬是人体健康必不可少的营养物质，由于现代饮食加工精细，使人体不能补充足够的铬。动物实验及临床证明，缺铬可引起糖尿病。长期适量补充微量元素铬，可减少糖尿病的发生。此外，血中亚油酸水平降低、低镁血症及缺锌也会加重糖尿病视网膜病变的发生和发展。

6）人口老龄化：糖尿病的发病率随年龄增加而增加。

2. **流行病学**　我国为仅次于美国的第二大糖尿病患者群国家。患者人群基础大但发现率低，约 60%的患者未被发现。患病率逐年上升，1980～1995 年约增加 4 倍多。中国人群中糖尿病 90%以上为 2 型糖尿病。葡萄糖耐量降低（IGT）发病率占糖尿病总发病率的 59.7%。发病率城乡差别，富裕地区与贫困地区差别大。发病年龄有年轻化趋势。

（三）诊断要点

1. **临床表现**

（1）典型的糖尿病患者可出现"三多一少"的症状，即多饮、多食、多尿和体重减少。大部分糖尿病诊断时无上述典型表现。如不明原因的全身乏力，视物模糊，经常患有泌尿系感染，皮肤癣、疖、痈，皮肤干燥发痒，四肢麻木伴感觉异常，男性性功能减退，女性外阴皮肤瘙痒等不典型症状都应考虑是否有糖尿病可能。

（2）糖尿病急性并发症

1）糖尿病酮症酸中毒：为最常见的糖尿病急症。表现为糖尿病症状加重，伴恶心、呕吐、乏力，严重时伴血压下降和意识障碍，化验血糖增高，尿酮体阳性，酸中毒失代偿时血气 pH 下降。

2）高血糖高渗透压综合征：是糖尿病急性代谢紊乱的另一临床类型，以严重高血糖、高血浆渗透压、脱水为特点，无明显酮症酸中毒，患者常有不同程度的意识障碍，甚至昏迷。

（3）糖尿病慢性并发症

1）大血管病变：主要侵犯主动脉、冠状动脉、脑动脉、肢体外周动脉等，引起冠心病、脑血管病、肢体动脉硬化等。

2）微血管病变：主要表现在视网膜、肾、神经，其中尤以糖尿病肾病和视网膜病变最为重要。

2. **实验室检查**

（1）血糖测定：空腹和餐后血糖测定值是诊断糖尿病的主要依据，也是评价糖尿病病情和控制情况的重要指标。

（2）尿糖测定：尿糖阳性是诊断糖尿病的重要线索。

（3）糖化血红蛋白（HbAlc）测定：测定血 HbAlc 水平可反映抽血前 2～3 个月血糖的总体水平。HbAlc 大多用于评估血糖控制的情况，近年来也用于协助诊断糖尿病。

（4）口服葡萄糖耐量试验（OGTT）：对于可疑糖尿病而空腹或餐后血糖高于正常，但未达到糖尿病诊断标准者须做本试验。采用82.5g葡萄糖粉（去除结晶水相当于75g无水葡萄糖）负荷量，空腹及服糖后30分钟、60分钟、120分钟、180分钟各抽血测定血糖。简化试验仅测空腹和服糖后120分钟时血糖，即可帮助确定糖代谢状态。

（5）胰岛细胞功能测定（胰岛素或C肽释放试验）：在进行葡萄糖耐量或馒头餐试验时同步测定血胰岛素或C肽浓度，可反映胰岛细胞功能。

1型糖尿病患者空腹胰岛素及C肽水平较低，糖刺激后亦呈低平的分泌曲线。2型糖尿病肥胖者空腹胰岛素及C肽水平可略低、正常或偏高，糖刺激后呈高峰延迟反应。正常人胰岛素或C肽释放高峰在服糖后30～60分钟，2型糖尿病多在120分钟后出现高峰。

（6）糖尿病自身免疫检查：常用的自身抗体主要有谷氨酸脱羧酶抗体（GAD-Ab）、胰岛细胞抗体（ICA）、胰岛素自身抗体（IAA）、蛋白酪氨酸磷酸酶2抗体（IA-2A）。1型糖尿病、成人隐匿性自身免疫性糖尿病（LADA）及部分2型糖尿病患者血中均可检测出糖尿病自身抗体，而正常人群中上述自身抗体阳性率很低。

3. **糖尿病诊断糖代谢分类** 根据静脉血糖确诊。具体糖代谢分类见表7-1-1。

表 7-1-1 糖代谢分类

糖代谢分类	血糖（mmol/L）		
	空腹血糖		餐后2小时血糖
正常血糖	<6.1	及	<7.8
空腹血糖受损	6.1～7.0	及	<7.8
糖耐量减低	<7.0	及	7.8～11.1
糖尿病	≥7.0	或	≥11.1

4. **鉴别诊断**

（1）其他原因所致尿糖阳性。肾性糖尿因肾糖阈降低所致尿糖阳性，但血糖及OGTT正常。某些非葡萄糖的糖尿如果糖、乳糖、半乳糖尿，用班氏试剂（硫酸铜）检测呈阳性反应，用葡萄糖氧化酶试剂检测呈阴性反应。

（2）甲状腺功能亢进症、胃-空肠吻合术后：因碳水化合物在肠道吸收快，可引起进食后0.5～1小时血糖过高，出现糖尿，但空腹血糖和餐后2小时血糖正常。

（3）急性应激状态时，胰岛素拮抗激素（如肾上腺素、糖皮质激素和生长激素）分泌增加，可使糖耐量减低，出现一过性血糖升高、尿糖阳性，应激过后可恢复正常。

二、康复护理评定

（一）主要功能障碍

由糖尿病导致的功能障碍主要表现为多尿、多饮、多食和消瘦乏力，即"三多一少"症状。糖尿病早期功能障碍的产生与血糖的控制有密切的关系。如低血糖症、高血糖症、酮症等。远期功能障碍主要是大血管和微血管，以及神经系统病变。在糖尿病中，几种常见的慢性并发症有高血压、脑卒中、冠心病、肾衰竭、血管神经病变，以及眼和足的并发症。急性并发症有高血糖昏迷、低血糖昏迷、感染等。因此，一定要重视对糖尿病的早期诊断和早期治疗。

（二）康复护理评估

1. **糖化血红蛋白（HbAlc）测定**　该测定已经成为糖尿病控制的重要监测指标之一，其可反映检测前8～12周血糖的总体水平。

2. **诊断标准**　WHO 确定的糖尿病诊断标准是"三多一少症状"+随机血糖≥11.1mmol/L；或空腹血糖（FPG）≥7.0mmol/L；或口服葡萄糖耐量试验（OGTT）中餐后2小时血糖（2hPG）≥11.1mmol/L。症状不典型者，需改天再次进行测定。

3. **糖尿痛控制目标**　糖尿病的控制目标如表 7-1-2 所示。

表 7-1-2　糖代谢分类

项目	单位	理想	尚可	差
血浆葡萄糖	mmol/L（空腹）	4.4～6.1	≤7.0	>7.0
HbAlc	%	<6.2	6.2～8.0	>8.0
血压	mmHg	<130/80	130/80～160/95	>160/95
体重指数（BMI）	体重（kg）/身高（m²）	男<25 女<24	男<27 女<26	男≥27 女≥26
总胆固醇	mmol/L	<4.5	≥4.5	≥6.0
HDL-C	mmol/L	>1.1	1.1～0.9	<0.9
三酰甘油	mmol/L	<1.5	<2.2	≥2.2
LDL-C	mmol/L	<2.5	2.5～4.4	>4.5

三、常见护理问题

1. **营养失调：低于机体需要量或高于机体需要量**　与糖尿病患者胰岛素分泌和（或）作用缺陷引起的糖、脂肪、蛋白质代谢紊乱有关。

2. **有感染的危险**　与微循环障碍、营养不良有关。

3. **有液体不足的危险**　与血糖升高、尿渗透压增高有关。

4. **自理缺陷**　与视力障碍有关。

5. **知识缺乏**　缺乏糖尿病教育和自我护理知识。

6. **焦虑**　与病程长、血糖控制不稳定及长期治疗带来的经济负担有关。

四、康复护理

（一）康复护理原则与目标

糖尿病的护理原则主要体现在心理护理、饮食护理、运动护理、用药护理四个方面。在日常生活中，患者、家属及护理人员应相互配合，创造优美的环境，建立合理的饮食结构，制订一个适合个体能力的运动计划，配合医生的药物治疗，保持心理平衡，消除不良因素的影响，使患者享有较高质量的生活。

（二）康复护理

对糖尿病患者进行康复护理可以缓解高血糖、高血脂等代谢紊乱所引起的各种病症，使血糖、血脂降到正常或接近正常的水平。体重基本恢复正常并保持稳定；能尽量避免各种慢性并发症的发生或发生时能及时发现和处理；防止恶性发展，从而改善糖尿病患者的生活质量。

1. **饮食疗法** 是治疗糖尿病的一种最基本的方法，其目的是控制血糖，维持理想体重，最大限度地减少或延缓各种并发症的发生。饮食疗法的原则：摄取适量的热量、营养均衡及保持正确而规律的饮食习惯。患者要多食用低糖、低脂、高维生素、富含蛋白质和纤维素的食物。护理人员在对患者实行饮食治疗之前要向患者详细说明该疗法的目的、意义及具体措施，以获得患者的全面配合。饮食疗法的具体步骤主要包括以下几个方面：

（1）控制每天摄取的热量：对糖尿病患者实行饮食疗法的首要措施就是控制每天摄取的热量。患者每天所摄取的热量要以维持理想体重为宜。对于肥胖的患者要严格控制其每天所摄取的热量，而消瘦者则可以适当放宽，还应该考虑到儿童正常生长发育的需要，正在妊娠或哺乳的患者也必须要保证获得充足的营养老年人所摄取的热量要比成年人要低（表 7-1-3）。

表 7-1-3　不同体力劳动的热量需求表

劳动强度	举例	kcal/（kg 理想体重·d）		
		消瘦	正常	肥胖
卧床休息		20～25	15～20	15
轻体力劳动	办公室职员、教师、销售员、简单家务或与其相当的活动量	35	30	20～25
中体力劳动	学生、司机、医生、体育教师、一般农活或与其相当的活动量	40	35	30
重体力劳动	建筑工、搬运工、重的农活、运动员、舞蹈者或与其相当活动量	45	40	35

注：体重指数：BMI=体重（kg）÷[身高（m）]^2；每天所需要的总热量=理想体重×每千克体重需要的热量；中国成年人体重指数：18.5～24 为正常，少于 18.5 为体重过轻，超过 28 为肥胖；1kcal≈4.18 kJ。

（2）食物的选择：患者应多食用一些含纤维素高的食物。纤维素是一种多糖化合物，增加摄入膳食纤维可以改善高血糖的症状，可以适当减少胰岛素和口服降糖药的应用剂量。患者的主食应多吃南瓜、玉米和豆类食品，辅食应多吃卷心菜、芹菜、西红柿、黄瓜等含糖少的蔬菜。

（3）维生素和微量元素的补给：维生素是人体进行新陈代谢中不可缺少的营养物质，其广泛存在于动植物食品、乳制品、新鲜蔬菜和水果中。糖尿病患者要注意饮食的多样化，摄取各种食物的营养成分，这样就可以有效避免维生素与微量元素的缺乏。研究发现糖尿病的产生与微量元素之间具有极为密切的关系。例如，钒酸盐有模拟胰岛素的作用，可以增加脂肪和肌肉中葡萄糖的转运；有机铬可增强组织对胰岛素的敏感性；镁可以改善 2 型糖尿病患者对胰岛素的反应。虽然微量元素对人体很重要，但也不要盲目摄取，以防造成更为严重的危害。

（4）三大营养物质的适当比例和摄入量

1）蛋白质：成人糖尿病患者蛋白质的需要量为每天每千克体重 1.0g 左右，占总热量的 10%～20%，对于生长发育阶段的儿童、妊娠、哺乳、营养不良及消耗性疾病者应适当放宽对蛋白质的限制，可以根据每天每千克体重 1.2～1.5g 来进行计算。有肝肾功能衰竭者必须减少蛋白质的摄入量，按每天每千克体重 0.6～0.7g 来计算。由于植物蛋白的生理价值要低于动物蛋白，因此在每天的饮食中应当适当控制植物蛋白，尤其在合并肾病时，更应该对植物蛋白的摄入进行严格的控制。

2）脂肪：控制脂肪可以防治糖尿病并发症的发生与发展，糖尿病患者脂肪的需要量为每天每千克体重 0.6～1.0g，占总热量的 20%～25%，其中饱和脂肪酸（动物性脂肪）不宜超过 1/3，以不饱和脂肪酸（动物性脂肪）为主。

3）糖类（又称碳水化合物）：糖尿病患者膳食的总热量中糖类应占 55%～65%。从当前的研究来看，有人认为适当提高糖类的摄入量不仅可以改善糖耐量，降低血脂，还可以提高周围组织对胰岛素的敏感性。谷类是人们日常生活中热能的主要来源。其他食物，如乳制品、豆制品、蔬菜、水果等食物中也含有一定量的糖类。小麦、燕麦片、荞麦面、海带、绿豆等还具有降低血糖的功能。

（5）饮食疗法的注意事项：在对患者实行饮食疗法的过程中，还要注意以下事项：

1）患者每天的进食量要结合患者平日的饮食量、心理特点、平日活动量等个体差异，不能只单纯应用理论来进行计算。

2）要充分尊重患者的个人饮食习惯、经济条件和市场条件，患者要尽量同家属一起进餐。

3）要注意患者进餐与血糖、尿糖变化的规律，如血糖和尿糖增高，饮食要适当减少，而当胰岛素用量较大时，两餐间或晚睡前应加餐，以防止低血糖反应的发生。

2. *运动疗法*　主要适用于 1 型糖尿病血糖控制良好且无酮症酸中毒的患者和 2 型糖尿病无并发症的肥胖者。运动疗法有助于降低血糖、改善心脏功能、增加肾血流量，最终改善肾功能及中枢神经的调节作用，促进机体内的新陈代谢；增加机体的抵抗力，降低感染的机会，预防或延缓糖尿病并发症的发生，从而减少或减轻糖尿病的致残率和致死率。

制订的运动计划应根据患者的工作、生活习惯、个体差异及实际病情。在通常情况下，都是采用将风险降至最低的运动方案，一般取运动试验最高心率的 70%～80% 作为靶心率。运动持续的时间可以根据个体的耐受能力来确定，一般每次进行 20～30 分钟为宜，频率为每天 1 次或是每周运动 3～4 次。糖尿病患者最适宜的是低至中等强度的有氧运动，即有较多肌群参加的持续性周期性运动，如步行、慢跑、登楼、游泳、划船、有氧体操及球类等活动，也可利用活动平板、功率自行车等器械来进行，运动方式可以根据患者的喜好来确定。

在实行运动疗法的过程中，应注意以下几个方面：

（1）运动训练的时间最好安排在餐后 1～2 小时进行，清晨空腹时不宜运动。

（2）最好与他人一起运动，这样在发生意外时就可以及时得到帮助。

（3）如果患者出现低血糖反应时应立即停止运动，并且口服含糖饮料或食品。

（4）使用胰岛素治疗的患者在药物作用高峰时应避免运动。

（5）胰岛素注射的部位以腹壁脐旁为宜，应尽量避开运动肌群，以免加快该部位胰岛素的吸收，从而引起低血糖反应。

（6）在运动的过程中如果出现胸痛、胸闷等情况，应立即停止运动，原地休息，舌下含服硝酸甘油。

3. 药物治疗 糖尿病患者的药物疗法分为口服降糖药和注射胰岛素两大类。口服降糖药分为磺脲类、双胍类、瑞格列奈、胰岛素增敏剂等；而胰岛素制剂根据起效的快慢和作用时间的长短又可以分为短（速）效、中效和长（慢）效胰岛素。在饮食治疗和运动治疗的基础上，还要根据病情的实际需要选择胰岛素制剂的剂量，同时还要对患者的血糖进行监测，以便及时调整胰岛素的剂量。胰岛素泵可以对正常胰岛素的分泌模式进行实际模拟，胰岛素采用"输注"的方式较为符合人体的生理状况，并且吸收会更有预测性，可以降低严重低血糖反应的危险性。

（三）康复教育

1. 积极开展糖尿病的三级预防

（1）一级预防——未病先防：糖尿病的一级预防是预防糖尿病的发生，包括在一般人群中宣传糖尿病的防治知识，如宣传糖尿病的定义、症状、体征、常见的并发症及危险因素，提倡健康行为，如合理饮食、适量运动、戒烟限酒、心理平衡；在重点人群中开展糖尿病筛查，一旦发现有糖耐量受损（IGT）或空腹血糖受损（IFG），应及早实行干预，以降低糖尿病的发病率。糖尿病的一级预防主要是在社区完成，在政府有关部门领导和支持下，需要社会各有关方面的帮助和支持，加强社会的组织和动员。

（2）二级预防——已病防变（防并发症）：糖尿病的二级预防，即对已诊断的糖尿病患者预防糖尿病并发症，主要是慢性并发症。防治糖尿病并发症的关键是尽早和尽可能地控制好患者的血糖、血压，纠正血脂紊乱和肥胖，戒烟等导致并发症的危险因素。对2型糖尿病患者定期进行糖尿病并发症及相关疾病的筛查，了解患者有无糖尿病并发症及有关的疾病或代谢紊乱，如高血压、血脂紊乱或心脑血管疾病等，以加强相关的治疗措施，全面达到治疗的目标。糖尿病的二级预防是在综合性医院糖尿病专科指导下，使糖尿病患者得到更好的管理、教育、护理保健与治疗。

（3）三级预防——已变防残：糖尿病的三级预防就是减少糖尿病的残废率和死亡率，改善糖尿病患者的生活质量。DCCT试验和UKPDS试验均已证实，严格地控制好血糖可以降低糖尿病患者的病死率和残废率。通过有效的治疗，慢性并发症的发展在早期是可能终止或逆转的。

糖尿病并发症的防治，需特别强调的是：

1）糖尿病并发症的发病机制方面有许多相似之处，因而，并发症的预防和治疗也有其基本的原则。这些基本原则：尽可能使血糖降至正常或接近正常；控制好血压、血脂；提倡健康的生活方式；选择科学的治疗方法，定期随访；建立相互信任的医患关系，患者要学习和应用糖尿病及其相关疾病的医疗、护理和保健知识，医生要充分调动患者及其家属的积极性，使之能够处理常见的糖尿病及其有关的问题。

2）三级预防需要多学科的共同努力、社区医疗单位的关心、督促与随访帮助，需要综合防治与专科医疗相结合，确保患者得到合理的有效治疗。

2. 运动训练 要鼓励患者进行适度的运动。可以先从短时间、小运动量开始，然后循序渐进。运动的具体方式有定量步行法、定距离或定时间的走与慢跑结合、练太极拳和气功等，同时还要告知患者在运动的过程中需要注意的事项。

3. 饮食指导 要对糖尿病患者及其家属进行饮食指导，掌握饮食原则和基本方法，如各类食品的营养价值、热量计算方法、三餐热量分配比例和如何编制食谱等。可以依据患者病情的实际发展状况来制订专门的食谱，以利于病情的缓解。

4. 用药指导 要向患者介绍口服降糖药和胰岛素的种类，胰岛素自我注射的方法，使用后可能出现的并发症和不良反应，以及应急处理等。

5. 自我监测指导 患者要对自身的病情进行自我观察和记录，记录的内容包括每天饮食、精神状态、体力活动、胰岛素注射及血糖、尿糖、尿酮的检查结果等。要指导患者掌握血糖及尿糖检测的具体要求和方法，向患者推荐简单、方便、准确的血糖检测仪，使其能进行自我监测。

6. 个人行为干预 患者要注意整体个人卫生，保持全身和局部清洁，勤换衣裤；要认识到负面的精神因素和不良生活习惯对病情的发展是极为不利的；向患者及其家属进行外出旅游的保健指导，并劝导患者禁烟。

7. 预防并发症 向患者及其家属介绍如何进行皮肤护理和足部护理，如何处理各种应急情况，嘱咐随身携带急救卡，遇到感冒、发热等情况不要停止注射胰岛素，必要时要适当增加剂量，防止酮症酸中毒。

第二节 烧伤的康复护理

一、疾病概况

（一）概念

烧伤是由各种理化热因子（沸水、热蒸汽、火焰、热油、电流、化学物质和放射性物质等）作用于人体皮肤、肌肉、黏膜等处，引起的人体组织的损伤。

这种损伤是一种由外而内的损伤，最初受损的是皮肤，严重者可累及皮下组织、肌肉、骨骼，甚至内脏。临床上，烧伤的严重程度取决于烧伤的面积、部位、深度。烧伤治疗的宗旨不仅在于促进创面愈合，挽救生命，而且要尽可能预防和减轻后遗畸形，恢复功能，改善外观。康复治疗与护理应自烧伤早期开始，重点防止瘢痕过长、挛缩及关节功能障碍，以促进肢体功能恢复。

（二）病因及流行病学

1. 病因 烧伤的主要病因来自于各种理化因子对皮肤的损伤。常见的理化因子包括沸水、热蒸汽、火焰、热油、电流、化学物质和放射性物质等。各个国家的烧伤均主要发生在家庭事故中。例如，中国的烧伤近80%是发生在家中。美国每年死于烧伤约4000

人，其中近 3500 人死于家庭火灾，500 人死于交通事故烧伤和电烧伤、化学烧伤等其他原因。

2. **病理** 烧伤后患者局部先出现血管收缩，数小时后血管开始扩张，微血管通透性增加，血浆进入创面，损伤细胞肿胀，血小板和白细胞凝集堵塞血管，皮肤出现血栓性缺血。严重者患者出现较明显的全身反应，如急性低血容量，体液外渗，烧伤性休克，过度通气，耗氧量增高，呼吸道水肿性阻塞，甚至肺部感染。一般烧伤后皮肤在 14～21 天内逐渐愈合，上皮分化后末梢神经再生，出现疼痛和痒感，瘢痕愈合过程要持续 6～24 个月（表 7-2-1）。

表 7-2-1　烧伤的病理分期

分期	时间	表现	伴随症状
增生期	创面愈合 1～3 个月	自行愈合的创面及植皮区边缘瘢痕开始增生，初期有淡红色转为鲜红色，表面粗糙，出现硬结，轻度瘙痒，继而瘢痕增生加重，颜色由鲜红变为深红或紫红，瘢痕坚硬，无弹性，痒感加剧，刺痛、触之疼痛更显著	灼热和紧缩感，关节活动部分受限或全部受限。如瘢痕痉挛，可出现关节脱位和畸形
成熟期	常需 6～24 个月，也可长达 3～4 年	瘢痕颜色由深红或紫红逐渐转为紫色或褐色。瘢痕表面毛细血管消失，厚度变薄、表面光滑，但仍较周围皮肤厚。疼痛最先消失，痒感持续至瘢痕完全成熟	紧缩、灼热感随着瘢痕的成熟而消失，但遇高温等刺激，皮肤仍有异样感觉

3. **流行病学** 中国烧伤的发病率约为 5%，其中死亡率平均约为 1%，按 13 亿人口计算，每年烧伤患者 650 万左右，死亡患者 6.5 万。根据相关调查统计，80% 的烧伤是在家庭中发生，其中一半以上发生在儿童。因为这个时期小儿天真好奇，活泼好动，但又缺乏生活知识，动作不协调，所以往往造成生活中烧伤。美国烧伤发病率约为 1.3‰，其中约 5 万人急诊住院，大约 4000 人死于烧伤，其死亡率约为 0.8%。由以上数据可见，我国的烧伤的预防工作亟待完善。

（三）诊断要点

据发病原因和临床表现，烧伤的诊断如下：

1. **温热性烧伤常分为三度** Ⅰ度烧伤只是皮肤表层损伤，局部血管扩张充血，有轻微的热、痛、肿。1 周左右可自行治愈。Ⅱ度烧伤是损伤达皮肤浅层或真皮深层，但有皮肤残留。血管透性增大，血浆外渗，出现痛性水肿，并向下沉积。Ⅲ度烧伤：损伤达皮肤全层，有时可达肌肉或骨。组织蛋白凝固，血管栓塞，形成焦痂。疼痛轻或无，伤面温度下降。烧伤后可发生休克、血尿、中毒、肺水肿等全身症状。具体分度见表7-2-2。

2. **其他损伤性烧伤** 酸性烧伤主要表现为蛋白凝固，形成厚痂，呈干性坏死状，伤面干燥，边缘分界清楚，肿胀较轻；碱性烧伤主要是对组织的破坏力及渗透力强，可皂化脂肪组织。磷性烧伤其局部损伤较重，磷经创面吸收后造成严重的肝、肾损害。

表 7-2-2　烧伤分度表

程度		损伤组织	烧伤部位特点	愈后情况
Ⅰ度		表皮	皮肤红肿，有热、痛感，无水疱，干燥，局部温度稍有增高	不留瘢痕
Ⅱ度	浅Ⅱ度	真皮浅层	剧痛，表皮有大而薄的水疱，疱底有组织充血和明显水肿；组织坏死仅限于皮肤的真皮层，局部温度明显增高	不留瘢痕
	深Ⅱ度	真皮深层	痛，损伤已达真皮深层，水疱较小，表皮和真皮层大部分凝固和坏死。将已分离的表皮揭去，可见基底微湿，色泽苍白上有红出血点，局部温度较低	可留下瘢痕
Ⅲ度		全层皮肤或者皮下组织、肌肉、骨骼	不痛，皮肤完全坏死，干燥如皮革样，不起水疱，蜡白或者焦黄，炭化，知觉丧失，脂肪层的大静脉全部坏死，局部温度低，发凉	需自体皮肤移植，有瘢痕或者畸形

二、康复护理评定

（一）烧伤面积评定

1. **大面积烧伤**　采用九分法：①头部：9%体表面积（前 3%＋后 3%＋头颈前 1.5%＋颈项 1.5%）。②一侧上肢：9%体表面积。③一侧下肢：13%体表面积。④前躯干：13%体表面积。⑤后躯干：18%体表面积。⑥会阴：1%体表面积。

（1）轻度：＜15%烧伤的体表面积（BSA）；儿童＜10%BSA，发生在皮肤表皮层，但不包括眼、耳、颜面或会阴部。

（2）中度：15%～25%BSA；儿童 10%～20%BSA，发生在皮肤表皮、真皮层，但不包括眼、耳、颜面或会阴部。

（3）重度：＞25%BSA；儿童 20%BSA，发生在皮肤全层，涉及所有颜面、眼、耳、足及会阴部；所有电击伤；所有上呼吸道损伤；所有继发于老年或疾病的高危状态。

（4）特重度烧伤：＞50%BSA；儿童＞50%，明显Ⅲ度烧伤。严重者危及生命（表 7-2-3、表 7-2-4）。

表 7-2-3　成人烧伤严重程度评定

严重程度	烧伤面积	Ⅲ度烧伤面积
轻度烧伤	＜15%	无
中度烧伤	10%～20%	＜10%
重度烧伤	25%～49%	10%～19%
特重度烧伤	＞50%	＞20%

表 7-2-4　儿童烧伤严重程度评定

严重程度	烧伤面积	Ⅲ度烧伤面积
轻度烧伤	＜10%	无
中度烧伤	10%～29%	＜5%
重度烧伤	30%～49%	5%～14%
特重度烧伤	＞50%	＞15%

2. **小面积损伤**　采用手掌法：以患者自己的手为准，五指并拢，其一侧手掌面积为 1%。

(二)主要功能障碍

烧伤的护理评定除了对烧伤的面积、深度、严重程度及分期进行评定外，还应评定皮损部位的疼痛、肿胀、色素沉着，瘢痕形成致残、致畸等。主要评定患者的关节活动度、肌力、感觉、步态、ADL 能力、心理、职业能力等方面。符合康复护理的一般评定，本节不做特殊介绍。此外，烧伤常见的后遗症之一是肥厚性瘢痕，它既影响美观，又影响关节活动和发汗散热等功能，造成严重的心理障碍，因此评定时除应考虑肥厚性瘢痕的大小和部位外，还应考虑其厚度、弹性和成熟程度。

三、常见护理问题

1. **皮肤完整性受损** 与烧伤失去皮肤屏障功能，机体免疫力低下及炎症介质释放有关。
2. **体液不足** 与大量体液渗出、血容量减少，机体处于高分解代谢状态、摄入量不足有关。
3. **躯体移动障碍** 与肢体烧伤、功能改变，创伤和细菌感染有关。
4. **自我形象紊乱** 与创面烧伤、痛觉敏感及局部炎症反应，精神刺激，特殊部位烧伤，或畸形、功能障碍有关。

四、康复护理

(一)康复护理原则与目标

1. **原则** 防治结合，以防为主。以预防和治疗关节僵直与肌肉萎缩为目的，在保持功能位和对抗挛缩位的同时，教会患者主动活动的方法，取得患者的配合，锻炼度由小至大。
2. **目标** 尽可能恢复患者的原有功能，降低瘢痕的产生。注重外形修复和功能重建。注重呼吸循环功能再训练，防止并发症的发生。消除社会心理障碍，尽可能使患者重新回归家庭和社会。

(二)康复护理措施

1. **体位治疗护理** 通常患者应睡气垫床或水床。因屈曲体位可进一步加重瘢痕的痉挛，因此早期要防止屈曲体位。注意各部位姿势的摆放。躯干：处于伸直位。颈：应用毛巾圈或过伸垫，使颈置于过伸位或伸展位。肩：用吊带或支架使肩处于外展 90°和外旋。肘：处于伸展位。手：应腕背伸 20°～30°，掌指关节屈曲 90°，指间的关节均处于伸直位。髋：应处于伸展位。膝：应处于全伸位。踝：背屈位。

2. **正确的功能位置和夹板的使用** 夹板的使用有助于维持功能和预防挛缩，因此灼伤的部位在关节处时，首先应考虑维持正确功能位置和夹板的使用。使用夹板时必须经常评估其是否合适，在刚开始使用夹板的 24 小时内，应每 2～4 小时除去夹板 1 次，观察使用夹板的部位有无压迫、水肿和感觉变差等征象，而后每 8 小时检查 1 次。此外，在植皮、手术和水肿消失后，也须经常详细观察。

3. **运动锻炼的护理** 运动应于早期开始，以维持关节运动范围和肌肉力量。患者若无法自主运动，则物理治疗师和护理人员可予以适当的被动运动。运动时，患者因伤口疼痛常无法完成，此时应先行放松肌肉、减低疼痛或给予止痛剂、镇静剂，帮助患者完成运动。运动应少量多次进行，每天至少 3～4 次。运动锻炼在植皮后通常停止主动运动，以便让植皮能顺利长成，所以常给予适当的被动关节活动、肌力和协调能力练习。

4. **正确合理使用弹性衣**　穿弹性衣是在植皮完成以后，皮肤肿胀消失时即可量制。在未穿弹性衣之前，可暂时以弹性绷带来加压。原则上，瘢痕组织增生期间且未成熟时期，应尽量穿弹性衣，每天脱下的时间不宜过久，最好不要超过半小时。使用弹性衣的期间，从皮肤愈合或植皮后开始 6～12 个月，甚至长达 2 年不等，但必须 24 小时穿戴。如果每天卸下时间在 3 小时左右，其效果则减半，而穿戴期就得加倍延长。有可能在穿戴弹性衣的期间，灼伤部位会有小水疱出现，但不必太过恐惧而放弃不穿它。弹性衣的弹性会因日久使用而弹性减退，通常 2～3 个月就须评估其弹性，修改或更新之，一旦挛缩形成，除了使用夹板、石膏等来处理外，严重者也可考虑以手术来处理。

5. **常用物理治疗的护理**　烧伤后立即用冷水对创面淋洗、浸泡、冷敷，以减轻疼痛，防止热力继续损伤及减少渗出。温度以 5～10℃为宜。持续时间以疼痛消失或明显减轻为准，30～60 分钟。清创宜在水疗室中进行，水温为 38～39℃。应尽量避免使用盆浴。炎症急性期适于用光疗或超短波治疗，每次治疗 10 分钟。

超声波治疗应在创面愈合后即开始，具有软化瘢痕的作用。音频电疗有止痛、止痒、软化瘢痕的作用，剂量为耐受量，每次 20～25 分钟。

6. **心理护理**　烧伤阶段不同，患者心理状态和表现亦不同，应区别对待。早期患者常有恐惧、悔恨、埋怨的心理，表现为烦躁不安，精神恍惚，对疼痛不能忍受等。护士应对患者进行耐心地疏导。给患者介绍治愈的典型病例，树立患者的治疗信心。创面愈合阶段，患者常因瘢痕疼挛、关节畸形、头面部烧伤毁容，而出现严重心理负担，甚至轻生。此时，医务人员要态度和蔼，避免刺激性语言，开导患者正确对待伤病残。同时做好患者家属的思想工作，特别是患者的对象或配偶，使患者感到温暖，解除后顾之忧。

（三）康复教育

（1）指导烧伤患者行职业康复训练时要遵守安全制度，养成安全操作的习惯，随着适应和耐受能力的增加，使患者能够顺利地恢复工作。

（2）指导患者和家属掌握弹力绷带的缠扎、弹性衣的使用及注意事项等，防止感染和其他并发症。指导患者和家属加强关节活动和力量的训练，要循序渐进，持之以恒，使关节活动恢复或接近正常范围，提高日常生活能力。

（3）对毁容患者要特别注意心理指导，做好家属和单位的思想工作，使患者感受到周围的温暖，建立起新的人格、意识、抱负，早日回归社会。

（4）患者恢复工作时，若需增加工作量，有可能出现疼痛的症状，应指导患者学会防止疼痛的技术和工作中的松弛技巧；应建立随访制度，告知其可能发生的困难并及时就医。

（5）要根据不同年龄、生活习惯和条件，加强健康宣传教育，普及烧伤预防知识，制订必要的预防措施。通过宣传教育提高工作人员的防火意识和事故中自救和互救能力。

（张红石）

第八章 社区康复护理

第一节 概述

一、社区及社区康复

社区康复自 20 世纪 70 年代末期开始倡导，是相对传统康复途径的一种新的康复服务理念，对世界各国，包括发展中国家均适合。我国自 80 年代末期开始进行社区康复试点，至今已二十余年，人们对社区这一从西方翻译过来的专业词汇理解也不断实际化。当前，我国正在大力加强社区建设，医疗卫生及社会服务等各项工作都正在向社区延伸，对社区康复纳入社区建设规划，融入社区卫生服务、社区服务等各项业务范畴推动社区康复工作健康发展十分必要。

（一）社区

1. **概念** 社区是指具有多种联系的和共同文化维系力的人类生活群体及其活动区域，是人类生活的基本场所，是社会空间与地理空间的结合。

2. **分类** 纵观社区发展过程，社区由原始社会的氏族公社，经农村公社、古代城市发展到当代大城市，社会学家依照不同对社区进行了分类研究。分类方法：①按功能分类；②按发展水平分类；③按人口分类；④按经济结构分类；⑤按空间分类；⑥其他分类。

3. **社区的构成要素与功能** 一般来说社区的构成有 4 个要素：即社区的区位、人口、文化和社区活动，社区有五种重要功能：

（1）满足生活需求功能：社区有一套生产、分配及销售的体系，提供给社区内成员日常生活的必需品。

（2）社会化功能：社区有一套社会化的体系，将社区内重要的价值观及行为模式，由上一代传到下一代。社区内学校及其他社会机构都有其社会化的功能。

（3）社会控制功能：社区有一套社会控制体系，用以鼓励人们遵守社会规范，以维护社会秩序，同时也用以惩罚违反社会规范的人。

（4）社会参与功能：社区有一套社会参与的体系，促进社区内人们相互往来与互动，并提高社区的价值整合。

（5）社会互助功能：社区有一套互助体系，使社区内一群人互相帮助、互相支援。

（二）社区康复

1. **概念**　随着社区康复在全球的不断深入开展，其定义也在不断地更新完善，各国结合实际情况对社区康复的定义及内涵都有着不同的理解。WHO 等国际组织，曾多次对社区康复定义进行修订，以适应残疾人的康复需求和全球社区康复发展现状。根据国际上对社区康复所下定义，结合我国国情和社区康复实践，目前我国对社区康复（community base rehabilitation，CBR）所下定义为：社区康复是指病、伤、残者经过临床治疗阶段后，为减少他们的身心功能障碍，由社区提供有效、可行、经济的全面康复服务，使病、伤、残者能重返社会。

2. **发生及发展**　我国社区康复的发展从 1986 年到 1990 年为起步阶段，1986 年 WHO 在中国香港和菲律宾举办培训班，我国共 10 余人参加。该年年底卫生部在山东、吉林、广东、内蒙古开展 CBR 试点。民政、残联均开展试点工作。1991 年开始试点阶段，根据中国康复医学事业八五发展规划要点及中国残疾人事业八五计划纲要，全国 62 个乡县进行了试点。

随着时代的发展，全球进入老龄化社会，慢性疾病损伤、交通工具的发达导致安全事故频发，如地震、飓风及暴力造成罹患残疾的人数不断上升。因此，残疾人的社区康复将成为今后康复工作的重要内容。随着大病去医院、小病在社区、康复回社区医疗新格局的建立，以社区为基础，家庭为依托，初步形成了医院-社区卫生服务中心-社区卫生服务站-家庭的四级康复模式，以专科医院、综合医院康复医学科为技术依托，执行双向转诊，利用康复现有设备、人员为残疾人提供实用、易行的康复服务。使生活在社区内的残疾人享受到不出社区，不出家门的社区综合康复服务。

3. **基本原则**　社区康复服务在国际上已开展 20 余年，呈现出多种模式发展趋势。不论采取何种模式，都应遵循社区康复服务的基本原则，其最终目标应是使所有的康复对象享受康复服务，使残疾人与健全人机会均等，充分参与社会生活。

（1）社会化工作原则：主要体现在以下五个方面。

1）成立由政府领导负责，卫生、民政、教育等多个部门参加的社区康复服务协调组织，制订政策，定制规划，采取措施，统筹安排，督导检查，使社区康复服务计划顺利、健康实施。

2）相关职能部门将社区康复服务的有关内容纳入本部门的行业职能和业务领域之中，共同承担社区康复服务计划的落实。

3）挖掘和利用康复资源，在设施、设备、网络、人力、财力等方面，打破部门界限和行业界限，实现资源共享，为康复对象提供全方位的服务。

4）广泛动员社会力量，充分利用传播媒介，宣传和动员社会团体、中介组织、慈善机构、民间组织、志愿者，积极参与社区康复服务，在资金、技术、科研、服务等各方面提供支持。

5）创造良好的社会氛围，发扬助人为乐、无私奉献的精神，为残疾人和其他康复对象提供热忱的服务。

（2）以社区为本：主要体现在以下几个方面。

1）以社区残疾人康复需求为导向提供服务：每个社区的康复对象构成不同，需求也不相同。有些地区老年人的比例逐年增高，有些地区流行病造成的慢性患者增多，每个社区的残疾人构成情况均存在着差异。因此，只有根据社区内康复对象的具体需求制定的社区康复服务计划，才是切实可行的。

2）社区政府应当把社区康复服务纳入当地经济与社会发展计划和两个文明建设之中由政府统筹规划，加强有关部门间的协调按照职责分工承担相关的社区康复服务工作，使社区康复服务成为在社区政府领导下，社区有关职能部门各司其职的政府行为。

3）充分利用社区内部资源，实现资源利用一体化：社区康复服务是一个社会化的系统工程，需要社区多种资源的合理布局，充分使用。打破部门、行业界限，实现社区资源共享，这是使社区康复持久发展的主要物质基础。国内外实践证明，大多数依赖于国外或社区外支持开展的社区康复服务项目，都因为未充分利用社区内部的资源，而当项目结束、撤出后，社区康复服务也逐渐萎缩，甚至停滞。因此，只有充分利用社区内部的资源，才能使社区康复服务持续发展下去。

4）社区残疾人及其亲友要主动参与、积极配合：残疾人要树立自我康复意识，发挥主观能动性进行自我康复训练。残疾人亲友要及时反映家中残疾人的康复需求，帮助实施康复训练计划。另外，残疾人及其亲友也可以参加社区助残志愿者和康复员队伍，为社区中的其他残疾人和康复对象提供力所能及的相关服务。

5）根据本社区病伤残的发生及康复问题，有针对性地开展健康教育：我国是一个人口众多、地域辽阔、社会经济发展不平衡、文化习俗各异的多民族国家，每个社区具有不同的疾病、损伤、残疾情况和康复需求，根据社区中常见的、严重的致病、致残因素，有针对性地开展诊断、治疗、预防、保健、康复等一系列健康教育，普及相关知识，使社区大众防病、防残、康复的意识不断增强，社区人群的健康素质不断提高。

（3）低成本、广覆盖：我国尚处于社会主义初级阶段，不能盲目追求康复机构在规模和数量上的发展，而是要加强康复资源的有效利用，提高康复服务质量，走低水平、广覆盖、低投入、高效益的道路。据国外统计，机构式康复人均费用约为100美元，仅覆盖了20%的康复对象，而社区康复服务人均费用仅9美元，却覆盖了80%的康复对象。据国内统计，以脑瘫儿童康复为例，由于床位有限，加之大多数脑瘫儿童受经济、交通、陪护等条件的限制，很少能到机构进行康复训练。少数能到康复机构进行训练的，3个月为一个疗程，费用近万元。社区康复服务可以就地就近，甚至于在家庭中开展训练，不受疗程的限制，可以长期进行，且经济投入仅数百元就可以满足训练的设备要求。

（4）因地制宜：社区康复服务既适合于发达国家，也适合于发展中国家，其目的是使大多数的康复对象享有全方位的康复服务。由于发达国家和发展中国家在经济发展水平、文化习俗、康复技术及资源、康复对象的康复需求等方面有很大的差异，即使是在欠发达国家和地区也有很大的不同。因此，只有根据实际情况，因地制宜地采取适合本地区的社区康复服务模式，才能解决当地的康复问题。

1）发达地区社区康复服务的特点：在经济发达地区的社区康复服务可以兼顾到经济效益和社会保障政策，为康复对象提供的各项康复服务可以是有偿的；在设施设备方面，多具有专门的训练场所，设置有现代化的康复评定、康复治疗和康复训练等设备；在训练地点方面，以专业人员、全科医生、护士在康复机构中直接为康复对象提供服务为主，以家庭指导康复训练为辅；采取的是综合康复技术，如运动疗法、作业疗法、物理疗法、语言疗法、现代康复工程等。

2）欠发达地区社区康复服务的特点：在经济欠发达地区是以"低成本、广覆盖"为主。即以成本核算、收支相抵的低偿或无偿方式提供服务，在设施方面，利用现有场所或采取一室多用的方式提供康复服务；在设备方面，以自制的简便训练器具为主；在训练地点上，采取以家庭训练为重点，在康复人员的指导下，以康复对象进行自我训练为主；主要应用的是当地传统的或简单的康复技术。

（5）技术实用：要想使大多数康复对象享有康复服务，必须使大多数康复人员、康复对象本人及其亲友掌握康复技术，这就要求康复技术必须易懂、易会，因此康复技术应注意在以下几个方面进行转化：现代复杂康复技术向简单、实用化方向转化；机构康复技术向基层社区、家庭方向转化；城市康复技术向广大农村方向转化；外来的康复技术向适用于本地的传统康复技术转化。

（6）康复对象主动参与：社区康复服务与传统的机构式康复服务的区别之一，是康复对象角色的改变，使其由被动参与、接受服务的角色，成为主动积极参与的一方，参与康复计划的制订、目标的确定、训练的开展及回归社会等全部康复活动。康复对象的主动参与主要体现在以下几个方面：康复对象要树立自我康复意识；康复对象要积极配合康复训练；康复对象要参与社区康复服务工作；康复对象要努力学习文化知识，掌握劳动技能自食其力，贡献社会。

4. 社区康复的特点与服务模式

（1）社区康复的特点：采取社区适宜的康复技术；社区康复采取的康复技术是成熟的有效的技术。操作简单易懂，大多不需要特别的设备。强调康复对象及家属的互动；在社区康复中，康复对象及家属需要主动参与，主动参与功能性活动及 ADL 的训练。发挥政府在社区康复管理中的作用，社区康复发展的根本动力在于社区自身，社区应自始至终全面介入到社区康复管理中，开展社区教育，营造社区康复的良好氛围。动员社区各部门参与，形成一个有机整体，有分工又有合作，获得社区康复工作的总体效益。

（2）社区康复服务模式：即基层康复站服务-上门服务-家庭康复服务模式。

二、社区康复护理

康复护理是以提高病、伤、残者生存质量，并最终回归社会为目标，紧密配合康复医师和康复治疗专业人员，针对病、伤、残者的功能障碍，护理人员在进行基础护理、心理护理的同时进行的功能康复护理。

（一）社区康复护理的概念

社区康复护理是指将整体护理和社区康复相结合，两者融为一体，根据总的社区康复计划，围绕全面康复（躯体的、精神的、社会的和职业的）目标，在社区的层次上实施康复训练及家庭护理，使社区广大残疾人和社会群体都能够享受到有效、经济、方便、综合、连续的护理服务。

（二）社区康复护理的基本原则

（1）安全为主的原则。

（2）全面整体护理的原则。

（3）患者主动参与的原则。

（4）早期预防、早期介入原则。

（5）注重实用和功能重建原则。

（6）持续性原则。

（三）社区康复护理的特点与护理服务模式

社区康复护理就是利用社区的人力、物力及技术资源；以社区和家庭为场所，向社区内的病伤残者提供康复护理服务。

1. 社区康复护理的特点　社区康复护理工作面向社会，主要是依靠社区的人力、物力、财力开展工作；康复护理对象主要是功能障碍者、伤残人员、老年人、慢性病者。提供全面的康复护理，利用康复护理技术，对康复对象进行躯体、精神、教育、职业、社会生活等方面的康复护理。社区康复护理注重功能训练，即日常生活活动训练，包括言语、认知、吞咽动作、床上运动、室内移动、步态、轮椅使用、排便、入浴等。以自我护理方法为主，提高和改善残疾者的功能水平。可建立良好的支持系统，取得家庭、康复机构、社区卫生部门、民政部门及残疾人联合会的支持。社区康复护理具有康复对象积极主动参与、康复费用少、社会收益大、康复技术通俗易懂等特点。

2. 护理服务模式　社区服务保障模式、社区卫生服务模式、家庭病床模式、社会化综合康复服务模式及社区医养结合模式。

（四）社区医养结合

国家老年人"医养"问题日益突出，2010 年 60 岁以上老人 1.74 亿人，部分失能和完全失能约 3300 万，约占 19%。到 2015 年部分失能和完全失能老年人高达 4000 万人，多数为慢性病，病程长、并发症多、治疗难度高。由于计划生育政策影响，生活节奏加快，年轻人工作压力增大，对家庭和老人的照顾力所难及，保姆没有专业护理知识，养老机构难以满足老年人的就医需求。医疗机构也无法提供长期的住院服务和良好的生活照料。来往护送难以保证"医养"无缝对接，加上医疗机构投入大，成本高，出于效益考虑，尽量提高床位周转率；条件有限，难以提供必要的生活照料。2013 年《国务院关于加快发展养老服务业的若干意见》提出：积极推进医疗卫生与养老服务相结合，探索医疗与养老合作的新模式。鼓励已经运营的养老机构申办医疗服务。对靠近医院或社区卫生服务中心的养老福利机构，可以通过签订协议，由医院或社区卫生服务机构提供方便老人的诊疗服务，方便老人就近就医。对规模较大，收养老人较多，诊疗需求高，所在地区卫生资源丰富的养老机构，在获得卫生部门同意后，可通过当地医院或社区卫生服务中心，采取合作方式引进医疗服务机构，满足养老机构老人的诊疗需求。引进的医疗机构老年护理床位符合养老资助条件的，可申报床位资助和运营补贴。2013 年 9 月，南京秦淮区民政与卫生部门联合出台《秦淮区"健康养老惠民"行动实施方案》（宁秦卫政[2013]18

号]），全区 12 家社区卫生服务中心分别与养老机构签订"医养融合"服务协议，实现养老与医疗资源一一对接，为全区 38 家养老机构的入住老人提供健康档案管理、定期体检、疾病诊治、健康服务热线、慢性病规范管理与控制、康复训练指导、健康宣教等七项卫生保健服务。

（五）社区护士的职责、角色及要求

1. **社区护士的职责**　①预防疾病的发生；②进行社区残疾者的普查；③康复训练；④康复教育；⑤职业教育；⑥社会教育；⑦独立生活指导。

2. **社区护士的角色**　①照顾者；②指导者；③咨询者；④协调者；⑤管理者；⑥研究者。

3. **社区护士的要求**　①具备全面的护理知识和熟练的护理技术；②了解相关的知识和技术；③具有现代康复的思想和理念；④具备较强的人际沟通能力；⑤具备较强的敬业精神。

三、社区康复护理管理

社区康复护理管理是社区康复工作的主体，是落实人人享有基本医疗、卫生保健与健康这一总体目标的基础环节之一。社区康复护理质量影响着社区康复的质量，影响社区卫生服务质量。社区康复不单单只针对患者，对目前很多处于亚健康状态的人群，可进行预防保健教育及相关心理咨询。主要任务：预防慢性病，促进伤残者康复，纠正不良行为；预防并发症和伤残的发生；最大限度地发挥伤残者的自理、自立能力，以及进一步加强伤残者生活应对和适应能力。

四、常用社区康复护理评定

康复护理评定是康复评定的重要组成部分，也是社区康复护理工作的重要内容之一。康复护理评定是收集康复护理对象的功能形态、能力和社会环境等资料，并与正常标准进行比较和分析，确定康复护理问题，为制订康复护理措施提供参考依据。社区康复护理从康复护理评定开始，又以康复护理评定结束，所以康复护理评定贯穿于社区康复护理过程的始终。明确患者功能障碍的原因、部位、性质、程度及变化趋势所采用方法称康复评定。社区康复护理的评定分期：初期评定、中期评定、末期评定和随访。

（一）运动功能评定及量表

1. **肌力评定**　肌肉收缩时所能产生的最大力量称为肌力。MMT 肌力评级标准将肌力分为 6 级，目前多应用 Lovett 法。

2. **肌张力评定**　在静息状态下的一种不随意的、持续的、细小的收缩，是被动活动肢体或按压肌肉时所感觉到的助力。常用有改良的 Ashworth 评定量表。

3. **关节活动度评定**　关节活动度或关节活动范围（ROM）是指一个关节运动时所通过的运动弧，是衡量关节运动量的尺度，常以度数表示。

4. **平衡功能评定的目的**　是了解被评定对象有无平衡功能障碍。人的平衡可分为：

①静态平衡；②动态平衡；③反应性平衡。目前临床上常用的平衡量表主要有 Berg 平衡量表。

5. **协调功能评定**　常用的评定方法有指鼻试验；指指试验；交替指鼻和指指；对指；团抓等。

6. **心功能评定**　纽约心脏病协会的心功能分级评定；6 分钟步行试验（常用于心功能评定）；心电图和运动负荷试验。

7. **肺功能评定（呼吸功能评定）**　呼吸功能徒手评定（0～5 级）；肺功能评定（包括肺容量和肺通气功能评定）。

8. **步态分析**　步行周期、异常步态等。

（二）ADL 的评定

日常生活活动能力（ADL）的评定分为基础性日常生活活动和工具性日常生活活动，前者主要用 Barthel 指数评定；后者主要采用功能活动问卷（FAQ）评定。生存质量是个体生存的水平和体验，反映了病、伤、残患者在不同程度的伤残情况下，维持自身躯体、精神及社会活动能够处于一种良好状态的能力和素质。其评定方法：访谈法、自我报告、观察法和标准化量表法。

（三）言语认知和吞咽功能评定

1. **失语症**　是由于脑部损伤使原来已经获得语言能力受损或丧失的一种语言障碍综合征。

2. **构音障碍评定**　表现为发音不准、吐字不清、语调、语速和节奏异常。

3. **认知功能评定**　意识状态初步判断；Glasgow 昏迷量表；简明精神状态检查量表和认知功能筛查量表。

4. **吞咽功能评定**　吞咽反射、口腔反射活动、吞咽评定、饮水试验。

（四）心理评定

心理评定常用有焦虑自评量表（SAS）和抑郁状态问卷（DSI）。

（五）营养和压疮的评定

1. **营养素摄入评定**　营养素是指能被活的有机体消耗以维持生命的化学物质。当一种或多种营养素的摄入不能满足机体代谢需要称营养不良，摄入过多时称营养过剩。某些营养素摄入过多而另外一些营养素摄入过少时称营养不平衡。主要采用膳食日记和回忆；食物可得性评定及 BMI[BMI=体重（kg）÷身高（m²）]，BMI 大于 30 为肥胖，BMI 小于 18 为消瘦或标准体重[标准体重=身长（cm）–（100 或 105 或 110）]。

2. **压疮评定**　用 Braden 评分法，小于 16 为参考值；也可用压疮等级评定。

五、常用社区康复疗法

（一）物理疗法

物理疗法是应用自然界及人工制造的各种物理因素（如力、电、光、声、磁、热及冷等）预防和治疗伤病的一种治疗方法（physical therapy，PT），其中以徒手及应用器械进行运动训练来治疗伤、病、残者，恢复或改善功能障碍的方法（主要利用物理学中力学因素）称为运动疗法（kinesion therapy，therapeutic exercise 或 movement therapy），是物理疗法的主要部分。

1. 运动疗法 是根据疾病特点和患者的功能情况，选用合适的功能活动和运动方法对患者进行训练，以防治疾病、促进身心功能恢复的一种治疗方法，包括肌力训练、关节活动度的训练、平衡训练、协调训练、呼吸训练、矫正训练、有氧训练。

（1）肌力训练的常用方法：助力运动、主动运动和抗阻运动。进行肌力训练时的注意事项遵循超量恢复的规律，宜每天进行；间隔时间过长，易导致无效果或效果不明显。应注意心血管反应，心血管疾病患者，禁忌在做等长抗阻练习时过分用力或憋气。掌握好训练量阻力的施加和调整对肌力练习的效果有影响：通常情况下，负荷应加在受训肌远端附着部位，方向总是与关节运动或可能运动方向相反，且应具有平稳性，非跳动性。

（2）关节活动度的训练：其基本原则是牵伸和松解挛缩与粘连的纤维组织，分为主动运动、助力运动和被动运动。主动运动常用方法有各种体操、器械练习、下垂摆动练习、悬挂练习等。助力运动有器械练习和悬吊练习。被动运动包括关节松动术和关节牵引术。

（3）平衡训练：静态平衡、自动动态平衡和他动动态平衡。平衡练习的基本原则是从最稳定的体位逐步进展为最不稳定的体位，从静态平衡至动态平衡。

（4）协调训练：从简到繁，由单个肢体到多个肢体的联合协调，从对称性协调到不对称性协调训练，从慢速协调到快速协调，从睁眼练习到闭眼练习；强调动作正确，以免形成错误的动作模式，并要反复练习，达到动作的自动化；练习时切忌过分用力，以免兴奋扩散而加重不协调。

（5）呼吸训练：呼吸运动是指通过各种控制性技术来纠正患者的异常呼吸模式，降低呼吸做功，提高肺泡通气量，从而改善呼吸功能的治疗方法。常用的呼吸运动：腹式呼吸、缩唇呼吸和深呼吸。腹式呼吸的注意事项：吸气时避免背部过伸；避免单纯活动腹部；放松上胸部；避免过度换气；鼓励患者常用膈肌做呼吸；指导患者在任何呼吸困难时，应用膈肌呼吸进行自我调整；严重慢性阻塞性肺气肿患者，膈肌呼吸方式应慎用。缩唇呼吸的注意事项：吸气与呼气比为 1：2；避免用力呼气，使胸腔内压增高，从而导致气道过早闭合。

（6）矫正训练：多用于侧弯小于 20°、早期比较柔软的患者，重点锻炼凸侧肌肉，可在矫形器协助下进行。但侧弯大于 20° 以上者，一般宜采用矫形器或手术治疗。

（7）有氧训练：训练运动之前进行的活动，逐渐增加运动强度以提高肌肉、肌腱和心肺组织对即将进行的较大强度运动的适应和准备，防止因突然的运动应激导致肌肉损伤和心血管意外。强度一般为训练运动的 1/2 左右，时间为 5～10 分钟，方式包括医疗体操、关节活动、肌肉牵张、呼吸练习或小强度的有氧训练。

2. 电疗法 利用电能作用于人体，以防治疾病的方法。主要包括调制中频电疗法和超短波疗法。调制中频电疗法主要治疗作用：止痛作用；促进炎症消散作用；有助于预防和减轻肌萎缩和骨质疏松；调节自主神经功能；提高平滑肌张力。调制中频电疗法禁忌证：

恶性肿瘤、急性炎症、出血倾向、局部金属异物、植有心脏起搏器、心区、孕妇下腹腰骶部、对电流不能耐受者。

3. **光疗法** 是应用人工光源或日光辐射能量防治疾病的方法。根据波长不同，可分为红外线疗法（最常用）、红光疗法蓝紫光疗法、紫外线疗法和低强度激光疗法。

4. **磁疗法** 分为静磁场疗法、动磁场疗法、磁热振疗法。

5. **超声疗法**

（1）直接接触法：患者取舒适体位，充分暴露治疗部位，治疗部位涂以耦合剂，将声头置于治疗部位。超声强度不得大于 $0.5W/cm^2$；时间 3～5 分钟。

（2）水下法：将患者手足等凹凸不平的部位（如手指、足趾、腕、踝关节）与声头同时放入 37～38℃的去气水中，声头对准治疗部位，距离皮肤 1～5cm；调节治疗时间和输出剂。

6. **冷热疗法** 分为石蜡疗法和冷疗。

（1）石蜡疗法：一般用 55～60℃的石蜡，有蜡饼法、浸蜡法和刷蜡法。

（2）冷疗法注意：保护非冷疗区皮肤，防治冻伤；严格掌握冷疗的时间和温度，皮肤出现瘙痒、潮红、荨麻疹等对冷过敏现象时应立即终止治疗；创伤早期应用冷疗，24 小时后可改为热疗。

7. **压力治疗**

（1）压力衣：在早期肉芽创面期和深度烧伤创面愈合后尚未形成瘢痕之前开始治疗；在不影响肢体远端血运及患者能耐受的情况下，越紧越好，压力一般以 10～25mmHg（1.33～3.33kPa）为宜；主张每天 24 小时连续加压，在更换垫物及清洗皮肤等，一次时间不超过 30 分钟，压迫治疗时间不得少于 3 个月，一般应达半年以上。

（2）体外反搏治疗：患者仰卧于反搏床上，接心电电极；反搏比率开关置于 1∶1 挡；如患者心率过快，可置于 1∶2 挡；开启充排气开关及气泵开关，治疗时充气压应维持在 263～303mmHg（35.1～40.4kPa）。气囊序贯时限为 40～50ms；观察脉搏曲线，反搏气压应保持相对恒定。

8. **肌电生物反馈疗法**

（1）适应证：偏头痛、紧张性头痛、高血压、失眠、神经症、焦虑症、脑卒中偏瘫、肺气肿等。

（2）禁忌证：意识认知障碍者。

9. **牵引疗法** 颈椎牵引和腰椎牵引。

10. **手法治疗** 按摩推拿。

11. **神经肌肉促进疗法**

（1）Brunnstrom 技术：最基本的治疗方法是早期充分利用一切方法引出肢体的运动反应，并运用各种运动模式，共同运动、联合反应，再从异常模式中引导、分离出正常的运动成分，最终脱离异常运动模式，逐渐向正常、功能性模式过渡。

（2）Rood 技术：分触觉刺激、温度刺激、牵拉肌肉、挤压、特殊感觉刺激和吞咽发音障碍刺激。

（3）Bobath 技术：控制关键点是指人体的某些特定部位，这些部位对身体其他部位或肢体的肌张力具有重要影响。治疗中治疗者通过在关键点上的手法操作来抑制异常姿势反射和肌张力，引出或促进正常的肌张力、姿势反射和平衡反应。

（4）PNF 技术：治疗人员以手掌（蚓状肌）直接接触肌肉、肌腱和关节处，并根据需要予以运动方向相反的不同压力，以对感受器给予刺激。

（5）运动再学习技术：运动再学习是把中枢神经系统损伤后恢复运动功能的训练视为一种再学习的治疗方法。

（二）作业疗法

1. **作业治疗**　是一门指导患者参与选择性作业活动的治疗技术，目的是消除病态、保持健康，增强患者参与社会、适应环境创造生活的能力。作业疗法主要适用于日常生活活动功能障碍、上肢精细功能障碍和认知功能障碍的患者。作业治疗的原则是循序渐进从轻到重、从简到繁，而且根据患者的不同情况，对作业活动及时进行调整，以适应患者需要。

2. **作业治疗技术**　按作业的功能分为日常生活活动能力训练：穿脱衣、吃饭、移动、个人卫生等；工作和职业技能训练：木工、粘土工训练；手工艺疗法：编绳、绘画、剪纸、智力拼图等。

3. **自助具**　是利用患者残存功能，在不需要借助外界能源的情况下，靠患者自身力量就可以独立完成日常生活活动而设计的一类器械。

（三）语言治疗

1. **失语症的治疗原则**　要有针对性；综合训练，注重口语；因人施治，循序渐进；配合心理治疗，方式灵活多样；创造适宜的语言环境，重视家庭训练；对有多种语言障碍的患者，要区别轻重缓急，分别进行处理。

2. **失语症的治疗方法**　基本训练包括呼吸训练、唇舌控制训练、面部表情肌训练；循序教学法；刺激促进法。

3. **构音障碍的治疗方法**　放松训练、呼吸训练、舌唇运动训练、发音训练、言语速度控制训练、语调训练和音辨。

（四）心理治疗

1. **心理治疗**　是应用心理学的原则和方法，通过治疗者和被治疗者相互作用关系，医治患者的心理、情绪、认知行为等问题。

2. **康复心理治疗原则**　充分尊重患者，建立平等、和睦、协作的关系；充分了解病情、注意其病态心理，注意发掘患者自身的积极因素，并尽可能地采取措施加以增强和扩展；了解患者与家庭、社会相处中存在的问题，对他们失去平衡的状态做客观的分析，并给予正确的指导；引导患者积极介入心理康复的全过程，而不是被动地接受。

3. **社区心理康复的目的**　减轻心理创伤；重新适应；功能重建、重新塑造。

4. **康复心理治疗的主要方法**　精神分析法：自由联系法和梦的解析法。支持心理治疗：是医务人员用治疗性语言，如劝导、启发、鼓励、积极暗示等方法，帮助患者表述情感和自己的认知问题，消除疑虑，增强康复信心。认知疗法行为治疗：系统脱敏法、厌恶疗法、行为塑造法、代币制疗法、暴露疗法和松弛反应训练询问中心疗法。

六、社区康复护理基本技术

社区康复护理基本技术主要包括社区康复护理环境、基础护理技术、社区康复护理专业技术。

（一）社区康复护理环境

（1）为方便使用轮椅的患者出入，出入口的斜坡形、倾斜角度为5°左右。

（2）供助行器出入的门不应有门槛，有效宽度至少为85cm。

（3）社区康复环境包括社区设施环境、心理环境、社会环境。

（4）心理康复环境是由社区康复医护人员和心理医生针对康复的需要，对康复对象采取一系列的心理相关措施而必需的环境。

（二）ADL 的护理

1. 日常生活能力的护理　包括营养与饮食的护理、排泄的护理、个人卫生的护理、衣物的穿脱、体位的保持与转换及身体的转移。

2. 尿潴留的护理　调整姿势和体位；进行排尿训练；残余尿量的测定；间歇导尿；留置导尿。

3. 尿失禁的护理　心理护理；排尿习惯护理；盆底肌肉放松；设法接尿；留置导尿；皮肤护理。

4. 促进排便的护理　使用手法按摩腹部的顺序：右下腹→右上腹→左上腹→左下腹。

5. 个人卫生护理　患者应具备的基本条件：①患者血压、脉搏、体温等基本生命体征稳定；②患者具有坐位平衡和转移的能力，如在轮椅上坐位能坚持 30 分钟以上；③健侧肢体肌力能恢复到可独立洗澡；④环境适宜，并有安全措施。

6. 穿衣训练　属于日常生活活动能力训练。

7. 根据体位转换中主动用力的程度分类　①助动体位转换，指患者在外力协助下，通过主动的努力而完成体位变换的动作，并保持身体的姿势和位置。②主动体位转换，是指患者根据医疗护理及日常生活的需要，通过自己的能力转换移促使身体达到并保持一定的姿势。③被动体位转换，在无人帮助的情况下，患者独立完成转移动作称为主动转移技术。

（三）助行器使用的护理

助行器使用的护理见第九章第十一节。

第二节　常见伤病的社区康复护理

一、脑卒中患者的社区康复护理

脑卒中（stroke）又称脑血管意外，是指脑血管痉挛、闭塞或破裂，造成急性发展的脑局部循环障碍和以偏瘫为主的肢体功能障碍。脑卒中后最常见、最严重的功能障碍是运动功能障碍。运动功能恢复一般经过 3 个时期：软瘫期、痉挛期和恢复期。软瘫期和痉挛期一般在医院临床治疗康复，恢复期在社区康复机构进行康复并回归社会。

1. **运动训练的护理**　①指导患者体位摆放，进行坐位、站立平衡训练，逐步过渡步行训练。及时纠正不良姿势，给予鼓励，树立信心。②鼓励患者把运动训练技术合理运用于日常生活中，建立自理模式，为后期回归家庭和社会打好坚实基础。

2. **ADL 训练指导**　使患者尽可能实现生活自理。

3. **手功能指导**　促进患者手的精细动作完成，提高手的综合能力。

4. **失语的护理**　①指导并鼓励患者发音训练。②多与患者沟通交流，从封闭式提问到开放式回答，并给予鼓励和表扬。

5. **注重心理护理**　多给予患者自己动手的机会，感受成功和快乐。讲解成功的案例，树立康复的信念。脑卒中患者大多数突然发病，其缺失心理准备，极易发生自卑、沮丧、抑郁等不良情绪，社区护理人员应当对患者进行安慰，保持心情愉快，并适当使用抗焦虑药物等。

6. **强化安全意识**　①ADL训练时注意实用性。②开始步行训练时穿戴舒适，有专人陪护，避免跌倒等意外发生。

7. **健康教育**　饮食指导；积极配合治疗原发病；指导规律生活及积极参加社团活动等。定期举办社区健康讲座，宣传脑卒中的发病原因及康复护理措施，减少发病率。

8. **并发症的护理**　预防为主，早发现早治疗。

9. **评定**　社区护理人员应对患者的康复效果进行评定。

二、脊髓损伤患者的社区康复护理

脊髓损伤是指由于椎体的移位或碎骨片突出于椎管内，引起的脊髓或马尾神经结构和功能的损害，造成损伤水平以下运动、感觉和自主神经功能障碍。脊髓损伤是严重的致残性疾病，常发生在青壮年，脊髓损伤患者的社区康复护理与临床康复护理基本相同。

1. **神经源性膀胱的护理**　评估患者膀胱功能状况，依据膀胱功能障碍类型，制订个性化的饮水计划，教会患者及家属行间歇导尿，每日 4～6 次，避免引起上尿路感染，定期复查尿常规。

2. **神经源性直肠的护理**　评估患者的直肠功能和括约肌功能，依据直肠功能障碍类型，进行有针对性的排便反射训练。嘱多食含纤维素较多的食物，可顺结肠走向进行按摩，促进肠蠕动，帮助排便。

3. **皮肤护理**　进行压疮危险因素评估，根据分值高低确定评估间隔时间及护理措施。定时改变体位，减轻受压部位，密切观察受压部位皮肤情况，改善全身营养状况，向患者及家属进行预防压疮的教育。

4. **体位的护理**　保持患者肢体处于良好的功能位，避免诱发或加重痉挛的发生。对于颈段高位损伤的患者，改变体位的速度不宜过快，防止发生直立性低血压。

5. **预防自主神经过反射及护理**　主要原因是尿潴留和便秘，要及时地排空膀胱，解决便秘，一旦发生自主神经过反射，应及时去除诱因，对症处理。

6. **深静脉血栓的预防及护理**　评估患者肢体肿胀情况，行血管彩超检查，无问题者可通过被动运动及压力治疗来预防深静脉血栓的发生。适当抬高患肢，每天进行下肢被动运动，患肢避免静脉输液，密切观察病情并做好记录。已发生血栓者，严格制动、保暖、抬高患肢，严密观察肢体血运和呼吸情况，警惕肺栓塞的发生。

7. **肺部感染的预防及护理**　评估患者的呼吸功能，指导患者进行呼吸训练、体位排痰等。

三、颅脑外伤患者的社区康复护理

颅脑损伤是指头颅部受到外来暴力打击所造成的脑部损伤，可导致意识障碍、记忆短缺及神经功能障碍。由于脑部损伤的多发性及复杂性，其康复不仅涉及肢体运动功能的康复，更多地涉及记忆、思维等中枢高级功能的康复。在临床急性期的康复护理后到社区进行恢复期的康复护理。

1. **运动功能的康复**　进行肢体功能训练，矫正异常姿势的发射机制，降低肌张力，促进平衡功能完成为行走做准备。

2. **ADL 训练及言语功能康复**　①鼓励患者在各种日常生活环境下的独立与自理。②鼓励患者张口说话，坚持每日发音训练，坚持读书看报，改善言语功能。

3. **认知功能的康复**　在脑功能受损后，通过学习和训练可以获得较有效的信息加工和执行行动的能力，改善其日常生活能力的康复措施。可采用 PQRST 法，编故事法，形象记忆等。

4. **癫痫发作的护理**　癫痫发作时立即进行抢救，保持呼吸道通畅，尽快恢复意识，为进一步生命支持创造条件。

5. **跌倒的护理**　预防跌倒的目的是保证患者安全，避免意外发生。

（1）全面评估患者跌倒的风险。

（2）高危跌倒标识放置醒目。

（3）加强对患者和家属的健康教育。

（4）加强对社区护理人员的教育。

（5）规范化防跌倒护理措施落实到位。

6. **坠床的预防及护理**

（1）评估患者坠床的风险因素。

（2）掌握坠床后并发症及应急处理措施。

（3）加强安全教育。

7. **心理康复**　应和患者多交谈，在情感上给予支持和同情，鼓励患者积极面对现实，树立信心，争取最大的康复。对个案患者进行行为矫正，消除病态行为，逐渐消除抑郁、恐惧心理，鼓励患者独立完成作业，做到生活自理。

（邢琼波）

第九章 常用康复护理技术操作

第一节 清洁间歇导尿术

一、概念与目的

清洁间歇导尿（clean intermittent catheterization，CIC）是指在清洁条件下，定时将尿管经尿道插入膀胱内，使膀胱能够有规律地排空尿液的方法。清洁是指所用的导尿物品需清洗干净，会阴部及尿道口用清水清洗干净，无须消毒，插管前使用洗手液洗净双手即可，不需要无菌操作。

清洁间歇导尿的目的是免除留置导尿的不便，通过间歇导尿可使膀胱间歇性扩张，有利于保持膀胱容量和恢复膀胱的收缩功能，规律排出残余尿量，降低尿路感染及其他并发症的发生率，使患者的生活质量得到显著改善。间歇导尿是最安全的膀胱引流方法。

二、应用范围

清洁间歇导尿适用于神经系统功能障碍，如脊髓损伤、多发性硬化、脊柱肿瘤等导致的排尿问题；非神经源性膀胱功能障碍，如前列腺增生、产后尿潴留等导致的排尿问题；膀胱内梗阻致排尿不完全。适用于膀胱全切术后可控尿囊成形术者、神经源性膀胱扩大术后患者和神经源性高顺应性膀胱患者。也可用于获取尿液检测、测量残余尿量、尿流动力学检测、经阴道或腹部的盆腔超声检查前充盈膀胱等。

三、禁忌证

（1）严重的尿失禁，不能自行导尿的患者。
（2）尿道生理解剖异常，如尿道狭窄、尿路梗阻和膀胱颈梗阻或膀胱容量<200ml。
（3）膀胱内感染伴有全身症状者或完全或部分尿道损伤和尿道肿瘤。
（4）膀胱自主神经反射异常或者每天摄入大量液体无法控制者。

四、技术操作

（一）操作准备

1. **评估** 评估患者的饮水和排尿情况，既往有无排尿问题、膀胱充盈程度、会阴部情况及患者的心理状况、知识水平和配合程度等。

2. **健康教育** 使患者/家属清楚清洁间歇性导尿的原因、目的及操作过程；根据排尿情况制订饮水计划，确定间歇排尿的频次及时间。

3. **用物准备** 一次性间歇导尿包或亲水性涂层间歇导尿管、热水、肥皂/洗手液、消毒湿巾、干毛巾、集尿器等。

（二）操作流程

1. **亲水性涂层间歇导尿管导尿程序**
（1）准备用物，洗手，戴薄膜手套。
（2）洗尿道口会阴，无触摸式插尿管。
（3）拔出尿管后洗手并观察尿量及颜色。
（4）做好记录。

2. **一次性间歇导尿包导尿程序**
（1）准备用物，洗手。
（2）打开导尿包，戴薄膜手套。
（3）清洗尿道口会阴，润滑导尿管后插入导尿管。
（4）拔出导尿管，洗手，并观察尿量及颜色。
（5）做好记录。

（三）操作要点

1. **操作环境** 环境需安静、适宜，注意保护患者隐私。放置导尿管时患者取舒适半卧位或坐位，脱下近侧裤管至对侧腿上，将两腿分开，并将会阴区充分暴露。

2. **导尿前**
（1）按照七步洗手法清洗双手，戴手套。
（2）导尿管润滑：如使用的是需要水化的亲水涂层导尿管，打开包装后灌入凉开水或生理盐水；如使用的是非涂层导尿管，需将润滑剂涂抹于导尿管表面。
（3）会阴部清洗：暴露尿道口，使用大头棉签（棉球）蘸生理盐水或凉开水（也可用湿纸巾）清洗尿道口及会阴。女患者清洗方法为由上向下完全清洗大小阴唇、尿道口至肛门及会阴，最后再次清洗尿道口。男患者清洗方法为翻开包皮，由里向外清洗尿道口及周围皮肤，最后再次清洗尿道口。

3. **导尿时** 女性患者每次插入 2～3cm，直到尿液开始流出再插入 1～2cm，以确保导尿管前端完全进入膀胱中。男性患者需握住阴茎，使其与腹部成 60°角，缓慢地将导尿管插入尿道口（18～20cm 后），直至尿液开始流出再插入 2～3cm，以确保导尿管前端完全进入膀胱中。

4. 导尿后

（1）当尿液停止流出时，可将导尿管抽出 1cm，确定是否仍有尿液流出，然后将导尿管缓慢拉出，如发现仍有尿液流出，应稍停留至无尿液流出后再将导尿管水平或向上拔出，丢弃在医疗废弃物中，擦拭尿道口。

（2）脱手套并洗手。

（3）记录导尿的日期、时间、尿量、颜色及操作中的特殊情况。

五、注 意 事 项

（1）插导尿管过程中遇阻碍，先暂停 5～10 秒，并把导尿管拔出 3cm，嘱患者进行深呼吸，然后再缓慢插入。

（2）拔出导尿管时遇到阻碍，可能是由于尿道痉挛所致，应等待 5～10 秒再拔出。

（3）并发症的预防与护理

1）尿道损伤：动作应轻柔，尿管要充分润滑。男性患者要注意尿管经尿道内口、膜部、尿道外口的狭窄部、耻骨联合下方和前下方处的弯曲部时，嘱患者缓慢深呼吸，缓慢插入尿管，切忌用力过快过猛而损伤尿道黏膜。

2）尿路感染：规范操作流程，定期检查尿常规，定期进行尿培养，密切观察患者体温。选择大小、软硬程度合适的导尿管和润滑剂。合理安排间歇导尿的时间、次数，保持会阴部的清洁，及时清洗会阴部分泌物。

3）尿路结石：经常变换体位，减少饮食中的钙含量；多饮水，每天摄入水量不应低于 1500ml，保证每天尿量在 1500ml 以上。

（4）导尿时机：患者病情基本稳定、无须大量输液、饮水规律的情况下，一般开始于受伤后早期（8～35 天）。

（5）间隔时间：两次导尿之间能自行排尿 100ml 以上、残余尿量 300ml 以下者，每日导尿 4～6 次；两次导尿之间能自行排尿 200ml 以上、残余尿量 200ml 以下者，每日导尿 4 次；当残余尿量少于 100ml 或为膀胱容量 20% 以下者，可停止间歇导尿。

第二节　膀胱容量及残余尿测定技术

一、概 念 与 目 的

膀胱容量和压力测定是指将与大气压相通的压力管与膀胱相通，膀胱内压力随储量的改变通过水柱波动来显示，判断患者膀胱容量大小和压力变化情况的技术。膀胱残余尿量测定（post-void residual volume，PVR）指排尿后立即检查测定膀胱内残余尿量。通过测定评估膀胱储尿期与排尿期逼尿肌和括约肌的运动功能及膀胱感觉功能，获得逼尿肌活动性和顺应性、膀胱内压力变化、安全容量、残余尿量等信息，以指导膀胱训练及治疗。

二、应用范围

膀胱容量和压力测定用于评估神经源性膀胱功能障碍的患者膀胱储尿期与排尿期逼尿肌和括约肌的运动功能及膀胱感觉功能，获取逼尿肌活动性和顺应性、膀胱内压力变化、安全容量等信息。

三、禁忌证

膀胱内感染伴全身症状、有出血倾向、自主神经过反射异常、尿道狭窄等。

四、技术操作

（一）操作准备

1. **评估** 全面评估患者的情况，了解患者的一般状态、病情、心理状态和知识水平等。

2. **健康教育** 向患者/家属解释简易膀胱容量和压力测定及残余尿量测定的目的及操作过程。

3. **用物准备** 输液架1个、测压标尺1个、膀胱冲洗器2副、500ml 的生理盐水1瓶、带有刻度的量杯（或有刻度的尿壶）、无菌导尿包1个、14号的无菌尿管1根。

（二）操作流程

（1）核对医嘱，做好解释，备齐用物。

（2）固定、调节好标尺，悬挂生理盐水。

（3）测定残余尿量、膀胱容量及压力。

（4）撤除测定装置，做好记录并分析。

（三）操作要点

1. **固定标尺** 将膀胱冲洗器作为测压管垂直固定于测压标尺旁，避免迂曲；将500ml的生理盐水瓶加温至35～37℃将刻度标尺记贴于瓶上，插上另一膀胱冲洗器进行排气并悬挂在输液架的另一侧。

2. **调节标尺** 将测压管下端与输注生理盐水的膀胱冲洗器相接，调节输液架使测压管的零点与患者的耻骨联合平齐。

3. **测定残余尿量** 患者尽可能排空膀胱后，取仰卧位或坐位，打开无菌导尿包插入无菌导尿管，固定导尿管，引流出膀胱内的尿液即为残余尿量，记录残余尿量。

4. **测定容量和压力** 打开调节器以适当的速度向膀胱内灌入生理盐水，灌注速度为20～30ml/min。观察每入 30ml 液体量，对应测压管中的水柱波动（以"cmH_2O"代表压力的变化），作好容量与压力变化的记录。同时还需记录患者膀胱的感觉、压力及容量、漏尿点压力等。当测压管中的水柱升至 $40cmH_2O$ 以上或尿道口有漏尿时停止测定。

5. **撤装置** 撤除测定装置，引流并排空膀胱，拔出导尿管，记录导尿量并进行分析。

五、注 意 事 项

1. **测量结果的准确性**　患者不能服用镇静药和影响膀胱功能的药物。一般使用 12 号或 14 号一次性无菌导尿管，如使用的是气囊导尿管，则不能向气囊内注水。调节测压的零点时要与耻骨联合上缘平齐。

2. **灌注的速度**　液体要以均匀的速度滴入膀胱。一般采用 20～30ml/min 作为常规灌注速度，但膀胱过度活跃时可减慢滴入的速度至＜10ml/min。如果水柱上升速度很快，可以先减慢滴速，然后再观察。

3. **测压管道**　在测定前、中、后要嘱患者咳嗽，以测试管道是否通畅，水柱波动是否灵敏。

4. **出现漏尿**　当出现漏尿时要注意观察漏尿点的膀胱压力及灌入的溶液量，并停止测压。

第三节　肠道康复护理技术

一、概 念 与 目 的

肠道康复护理是针对神经系统损伤或疾病导致神经系统功能异常而引起直肠排便障碍的恢复性康复治疗措施。通过训练指导患者选择适合自身的排便时间、体位和方式，各种康复训练和不随意使用缓泻药及灌肠等方法，形成规律大便的习惯。通过肠道康复护理降低患者便秘或大便失禁的发生率，降低对药物的依赖性，帮助患者建立胃结肠反射、直结肠反射、直肠肛门反射，使大部分患者在如厕时利用重力和自然排便机制独立完成排便，在社会活动时间内控制排便。

二、应 用 范 围

肠道康复护理适用于神经源性直肠所致的大便失禁及便秘，神志清楚并能够主动配合康复治疗的患者。

三、禁 忌 证

严重损伤或感染、神志不清或不能配合的患者、伴有全身感染或免疫力极度低下者、有严重出血倾向的患者。

四、技 术 操 作

（一）操作准备

1. **评估**　患者年龄、饮食习惯、个人习惯、日常活动情况、心理因素、社会文化因素、疾病、药物治疗和检查因素等；是否适宜进行肠道康复训练；如有心肌梗死、动脉瘤的患者进行肠道康复训练时禁止用力排便。

2. **环境准备**　环境需安静、私密，避免在进餐时间、查房及接受治疗、护理期间进行。

3. **健康教育**　以患者能够理解的方式向其解释肠道康复训练的目的。

4. **物品准备**　根据训练计划准备用物。

（二）操作流程

（1）评估病情，环境准备并作好解释工作。

（2）确定并实施训练方法。

（3）仔细观察并作好记录。

（三）操作要点

1. **膳食安排**　便秘患者应增加水分和纤维素含量高的食物，多食蔬菜、水果，少量多餐；减少高脂肪、高蛋白食物的大量摄入。严重便秘患者可给予胃肠减压、肛门排气、静脉补充营养等。严重腹泻患者需采取禁食—流质—半流质—普通饮食渐进式治疗；对轻症患者，宜采用高热量、高蛋白、易消化低渣饮食，限制油腻、油炸、产气食物等，并避免过冷、过热。

2. **定时排便**　根据患者既往的习惯安排排便时间，养成每日定时排便的习惯，通过训练逐步建立排便反射，也可每日早餐后 30 分钟进行排便活动。

3. **直结肠反射**　手指直肠刺激（digital rectal stimulation，DRS）可缓解神经肌肉痉挛，诱发直肠肛门反射，促进结肠尤其是降结肠的蠕动。食指或中指带指套，涂润滑油后缓缓插入直肠，沿直肠壁做环形运动并缓慢牵伸肛管，诱导排便反射。每次刺激时间持续 1 分钟，间隔 2 分钟。

4. **排便体位**　排便常采用可以使肛门直肠角增大的体位即蹲位或坐位，此时可借助重力作用使大便易于排出，也易于增加腹压。若不能取蹲位或坐位，则以左侧卧位较好。对于脊髓损伤的患者也可使用辅助装置协助排便。

5. **腹部按摩**　操作者用单手或双手的食指、中指和环指自右沿着结肠解剖位置向左环形按摩。从盲肠部开始，依结肠蠕动方向，经升结肠、横结肠、降结肠、乙状结肠做环形按摩，或在乙状结肠部由近心端向远心做环形按摩，每次 5～10 分钟，每日 2 次。

6. **肌肉运动**　患者坐于坐厕或卧床患者取斜坡位，嘱患者深吸气，往下腹部用力，做排便动作，增强腹部肌力。平卧者，双下肢并拢，双膝屈曲稍分开，轻抬臀部，缩肛，增强患者盆底部肌肉运动。每日提肛 10～20 次，每日练习 4～6 次。

7. **灌肠**　小剂量药物灌肠 15 分钟后即会出现肠蠕动，可减少自主神经反射的发生，适用于 T_6 以上的脊髓损伤患者。

8. **评价**　定时观察排便情况和肠道康复训练效果，并作好记录。发现异常现象及时处理和报告。

五、注意事项

1. **饮食** 饮食习惯、原来的膳食结构、大便的黏稠度是纤维饮食量的决定因素，每天饮食中纤维素的含量不应少于 40g。也有研究提出脊髓损伤患者饮食中增加纤维，并不能促进"正常肠功能"。

2. **直肠刺激** 手指直肠刺激易引发自主神经过反射，因此要注意监测患者的血压。

3. **灌肠** 易导致灌肠依赖、肠穿孔、结肠炎、电解质紊乱等不良反应，并会使罹患痔疮的概率增高。使用具有节制功能的导管装置进行灌肠时，可将导管插入直肠，给药时在肛门附近利用气囊固定导管使其不易脱出，给药结束后放气囊，将导管拔出。

第四节 呼吸功能训练技术

一、概念与目的

呼吸功能训练是指通过各种训练保证呼吸道通畅，提高呼吸肌功能，促进排痰和痰液引流，改善肺与毛细血管气体交换，提高生活能力的方法。通过各种呼吸训练保证呼吸道通畅，纠正病理性呼吸模式，提高呼吸肌功能，促进排痰和痰液引流，改善肺与毛细血管气体交换，加强气体交换效率，提高生活能力的方法。

二、应用范围

（1）慢性阻塞性肺疾病。

（2）慢性限制性肺疾病。

（3）慢性实质疾病。

（4）哮喘及其他慢性呼吸系统疾病伴呼吸功能障碍。

（5）因手术/外伤所造成的胸部或肺部疼痛。

（6）支气管痉挛或分泌物滞留造成的继发性气道阻塞。

（7）中枢神经系统损伤后肌无力。

（8）严重骨骼畸形，如脊柱侧弯等。

三、禁忌证

（1）临床病情不稳、感染未控制。

（2）合并严重肺动脉高压或充血性心力衰竭，呼吸衰竭。

（3）训练时可导致病情恶化的其他临床情况，如不稳定心绞痛及近期心肌梗死；认知功能障碍；明显肝功能异常；癌转移；近期脊柱损伤、肋骨骨折、咯血等。

四、技术操作

（一）操作准备

1. **操作者** 着装整洁，洗手，戴口罩。
2. **物品** 1～2kg 的沙袋、呼吸阻力仪器、呼吸训练器、蜡烛。
3. **环境** 清洁、舒适。
4. **患者** 穿舒适宽松的衣服。

（二）操作流程及要点

1. **放松训练** 患者可采取卧位、坐位或站立体位，放松全身肌肉（图 9-4-1）。还可以选择一个安静通风的环境，进行静气功练习或借助肌电反馈技术进行前额和肩带肌肉的放松。对肌肉不易松弛的患者可以教其放松技术，让患者先充分收缩待放松的肌肉，然后再松弛紧张的肌肉，达到放松的目的。还可以做肌紧张部位节律性摆动或转动，以利于该部肌群的放松。缓慢地按摩或牵拉也有助于紧张肌肉的放松。

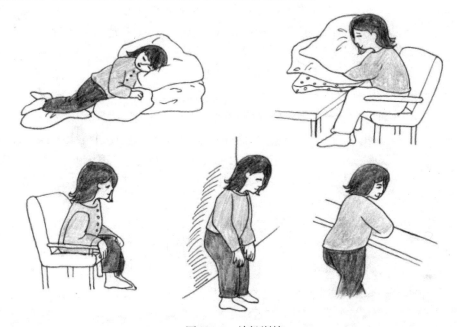

图 9-4-1 放松训练

2. **横膈肌阻力训练** 患者仰卧位，头稍抬高的姿势。让患者掌握横膈吸气，在患者上腹部放置 1～2kg 的沙袋。让患者深吸气同时保持上胸廓平静，沙袋重量必须以不妨碍膈肌活动及上腹部鼓起为宜。逐渐延长患者阻力呼吸时间，当患者可以保持横膈肌呼吸模式且吸气不会使用到辅助肌约 15 分钟时，则可增加沙袋重量（图 9-4-2）。

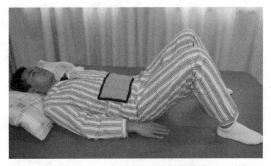

图 9-4-2 腹式抗阻呼吸训练

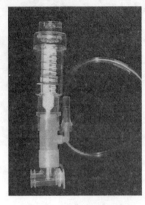

图 9-4-3　呼吸训练器

3. 吸气阻力训练　患者经手握式阻力训练器吸气。吸气阻力训练器有各种阻力可调。每天进行阻力吸气数次，每次训练时间逐渐增加到 20～30 分钟，以增加吸气肌耐力。当患者的吸气肌力/耐力有改善时，逐渐将训练器的阻力调大。

4. 诱发呼吸训练器　患者仰卧或半坐卧位，放松舒适姿势。让患者做 4 次缓慢、轻松的呼吸。让患者在第 4 次呼吸时做最大呼气。然后将呼吸器放入患者口中，经由呼吸器做最大吸气并且持续吸气数秒钟（图 9-4-3）。每天重复数次，每次练习 5～10 次。训练中避免任何形式的吸气肌长时间的阻力训练。如果出现颈部肌肉（吸气辅助肌）参与吸气动作，则表明膈肌疲劳，应停止练习。

5. 腹式呼吸训练　患者处于舒适放松姿势，斜躺坐姿位。治疗师将手放置于前肋骨下方的腹直肌上。让患者用鼻缓慢地深吸气，患者的肩部及胸廓保持平静，只有腹部鼓起。然后让患者有控制地呼气，将空气缓慢地排出体外。重复上述动作 3～4 次后休息，不要让患者换气过度。让患者将手放置于腹直肌上，体会腹部的运动，吸气时手上升，呼气时手下降。患者学会膈肌呼吸后，让患者用鼻吸气，以口呼气。让患者在各种体位下（坐、站）及活动下（行走、上楼梯）练习腹式呼吸。

6. 单侧或双侧肋骨扩张　患者坐位或屈膝仰卧位。治疗师双手置于患者下肋骨侧方。让患者呼气，同时可感到肋骨向下向内移动。让患者呼气，治疗师置于肋骨上的手掌向下施压。恰好在吸气前，快速地向下向内牵张胸廓，从而诱发肋间外肌的收缩。让患者吸气时抵抗治疗师手掌的阻力，以扩张下肋。患者吸气，胸廓扩张且肋骨外张时，可给予下肋区轻微阻力以增强患者抗阻意识。当患者再次呼气时，治疗师手轻柔地向下向内挤压胸腔来协助（图 9-4-4、图 9-4-5）。教会患者独立使用这种方法。患者可将双手置于肋骨上或利用皮带提供阻力（图 9-4-6～图 9-4-8）。

7. 后侧底部扩张　患者坐位，身体前倾，髋关节屈曲。护理人员双手置于肋后侧。按照上述的"单或双肋骨扩张"方法进行。这种方法适用于手术后需长期在床上保持半卧位的患者，因为分泌物很容易堆积在肺下叶的后侧部分（图 9-4-9）。

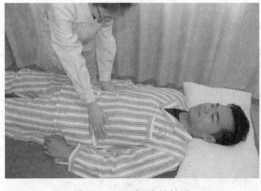

图 9-4-4　双侧肋骨扩张

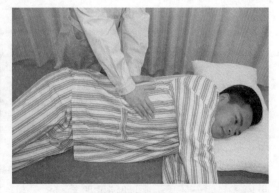

图 9-4-5　单侧肋骨扩张

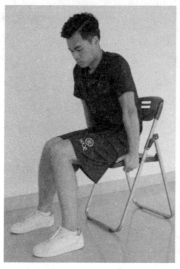
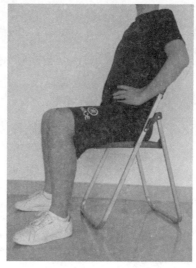

图 9-4-6　患者自主双侧肋骨扩张

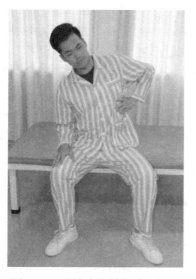
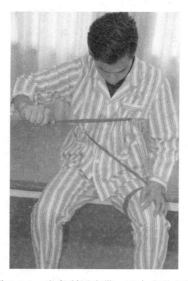

图 9-4-7　患者自主单侧肋骨扩张　　图 9-4-8　患者利用皮带、毛巾或弹力绷带等物进行抗阻扩张训练

8. **缩唇呼吸**　患者闭嘴经鼻吸气后，将口唇轻微张开一条细缝，呈吹笛状，让气体缓慢地通过缩窄的口形，徐徐吹出。一般吸气 2 秒，呼气 4～6 秒，呼吸频率＜20 次/分。训练时患者应避免用力呼气使小气道过早闭合。呼气的时间不必过长，否则会导致过度换气。呼气流量以能使距口唇 15～20cm 处的蜡烛火焰倾斜而不熄灭为度，以后可逐渐延长距离至 90cm，并逐渐延长时间。

9. **预防及解除呼吸急促**　患者放松、身

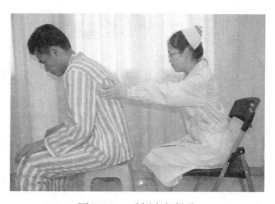

图 9-4-9　后侧底部扩张

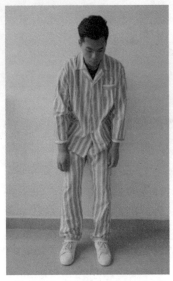

图 9-4-10 预防及解除呼吸急促

体前倾，该体位可刺激膈肌呼吸。遵医嘱使用支气管扩张剂。让患者吹笛式呼气，同时减少呼气速率，呼气时不要用力。每次吹笛式呼气后，以腹式吸气，不要使用辅助肌。让患者保持此姿势，并尽可能放松地继续吸气（图 9-4-10）。

10. 传统功法呼吸训练 传统功法六字诀：六字诀是一种以呼吸吐纳为主要手段的传统气功健身方法，具有调身、调息、调心的作用。它是根据中医的阴阳五行、生克制化理论，按春生、夏长、秋收、冬藏四时之节序，配合五脏（肝、心、脾、肺、肾）之属性，与角、徵、宫、商、羽五音之发音口型，肢体屈伸开合之形式进行锻炼。训练要领及其作用：①呼气时分别配合念"嘘、呵、呼、呬、吹、嘻"六个字，以达到疏通与调和肝、心、脾、肺、肾、三焦脏腑的经络和气血的作用，不仅加强了肺部的呼吸功能，而且锻炼和提高人体全身功能状态；②采用深慢调息法和逆腹式呼吸可以锻炼呼吸肌的功能；③配合肢体的导引动作可以锻炼全身肌肉的功能，尤其是上下肢骨骼肌的功能；④训练过程中，注重对患者的心理调节和自我控制，具有改善患者不良心理状态的功能。

五、注 意 事 项

（1）训练方案应个体化。

（2）选择适宜环境训练。

（3）训练过程中应注意患者的生命体征，锻炼时或锻炼后如出现疲劳、乏力、头晕等，应该及时就诊。

（4）临床病情变化时务必及时调整方案。

（5）训练适度吸气后不宜长时间憋气；支气管扩张、慢性支气管炎等患者禁忌过度深吸气，以免引起肺泡破裂。

（6）酌情适当吸氧。

第五节 有效咳嗽训练技术

一、概念与目的

咳嗽是呼吸系统的防御功能之一，是为清除气道分泌物或异物的主动生理反射。有效咳嗽是通过有效的吸气并关闭声门片刻，随后快速打开声门，用力收腹将气体迅速排出，引起咳嗽。其目的是通过有效咳嗽达到清除气道分泌物或异物，改善气道通气功能。无效咳嗽只会增加患者痛苦和消耗体力，并不能真正维持呼吸道通畅。如 COPD 患者多数咳嗽的突发排气量小，不能产生排痰的作用，反而消耗体力。

二、应用范围

预防和治疗痰液潴留。

三、禁　忌　证

（1）有自发性气胸高度危险患者。

（2）颅内压增高。

（3）未做引流的气胸。

（4）严重支气管痉挛。

（5）显著的中等量咯血、食管静脉曲张出血。

（6）近期有脑出血或眼部大手术的患者。

四、技术操作

（一）训练准备

（1）在开始治疗前，应确保已进行了充分的镇痛。

（2）患者如果觉得口干，可饮一小口水。

（二）操作流程及要点

1. **咳嗽机制**　咳嗽的全过程可分解为 5 个阶段：

（1）进行深吸气，以达到必要的吸气容量。

（2）吸气后要有短暂的闭气，以使气体在肺内得到最大的分布。

（3）关闭声门，当气体分布达到最大范围后，再紧闭声门，以进一步增加气道中的压力。

（4）增加胸内压。

（5）当肺泡内压力明显增高时，突然将声门开。

2. **有效性咳嗽训练**

（1）患者处于放松舒适姿势，坐位或身体前倾，颈部稍微屈曲，运用膈肌呼吸，强调深吸气。治疗师示范咳嗽及腹肌收缩（图9-5-1）。

（2）调整呼吸进行自然呼吸一次。

（3）患者双手置于腹部且在呼气时做 3 次哈气以感觉腹肌的收缩，练习发"K"的声音以感觉声带绷紧、声门关闭及腹肌收缩。当患者将这些动作结合时，指导患者做深而放松的吸气，接着做急剧的双重咳嗽。

（4）随后再进行缩唇呼吸和腹式呼吸，训练中不要让患者借喘气吸进空气。

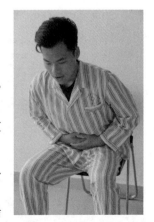

图 9-5-1　放松舒适姿势：
腹式呼吸

3. **诱发性咳嗽训练**

（1）手法协助咳嗽：患者仰卧位，护理人员一只手掌部置于患者剑突远端的上腹区，另一

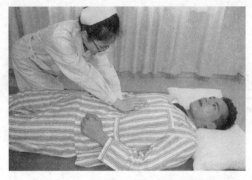

图 9-5-2　仰卧位下手法协助咳嗽

只手压在前一只手上，手指张开或交叉；患者尽可能深吸气后，护理人员在患者要咳嗽时给予手法帮助，向内、向上压迫腹部，将横膈往上推（图 9-5-2）。也可让患者坐在椅子上，护理人员站在患者身后，在患者呼气时给予手法压迫（图 9-5-3）。

（2）伤口固定法：咳嗽时，患者将双手或抱一个枕头紧紧地压住伤口，以固定疼痛部位。如果患者不能触及伤口部位，则由护理人员给予协助（图 9-5-4）。

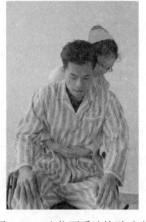

图 9-5-3　坐位下手法协助咳嗽

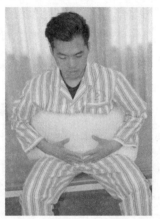

图 9-5-4　咳嗽时固定伤口

（3）气雾剂吸入方法：适用于分泌物浓稠者，可用手持气雾器或超声雾化器等，使药物形成的微粒沉着于不同部位达到治疗的目的。大的微粒沉着于喉及上呼吸道，小的微粒沉着于远端呼吸性支气管肺泡。气雾剂吸入应后鼓励患者进行有效咳嗽。

五、注意事项

（1）术后立即使用，尤其是上腹部手术、眼部手术及胸部手术。
（2）肋骨骨折患者、颅内压增高患者不宜进行有效咳嗽训练。
（3）脊柱不稳定患者应使用合适的支持避免移动。

第六节　体位引流及排痰技术

一、概念与目的

体位引流及排痰技术是指以支气管解剖为基础将身体摆放于不同位置，病变部位在上，支气管开口处在下，借助重力并辅以各种有效技术促进气道分泌物的排出。目的：①呼吸道疾病时，呼吸道内黏液分泌量明显增多且分泌物多积聚于下垂部位，改变患者的体位既有利于分泌物的排出，又有利于改善肺通气和血流的比例；②取头低位做体位引流，以改善肺上部血流灌注。

二、应用范围

体位引流及排痰技术适用于由于身体虚弱、高度疲乏、麻痹或有术后并发症而不能咳出肺内分泌物者；慢性气道阻塞、患者发生急性呼吸道感染及急性肺脓肿痰量多且黏稠并位于气管末端者；潴留分泌物长期不能排清者，如支气管扩张等；某些特殊检查前的准备，如支气管镜、纤维镜、支气管造影等。

三、禁　忌　证

（1）内科或外科急症：近期有急性心肌梗死、心绞痛史。近期咯血。近期脊柱损伤或脊柱不稳。近期肋骨骨折或有严重骨质疏松。

（2）疼痛明显或不合作者（如胸腔手术后）、肿瘤部位、肺栓塞。

（3）明显呼吸困难及患有严重心脏病者。

（4）有高度危险自发性气胸患者。

（5）凝血因子异常。

（6）不正常胃液反流。

四、技　术　操　作

（一）治疗前准备

1. 引流时间　清晨、晚餐前，引流应在饭前进行，因饭后易致呕吐。

2. 稀释痰液　痰液黏稠时可先用生理盐水雾化吸入或用祛痰药等以稀释痰液。

（二）操作流程及要点

（1）评估患者以决定肺部哪一段要引流。引流的体位主要取决于病变的部位，使某一特殊的肺段向主支气管垂直方向引流为宜。

（2）将患者置于正确的引流姿势，随时观察患者脸色及表情。

1）引流上叶尖段前面体位：半卧位，背后靠一棉被，稍向后斜坐（图9-6-1）。

2）引流上叶尖段后面体位：坐位身体前倾或趴在桌面上（图9-6-2）。

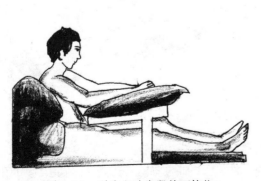 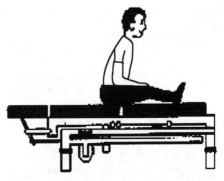

图9-6-1　引流上叶尖段前面体位　　　　　图9-6-2　引流上叶尖段后面体位

3）引流上叶前段体位：平躺于床上，膝下放置一枕头，使膝屈曲。引流左上叶后段体位：将床头摇高或以棉被或枕头垫高，前胸靠于枕上（图9-6-3）。

4）引流上叶后段体位：床头稍摇高，患者头下垫枕，侧躺于床上（图9-6-4）。

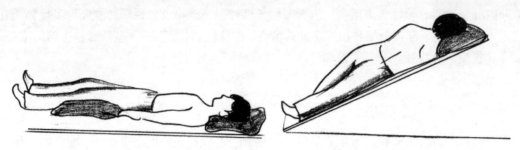

图9-6-3　引流上叶前段体位　　　　　图9-6-4　引流上叶后段体位

5）引流中叶外侧段体位（以右侧为例）：床稍摇高，臀部位于最高处，左侧躺，以枕头垫于右肩及右侧背部，左侧则反之（图9-6-5）。

6）引流中叶侧段及中段体位（以右侧为例）：臀部抬高，左侧侧躺，以枕头垫于右肩及右侧背部，引流左下叶侧底段体位：臀部抬高，右侧侧躺，以枕头垫于左肩及左侧背部（图9-6-6）。

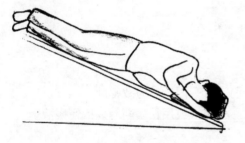
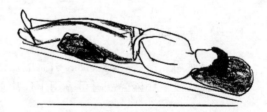

图9-6-5　引流右中叶外侧段体位　　　　图9-6-6　引流右中叶侧段及中段体位

7）引流下叶前底段体位：将床尾摇高，若患者可以忍受，可以再将床尾摇高一点（图9-6-7）。

8）引流下叶侧基底段体位（以左侧为例）：臀部抬高，右侧侧躺，以枕头垫于左肩及左侧背部（图9-6-8）。

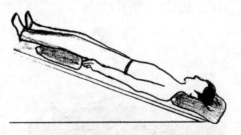
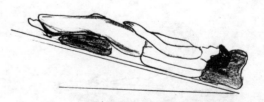

图9-6-7　引流下叶前底段体位　　　　　图9-6-8　引流左下叶侧基底段体位

9）引流下叶上段体位：腹部放一枕头，将双手放松并向前伸展（图9-6-9）。

10）引流下叶后底段体位：将床调高约一件冬天的棉被加上一枕头的高度，腹部在最高处，将双手放松并向前伸展（图9-6-10）。

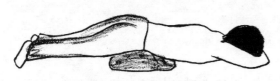

图 9-6-9　引流下叶上段体位

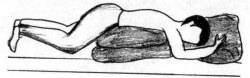

图 9-6-10　引流下叶后底段体位

（3）餐前或空腹时进行为宜，每次引流一个部位，时间 5～10 分钟，如有数个部位，则总时间不超过 30～45 分钟，以免疲劳。

（4）引流时让患者轻松地呼吸，不能过度换气或呼吸急促。

（5）体位引流过程中，可结合使用机械辅助排痰机、手法叩击、振颤等技巧。叩击时护理人员手指并拢，掌心握成杯状，运用腕动力量在引流部位胸壁上有节奏地敲击。振动，嘱患者作深呼吸，在深呼气时缓和地压迫，急速地振动胸壁。注意勿叩击骨突起处、脊椎骨及腰部以下。

（6）如有需要，应鼓励患者做深度、急剧地双重咳嗽。

（7）如果患者上述方法不能自动咳嗽，则指导患者做几次深呼吸，并在呼气时给予振动，可诱发咳嗽。

（8）引流治疗结束后缓慢坐起并休息，防止姿势性低血压。

（9）评估引流效果并作记录。

（三）终止体位引流指征

（1）胸部 X 线纹理清楚。

（2）患者的体温正常，并维持 24～48 小时。

（3）肺部听诊呼吸音正常或基本正常。

五、注 意 事 项

1. 治疗时机选择　不能在餐后直接进行体位引流，应和气雾剂吸入结合使用，选择一天中对患者最有利的时机。

2. 治疗次数　引流频率视分泌物多少而定，分泌物少者，每天上、下午各引流一次，痰量多者宜每天引流 3～4 次，直至肺部干净；维持时每天 1～2 次，以防止分泌物进一步堆积。

第七节　体位摆放技术

一、概念与目的

体位摆放是指患者根据治疗、护理及康复的需要所采取并能保持的身体姿势和位置。在患者急性期，因生命体征不稳定、瘫痪肢体不会活动、制动等原因，患者处于卧床状态。此时，为了防止发生褥疮、挛缩，减轻痉挛，维持循环功能等；正确的体位摆放和每 1～2

小时的翻身是必不可少的。

二、应 用 范 围

体位摆放适用于任何原因造成的患者意识障碍或肢体活动障碍无法自主完成改变体位者。

三、禁 忌 证

患者如合并有其他部位骨折时禁忌使用。

四、技 术 操 作

（一）操作准备

1. 护士　着装整洁，洗手，戴口罩。
2. 物品　轮椅、软枕、毛毯。

（二）操作流程及要点

1. 脊髓损伤患者卧位的肢体位置摆放

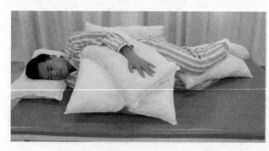

图 9-7-1　脊髓损伤患者肢体位置摆放

（1）仰卧位：头下放置薄枕，将头两侧固定（需要保持颈部过伸位时，在颈部垫上圆枕）。肩胛、上肢、膝、踝下垫枕，用毛巾卷将腕关节保持在 40°背伸位。

（2）侧卧位：上侧的上肢保持伸展位、下肢屈曲位，肢体下均垫长枕。背后用长枕等靠住，以保持侧卧位（行颅骨牵引时，保持 40°～60°侧卧）（图 9-7-1）。

2. 偏瘫患者卧位的肢体位置摆放

（1）仰卧位

1）头部：有良好的支撑。

2）患侧上肢：肩胛下方垫枕，使肩胛前伸，并使上肢处于正确抬高的位置，保持伸肘、伸腕、伸指。

3）骨盆：在患侧臀部、大腿下方放一枕头，使骨盆向前，防止患腿外旋。

4）患侧下肢：伸直（图 9-7-2）。

仰卧位易犯的错误（图 9-7-3）：①垫两个枕头，即不能"高枕无忧"会强化不良姿势反射，一个枕头即可。②任何情况下都要注意避免手腕处于极度弯曲的状态。③患侧下肢屈曲外旋状，这样放置加剧异常步态。

（2）患侧卧位

1）头部：有良好的支撑，使头稍高于胸部。

2）躯干：稍向后转。

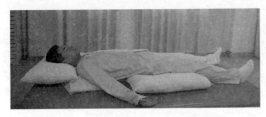

图 9-7-2　偏瘫患者仰卧位正确示范图

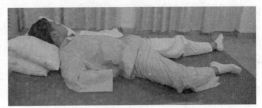

图 9-7-3　偏瘫患者仰卧位易犯的错误

3）患侧上肢：肩前伸，肘关节伸直，前臂旋后，掌心向上，手指伸展。

4）健侧上肢：放在身上或身后。

5）下肢呈迈步位，健腿髋膝屈曲置于枕头上，患腿伸髋、稍屈膝（图 9-7-4）。

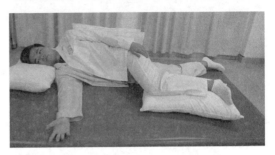

图 9-7-4　偏瘫患者侧卧位正确示范图

患侧卧位易犯的错误：①整个患侧上肢受压；②患侧手腕垂于床外。

患侧卧位是所有体位中最重要的体位，该体位可增加对患侧的知觉刺激输入；使整个患侧被拉长，减轻痉挛；健手被解放出来，患者可实现部分生活自理。

（3）健侧卧位

1）头部：有良好的支撑，使头稍高于胸部。

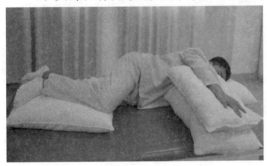

图 9-7-5　健侧卧位正确示范图

2）躯干：与床面呈直角。

3）患侧上肢：肩前伸，肩上举约 90°，肘伸直，手指伸展，放于胸前枕头上。

4）健侧上肢：放于舒适位置。

5）患侧下肢：屈髋屈膝置于枕头上。

6）健侧下肢：平放于床上，稍伸髋、屈膝（图 9-7-5）。

健侧卧时易犯的错误：①把患手忘在身后（图 9-7-6）。②患脚游离枕头外加重跖屈畸形（图 9-7-7）。③枕头未支托到手腕以下，血液循环不畅，加剧水肿（图 9-7-8）。

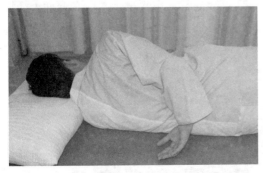

图 9-7-6　把患手忘在身后

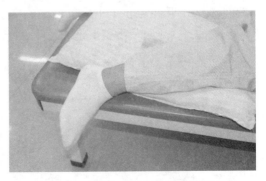

图 9-7-7　患脚游离枕头外加重跖屈畸形

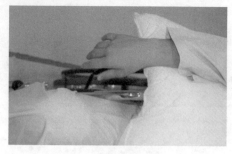

图 9-7-8　枕头未支托到手腕以下，血液循环不畅，加剧水肿

（4）偏瘫坐位

1）当患者坐起时，患侧手在任何情况下都应尽可能地得到支托以防止肩脱位等其他并发症的发生。如轮椅上小桌板或扶手的稳定支托（可以借助枕头）、床上坐位下小桌板的支托及进行日常活动时不忘将患手支托在台面上。注意，不可使手腕下垂或弯曲。

2）躯干直立。

3）长坐位时，髋屈曲于舒适角度。

4）端坐位时，髋膝关节屈曲约 90°，双足着地或放置于轮椅踏板上（图 9-7-9）。

坐轮椅时易犯的错误（图 9-7-10）：①患侧手脚从轮椅滑落，容易导致患侧手被轮椅转轮夹伤，下肢易扭伤。②整个人斜躺在轮椅上，有滑落的危险。

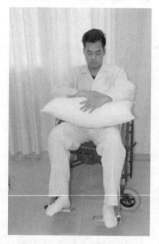 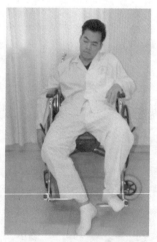

图 9-7-9　轮椅正确坐姿　　图 9-7-10　坐轮椅时易犯的
　　　　　　　　　　　　　　　　　　　　错误

（5）日常照护时患手的正确摆放：除了仰卧于床上外，患侧手在任何情况下都应尽可能地得到支托以防止肩脱位等其他并发症的发生。如轮椅上小桌板或扶手的稳定支托（可以借助枕头）、床上坐位下小桌板的支托及进行日常活动时不忘将患手支托在台面上（图9-7-11）。注意，不可使手腕下垂或弯曲。

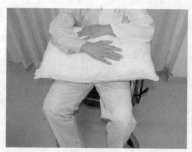 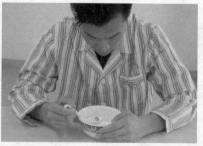

图 9-7-11　日常照护时患手的正确摆放

3. 脑瘫良肢位摆放

（1）睡姿。根据脑瘫的不同类型，体位也不同。

1）偏瘫型：偏瘫型患儿也可采取侧卧位，但要注意避免长时间压迫患侧，尽可能采取健侧卧位，在上的患肢可自然屈曲并放于软枕上，有利于患肢血液循环和防止患儿关节过度内收。

2）痉挛型

A. 侧卧位：此为患儿主要卧位姿势，侧卧位有利于阻断原始反射，改善痉挛状况，以及患儿姿势和动作的对称。侧卧位时，针对存在非对称姿势的痉挛患儿，应使患儿双上肢在身体前方，双下肢屈曲；也可以在患儿背部加放枕头稳定姿势；还可考虑给患儿使用"耳枕"以稳定头部。

B. 仰卧位：因为患儿在仰卧位时易出现角弓反张，所以仰卧位使用较少。需要仰卧时可用软枕垫在肩下，使患儿肩部前倾和内旋，此法可缓解患儿四肢的肌紧张；也可用一个大围巾或宽布条，将患儿双肩往前拉，扣在胸前；还可以用一个特制的布套将患儿双手固定在胸前。对角弓反张表现异常强烈的患儿，上述措施效果不明显时，可让患儿躺在吊床上，吊床中间凹陷可使患儿过度伸展的躯干变成屈曲；同时吊床也能控制患儿头部背屈或向侧面旋转的倾向，促使患儿将头部保持在中线位置。如果在床的上方悬挂吸引患儿注意力的玩具，将更有利于患儿的头部保持在中线位置，并刺激患儿将手放到胸前中线位置。

C. 俯卧位：不要垫枕头，头转向一侧，让患儿的脸直接贴在床上，双上肢屈曲、外展放在床上。采取此体位时要经常观察患儿的呼吸是否通畅。此体位有利于患儿抬头功能的发育，也有利于身体各部分的姿势对称。

3）软瘫型：软瘫型患儿由于肌张力低下，缺乏对抗重力和维持姿势的能力。因此最好采用仰卧位，可在患儿肩部、髋部加放枕头给予支持。

（2）抱姿：孩子多数时间由家长抱着，对其应该根据病情，采取正确的抱法，以促进头部、躯干的控制能力，纠正孩子的不正常姿势。

1）痉挛型：让孩子坐或卧于床上，双腿分开，先把孩子蜷起来，呈屈髋、屈膝状态，然后把他抱起来，与母亲面对面的放在胸腹前，孩子的双腿分放于母亲身体两侧，双手抱住母亲颈或肩，头可以枕在母亲肩上，也可以与母亲面对面，这样抱法的关键在于把孩子的双腿分开，髋、膝关节屈曲，这样可纠正痉挛型脑瘫孩子的双下肢硬性伸展、交叉及尖足等异常姿势。

2）不随意运动型：让孩子俯卧于床上，母亲左手伸在孩子的腹下将其从床上抱起，同时右手从孩子的腘窝处把孩子的双腿压向其腹部，使孩子呈屈髋屈膝状态，然后将其抱向母亲胸前，使孩子的头、背靠在母亲胸前，双手放在身体前方中线处。母亲利用下颌、上臂或肩部来控制孩子的头部，使头部处于中间位置，并且略向前倾。此抱法的关键在于孩子的双手、双腿尽量并拢、屈髋屈膝。双腿尽量压向腹部，头颈、躯干略向前倾。这样可以抑制手足徐动孩子的角弓反张、非对称姿势，并促进头颈的稳定性。

3）软瘫型：抱软瘫患儿时，同样要使他头、躯干竖直，抱者用双手托住患儿臀部，使其背部依靠在抱者胸前，以防患儿日后发生脊柱后突或侧弯畸形，也有利于训练患儿正确的躯干竖直姿势。患儿仅头和躯干的侧面得到依靠，由于患儿身体获得的支持面积小，有助于自己逐渐学会维持自控能力。

4）头控差：头控差而双手能抓握的患儿，可令他用双手抓住抱者的衣服或钩、搭抱者的肩、颈部。在患儿肩部给予扶持，以提高稳定。

五、注意事项

（1）家长每次抱脑瘫患儿的时间不宜过长，以便使患儿有更多时间进行运动康复等训练。

（2）抱患儿时要注意抑制其异常姿势，使患儿头、躯干尽量处于或接近正常的位置，双侧手臂不受压。

（3）怀抱患儿时，应避免它面部靠近抱者胸前侧，防止患儿丧失观察周围环境的机会。

第八节　体位转移技术

一、概念与目的

体位转移是人体从一种姿势转移到另一种姿势的过程，包括翻身、卧位与坐位的转移、坐位与站立位的转移、床与轮椅的转移、立位转移等。定期的体位转移可促进血液循环，有助于预防因长期制动和卧床导致的各种并发症，如坠积性肺炎、压疮、肌肉萎缩、关节挛缩和深静脉血栓等；护理人员通过体位转移，可观察患者的活动能力，帮助患者顺利完成转移活动，以增加活动空间，减少患者依赖性，建立康复信心，以提高患者的自理能力，尽早回归社会。

二、应用范围

任何原因造成的患者肢体活动障碍，可根据患者病情和体重的不同，指导其进行相应的体位转移训练。同时根据患者功能状况水平指导患者采取不同的转移方式。

三、禁忌证

患者生命征不平稳、残疾较重、存在认知障碍的情况下，不进行独立转移活动。

四、技术操作

（一）操作准备

1. 护士　着装整洁，洗手，戴口罩。
2. 物品　轮椅，浴板，必要时备软枕、毛毯。
3. 环境　宽敞，无障碍物，地面防滑。

（二）操作流程

1. 床上翻身

（1）一人协助翻身

1）偏瘫患者的健侧翻身：患者仰卧，护理人员站在患侧，依次将患者的头部、肩部、臀部、双下肢移向近侧床缘；患者健侧手抱住患侧肘关节置于胸前或双手 Bobath 握手、双上肢伸直上举，双膝屈曲；护理人员转至健侧，双手分别扶于患者肩部、膝部，将患者翻向健侧（图 9-8-1）。

2）偏瘫患者的患侧翻身：方法同仰卧位到健侧位（图 9-8-2）。

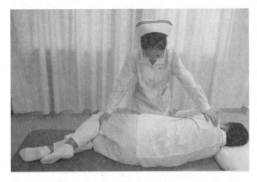
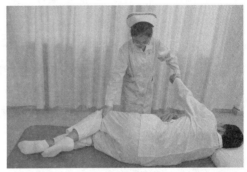

图 9-8-1　一人协助偏瘫患者向健侧翻身　　　　图 9-8-2　一人协助偏瘫患者向患侧翻身

（2）二人协助翻身：此方法主要针对脊髓损伤患者。患者仰卧，两名护理人员站立于同侧，依次将患者的头部、肩部、臀部、双下肢移向近侧床缘；患者双手臂环抱置于胸前或双手置于身体两侧；护理人员转至另一侧床沿，一人托住患者颈肩部和腰部，另一人托住患者臀部和膝部，两人同时将患者翻向近侧进行轴线翻身。

（3）独立翻身

1）偏瘫患者的患侧翻身：患者仰卧位，健侧髋、膝屈曲，健侧上肢前屈约 90°，健侧上肢和健侧下肢助将身体翻向患侧（图 9-8-3）。

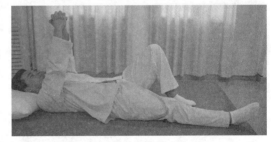

2）偏瘫患者的健侧翻身：患者仰卧位，双手 Bobath 握手，双上肢伸直，健腿置于患腿下方；双上肢左右摆动，摆至健侧时，利用躯干的旋转和上肢摆动的惯性向健侧翻身（图 9-8-4）。

图 9-8-3　偏瘫患者独立向患侧翻身

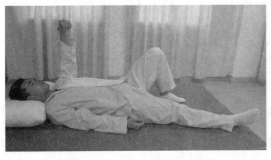
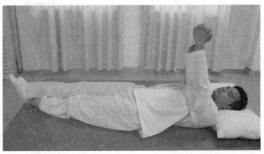

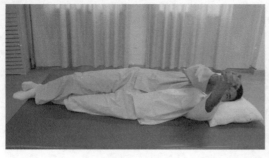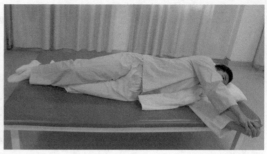

图 9-8-4　偏瘫患者独立向健侧翻身

3）C_6 以下完全性脊髓损伤患者从仰卧位到俯卧位：患者仰卧位，双手握拳，双上肢伸展上举，左右摆动；向左侧摆动，使右上肢越过身体左侧，以获得下一步向右翻转所需的动力；屈曲头、肩，双上肢迅速从左侧甩向右侧；借助于上肢甩动的惯性使躯干和下肢翻成俯卧位；将左前臂支撑于床面并承重，右肩进一步后拉，使两侧前臂同等负重；双上肢置于身体两侧。

4）C_6 以下完全性脊髓损伤患者从俯卧位到仰卧位：患者俯卧位，用双手用力支撑，呈双肘支撑位；右肘支撑，左肘伸直翻转身体呈仰卧位。

2. 床上移位

（1）床上横向转移

1）偏瘫患者的转移：患者仰卧位，健侧手抱住患侧腕关节或肘关节置于胸前，健腿置于患腿下方，利用健侧下肢将患侧下肢抬起向一侧移动；利用健足和肩部支起臀部，将臀部移向同侧；同时头部、肩部向同方向移动（图 9-8-5）。

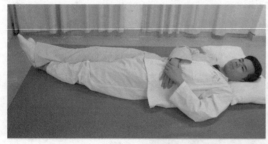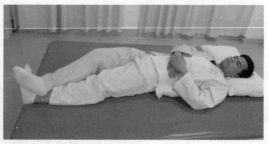

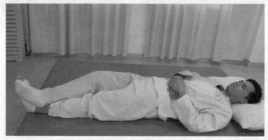

图 9-8-5　偏瘫患者床上横向转移

2）截瘫患者的转移：以向左移动为例。患者取长坐位，右手掌置于床面，紧靠臀部，左手放于与右手同一水平，稍离臀部，肘伸直，前臂旋后或中立位；躯干稍前屈，上抬臀部，同时头和肩转向左侧，带动左肩向前移动、右肩向后移动，同时拉动骨盆移向左手处；

最后用上肢将双腿位置摆正。

（2）床上纵向转移

1）一人协助偏瘫患者的转移：患者取卧位，健侧手抱住患侧肘关节置于胸前，双下肢屈曲，双足踏床面；护理人员立于床尾，双手抱住患者双膝，嘱患者抬臀同时将患者向下移动（图9-8-6）。

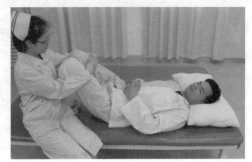

图9-8-6　一人协助偏瘫患者纵向移位

2）二人协助患者的转移：患者取卧位，双手环抱置于胸前，护理人员各站一侧，一手拉住患者腰带，一手拉住肩部衣服将肩部稍抬起，两人同时用力将患者向上移动。

3. 卧位与坐位转移法

（1）从卧位到坐位

1）一人协助坐起

A. 偏瘫患者：患者呈仰卧位，患侧手臂放置于腹部，健腿置于患腿后方；护理人员双手扶住患者双肩向前向上，嘱患者用健侧上肢撑起上身，同时用健腿带动患腿移至床缘下，坐起（图9-8-7）。

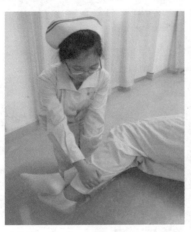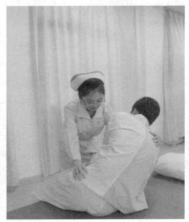

图9-8-7　一人协助偏瘫患者坐起

B. C_6以下完全性脊髓损伤患者：患者呈仰卧位，双上肢置于身体两侧，双肘关节屈曲支撑床面上，护理人员站在患者侧前方，一双手扶托患者双肩并向上牵拉；嘱患者利用双肘的支撑抬起上部躯干后，逐渐改用双手掌撑住床面，支撑上身坐起。

2）独立坐起

A. 偏瘫患者从健侧坐起：患者取健侧卧位，健腿置于患腿后方；用健腿带动患腿移至床缘下，用健侧前臂支撑自身体重，头、颈和躯干向上方侧屈，健侧前臂逐渐伸直改用健手支撑，坐起（图9-8-8）。

B. 偏瘫患者从患侧坐起：患者取患侧卧位，用健手将患侧手臂置于胸前；用健腿带动患腿移至床缘下，健侧上肢横过胸前置于床面上支撑，利用健手作支撑点，头、颈和躯干向上方侧屈，抬起躯干，坐起（图9-8-9）。

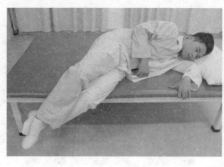
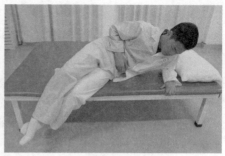
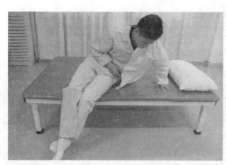
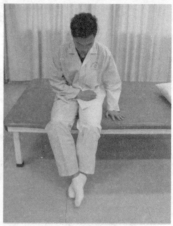

图 9-8-8   偏瘫患者独立从健侧坐起

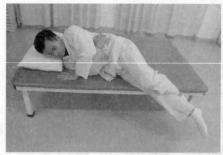
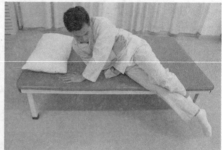
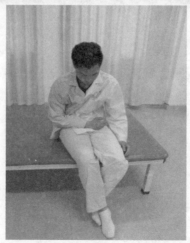

图 9-8-9   偏瘫患者独立从患侧坐起

C. C$_6$完全性脊髓损伤患者坐起：患者上举双臂，左右摆动躯干，利用惯性将双臂甩过身体左侧，并翻向左侧；先用左侧肘关节支撑床面，然后双肘支撑，抬起上身；将身体重心转移到右肘关节上，将左肘移近躯干；保持头、肩前屈，将右上肢撤回身体右侧，并用双肘支撑保持平衡；缓慢左右交替身体重心，将双手向前移动，直至将重心移到双下肢，坐起。

D. 胸、腰段脊髓损伤患者坐起：患者利用上肢向两侧翻身，完成双侧肘关节支撑，再将身体重心左右交替变换，最后变成手支撑，坐起。

（2）从坐位到卧位

1）一人协助

A. 偏瘫患者从患侧躺下：患者坐于床缘，患手置于腹部前，健腿置于患腿后方；护理人员站于患侧，一手扶住患侧肩部；另一手置于健侧的腘窝处或肩部，双膝微屈，协助患者从患侧躺下，同时嘱患者利用健腿带到患腿抬至床面；利用横向转移技术，调整姿势（图 9-8-10）。

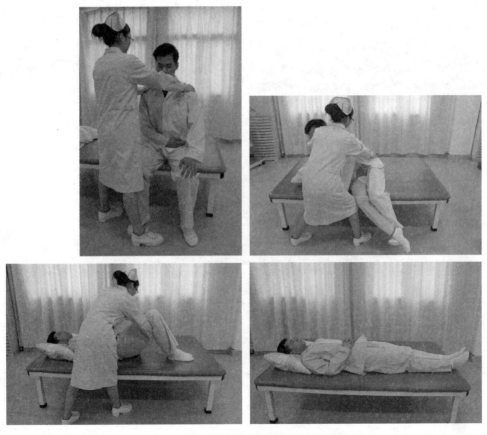

图 9-8-10　一人协助偏瘫患者从患侧躺下

B. 偏瘫患者从健侧躺下：方法同从患侧躺下。

2）独立躺下

A. 偏瘫患者从患侧躺下：患者坐于床缘，患侧手置于腹部前；健手从前方横过身体，置于患侧髋部旁的床面上，健腿置于患腿后方；逐渐将患侧身体放低向床头倾斜，同时健腿将患腿抬至床面；直至患者卧于床面（图 9-8-11 ）。

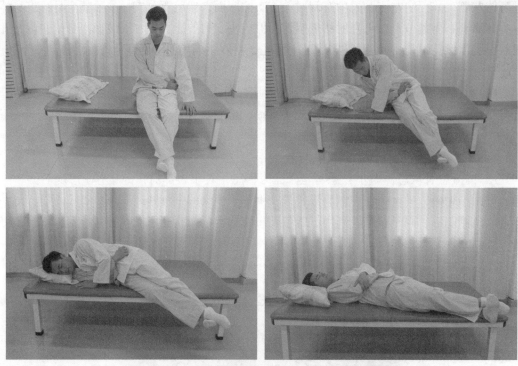

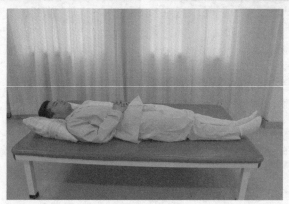

图 9-8-11　偏瘫患者独立从患侧躺下

B. 偏瘫患者从健侧躺下：患者坐于床缘，患侧手置于腹部前，健腿置于患腿后方；健侧肘关节支撑于床面，躯干向床头倾斜，逐渐将身体放低，同时健腿将患腿抬至床面；直至患者卧于床面。

C. C_6 完全性脊髓损伤患者躺下：患者在床上取长坐位，双手在髋后支撑，保持头、肩向前屈曲；身体向右后侧倾斜，用右侧肘关节支撑，屈曲左上肢，左肘关节支撑，将身体重心转移至左侧肘关节；保持头、肩屈曲，交替伸直上肢直到躺在床面上（图 9-8-12 ）。

D. 胸、腰段脊髓损伤的截瘫患者的转移：与截瘫患者从仰卧位坐起的顺序相反。

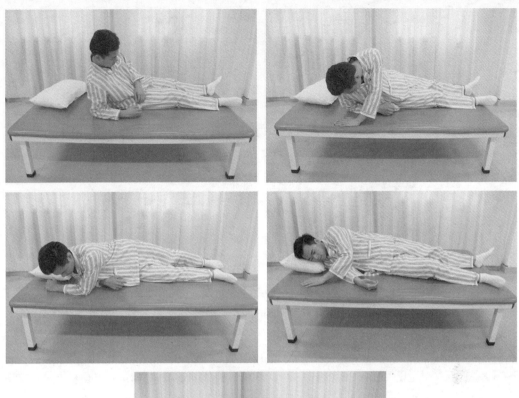

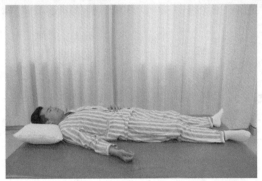

图 9-8-12　C_6 完全性脊髓损伤患者独立躺下

4. 坐位与站立位转移

（1）一人协助

1）偏瘫患者从坐位到站立位：患者取坐位，躯干前倾，双足着地；护理人员坐于患者前方，双下肢分开于患者双腿两侧，用双膝夹紧患者双膝以固定，双手托住患者臀部或拉住腰带，将其向前上方拉起；患者健侧手臂抱住护理人员颈部或健侧手放于护理人员肩部，一起用力，协助患者完成抬臀、伸膝至站立位；调整重心，双下肢直立，维持者站立平衡（图 9-8-13）。

2）偏瘫患者从站立位到坐位：患者站立位，护理人员立于患者正前方；患者健侧手臂抱住护理人员颈部或健侧手放于护理人员肩部，护理人员双手拉住患者两侧裤腰带，使患者身体靠于床缘；患者屈髋屈膝，缓慢坐于床面。

（2）独立站起

1）偏瘫患者从坐位到站立位：偏瘫患者坐于床缘，双足分开与肩同宽，双侧足跟落

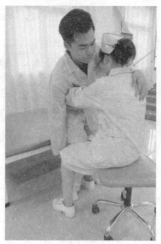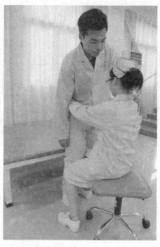

图 9-8-13　一人协助偏瘫患者从坐位到站立位

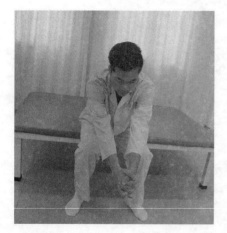

图 9-8-14　偏瘫患者独立从坐位到站立位

后于双侧膝关节，健足稍后；双手 Bobath 握手，双臂前伸；躯干前倾，重心前移，患侧下肢充分负重；臀部离开床面，双膝前移，双下肢同时用力慢慢站起，立位时双下肢同等负重（图 9-8-14）。

2）偏瘫患者从站立位到坐位：偏瘫患者背靠床站立，双下肢均匀负重，双手 Bobath 握手，双臂前伸；躯干前倾，同时保持脊柱伸直，屈髋屈膝，身体向后向下缓慢移动，直至坐于床面。

5. 床与轮椅之间的转移

（1）床到轮椅的转移

1）一人协助

A. 偏瘫患者的转移：患者坐于床缘，双足平放地面，与两肩同宽；轮椅置于患者健侧，与床成 30° 夹角，刹住刹车，移开近床侧脚踏板；护理人员面向患者，取屈髋屈膝、腰背伸直的半蹲位，用双膝固定患者膝关节，双手托住患者腰部或两侧髋部；患者健手抓住轮椅远侧扶手，以健足为支点，旋转身体，将患身体转移至轮椅（图 9-8-15）。

B. 截瘫患者的转移：患者坐于床缘，双足放于地面，轮椅置于患者一侧，与床成 30° 夹角，刹住刹车，移开近床侧脚踏板和同侧轮椅挡板；患者一手抓住轮椅远侧扶手，一手支撑床面；护理人员面向患者，取屈髋屈膝、腰背伸直的半蹲位，用双膝固定患者双膝关节，双手托住患者腰部或两侧髋部；共同用力，将患者身体转移至轮椅。

2）独立转移

A. 偏瘫患者的转移：患者坐于床缘，双足平放地面，与肩同宽；轮椅置于患者健侧，与床成 30°夹角，刹住车闸，移开近侧脚踏板；患者用健手支撑于轮椅远侧扶手，身体向前倾，健手用力支撑，抬起臀部，以健足为支点旋转身体至轮椅（图 9-8-16）。

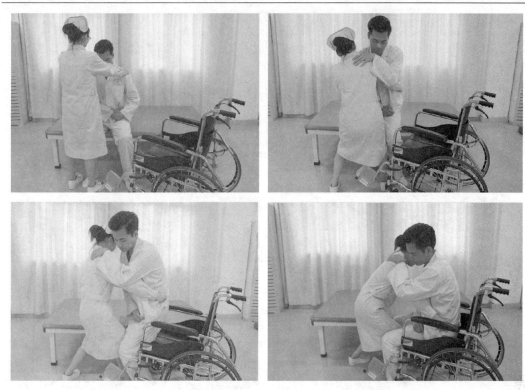

图 9-8-15　一人协助偏瘫患者从床到轮椅转移

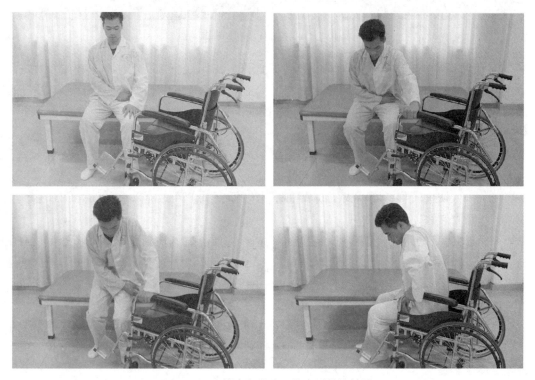

图 9-8-16　偏瘫患者独立从床到轮椅转移

B. 截瘫患者的侧方转移：以右侧转移为例。患者坐于床缘，轮椅置于床右侧，与床成 30°夹角，刹住车闸，移开近侧脚踏板和同侧轮椅挡板；患者右手扶住轮椅远侧扶手，左手支撑床面，同时撑起躯干向前向右侧移动至轮椅（图 9-8-17）。

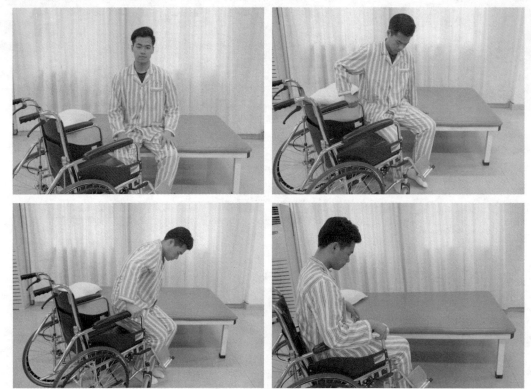

图 9-8-17　截瘫患者从床到轮椅侧方转移

C. 截瘫患者的正向转移：轮椅正面紧靠床缘，与床成直角，刹住刹车；患者背对轮椅，用双手支撑，将身体移至轮椅上，双手向后紧握轮椅两侧扶手，将臀部移至适当位置；双手松开车闸，轮椅向后方移动，再刹住车闸，放下脚垫板，将双脚从床上移至脚踏板上。

（2）轮椅到床的转移：转移顺序与床到轮椅转移的顺序相反。

6. 轮椅与坐便器的转移

（1）一人协助转移：同一人协助从轮椅到床的转移。

（2）独立转移

A. 偏瘫患者的正向转移：患者轮椅正面接近坐便器，刹住刹车，移开脚踏板，双足平放地面，与肩同宽；健手支撑轮椅扶手站立，健手移到对侧坐便器护栏上，健腿向前迈进一步，健侧上下肢同时支撑，向后转身，保持身体平衡，背向坐便器，缓慢坐下。

B. 偏瘫患者的侧方转移：同偏瘫患者独立从轮椅到床的转移。

C. 截瘫患者的正向转移：患者轮椅正面接近坐便器，刹住刹车，移开脚踏板，双足平放地面；患者双手扶住坐便器扶手，身体向前倾，双手用力支撑，抬起臀部，双手交替，旋转身体至坐便器上（图 9-8-18）。

D. 截瘫患者的侧方转移：同截瘫患者独立从轮椅到床的侧方转移。

（3）坐便器到轮椅的转移：转移顺序与轮椅到坐便器转移顺序相反。

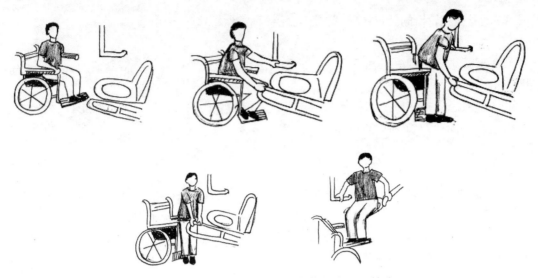

图 9-8-18 截瘫患者从轮椅到坐便器的正面转移

7. 轮椅与浴盆的转移

（1）一人协助转移

1）偏瘫患者的转移：患者健侧轮椅与浴盆成 30°夹角，刹住车闸，移开脚踏板；护理人员站在患者患侧，协助患者脱下衣裤，移开健侧轮椅挡板，在轮椅与浴盆之间放置浴板；护理人员一手握住患者患手，另一手托住患侧肘部；患者健手支撑于浴板，用力撑起上身，以下肢为支点旋转身体，直至双腿后侧碰到浴板，向下坐到浴板上，为确保安全，尽量向浴板中间转移；患者自行将健腿跨进浴盆，护理人员协助患者把患腿放进浴盆，缓慢移动身体到浴盆中央坐好。

2）截瘫患者的转移：患者轮椅从侧面接近浴盆，刹住车闸，移开脚踏板和浴盆侧的轮椅挡板；护理人员帮助患者脱下衣裤，屈髋屈膝，双膝固定患者膝关节，双手抱住患者腰部；患者双上肢扶住护理人员肩部，嘱患者共同用力，协助其站立；以患者双下肢为支点，护理人员帮助患者向后转身，当其双腿后侧贴近浴板时，向下坐到浴板上，为确保安全，尽量向浴板中间转移；协助患者将双腿放进浴盆，缓慢移动身体到浴盆中央坐好。

（2）独立转移

1）偏瘫患者的转移：轮椅接近浴盆，与浴盆成 30° 夹角，刹住车闸，卸下近侧轮椅挡板，移开脚踏板，双足平放于地面，脱下衣服裤子；轮椅与浴盆之间放置浴板；患者健手支撑于浴板，用力撑起上身，以下肢为支点转动身体，直至双腿后侧碰到浴板，向下坐到浴板上，为确保安全，尽量向浴板中间转移；患者健腿跨进浴盆，再将患腿跨进浴盆，逐渐移到浴盆中央上方坐好；最后患者将身体置于浴盆中。

2）截瘫患者的转移：以右侧转移为例。轮椅从右侧接近浴盆，与浴盆成 30° 夹角，刹住车闸，移开脚踏板及右侧轮椅挡板；用上肢帮助双下肢置于浴盆中，躯干屈曲，右手置于浴盆远侧边沿，左手置于浴盆近侧边沿，双手用力支撑上抬躯干越过浴盆；双手沿着浴盆边沿向前移动，缓慢放低身体进入浴盆中。由于进出浴盆需要患者上肢有较大的支撑力量，故 C_7 及以下脊髓损伤的患者才可独立完成由轮椅向浴盆的转移。转移前应注意浴盆注满水，离开前排空水；浴盆底部需放置防滑垫；浴盆周围墙上必须安装扶手。

（3）浴盆到轮椅的转移：转移顺序与轮椅到浴盆转移顺序相反。

8. 立位转移

1）偏瘫患者：健手扶栏杆站立，护理人员站于患侧予以保护，健腿向前、后侧方迈步训练。

2）截瘫患者：在康复工程师的指导下，根据其受伤水平选用不同的矫形器，教会患者正确使用矫形器，定时检查受压区域的皮肤是否有红、肿、水疱。再进行平行杠内站立训练、平衡训练、骨盆控制训练。

9. 步行训练

（1）辅助步行训练：①偏瘫患者步行训练：护理人员站在患者患侧，一手托住患侧手，患者腕关节尽量背屈，使其掌心向前，另一手放在患者胸前，并托住其患肢，进行步行训练（图 9-8-19）。②截瘫患者步行训练：根据患者的残疾和肌力情况，指导患者进行平行杆内摆至步、摆过步、四点步。

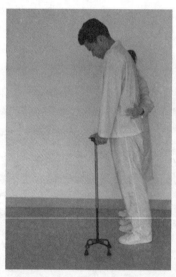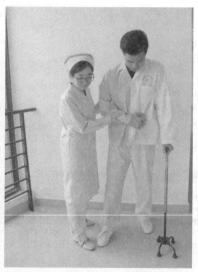

图 9-8-19　偏瘫患者辅助步行练习

（2）独立步行训练：①偏瘫患者步行训练：患者站立，健手握四角拐，先伸出拐杖，后迈患腿，最后迈健腿的"三点步"。②截瘫患者步行训练：患者手持双拐，进行摆至步、摆过步、四点步，摆至步相对于摆过步消耗能量少，摔倒的危险也小。

（3）上下楼梯

1）上楼梯：①偏瘫患者上楼梯：患者站立，健手握四角拐，护理人员站在患者患侧，一手协助控制患侧膝关节，另一手扶住健侧腰部，协助患者将重心转移到患侧；健侧足踏上一级台阶，随之将四角拐放上一级台阶，将重心转移至健侧，利用健侧和四角拐的力量，抬起患者下肢迈上一台阶。护理人员一手固定患者腰部，另一手协助患者屈髋屈膝，将患足带至高一层台阶（图 9-8-20）。②截瘫患者上楼梯：患者佩戴矫形器，靠近扶手右侧站立，将右侧前臂杖交于左手，右手前伸，在距离脚趾大约 15cm 处抓住扶手，将左侧前臂杖放上一台阶，与右手对齐，身体前倾，做支撑动作，双脚上提并将骨盆向前甩动，双脚落到上一级台阶之后，立即过伸髋关节，找到身体新的平衡点。

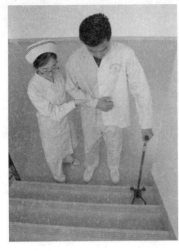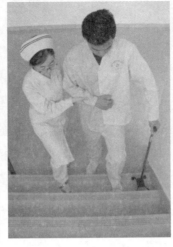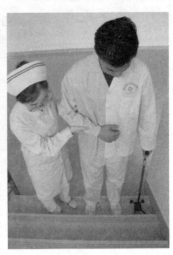

图 9-8-20　偏瘫患者上楼梯

2）下楼梯：①偏瘫患者下楼梯：患者站立，健手握助行器，护理人员站在患侧，助行器先下一台阶，随之患足向下一台阶，最后健足抬起迈下一级台阶。护理人员一手置于患膝上方，稍向外展方向引导，协助完成患侧膝关节的屈曲及迈步动作，另一手置于健侧骨盆侧，用前臂保护患侧腰部，并将其身体重心向前方移动；当患者健足迈下一级台阶时，护理人员位于患侧的手保持原位，另一手继续将骨盆向前推移。②截瘫患者下楼梯：患者佩戴矫形器，将右侧前臂杖交于左手，右手抓住台阶扶手，将左侧前臂杖支撑在同一级台阶，两手对齐；身体前倾，做支撑动作，双脚上提并将骨盆向前甩动；双脚落在下一级台阶上；右手沿扶手向下移动，并将左侧前臂杖移至下一级台阶上，过伸髋关节，找到身体新的平衡点。

（三）操作要点

根据体位转移过程中患者用力程度，将体位转移分为主动转移、辅助转移、被动转移。

1. **主动转移**　水平转移时，相互转移的两个平面应平稳、高度一致，并尽可能靠近；患者学会重心转移；有多种转移方法时，选择最安全、最容易的方法。

2. **辅助转移**　护理人员的指令应简单、明确；随着患者功能的恢复，护理人员的帮助应逐渐减少。

3. **被动转移**　两人搬运时，护理人员要清楚了解整个转移的程序。

五、注意事项

（1）操作者动作流畅，平稳，遵循节力原则。

（2）根据季节变化，注意保暖。

（3）若患者出现眩晕、胸闷、心悸等不适症状，不宜进行转移。

（4）操作过程保证患者安全。

第九节 日常生活活动训练指导

一、概念与目的

日常生活活动训练根据患者的功能状况，针对性地进行自我照顾性日常生活活动能力训练，内容主要包括进食、更衣、如厕、个人的清洁卫生等。通过对日常生活活动能力的学习提高患者的自我照顾能力，缩短依赖的时间，提高患者生活质量，使患者清洁、舒适，预防并发症。

二、应用范围

日常生活活动训练适用于因各种因素所致日常生活自理能力下降的患者，病情允许的情况下对其进行指导、参与和帮助患者进行日常生活活动，以维持人的整体性并促进患者功能的恢复。

三、技术操作

（一）操作准备

1. 人员准备
（1）护士：着装整洁，洗手，戴口罩。
（2）患者：生命征平稳，具备一定认知。

2. 物品准备

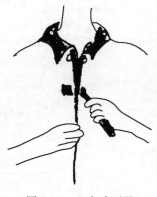

图 9-9-1　纽扣牵引器

（1）衣服：宽松、简单的衣裤，必要时可对服装进行修改，如将纽扣换成挂钩、拉锁、尼龙搭扣，衣服确保重量合适，面料不能太滑。

（2）裤子：系皮带的裤子改成松紧口的轻便、宽松的裤子；裤子确保重量合适，面料不能太滑。

（3）鞋、袜。

（4）生活洗漱用品。

（5）辅助用具：纽扣牵引器、鞋拔（图 9-9-1）。

3. 环境　宽敞，光线充足，无障碍物，地面防滑，有安全措施。

（二）操作流程

1. 穿、脱衣服障碍训练
（1）患者条件：患者生命征平稳；具有一定认知；具备坐位和控制平衡的能力；健侧肢体具备基本的活动能力，有一定协调性和准确性。
（2）偏瘫患者穿、脱衣服

1）穿套头衫：患者取坐位，在双膝上整理好衣服，使领子在远端，衣服背面朝上；患臂的袖子垂在两膝之间；偏瘫手臂伸于袖子里，健手将患侧袖子拉到肩，将健臂穿入另一个袖子；抓住套头衫的背面套过自己的头，同时身体向前倾使患侧手臂保持伸直；整理好衣服。女性患者的内衣上可缝制一条弹性松紧带代替搭扣，像穿套头衫一样穿戴。还可将内衣后面的搭扣安放在前面以方便穿戴（图9-9-2）。

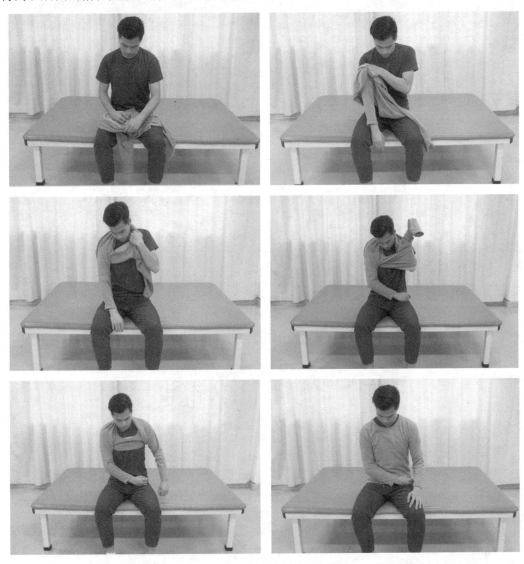

图 9-9-2 偏瘫患者穿套头衫

2）穿衬衣：患者取坐位，将衣服内面朝上平铺在双膝上；用健侧手抓衣领及对侧肩部，将袖口自患侧上肢穿过，并将领口部分拉至肩部；健侧手沿衣领从头后绕过，并将健侧上肢穿进袖口；系扣子或拉链；整理好衣服（图9-9-3）。

3）脱套头衫：患者取坐位，低头，用健手从颈后将衣服拉过头部；脱去健侧的衣袖；用健手脱去偏瘫侧的衣袖（图9-9-4）。

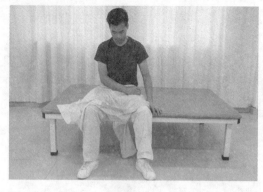 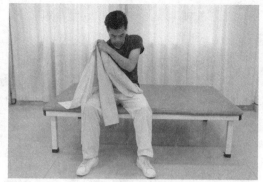

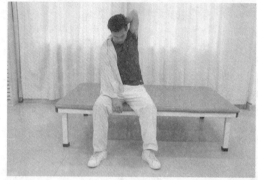 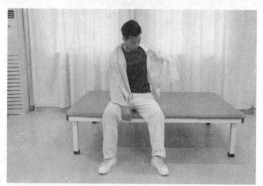

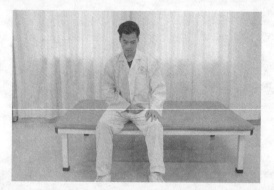

图 9-9-3　偏瘫患者穿衬衫

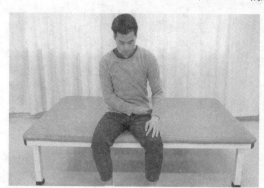 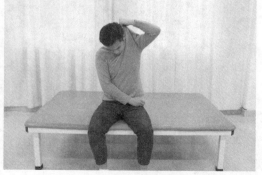

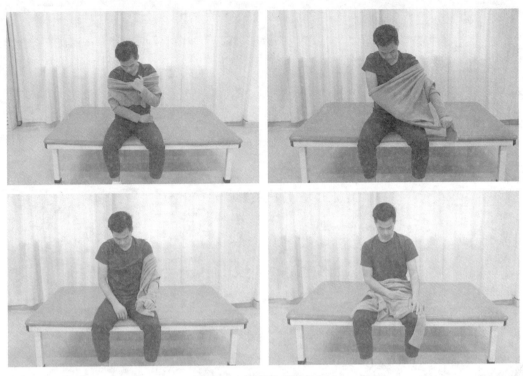

图 9-9-4　偏瘫患者脱套头衫

4）脱衬衫：患者取坐位，解开钮扣或拉链；用健手将患侧的衣领褪至肩下；脱下健侧的衣袖，再用健手脱下偏瘫侧上肢的衣袖（图 9-9-5）。

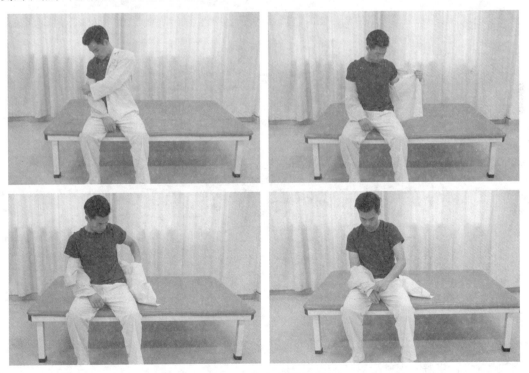

图 9-9-5　偏瘫患者脱衬衫

（3）偏瘫患者穿、脱裤子

1）穿裤子：患者取坐位，将患侧腿脚放于健腿上，用健手把裤管套进患脚，拉至踝关节以上；健脚穿入另一裤管，将裤腰拉至膝关节上；左右抬臀，依次将裤腰拉至髋部；整理裤子（图9-9-6）。

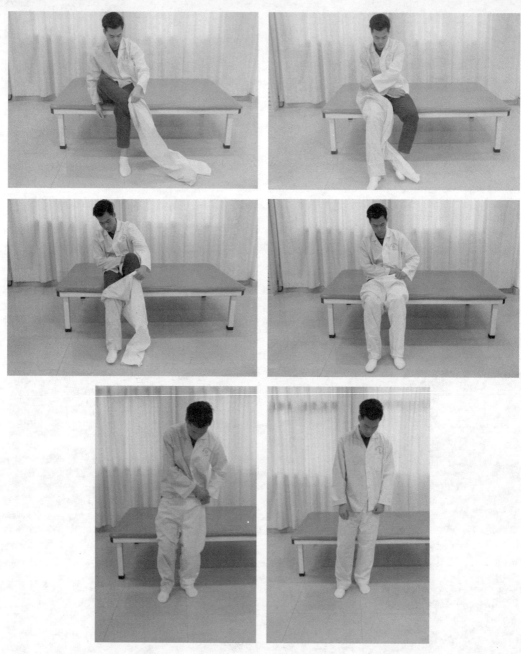

图9-9-6　偏瘫患者穿裤子

2）脱裤子：患者取坐位，松解腰带；左右抬臀或站立，依次将裤腰褪至臀下；先脱下健侧裤管，再脱下患侧裤管（图9-9-7）。

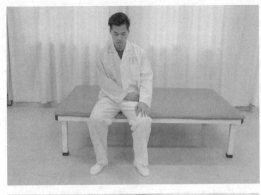
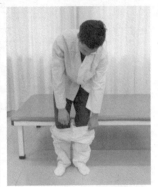
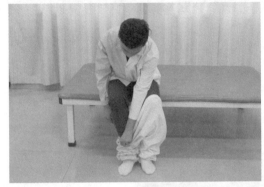
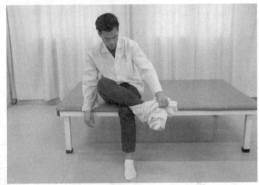
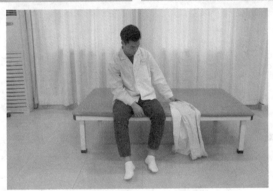

图 9-9-7　偏瘫患者脱裤子

（4）C$_6$ 以下脊髓损伤患者穿、脱衣裤

1）穿、脱衣服：截瘫患者可自行穿脱上衣。

2）穿、脱裤子：①穿裤子：患者取床上仰卧位，护理人员先将裤腿套在患者脚踝上方，患者用手、手腕或前臂使一侧膝关节屈曲，把裤子拉到大腿上，必要时可用肘部支撑身体；另一下肢重复同样的动作；右肘支撑床面，使身体向右倾，用左手将左侧裤腰拉至左侧臀上；左肘支撑床面，使身体向左倾，用右手将右侧裤腰拉至右侧臀上；拉上拉链；整理裤子（图 9-9-8）。②脱裤子：患者取床上仰卧位，松解裤腰；右肘支撑床面，使身体向右倾，用左手将左侧裤腰拉至左侧臀下；左肘支撑床面，使身体向左倾，用右手将右侧裤腰拉至左侧臀下；患者用手、手腕或前臂使一侧膝关节屈曲，把裤子拉到膝关节下，必要时可用肘部支撑身体；另一下肢重复同样的动作；护理人员协助将裤子脱下（图 9-9-9）。

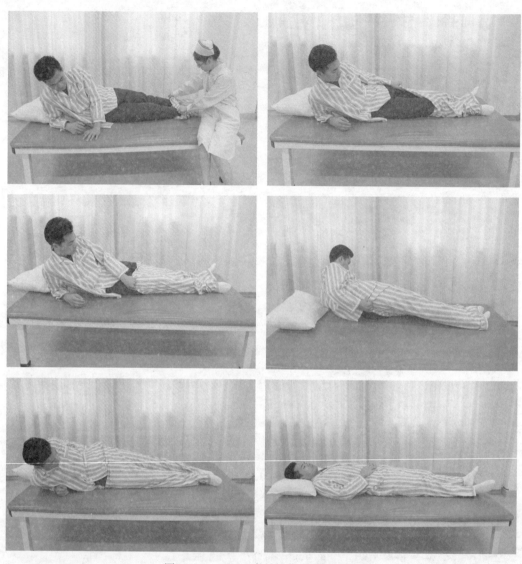

图 9-9-8　C_6 以下脊髓损伤患者穿裤子

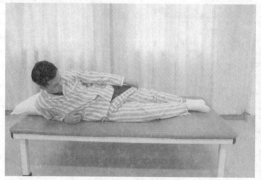
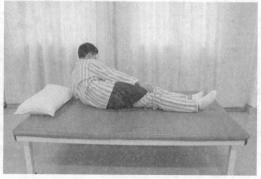

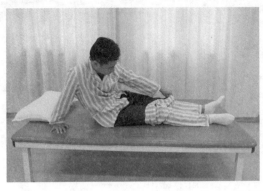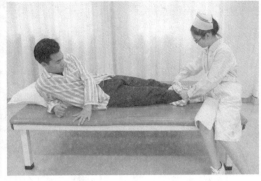

图 9-9-9　C$_6$ 以下脊髓损伤患者脱裤子

2. 偏瘫患者穿袜子、穿鞋训练

（1）患者条件：患者生命征平稳；具备一定认知；具备坐位和控制平衡的能力；健侧肢体具备基本的活动能力，有一定协调性和准确性。

（2）穿袜子、穿鞋：患者取坐位，将患侧腿脚放在健侧腿上，用健手的食指、拇指将袜子撑开套在患侧脚上，往上拉。把鞋子套入脚趾，患侧手抵住患侧膝盖加压，健侧手拉鞋帮。操作过程注意保持身体平衡。可借助辅助型用具，如鞋拔。选择大小适宜，防滑，松紧口的鞋或有尼龙搭扣的平底鞋。

3. 偏瘫患者个人卫生训练

（1）患者条件：患者生命征平稳；具备坐位平衡和转移的能力；健侧肢体肌力恢复到可独立进行洗澡；对温度觉感知正常。

（2）洗脸、洗手、刷牙、洗澡、如厕

1）洗脸、洗手：患者坐盥洗池前，确认水龙头冷热水的方向，将患侧手放在水龙头上，用患侧手指和手掌一起用力，适当地屈曲腕关节，以患肢"前推"的方式，夹紧水龙头以开关水龙头，或用健手打开水龙头。患者用健手拿住毛巾的两端将毛巾绕在水龙头上或将毛巾绕在患侧前臂，拧干毛巾，用健手洗脸和患侧手（图 9-9-10）。洗健手时，将毛巾固定在盥洗池边缘或放在患侧手臂上，擦上香皂后，健手及前臂在毛巾上搓洗。

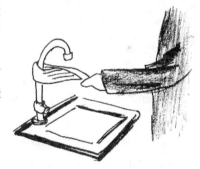

图 9-9-10　拧毛巾

2）刷牙：借助身体将牙膏固定的方法（如用两膝夹住）用健手将盖子打开；患手使用手柄加粗、加长的牙刷或电动牙刷进行刷牙。

3）洗澡：患者坐在椅子上，湿毛巾搭在椅背上，通过背部摩擦毛巾擦洗背部，擦干背部也用同样方法，也可使用带长柄的海绵刷擦背；将有皂液的毛巾放在膝上，将上肢放在毛巾上擦洗；若健手不能触摸到脚，在脚底部放一块有皂液的毛巾洗脚；浴室地面铺防滑垫，浴室有长把开关的水龙头，墙面配备扶手。

4）如厕：患者如厕动作的主要流程是从轮椅到坐便器的转移，穿、脱裤子，擦拭，冲洗，洗手等一系列动作；患者在擦拭时，可先将卫生纸卷在健侧手上进行擦拭；厕所的环境和设施需根据患者的需求进行改造，在需要的部位安装横向或纵向的侧卫扶手，坐便器的高度根据患者的身高，选择坐式马桶，马桶扳手应离身体较近、规格较大、无须大力量就可控制。

4. 偏瘫患者修饰训练

（1）患者条件：患者生命征平稳；具备坐位平衡和转移的能力；健侧肢体肌力恢复到可独立进行修饰活动。

（2）梳头：患者屈曲掌指关节，用梳子从前额正中开始，以均匀的力道梳向额部、枕部、颈部，再梳两侧，可反复多次，直至将头发梳顺；若为长发，可先将发尾部分的头发梳顺，然后按上面的步骤进行；选择加粗、加长的头梳。

（3）修剪指甲：将大号指甲剪固定在木板上，便于患者操作。

（三）操作要点

（1）操作过程使用辅助用具或设备以协助患者顺利完成各项动作。

（2）训练强度由小到大，训练时间由短到长，动作的复杂性由易到难，重复动作由少到多。

四、注意事项

（1）操作者动作流畅，平稳，遵循节力原则。

（2）操作过程，注意保暖。

（3）若患者出现眩晕、胸闷、心悸等不适症状，不宜进行训练。

（4）操作过程保证患者安全。

第十节　吞咽障碍指导训练技术

一、概念与目的

吞咽障碍训练是指经口到胃的通道中，任何疾病引起的吞咽障碍，通过摄食-吞咽评定，进行针对性吞咽指导训练。通过吞咽障碍指导训练，以恢复或提高患者的吞咽功能，改善身体的营养状况；改善因不能经口进食所产生的心理恐惧与抑郁；增加进食的安全，减少因食物误咽所引起的各种并发症的发生，提高患者的生存质量。

二、应用范围

吞咽障碍训练主要应用于脑卒中、颅脑外伤、帕金森病等神经系统疾病导致的神经源性吞咽障碍患者。

三、禁忌证

患者意识不清、生命体征不平稳、认知障碍、重度肺炎、痰多的情况下，不进行吞咽障碍训练。

四、技术操作

（一）操作准备

1. **护士** 着装整洁，洗手，戴口罩。

2. **餐具的选择**

（1）汤匙：匙面小、不易粘上食物、柄长或者柄粗、边缘钝、容量5～10ml。

（2）碗：广口平底瓷碗或边缘倾斜的盘子，必要时加上防滑垫。

（3）杯：缺口杯。

3. **食物的选择** 密度均匀；黏度适当；不易松散、通过咽和食管时易变形且很少在黏膜上残留。

4. **用物准备** 餐桌一张、治疗盘、手套一副等。

5. **进餐时间** 时间选择以使某些药物作用周期达到最好疗效，或者利用饥饿感来进食。

6. **进餐环境** 选择整洁、安静的就餐环境，减少一切能分散患者注意力的环境因素。

（二）操作流程

1. **基础训练**

（1）发音器官训练：放松，深深吸一口气，用力大声发"啊"音，用力大声发"衣"音，用力大声发"乌"音，并尽量把声音拉长。

（2）舌肌与咀嚼肌训练：指导患者把舌头尽量伸出口腔外，然后缩回口中；把舌尖尽量伸向鼻尖，然后尽量伸向下巴；用舌尖舔嘴唇一圈，先以顺时针方向舔，然后以逆时针方向舔；尽量张开口，将食指放在下巴的中央，一边用力将下颌向下按，一边尝试将口合起。

（3）颊肌与喉肌训练：嘱患者闭紧口唇鼓腮，然后轻轻呼气，反复5次，每天2次；护理人员可将食指置于患者甲状软骨上方，中指置于环状软骨上，让患者感受喉结上抬。

（4）感觉促进综合训练：包括温度刺激和味觉刺激。用冰棉棒轻刺激腭、舌部和咽后壁，再嘱患者做空吞咽动作；用棉棒蘸酸、甜、苦、辣等不同味道刺激舌部。

2. **摄食前准备** 对患者进行康复教育，有言语障碍者可利用文字或交流板等方式，在饭前30分钟开始训练。放松操：患者端坐椅子或床上，双手放在腹前，吸气、呼气各3次；左右摇头各3次；左右转头各3次；耸肩、放松各3次；上半身向左右倾斜各3次，动作轻柔。

3. **摄食训练**

（1）患者进食前进行口腔清洁，若痰液较多，予拍背排痰。

（2）护理人员站于患者健侧，协助患者取合适体位，防止坠床。

1）床上半卧位：对于不能坐位的患者，一般至少取躯干30°仰卧位，头部前屈，偏瘫侧肩部以枕垫起。

2）坐位：双脚面平稳接触地面，双膝关节屈曲 90°，躯干挺直，前方放一适宜餐桌，双上肢自然放于桌上。

（3）喂食方法

1）将食物放在健侧舌后部或健侧颊部，有利于食物的吞咽。当食物送入口中，可适当增加汤匙下压舌部的力量，有助于刺激感觉。

2）每次给一口量的食物。一口量：液体 1～20ml；果酱或布丁 5～7ml；浓稠泥状食物 3～5ml；肉团平均为 2ml。一般先以少量稀液体试之（1～4ml），然后酌情增加。为防止吞咽时食物误吸气管，可结合声门上吞咽法训练，在吞咽时声带闭合好后再吞咽，吞咽后紧接咳嗽，可除去残留在咽喉部的食物残渣。

3）调整合适的进食速度，前一口吞咽完成后再进下一口，避免 2 次食物重叠在口腔。对于吞咽延迟或咽缩肌无力的患者常需 2～3 次吞咽才能将食团吞下，指导患者反复多次空吞咽，将剩余食物咽下。

4）给予患者口头提示，帮助其协调吞咽动作。

5）吞咽姿势的调整：①仰头吞咽：吞咽前，头部后仰，使口咽的解剖位置变宽，食团较容易进入口腔内（图 9-10-1）。②低头吞咽：颈部尽量前屈，下颌与胸骨柄接触，使呼吸道入口变窄，防止食团进入呼吸道（图 9-10-2）。③转头吞咽：头部向患侧旋转，以关闭患侧梨状肌及患侧气道，减少误吸（图 9-10-3）。通过改变吞咽前或吞咽时的姿势，可减少吞咽时误吸的发生。

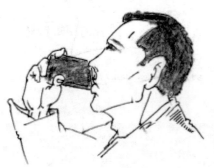

图 9-10-1　仰头吞咽

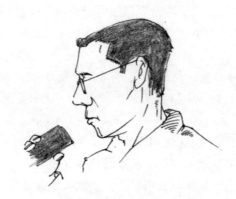

图 9-10-2　低头吞咽

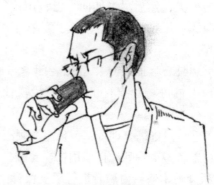

图 9-10-3　转头吞咽

6）进食结束后清洁口腔，预防肺部感染的发生。

7）患者取坐位或半卧位休息 30 分钟以上。

4. 误吸的紧急处理

（1）误吸食物在咽喉壁，用手掏出或用食物钳钳出。

（2）海姆利克急救法：主要针对固体食物（图 9-10-4）。①自救：取立位姿势，下巴抬起，使气管变直，然后使腹部上端（剑突下）靠在一张椅子的背面顶端，突然对胸腔上方施加压力。②他救：患者取立位或坐位，抢救者站在患者背后双臂环抱患者，一手握拳，使拇指掌关节突出点顶住患者腹部正中脐上部位，另一只手的手掌压在拳头上，连续快速向内、向上推压冲击 6～10 次，直至异物排出。昏迷的患者采取仰卧位，抢救者骑跨在患者髋部，按上法进行。

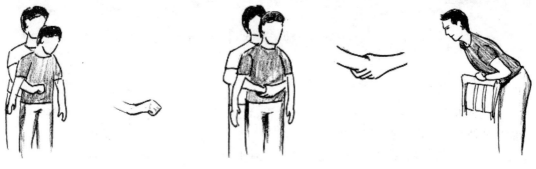

图 9-10-4　海姆利克急救法

　　（3）重力引流法：主要针对糊状或半固体食物，抢救者站在窒息者高处，把其倒立或头低于床沿，拍震出误吸物（图 9-10-5）。

　　（4）吸痰机抽吸法：主要针对糊状或流质。

　　（5）环甲膜穿刺法：异物进入气管，出现呼吸困难。用粗针头在环状软骨下 1～2cm 处刺入气管。

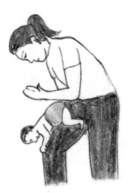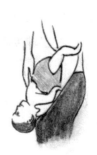

图 9-10-5　重力引流法

（三）操作要点

　　1. 合理选择食物　在训练过程中，随着患者吞咽障碍的改善，可从糊状食物、软食逐步过渡到普食、水。

　　2. 进食体位　患者能坐则取端坐位，无法取端坐位则取躯干 30°仰卧位。

　　3. 吞咽技巧　掌握患者的一口量；健侧吞咽；饮水不用吸管；每次进食后，指导患者进行反复多次的空吞咽。

五、注 意 事 项

　　（1）神志不清、疲倦或不合作切勿喂食。

　　（2）鼓励患者用健侧进食，避免残留物导致误吸。

　　（3）有义齿的患者，进食前戴上再进食。

　　（4）给予患者口头提示，以帮助患者协调吞咽动作，如吞下去，再吞一口，闭合嘴唇用力吞等指示。

　　（5）患者在进食过程中出现噎食或呛咳，应立即停止进食。

　　（6）进食药物可用凝固粉调制成适合患者吞咽的性状。

　　（7）吞咽后，操作者仔细听呼吸或说话时黏液阻塞所致的"咯咯"声，如怀疑发生误吸，嘱患者咳嗽或清嗓，直到听起来气道通畅。如果黏液阻塞一直存在，就有必要吸痰清理气道。

（8）耐力差患者，宜少食多餐。

第十一节 康复辅助器具的使用指导

一、概念与目的

（一）概念

康复辅助器具（assistive devices of rehabilitation）是指能够有效防止、补偿、替代或减轻因伤病造成的功能减退或丧失的医疗产品、器械、设备或技术系统的总称。简言之，凡是能有效克服或减少伤病的影响，提高患者生活质量和社会参与能力的器具，高级到植入式电子耳蜗，普通到树杈做成的拐杖，都属于康复辅助器具的范畴。本节主要介绍助行器、假肢、矫形器和自助具。

（二）目的

配置辅助器具的目的在于实现康复，即能否有助于恢复身体的机能或调动身体的潜能，应避免对辅助器具的盲目依赖。有些患者通过治疗和训练有望获得康复，应用辅助器具只是为了在康复的过程中及早地实现日常生活自理；而有些患者则可能因为功能已无法恢复，需要永久使用。

二、辅助器具配置原则

辅助器具的配置必须遵循最少限度的原则：

1. **能用简单的就不用复杂的** 如能用拐杖就不用轮椅，能用手杖就不用腋杖，经过康复训练，有时甚至可以不借助拐杖行走。

2. **能用自身力源的就不用体外力源的** 如能用普通轮椅就不用电动、机动或者自动轮椅。使用轮椅时，不可过分依赖陪护人员推行，更不要去片面追求电动、机动或者自动轮椅。科学而正确的使用普通轮椅，可以锻炼上肢的肌力和灵活性，对日后的康复治疗和再就业是有益的。

3. **能临时使用，就不要永久使用** 辅助器具是体外装置，不可能完全代偿身体原有的机能。辅助器具装配的目的是通过辅助器具的使用，恢复自身的能力。

4. **统筹兼顾，合理配置** 在充分评估患者的病残情况及康复需求后，合理配置辅助器具的品种、材料和性能等，保证康复效果。

三、辅助器具分类与使用指导

（一）助行器

1. **概念** 助行器（walking aids）是指辅助人体支撑体重、保持平衡和行走的工具。

2. **种类**　根据结构和功能不同，助行器可分为杖和步行器两大类。广义的助行器还包括轮椅。

（1）杖（crutch）：是最简单、最方便的助行器。根据其结构不同，分为手杖、前臂杖、腋杖和平台杖四大类（图9-11-1）。

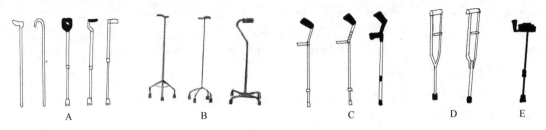

图9-11-1　杖

1）手杖（stick）：手杖为一只手扶持以助行走的工具，有单足和多足两种。单足手杖适用于握力好、上肢支撑力强的患者，如偏瘫患者的健侧、老年人等。多足手杖有三足和四足之分，支撑面广且稳定，多用于平衡能力欠佳、用单足手杖不够安全的患者。

2）前臂杖（forearm crutch）：常成对使用，把手的位置和支柱的长度可以调节，夹住前臂的臂套为折叶式，有前开口和侧开口两种。适用于握力差、前臂力量较弱但又不必使用腋杖者。优点为美观、轻便，而且手仍可自由活动。缺点是稳定性不如腋杖。

3）腋杖（axillary crutch）：可单用也可成对使用。成对使用可减轻下肢承重，获得较大支撑力，提高行走的稳定性。适用于支撑能力较差者，如截瘫或外伤较严重的患者。

4）平台杖（platform crutch）：又称类风湿拐。有固定带，可将前臂固定在平台式前臂托上，由前臂负重。前臂托前方有一把手，起掌握方向的作用。适用于手关节损害严重的类风湿患者或手部有严重外伤、病变不宜负重者。

（2）步行器（walker）：也称助行架（walking frame），周围有金属框架，可将患者保护在其中。步行器可支撑体重，便于站立或步行，其支撑面积大，故稳定性好。主要的类型有以下几种（图9-11-2）：

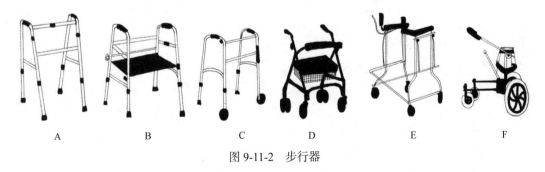

图9-11-2　步行器

1）框式步行器：框架式结构，具有很高的稳定性，需要双手提起步行器前行。适用于上肢功能健全，下肢平衡能力差的患者。

2）交互式步行器：使用时先向前移动一侧，然后再向前移动另一侧，如此交替移动前进。适用于立位平衡差，下肢肌力差的患者或老年人，尤其是上肢肌力差，提起步行器困难者。

3）两轮步行器：前面装有固定脚轮，后面的支脚垫有防滑功能。适用于上肢肌力差，提起步行器困难者，可以向前推动步行器。

4）四轮步行器：有四个活动脚轮，具有转弯半径小，移动灵活的特点。适用于步行不稳的老年人，但使用时要注意身体保持与地面垂直，否则易滑倒。

5）平台式步行器：带有前臂支撑平台和两个活动脚轮的步行器。使用时不用手握操纵，而是将前臂平放于支撑平台上推动前进。适用于全身肌力低下、慢性关节炎患者，也可用于长期卧床者的步行训练。

6）特殊类型步行器：如腋窝支撑型步行器，用两腋窝支撑体重而步行，有四个脚轮，体积较大。适用于上肢肌力差的患者。

（3）轮椅（wheelchair）：是一种代步工具，适用于使用各种助行器仍不能步行或步行困难者。轮椅也是医院或康复机构内转移或搬运患者的常用工具。轮椅的种类很多，按照驱动方式不同可分为普通轮椅和电动轮椅。虽然轮椅的种类很多，但其基本结构是相同的，主要由轮椅架、轮（大车轮、小脚轮）、刹车装置、椅坐、靠背组成。

1）普通轮椅：装有两个驱动轮和两个小脚轮，乘坐者需用手驱动或陪伴者推动前进，适用于大多数体弱病残者（图9-11-3）。

2）电动轮椅：电力驱动的轮椅。以蓄电池提供动力源，乘坐者可以用手或头部或呼吸系统等操纵控制器，完成前进、后退、转向、站立、平躺等多种活动，适用于双上肢均无力，不能驱动轮椅者（图9-11-4）。

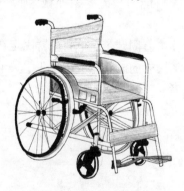 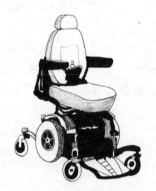

图9-11-3　普通轮椅　　　　　图9-11-4　电动轮椅

3. 助行器的选用　在选用助行器时，主要考虑两个方面：一是助行器的类型（上文已介绍），二是助行器尺寸。下面介绍根据患者的身体条件对助行器的尺寸进行选择。

（1）手杖的长度：患者穿上鞋或下肢支具站立，肘关节屈曲成25°～30°，腕关节背伸，足小趾前外侧15cm处至背伸手掌面的距离即为手杖的长度（图9-11-5）。

（2）腋杖的长度：确定腋杖长度最简单的方法是：将身长减去41cm即为腋杖的长度，站立时大转子的高度即为把手的位置。测定时患者应穿鞋站立。若患者下肢或上肢有短缩畸形，可让患者穿上鞋或下肢支具仰卧，将腋杖轻轻贴近腋窝。在足小趾前外侧15cm与足底平齐处即为腋杖最适当的长度，把手高度同手杖长度的测量方法（图9-11-6）。

（3）步行器的高度：身体直立，以肘关节屈曲30°的状态下持步行器，通过调节伸缩杆使步行器的高度与大转子保持水平位置（图9-11-7）。

（4）轮椅的选用（图 9-11-8）：为了使患者能够保持坐位稳定，轮椅的坐面、靠背、脚踏板等与身体接触部位要与患者的身体功能相适应，通常应注意以下几个方面：①座位宽度：测量坐下时两臀间或两股之间的距离，再加 5cm，即坐下后两边各有 2.5cm 的空隙。②座位深度：测量坐下时后臀部至小腿腓肠肌之间的水平距离，将测量结果减 6.5cm。③座位高度：测量坐下时足跟（或鞋跟）至腘窝的距离，再加 4cm。在放置脚踏板时，板面至少离地 5cm。④坐垫：为了舒适和防止压疮，座上应放坐垫，可用泡沫橡胶（厚度 5～10cm）或凝胶垫子。为防止座位下陷，可在坐垫下放一张厚度 0.6cm 的胶合板。⑤靠背高度：靠背越高，越稳定；靠背越低，上身及上肢的活动范围越大。低靠背：测量坐面至腋窝的高度，将测量结果减 10cm。高靠背：测量坐面至肩部或后枕部的实际高度。⑥扶手高度：坐下时，上臂下垂，肘关节屈曲 90°，测量椅面至前臂下缘的高度，再加 2.5cm。⑦轮椅其他辅助件：为了满足患者的特殊需要而设计，如增加手柄摩擦面、车闸延伸、防震装置、防滑装置、轮椅桌等。

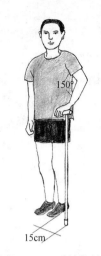

图 9-11-5　手杖的长度

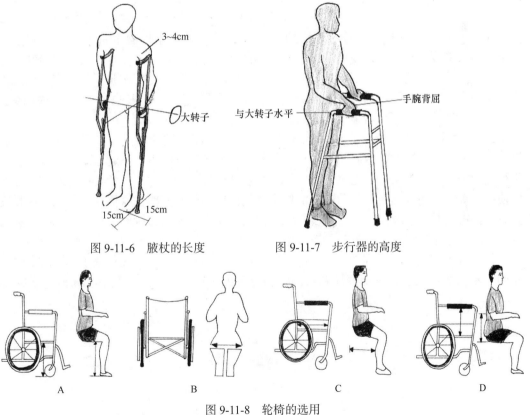

图 9-11-6　腋杖的长度　　　图 9-11-7　步行器的高度

图 9-11-8　轮椅的选用

此外，尽量选择小型、轻型轮椅，特别要考虑在室外使用时有可能要搭乘汽车、火车等交通工具，所以尽量选择便携的、可折叠的、轻型的轮椅。

4. 使用指导

（1）杖的使用指导

1）手杖步行（图9-11-9）：①三点步：步行顺序：先伸出手杖，后迈出对侧腿，最后迈出同侧腿。由于步行时至少有两个点在支撑，故稳定性较高。偏瘫患者大多数使用这种步行方式。②两点步：步行顺序：先同时伸出手杖和对侧腿，再迈出同侧腿。该方式步行速度快，适合于瘫痪程度较轻、平衡功能较好的患者。

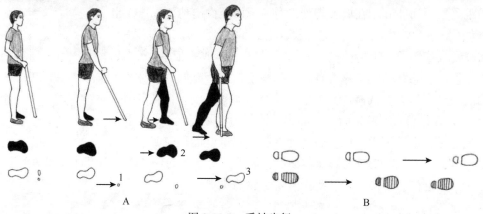

图 9-11-9　手杖步行

在使用多足手杖时，由于拐杖底部的面积较宽，所以在较平坦的路面上行走比较稳定。如果路面不平或有台阶，则使用起来会有所不便。另外，快走时，多足手杖的后足和前足间会产生摇摆，反而增加了不稳定因素。同样，在路面不平时使用多足手杖，多个拐脚很难位于一个平面上，会更加不稳定。因此，临床上多足手杖常用于康复早期的室内训练，当患者经过训练，稳定性增强后，就可以使用单足手杖了。

2）腋杖步行（图9-11-10）：①摆至步：开始步行时常用的方法。步行顺序：左右腋杖同时向前伸出，支撑，然后向前摆动身体使双足摆至腋杖附近，不超过腋杖支撑点。该步行法稳定，在不平路面上也可进行，但步行速度较慢。②摆过步：常在摆至步成功后开始使用。步行顺序：左右腋杖同时向前伸出，支撑，然后向前摆动身体使双足摆过腋杖支撑点，再将腋杖向前取得平衡。该步行法步幅大、速度快，但患者躯干和上肢的控制力必须好，否则容易跌倒。③四点步：步行顺序：伸出左腋杖，迈右腿；伸出右腋杖，迈左腿。该步行法在上提骨盆肌有足够的肌力时可进行，接近自然走路，稳定性好，但速度慢。④两点步：步行顺序：一侧腋杖和对侧腿同时迈出，然后迈出另一侧腋杖和腿。该步行

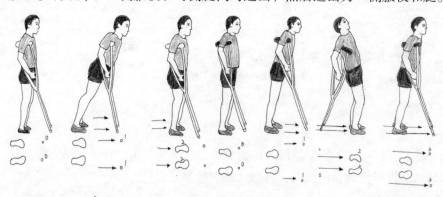

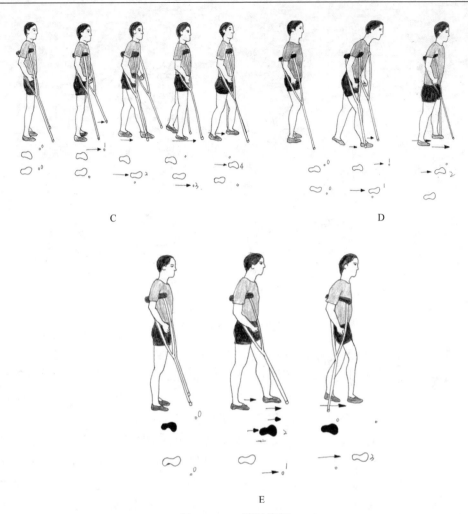

图 9-11-10 腋杖步行

法常在四点步成功后使用，步行速度比四点步快，但稳定性比四点步差。⑤三点步：步行顺序：先伸出双侧腋杖，后迈出患腿，最后迈出健腿。该步行法主要用双侧腋杖支撑体重，避免或减少患腿的负重。

（2）步行器的使用指导（图 9-11-11）

1）框式步行器步行：患者双手握住步行器，站稳，提起步行器放置于身前一臂远的地方，然后患腿向前迈出，足跟落在步行器后脚的位置，健腿跟上，站稳。重复动作稳步前进。

2）交互式步行器步行：患者双手握住步行器，站稳，先推动一侧步行器前移，对侧腿前移一步；推动另一侧步行器前移，另一侧腿前移一步，重复动作交互式前进。

（3）轮椅的使用指导

1）打开与收起：打开轮椅时，双手分别放在坐位两边的横杆上（扶手下方），同时向下用力即可打开。收起轮椅时，先将脚踏板翻起，然后双手握住坐垫两端，同时向上提拉即可收起。

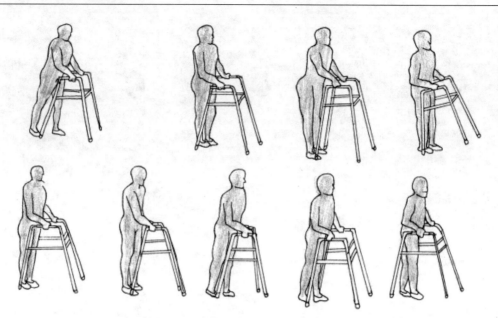

图 9-11-11　步行器步行

2）操纵轮椅：掌握正确的轮椅推行方法会更安全、更省力（图 9-11-12）。向前推时，身体向后坐下，眼看前方，先将刹车松开，然后双上肢后伸，肘稍屈，双手紧握手推圈的后半部分，从 10 点钟方向向 2 点钟方向推行。对一侧肢体功能正常，另一侧功能障碍的患者（如偏瘫），可以利用健侧上下肢同时操纵轮椅。方法如下：先将健侧脚踏板翻起，健足放在地上，健手握住手推圈。推动时，健足在地上向前踏步，与健手配合，移动轮椅向前。转圈时，转向侧的手握住手推圈向后拉，对侧手握住手推圈同时向前推完成转圈动作。上斜坡时，躯干前倾，重心前移，防止轮椅后翻。下斜坡时，躯干后仰，让手推圈缓慢地在手中滑动以控制下坡的速度。练习操纵轮椅上下斜坡时，要有协助人员站其身后以保证安全。

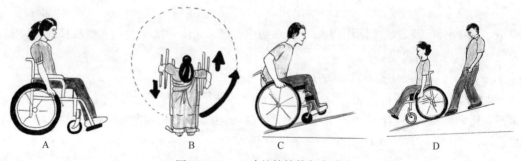

图 9-11-12　正确的轮椅推行方法
A. 向前推；B. 转圈；C. 上斜坡；D. 下斜坡

3）轮椅使用的注意事项：①端正坐姿，使患者坐于轮椅的正中，背靠靠背并抬头，髋膝关节尽量保持在 90° 左右。坐位平衡难以维持者，应加系安全带固定，以保证患者安全。②轮椅适合在平整的地面上行驶，当前面遇到障碍物时，应绕道避开，以防出现轮椅倾倒的危险。③在倾斜路面上使用轮椅时，切勿突然转换方向，以防轮椅侧翻。上坡时躯干前倾，重心前移，防止轮椅后翻。下坡时不要突然紧急刹车，防止轮椅前翻。当坡道的倾斜角度大于 10°时，无论是上坡还是下坡必须要有协助人员站其身后以保证安全。④压疮是长时间使用轮椅最常见的并发症之一。为避免压疮发生，应保持轮椅坐面的清洁、柔软、干燥、舒适，定时进行臀部减压，一般每 30 分钟抬臀一次，即用双手支撑轮椅的扶手，使臀部悬空并保持 15 秒左右。双手支撑困难者，可选择向前弯腰或向一侧倾斜的方法来达到臀部减压的目的（图 9-11-13）。同时也要注意乘坐轮椅时其他容易受压部位（通常为压力敏感区域）的减压（图 9-11-14）。⑤对患者进行安全教育，帮助患者养成制动轮椅手闸的习惯，加强保护。定期对轮椅进行检查，切勿粗心大意。

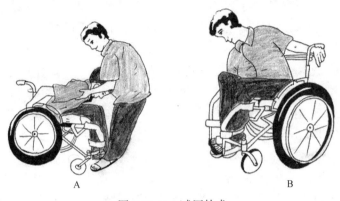

图 9-11-13　减压技术

A. 向前弯腰；B. 向一侧倾斜

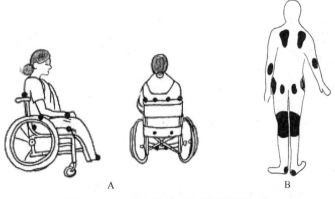

图 9-11-14　乘坐轮椅时容易受压的部位

（二）假肢

1. **概念**　假肢（prosthesis）是指用于弥补肢体缺损和代偿其功能而制造、装配的人工肢体。

2. **种类**　根据截肢部位不同，假肢可分为上肢假肢和下肢假肢两大类：

（1）上肢假肢

1）补缺假指：手指是外露的肢端，易发生损伤。手指缺损的形式有多种，如果拇指、示指大部分残缺，则失去了手的主要功能。补缺假指的装配，应根据残缺的不同情况和患者的要求设计，尽可能做到美观与功能相结合。

2）前臂假肢：由机械手、腕关节机构、残肢接受腔及固定牵引装置构成，适用于残肢长度保留 35%～80%前臂的截肢患者。由于残肢有很好的杠杆力量，假肢装配后，比较容易获得满意的功能，腕关节可以被动地屈伸和旋转。前臂假肢是一种装配数量最多、代偿功能较好的上肢假肢。

3）上臂假肢：适用于残肢长度保留 50%～80%上臂的截肢患者。由于上肢功能丧失严重，上臂假肢效果远不如前臂假肢。上臂假肢的肘关节增设了带锁的屈肘机构，可实现主动屈肘，但牵引装置较复杂。在上臂假肢中，若残肢过长，则无法安装人工肘关节；若残肢过短，缺乏足够杠杆力来控制假肢的活动，则只能安装弥补外观缺陷的装饰性假肢。

4）肩关节离断假肢：适用于肩关节离断、肩胛骨切除等高位截肢的患者。这类残肢装配外动力假肢难度很大，目前只能安装弥补外观缺陷的装饰性假肢。

（2）下肢假肢

1）踝部假肢：适用于踝关节附近截肢的患者。有假半脚，适用于足拇趾、全部足趾、跗关节离断或跗骨关节面截肢的患者；赛姆假肢，适用于踝离断和跗部截肢的患者。

2）小腿假肢：适用于膝关节间隙下 8cm 至内踝上 7cm 范围内截肢的患者。小腿假肢的品种较多，如 TSB（total surface bearing）全接触式小腿假肢，适用于小腿各部位截肢患者；PTK（prosthesetibialekegel）小腿假肢是综合了髌韧带承重小腿假肢和全接触式小腿假肢的特点衍变而来的，承重合理，悬吊力强，适用于小腿残肢过短者。

3）膝关节离断假肢：适用于膝关节离断、大腿残肢过长（距膝关节间隙 8cm 以内）和小腿残肢过短（距膝关节间隙 4cm 以内）的患者。这种假肢与大腿假肢有同样的功能。目前，膝关节离断假肢有传统式和骨骼式两种。

4）大腿假肢：适用于坐骨结节下 10cm 至膝关节间隙上 8cm 范围内截肢的患者。有外壳式大腿假肢和骨骼式大腿假肢两类。后者在内部装有支撑件和人工关节，承重合理，不用悬吊装置，穿脱方便。

5）髋关节离断假肢：适用于大腿高位截肢（股骨粗隆以上）、髋关节离断和半侧骨盆切除的患者。这种假肢没有残肢来控制和支配假肢活动，主要依靠腰部肌肉的收缩和骨盆的带动。目前，髋关节离断假肢有传统型加拿大式、骨骼型加拿大式和回转台式髋部假肢3 种。

3. 假肢的选用

（1）选用原则：功能为主，应综合考虑截肢者的性别、年龄、全身情况、残肢条件、关节功能、生活环境等因素，使假肢装配后能发挥最大的功能。注重假肢实效与价格的效价比，不盲目追求假肢的高价位。假肢价格相差很大，应详细了解各种假肢及其部件的性能、特点、价格，进行比较和选择。同时要考虑假肢是否方便维修，便于更换易损部件。

（2）假肢处方：是患者截肢后，为了给患者安装上理想的假肢而制定的要求和规范。假肢处方的内容包括假肢品种、主要技术尺寸、主要部件的选择、装配中特殊的技术要求等。在制订假肢处方时应同时考虑截肢者的性别、年龄、职业、全身健康状况、残肢条件、关节功能、生活环境、经济状况、交通条件、更换及维修等因素。

4. 使用指导　假肢装配后，必须学会使用，才能发挥其替代功能。

（1）穿戴假肢：先在残肢上涂上滑石粉，然后套上残肢套，注意不要有皱褶，再将残肢穿进假肢接受腔内。骨骼式假肢或吸着式假肢在穿戴时，先用布带或丝带绕在残肢上，一端伸出阀门口外，边拉残肢套，边将残肢伸入接受腔，然后压上通气阀门。如果用悬吊和固定装置的大腿假肢，先束紧腰带，然后将吊带的松紧调整到适当拉紧的位置，走几步，逐步调整吊带至合适位置。

（2）上肢假肢的使用指导：上肢假肢功能的发挥是受残肢控制的，截肢的部位和残肢的功能是假肢装配后能否发挥作用的关键。因此，截肢后早期就要注意残肢的锻炼，防止残肢肿胀、疼痛、肌肉萎缩、关节挛缩畸形等并发症的发生，为使用假肢创造条件。残肢训练的重点是保持残存关节的活动范围和增强肌肉力量。如掌骨截肢，训练腕关节活动；前臂截肢，训练肘关节屈伸和前臂旋转活动；上臂截肢，训练肱二头肌、肱三头肌及肩关节活动。上肢假肢安装后，应紧接着进行功能性操作训练和生活、劳动操作训练。

（3）下肢假肢的使用指导：下肢假肢安装后，应及时开始正确的训练，一般训练的内容包括站起和坐下训练、平行杆内训练及行走训练等。

1）站起和坐下训练：①站起：假肢在前，健肢在后，双手压大腿下部，以健侧支撑体重，站起。②坐下：假肢靠近椅子或凳子，身体外旋45°，以健侧支撑，屈膝时假肢侧的手扶椅子或凳子坐下。

2）平行杠内训练：①假肢内、外旋运动：健肢支撑身体，假肢伸向前方，以足跟为轴心，做内旋、外旋假肢的动作。②重心转移：立正姿势站立，重心由健侧移到假肢侧，再移到健侧，交替进行。要求肩胛、骨盆平行移动。③交替膝关节运动：假肢从地面抬起时，要控制膝的屈曲；当健肢屈膝时，要防止假肢突然屈膝。④向前步行、站稳：重心移向假肢一侧，假肢负重，健肢向前迈一步，此时假肢必须保持直立；重心转向健肢负重，假肢开始向前迈步，此时先屈曲假肢侧髋关节，使假肢侧的膝关节自由屈曲摆动，带动小腿向前。假肢向前后，足跟落在健足旁。此时，残肢应抵压接受腔后壁，待膝充分伸直后，重心逐步移至假肢侧。⑤侧方步行：假肢负重，健肢向外伸展，重心移到健侧，假肢跟着靠近健肢。

3）行走训练：①在地面坐下、站起训练：坐下时健侧负重，假肢置于健肢后半步处，弯腰屈髋，健肢承重，两手下垂撑于地面，然后坐下；站起时先使假肢在前，两手横向触地，屈健腿，两手支撑体重，手和健腿用力向上，假肢向前站立。②跪下、站立训练：健肢置于假肢前，屈髋，屈膝，假肢的膝关节也慢慢屈曲，当假肢屈膝到90°以上时，即可支撑体重；重心移到健肢，向前弯腰，健肢即可带动假肢站立。③上、下坡训练：上斜坡时，健肢在前，步幅要大些，假肢迈步向前跟上。下斜坡时，假肢在前，步幅要小些，健肢快步向前跟上。④上、下台阶训练：上台阶时，健肢先上，健肢膝关节伸直带动身体向上，假肢跟上；下台阶时，假肢先下，假足稍微横一些，再下健肢，注意假肢足跟部要靠近台阶。⑤跨越障碍物训练：前后跨越：假肢负重，健肢先跨越，然后健肢负重，身体前倾，假肢髋关节屈曲，带动假肢向前跨过障碍物；横向跨越：健侧靠近障碍物站立，假肢负重，健肢先跨过障碍物，然后健侧负重，假肢跟上跨越障碍物。⑥从地上拾物训练：有两种方法，一种是健肢在前，假肢膝伸直，健肢屈膝弯腰拾物；一种是假肢屈曲，弯腰拾物。

（4）假肢的维修和保养

1）保持接受腔内面的清洁。吸着式接受腔是直接与皮肤接触的，如果接受腔内面不洁，会增加残肢皮肤感染的危险。因此，截肢者应在每天晚上睡前将接受腔内面擦拭干净，可用手浸淡肥皂水擦拭，然后自然晾干。

2）膝、踝假肢的轴、螺丝、皮带固定扣、铆钉等要定期检查，及时拧紧。

3）金属关节不灵活或有响声，要及时加油或更换新轴。

4）接受腔感到有松动时，先采用增加残肢袜的方法解决，如仍过松，可在接受腔内壁黏一层软性物垫。必要时，更换接受腔。

5）残肢某处受压疼痛时，可挖空压痛部位的衬垫或用毛毡填在压痛部位的周围，以减轻或消除疼痛。

（三）矫形器

1. **概念**　矫形器（orthosis）是指装配于人体四肢、躯干等部位，用以预防或矫正畸形，治疗骨关节及神经肌肉疾患并补偿其功能的体外装置。

2. **种类**　根据装配部位不同，矫形器可分为上肢矫形器、下肢矫形器和脊柱矫形器三大类。

（1）上肢矫形器：主要作用是固定不稳定的肢体于功能位，提供牵引力以防止挛缩，预防或矫正上肢畸形，补偿失去的肌力及帮助无力的肢体运动等。上肢矫形器按其功能分为固定型（静止型）和功能型（可动型）两类。前者没有运动装置，用于固定、支持、制动。后者有运动装置，可允许肢体活动，或能控制、帮助肢体活动，促进肢体运动功能的恢复。上肢矫形器有：

1）手指矫形器：主要作用是预防或矫正手指挛缩、变形。常用的手指矫形器有掌指关节和指间关节伸展矫形器、屈曲矫形器和固定矫形器。

2）腕手矫形器和手矫形器：适用于腕骨骨折及术后固定、桡骨下端骨折及术后固定、偏瘫引起的腕部下垂、正中神经麻痹、臂丛神经麻痹的患者。常用的腕手矫形器有固定型腕手矫形器、对掌矫形器和夹持型矫形器。

3）腕矫形器：适用于腕下垂、腕关节炎症、舟状骨骨折迁延愈合等腕部疾患。常用的腕矫形器有支撑型护腕、固定型腕矫形器和邦内尔型腕矫形器。

4）肘矫形器：适用于肘关节不稳定或上臂、前臂骨折不连接的患者。常用的肘矫形器有支条型、铰链型和固定型。

5）肩矫形器：主要有两种，一种是肩关节外展矫形器，主要用于肩关节融合术后、臂丛神经修补术后短期固定肩关节，其特点是可将肩关节固定在外展、前屈、内旋位，腕肘关节固定在功能位。另一种是翼状肩胛矫形器，适用于前锯肌麻痹的患者。

（2）下肢矫形器：主要作用是支撑体重，辅助或替代肢体功能，限制下肢关节不必要的活动，保持下肢的稳定性，改善站立和步行时的姿态，预防或矫正下肢畸形。下肢矫形器有：

1）踝矫形器：主要用于踝部软组织损伤和足踝关节不稳的患者。常用的踝矫形器有弹性护踝和韧带型踝矫形器两种。如果足踝损伤较重，则需要配踝足矫形器。

2）踝足矫形器：是最常用的下肢矫形器。主要作用是纠正足下垂、足内翻。常用的踝足矫形器有金属支条式踝足矫形器、塑料踝足矫形器、髌韧带承重式踝足矫形器。

3）膝踝足矫形器：亦称长支具。主要作用是稳定膝、踝关节，辅助患者站立。有金属制和塑料制两种，又可分为固定用、矫正用等类型。

4）膝矫形器：亦称护膝，主要作用是控制膝关节的活动，用于治疗各种膝关节的病变。膝矫形器较膝踝足矫形器结构简单，重量轻，穿脱方便，但缺点是使用时容易向下滑脱。

5）髋膝踝足矫形器：一般由骨盆带、髋关节金属铰链和膝踝足矫形器构成。主要作用是稳定下肢关节，辅助站立和行走。适用于脑瘫或高位截瘫者伴有髋部肌肉广泛瘫痪，髋关节松弛不稳定或有内外旋畸形者。这类矫形器由于重量大，穿脱不方便，多用于步行训练。

6）髋矫形器：主要作用是控制髋关节的活动，用于脑瘫引起的髋关节内收畸形者，也可用于全髋关节置换术后恢复期保持髋关节的正确位置。

（3）脊柱矫形器：主要作用是固定和保护脊柱，矫正脊柱的异常力学关系，减轻脊柱的局部疼痛，支持麻痹的肌肉，预防或矫正脊柱畸形。脊柱矫形器有：

1）颈椎矫形器：主要作用是稳定或牵引颈部，适用于颈椎失稳症、颈椎病、颈椎间盘突出等疾患。常用的颈椎矫形器有颈托、颈椎矫形器、颈胸椎矫形器、颈椎牵引带等。

2）脊柱侧弯矫形器：适用于脊柱侧向弯曲或伴有回旋变形者。常用的脊柱侧弯矫形器有密尔沃基型矫形器、波士顿型矫形器、大阪医大型矫形器、色努型矫形器、软性脊柱侧弯矫形器等。

3）胸腰骶椎矫形器：主要作用是减轻胸椎、腰椎、骶髂区域疼痛，防止病变部位进一步损伤，支持麻痹肌肉，预防和矫正畸形。常用的胸腰骶椎矫形器有软性胸腰骶椎矫形器、模塑夹克式矫形器、泰勒型矫形器、脊柱过伸矫形器、胸腰椎固定矫形器、背姿矫正带等。

4）腰骶椎矫形器：主要作用是稳定腰骶部，减轻腰椎前凸，限制腰椎各方向的活动。常用的腰骶椎矫形器有奈特型矫形器、威廉斯型矫形器、硬性矫形器、软性腰围、腰椎牵引带等。

3. 矫形器的选用

（1）选用原则：当使用其他治疗手段，治疗效果不佳时，可考虑装配矫形器。装配矫形器的适应证有：①需要对某个或数个关节加以制动。②需要对身体某种畸形加以矫正。③代偿失去的功能，如双下肢瘫痪者通过使用膝踝足矫形器辅助站立。④改善异常步态。⑤减免肢体承重。⑥骨折愈合不良。

（2）矫形器处方：经康复治疗小组讨论后，结合患者的病史、身体功能评估、辅助器具评估及环境评估，由康复工程师制订矫形器康复处方。

4. 使用指导　为了保证矫形器的正确使用，达到预期的治疗效果，矫形器在使用之前，要经过以下几个程序：

（1）检查及诊断：包括患者的一般情况、病史、体格检查，拟穿戴矫形器部位的关节活动范围和肌力情况，是否使用过矫形器及其使用情况等。

（2）矫形器处方：根据患者的身体情况和各类矫形器的结构原理及其适应证开出矫形器处方。

（3）装配前治疗：根据患者的情况制订康复治疗方案，主要进行增强肌力，改善关节活动范围和协调能力的训练，为使用矫形器创造条件。

（4）矫形器制作：包括设计、测量、绘图、取模、制造、装配等过程。

（5）训练和使用：矫形器正式使用前，要进行试穿（初检），了解矫形器是否达到处方要求、舒适性及对线是否正确、动力装置是否可靠，如有问题，应进行相应的调整。调试好后，教会患者如何穿脱矫形器、穿上矫形器后如何进行活动。穿矫形器进行训练后，再由专业人员负责终检，包括检查矫形器的装配是否符合生物力学原理，是否达到预期的治疗目标，了解患者使用矫形器后的感觉和反应等。终检合格后方可交付患者正式使用。对长期使用矫形器的患者，应至少 3~6 个月随访一次，以了解矫形器的使用效果及病情变化，必要时进行修改和调整。

（四）自助具

1. 概念　自助具（self help devices）是指为了提高伤残者的自理能力，使其能较省力、省时地完成一些原来无法完成的日常生活活动，以增加其生活独立性的辅助器具。自助具主要与上肢功能和日常生活活动有关。

2. 种类　根据功能和作用不同，自助具可分为以下几种类型：

（1）进食类自助具

1）筷子、叉、匙类（图 9-11-15）：在筷子上端加弹簧，松手后筷子自动分离，适用于手指伸肌无力不能自行释放筷子的患者。异形柄的叉、匙，适用于手关节僵直、变形的患者。把手加粗的叉、匙，适用于手指屈曲受限或握力不足的患者。掌套式叉、匙，适用于手指屈曲痉挛、手指变形、握力丧失的患者。头部弯曲成不同角度的叉、匙，适用于手功能受限的患者。叉、匙合用匙，尖端可当叉，后部可当匙，省去患者频繁更换的麻烦。

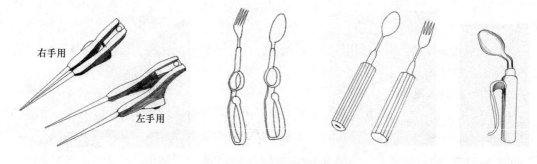

图 9-11-15　筷子、叉、匙类

2）碗碟和杯类（图 9-11-16）：分隔凹陷式碟子，可将盘中的饭菜分开，其边缘深陷接近垂直，这样用匙取食物时，食物不易漏出碟外。也可使用防漏碟边，将防漏的碟边放于碟上，食物不易漏出，适用于只能用一只手操匙进食的患者。易握持碗可套在手掌中使用，适用于握力不足的患者。带吸盘的碗，可将碗吸附于桌面上，防止碗内食物倾倒、滑漏，适用于只能用一只手进食的患者。"C"型把手的杯子，四指可同时穿入"C"型把手，适

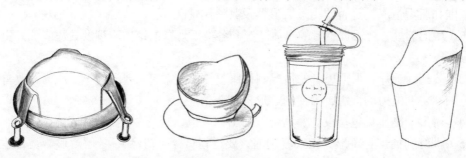

图 9-11-16　碗碟和杯类

用于握力不足的患者。带吸管的杯子，用长或长而弯的吸管插入杯中直接吸吮杯中的液体，适用于无法用手持杯的患者。

3）进食机：进食自助具除了上述简单的改良餐具外，也有较复杂的装置。如高位脊髓损伤的患者、双上肢活动功能障碍、借助其他进食自助具仍不能进食，可选用进食机辅助进食（图9-11-17）。

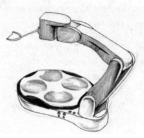

图9-11-17　进食机

（2）穿着类自助具（图9-11-18）

1）穿衣棒：普通穿衣棒的一端为"L"型大钩，可把要穿的衣服拉上；另一端为小钩，可把要脱的衣服推脱掉。穿衣、穿鞋两用型穿衣棒的一端为钩状用于穿衣，另一端为鞋拔用于穿鞋。

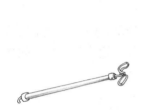
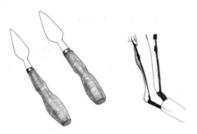
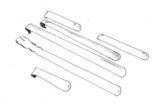

图9-11-18　穿着类自助具

2）纽扣自助具：使用时握住手柄，将金属环穿过纽扣孔后，用环套住纽扣根部，然后将环连同纽扣一起从扣孔中拉出。适用于偏瘫和手指精细动作失调的患者。

3）穿裤自助具：由一个比腰围稍大，后方开口的弹性硬塑料或钢片环制成。在环的下缘装上几个钩子，上缘系上牵拉带。使用时将裤腰张开挂在钩子上，将双脚放入裤腿后，拉动牵拉带上提裤子。由于裤子受压不可能同时上提两侧，故左侧卧位时上提右侧，右侧卧位时上提左侧。完全提上裤子后，将裤腰从挂钩上取下，并将穿裤自助具从前方退出。

4）穿袜自助具：用一弹性塑料制成，宽口缘系上两根绳子，使用时将袜子套在上面，脚从上方穿入，边拉绳子边将袜子穿好。

5）穿鞋自助具：用加长型鞋拔，适用于平衡功能较差或躯干及下肢关节活动范围受限的患者，使用时患者坐着不需要弯腰即可完成穿鞋动作。

6）其他：当扣纽扣过于困难时，可将纽扣改成尼龙搭扣；当系鞋带困难时，可改穿不系鞋带的鞋或将原来的鞋改成尼龙搭扣替代鞋带；对于后系带或扣扣的胸罩，可将后方的带子或纽扣改在前方。

（3）梳洗类自助具（图9-11-19）：抓握能力较差的患者可使用粗柄牙刷和粗柄梳子进行梳洗动作；无抓握能力的患者可使用手掌套式牙刷和梳子；上肢活动受限的患者可使用长柄可弯曲成角的梳子；单侧手功能障碍的患者很难使用普通指甲剪给健侧手剪指甲，可利用桌上指甲剪使用患侧手掌的尺侧、前臂尺侧或肘部按压完成剪指甲动作。

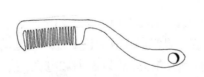
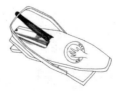

图9-11-19　梳洗类自助具

（4）沐浴自助具（图9-11-20）：双环浴巾，将浴巾两端加上手环，适用于双手抓握功能较差的患者。长臂洗澡刷和倒"U"型擦背器，适用于上肢关节活动受限者。防滑垫置于湿滑的地方可防止摔倒；洗澡椅可为患者提供舒适的坐位，高度可调，适用于下肢功能较差，不能站立的患者。

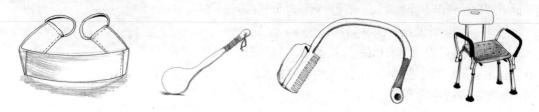

图9-11-20　沐浴自助具

（5）转移自助具（图9-11-21）：可在厕所、走廊、楼梯旁安装扶手，便于行动不便者扶持；可在床头安装绳梯，便于瘫痪者起床使用；可在轮椅与床之间、轮椅与浴缸之间放置转移滑板，便于瘫痪者转移时使用。

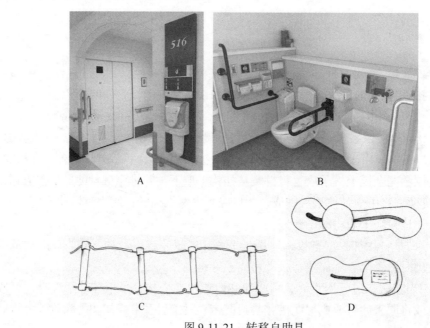

图9-11-21　转移自助具

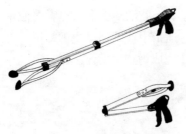

图9-11-22　取物自助具

（6）取物自助具：不能下床或离不开轮椅的患者，当物品掉在地面上时，难以自行拾起，此时则需要借助取物器帮忙拾取物品（图9-11-22）。取物器有折叠式、便携式等多种样式，一端为扳机式控制把，扣动时另一端的叉状开口即闭合夹住物品。

（7）阅读自助具（图9-11-23）

1）棱片眼镜：适用于长期卧床不起的患者。这些患者双眼仰视天花板，难以看书和电视，戴上棱片眼镜后，利用棱镜折射的原理，可以看到90°方向的景物，如放于床脚侧的电视或胸前书架上的书籍。

2）多功能阅读自助具：可固定书、电脑等，帮助瘫痪患者完成阅读的辅助器具。一些多功能阅读器可自动翻页，高度、角度可调，可在轮椅上阅读、也可卧床阅读。

3）翻页器：手指不灵活的患者，翻书页常有困难，此时可给示指套一个橡皮指套，以帮助翻页；如手指根本没功能，则翻书页

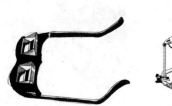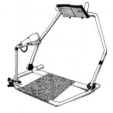

图 9-11-23　阅读自助具

的动作可由腕来代偿。除此之外，还可以用气控式翻页机或口含棒翻页器翻页。

（8）书写及打字自助具：书写需要良好的握笔功能，拇指、示指、中指功能不佳或不协调时很难完成握笔动作，这时就需要握笔器来辅助患者完成握笔功能（图9-11-24）。打字自助具适用于手握力丧失、手指活动受限的患者。操作电脑时，用环带将打字自助具固定于患者掌部，通过腕的活动来完成打字动作（图 9-11-25）。

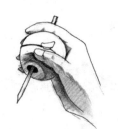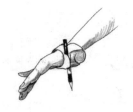

图 9-11-24　书写自助具

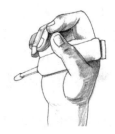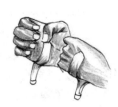

图 9-11-25　打字自助具

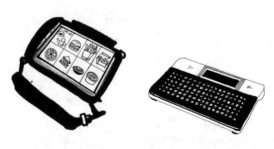

图 9-11-26　电子交流辅助设备

（9）通讯自助具：电子交流辅助设备（图9-11-26），如交流板，手指指一下屏幕便可被传感器感知，肢体很小的移动就可以在屏幕上选择一个字或字母或图片。智能导航头控式电脑操作仪（图 9-11-27），其设计采用无手操作、注视点击、模拟键盘操作、指环操作等方式来控制电脑，适用于四肢瘫痪、偏瘫等上肢功能障碍的患者。

（10）文娱自助具：在文娱活动中，棋类、麻将牌等活动较易，但把持扑克牌时需要手指有良好的功能，为了让手指功能差者也能玩耍，可设计一条状器具，把扑克牌插于其中，需要时取出（图9-11-28）。

（11）环境控制系统：适用于重度残疾者。环境控制系统可使患者利用尚存的功能，实现部分生活自理，如开门、取物、拨打电话、开灯、开电视等。环境控制系统的关键是提供一个利用患者尚存功能（如身体某部位的微动、吹气等，也可用人体生物信息如肌电信号、脑电信号）与电器设备间的人机接口。美国已采用这种方法帮助重度残疾者操作计算机，日本研究了利用眼球转动的环境控制系统，实现了"看到什么就得到什么"的设想。我国在利用脑电信号方面，也取得了令人瞩目的进展。

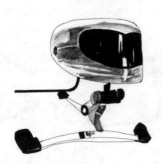

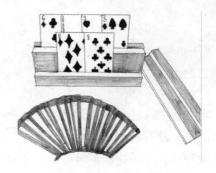

图 9-11-27　智能导航头控式电脑操作仪　　　　　图 9-11-28　文娱自助具

（12）护理机器人：是帮助重度残疾者拿取物品的设施。在护理机器人的研究中，欧美国家起步较早，已开发出工作站式机器人、搭载式机器人、移动式护理机器人等。工作站式机器人的工作站由操作平台、四周物品和设备组成，机器人按操作要求，从相应的物品架上抓取所需物品。搭载式机器人是装在轮椅上的多自由度机械手。移动式护理机器人是将机械手装在可移动的小车上，活动范围较大，可实现大范围内作业。

3. 自助具的选用　在选用自助具时，应考虑以下因素：

（1）安全：不存在任何潜在的不安全因素。

（2）轻便、结实、耐用：患者一般体力较弱，在使用过程中不宜过多消耗能量，一般选用重量轻、强度高的材料。

（3）具有良好的接触感：使患者从心理上有需要感，愿意重复使用。

（4）使用方便：自助具是患者日常用具，稍有不便，患者便会放弃，因此，尽量采用滚珠轴承等材料减少摩擦，以便于操作和减少材料磨损。

（5）便于制作：自助具通常是根据患者的具体功能情况，利用手头常见的材料，由治疗师和患者共同动手制作而成，制作过程不繁杂。

四、辅助器具应用的注意事项

1. 从使用者的需要出发　康复护理人员应与辅助器具使用者建立良好的合作关系，鼓励使用者参与处方制订的过程，作好解释说明，避免使用专业术语；使用何种辅助器具的最终决定者是使用者。

2. 确保安全，不可造成伤害　辅助器具在满足功能需要的同时，要确保产品的安全和使用过程的安全；康复护理人员和使用者要随时注意辅助器具的卫生和安全事项。

3. 注重使用者的能力和潜力　辅助器具应用的主要目的是增加使用者的功能独立，降低病伤残的影响，在考虑辅助器具辅助作用的同时，还要发挥使用者自身的潜能。

4. 介入或解决问题的方法简单有效　通过全面评估，从整体来看使用者的问题；从短期、长期的应用效果、使用者的特殊需求等方面来寻求最简单有效的解决办法。

5. 考虑阶梯化的辅助器具介入原则　可以通过以下的方式来为使用者提供辅助器具服务。例如，直接购买市面上在售的产品，或对市面上在售的产品进行修改和调整，或根据使用者的情况量身定制个体化的产品，或发展和训练使用者必要的技巧和能力来使用已有的产品等。

第十二节　心理康复护理技术

一、概念与目的

心理康复护理是护理人员运用心理学的理论和技术，以良好的人际关系为基础，通过各种方式或途径，积极地影响、改变患者的不良心理状态和行为，以解决患者的心理健康问题，促进患者的康复。

二、应用范围

心理康复护理适用于各种伴有不良情绪的患者，如焦虑、悲观、消极、抑郁或情绪低落等症状。

三、技术操作

1. **环境支持**　病友间的交流具有共同语言及身体和心理上的相似感受，是医患或护患交流取代不了的。因此，在病房和床位的选择上，针对患者性格、疾病、心理特点进行安排。可将积极、开朗、乐观的患者与消极、内向、悲观的患者安排在同一间病房，让积极的一方影响、感染消极的一方，从而激发消极患者的积极心态。

同时，建立和谐的护患沟通环境与氛围。医护人员应有的放矢，选择恰当的交流时机，主动与患者交流，尊重患者，善于倾听，当患者有疑问时应及时予以答复和解决。病区里可定期开展健康教育活动，提供患者和家属疾病的相关知识，解除患者和家属的疑惑。也可借助现代通信设备，如建立护患沟通的微信平台、QQ 群等，提供便捷的护患沟通平台。

2. **放松疗法**　又称为肌肉松弛训练或自我调整疗法，是一种通过各种固定的训练程序，使患者学会生理上和躯体上放松的一组行为治疗方法。放松训练可使患者肌肉放松，消除紧张和疲劳，缓解疼痛、镇静、催眠等作用，让患者处于放松、休息状态。放松训练可在任何体位时进行。

（1）渐进性放松法：是患者依靠自我暗示来有意识地反复练习肌肉的紧张和放松，然后使全身逐渐进入放松状态。

具体操作方法：让患者靠在舒服的椅子上，回想最令人愉快和松弛的情景，双臂放于椅子扶手，处于舒适随意的状态。首先让患者握紧拳头，然后松开，咬紧牙关，然后松开，反复做几次。目的是让患者体会什么是紧张，什么是松弛。在领会了紧张与松弛的主观感觉后，才适宜进行放松训练。放松训练从前臂开始，因为前臂的松弛最易掌握，然后依次练习放松面部、颈、肩、背、胸、腹、下肢。可借助生物反馈技术，加快放松进程。

放松训练时需要周围环境安静、光线柔和、气温适宜，每天训练 20～30 分钟，每日或隔日 1 次，最终要求患者在日常生活中随意可以放松，达到自如的程度。

（2）钟摆样摆动：将上肢或下肢置于下垂位，前后放松摆动，直到肢端出现明显的麻木感为止，也可以加 0.4～1kg 重量的物体于肢端，然后再做摆动，以达到肌肉放松的程度。也可用此方法来训练肩、髋、膝关节的活动。

（3）深呼吸放松训练：此放松训练法简单、易行，应用广泛，常可起到很好的放松效果。具体操作方法：让患者处于站立或坐位，双肩下垂，闭上双眼，慢慢做深呼吸，在呼吸变慢，变得越来越轻松的同时，想象自己整个身体变得很平静，周围好像没有任何东西，自我感觉轻松自在，静默数分钟结束。

（4）肌肉放松体操：用于肌张力严重增高无法放松的患者。主要用于颈部、肩部、胸部、背部肌肉的放松训练。做肌肉放松操前在相应的部位进行热敷和按摩。此操可在仰卧位、坐位、站立等各种姿势下进行，还需配合呼吸运动让患者吸气时收缩，呼气时放松。

3. 心理支持　心理支持疗法主要适用于处于震惊、否定和抑郁阶段的患者。进行心理支持疗法时，护士要热情对待患者，关心、尊重患者，对患者的痛苦与困难给予同情、认同。主要程序包括倾听、解释、指导、支持等。

（1）倾听：护士要善于倾听患者的诉说，一方面了解患者的痛苦和症结所在；另一方面护士专心倾听患者的诉说，使患者体会到自己被关心、重视和尊重，与患者产生共鸣，有助于患者建立战胜疾病的信心，增进护患间的信任感。

（2）解释：护士在了解患者的心理问题后，应对问题做出透彻的分析，并向患者做适当的解释，提供解决困难的办法。

（3）指导：调动患者自己内在的积极性，共同对存在的问题进行分析，让患者认清问题的实质，逐渐领悟出解决问题的有效方法，并树立信心去解决。

（4）支持：很多患者的康复是一个漫长的过程，长此以往会使患者陷入悲观、无助的境地。因此，护士应多关心患者和家属，同他们一起制订康复护理计划，提供多途径的社会支持系统，如提供糖尿病患者康复俱乐部等。

4. 行为疗法　又称矫正疗法，是运用行为学习及条件反射理论，消除和纠正异常状态并建立一种新的条件反射和行为的治疗方法。主要用于治疗部分神经症，如恐怖症、焦虑症、强迫症等，以及自控不良行为，如肥胖症、神经性厌食、药物成瘾、烟酒等，也用于治疗性功能障碍，如阳痿、早泄等，还用于部分身心疾病，如高血压、慢性疼痛和失眠等。以下介绍常用的几种方法。

（1）系统脱敏疗法：主要是诱导患者缓慢地暴露出导致焦虑、恐惧等的情景，并通过心理的放松状态来对抗这种不良情绪，从而达到消除焦虑、恐惧等情绪障碍的目的。系统脱敏疗法主要包括三个步骤：第一步，教会患者掌握放松的技巧，让其反复练习，一般每天 1～2 次，每次历时半小时左右，练习到能在实际生活中运用自如，以达到全身肌肉能够迅速进入松弛状态为合格。第二步，将引起焦虑或恐惧的情景按严重程度由小到大的顺序划分等级。第三步，系统脱敏训练，按设计的等级，由小到大依次脱敏，让患者想象或直接呈现低等级的刺激或情景，当他感到确实紧张或焦虑时，停止想象，并全身放松，待患者恢复平静后再重复上述过程，反复进行，直到患者如此想象不再焦虑紧张为止，这就是一级脱敏。然后再让患者进行高一级的刺激事件或情景，逐级脱敏治疗，并在现实生活中不断练习，以巩固疗效。

（2）厌恶疗法：是通过轻微的惩罚来抑制或消除不良行为的一种治疗方法。即把厌恶刺激或不愉快的刺激与患者的不良行为结合在一起的体验。常用的厌恶疗法有电击厌恶疗法、药物厌恶疗法、想象厌恶疗法等。以药物疗法为例，就是在患者出现贪恋时，让其服用呕吐药，产生呕吐反应，从而使该行为反应逐渐消失，药物厌恶疗法多用于矫正与吃有关的行为障碍，如酗酒、饮食过度等。

（3）代币治疗法：是通过某种奖励系统，在患者做出预期的良好行为表现时马上就能获得奖励，即立马得到强化，从而使患者所表现的良好行为得以形成和巩固，同时使其不良行为得以消退。代币可以用不同的形式表示，如积分卡、食物、娱乐活动等，在儿科病房可以用贴纸、画画、娱乐等方式。

（4）生物反馈疗法：是利用现代生理科学仪器，通过人体内生理或病理信息的自身反馈，使患者经过特殊训练后，进行有意识的"意念"控制和心理训练，从而消除病理过程、恢复身心健康的新型心理治疗方法。

生物反馈法的运用一般包括两方面的内容：一是让患者学习放松训练，以便能减轻过度紧张，使身体达到一定程度的放松状态；二是当患者学会放松后，再通过生物反馈仪，使其了解并掌握自己身体内生理功能改变的信息，进一步加强放松训练的学习，直到形成操作性条件反射，解除影响正常生理活动或病理过程的紧张状态，以恢复正常的生理功能。生物反馈疗法可用于治疗头痛、偏头痛、哮喘、癫痫、高血压、皮肤科疾病及焦虑症、恐怖性神经症、失眠、便秘、腰背痛等。

5. 认知疗法　是通过认知行为技术来改变患者不良认知的一类心理治疗方法的总称，包括信念、思维和想象等。认知疗法于 20 世纪 60～70 年代在美国产生，是根据人的认知过程，影响其情绪和行为的理论假设，通过认知和行为技术来改变求治者的不良认知，从而矫正并适应不良行为的心理治疗方法。认知疗法的基本观点是：认知过程及其导致的错误观念是行为和情感的中介，适应不良行为和情感与适应不良认知有关。常用的认知疗法有艾利斯的理性情绪理论、贝克的认知治疗理论和梅钦鲍姆认知行为矫正理论等。

6. 集体心理疗法　是指治疗者同时对多个具有共性的患者进行心理治疗的方法。集体治疗法通过患者相互交流、相互帮助、相互鼓励，有助于克服消极情绪，增强社会适应能力，有利于疾病的康复。常用的集体心理治疗主要有家庭疗法、婚姻疗法及团体心理治疗等，临床上现多将集体心理疗法用于一些慢性疾病患者的康复护理中，如肿瘤患者、糖尿病患者、慢性肾病患者等。

四、注意事项

1. 场地选择　选择安静、放松、安全的环境，有条件的可在独立的谈话房间或心理护理室进行，避免干扰。

2. 护患关系　建立良好的护患关系能为患者提供良好的心理支持环境，以中立态度对待患者，理解、认同、尊重患者的感受和行为，使患者感受到自己被重视和尊重。

3. 树立信心　提供患者和家属多途径的社会支持系统，指导其正确面对现实，调试好自己的生活方式，激发与疾病作斗争的勇气和积极性，鼓励其回归社会。

4. **正向引导**　以耐心、同情、谅解的态度听取患者的倾诉，正确诱导或启发患者将内心压抑的感受或痛苦发泄出来，从而获得心理上的释放感和轻松感。

5. **及时治疗**　若患者表现为极度的焦虑或抑郁时应帮助患者寻求心理治疗，以尽快得到康复。

第十三节　环境康复护理技术

环境康复护理技术指的是康复护理人员为患者准备康复护理环境的技术。环境康复护理的目的是创设无障碍环境，即为患者创设最适合患者独立生存、完善生活质量、适应现有身体条件的环境，主要分为室内环境和室外环境。康复护理环境的重要元素是无障碍设施。室外康复环境，是指患者在外出时所接触到的环境，涉及社区、街道、地铁、车辆、公共卫生间等多种无障碍公共设施。一般要求良好的室外康复环境应具备安全、方便、标示突出等特点。如社区街道设有标明车道、人行道、过街道的指示牌；过街处人行道与车道由斜坡连接并安装过街指示灯；街道旁设休息椅；公共楼房设有斜坡，以便轮椅通行；阶梯式楼道应设扶手；上下地铁、火车、飞机应有残疾人专用通道、残疾人专用电话；公共厕所应设具有带扶手的坐式马桶等。总之，室外康复环境建设应利于功能障碍者自我照顾和参与社会活动。本节主要讲述室内环境。

一、室 内 环 境

1. **概念**　室内康复环境，是患者在室内为了满足或保持康复训练成果，而必须进行的环境准备。包括医院内康复环境准备和家庭康复室内康复环境准备。一般来说医院室内康复是有着较强针对性的功能康复，而家庭室内康复则是一种范围较广的适应性康复。长时间室内活动不利于患者的身心康复，如果患者可以进行室外训练，尽可能鼓励患者进行室外活动。

2. **目的**　保持康复训练成果、提高患者独立生存能力、提升患者生活质量。

二、应 用 范 围

室内康复环境准备主要面向医院住院患者及室内生活、训练的患者。

三、技 术 操 作

1. **操作准备**　评估患者的活动能力，医院内设施尽可能考虑患者的最大适应范围，强调大众化；家庭室内康复环境准备，因人而异，强调个性化。因此进行环境准备前先要完成患者的 ADL 评定、步态分析、独立生活活动能力评定等。

2. **操作要点**

（1）病房的要求：为满足患者休养，一般床单位每床占地不少于 $6\sim7m^2$，每室 $1\sim2$ 床或 $2\sim4$ 床为宜，床间距 $1\sim1.5m$（图 9-13-1）。若 ICU 病房，可每床占地大于 $15m^2$。儿科病房应根据需要设置游戏室。

（2）出入口的要求：主要是为了方便轮椅患者及行走不便的患者能较顺利的完成出入活动而提出的特殊要求。为了方便轮椅进出，出入口应设有斜坡，理想的坡度为倾斜角度在 5° 左右，或坡度每增长 30cm 高度增加 2.5cm。斜坡的宽度不应小于 120cm，并且两侧要有 5cm 高的突起路肩或围栏，以防止轮子滑出。另外，出入口内外还应设有 1.5m² 的平台与斜坡相连接（图 9-13-2）。

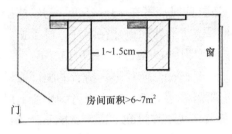

图 9-13-1　病房的要求

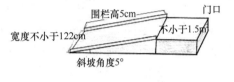

图 9-13-2　出入口的要求

（3）门的要求：为了便于患者出入，门宽应不小于 85cm，以利于轮椅通过。房门避免开向过道，取消门槛设置。出入口的门，包括病室、厕所的房门以轨道式推拉门或折叠门为宜。门把手要低于一般门所安装的高度，可设置长条形门把手。门锁最好为按压式。门的内外应设有 1.5m² 的平台，以便坐轮椅者有足够空间转身开关门（图 9-13-3）。

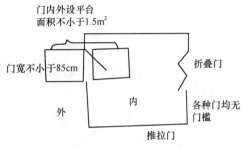

图 9-13-3　门的要求

（4）电梯和楼梯的要求：尽量用电梯代替楼梯，电梯的设置必须便于乘坐轮椅者使用，门宽不小于 85cm，电梯厢面积不小于 1.5m²，电梯控制装置距地面的高度不超过 120cm，以便坐轮椅者使用，电梯门应设置为自动关闭且延迟状态。若康复环境中同时设有楼梯，阶梯高度应低于 15cm，且两侧应有 65～85cm 高的扶手（图 9-13-4）。

（5）走廊的要求：宽度至少 180cm，满足能同时通过两辆轮椅。走廊光线充足明亮，地面干燥防滑、无障碍物。走廊两侧墙壁设有扶手，扶手高度在 65～85cm 为宜（图 9-13-5）。

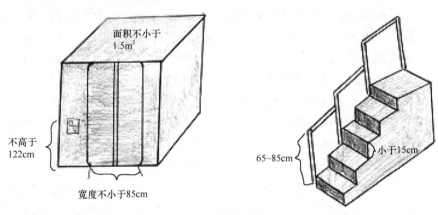

图 9-13-4　电梯和楼梯的要求

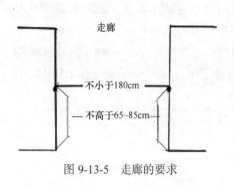

图 9-13-5　走廊的要求

（6）厕所、浴缸的要求：厕所、浴缸应在需要的地方安装扶手，用于身体安全转移。扶手高度在50～55cm。扶手固定，离墙约 5cm 以上，直径为3.2～4.5cm（图 9-13-6）。淋浴间可设置折叠座椅，其座位高度为 38～45cm，以利于坐轮椅者转移。若设置浴缸，浴缸侧缘高度在 38～45cm，与轮椅坐高相近。底部需做防滑处理，并在浴缸旁设置扶手。厕所坐便器高度为 40～45cm（图 9-13-7）。洗手池的最低处应大于 69cm，使乘坐轮椅者的腿部能进入洗手池底部，便于接近水池洗漱。患者如厕和洗浴所需设备应放置在以患者为中心，以臂长为半径的范围内，并做好有效遮挡。浴室和厕所内光线不宜过亮，以患者能看清为度，光线不能直接照射患者双眼。地面应防滑、洁净、无障碍物。

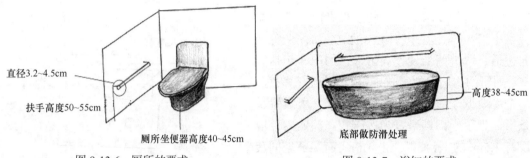

图 9-13-6　厕所的要求　　　　　　图 9-13-7　浴缸的要求

（7）室内设施高度的要求：一切设计高度，要以患者坐在轮椅上手能触及的最大高度作为尺度（120cm）。例如，电灯开关应低于 92cm；桌面高度不超过 80cm；椅坐不高于46cm；衣柜内挂衣的横木不超过120cm；厨具放置利于取用，洗涤槽高度不应超过85cm；房间窗户的高度要比常规低，以免影响患者观望窗外。

四、注意事项

（1）为患者提供足够的空间，以满足其治疗、康复训练和家庭生活的需要。尤其是需要轮椅替代行走的患者，其所到之处必须要满足轮椅的活动空间。

（2）在康复护理中，由于多数患者都存在自护能力低下或减退的现象，因此应为患者提供一个安全、无危险的训练空间及生活空间。在给患者实施康复治疗护理时，应注意训练环境设置人性化、无尖锐器具、地面平整柔软，训练器具应稳定、牢固。

（3）康复环境中所涉及的物品、器械，不仅要美观更要实用。尽可能地利用患者能触及到的各种环境设施训练患者，以达到促进功能锻炼的目的。如调整便器的高度、适当增加扶手，以便完成轮椅和坐便器之间的转移。将楼梯改造成斜坡，方便轮椅进出。

（4）康复护理环境准备中所涉及的器具应使用方便，且有利于患者在可控空间内达成其目的。如床旁可放置手杖支架，方便患者取用；呼叫器应放置在患者方便拿取的地方；室内灯具、洗漱器具的高度应满足轮椅患者的需要等。另外，还可应用现代化设施以达到方便性。如高位截瘫患者可使用"电子环境控制系统"装置，通过吹气、声控等方式完成开关电灯、电视等日常生活活动。

第十四节　节省体能技术

一、概念与目的

节省体能技术（energy conservation technology）是指利用人体功效学原理，结合身体的功能状态，通过使用合适的姿势、正确的活动方法或辅助器具和辅助技术，以减少体能消耗和预防并发症的技术和方法。

二、节省体能的原则

节省体能其实是尽量避免无谓的体能消耗，要想节省体能需要记住以下五项原则，并且在日常生活和工作中多加应用，养成良好的习惯。

（一）合理地安排活动

1. **活动前准备**　提前安排好每日的活动，如把活动内容安排好先后顺序，将费力的活动分几次做，最好与轻松的活动交替进行；减少不必要的活动；在开始活动前，先准备好活动所需的物品，并放在容易拿到的地方，避免不必要的身体前倾和旋转。

2. **适当的休息**　每办完一件事，都要适当休息后再做下一件事；尽管不疲劳，仍要注意休息；一般每工作 1 小时至少休息 10 分钟，最好躺下来休息，因为卧位与坐位的体能消耗比是 1∶3。

（二）利用工具简化活动

利用现代化家居产品简化活动，如使用吸尘器、微波炉、自动洗衣机等。利用辅助器具简化活动，如使用特制的遥控器或长柄工具以减少弯腰、爬高、蹲下等活动；使用手推车搬运比较重的物品等。

（三）调整工作节奏

放慢工作节奏，给自己充足的时间去完成工作，不要急躁。在感到疲乏前，应放慢工作速度或适时停止工作。

（四）采用省力的姿势

避免双手提举过高，肘不要放在高于肩膀的位置；尽量不要用单手工作，最好使用双手，工作时双臂紧贴躯干；将手、肘承托于桌面工作（如使用电脑），会使工作变得较轻松；避免拿或推重物；避免站立过久、蹲着或弯腰工作，尽量坐着工作；工作时要挺直腰背。

（五）活动时调整呼吸

控制呼吸节奏，用鼻轻吸气约 2 秒，然后用口慢慢将气呼出，时间为 4～6 秒。挺胸、扩胸时吸气，还原时呼气。活动时调整呼吸，用力前吸气，用力时呼气。

三、具体实施

（一）正确的工作姿势

1. **工作平面的高度及范围**　坐位工作时，所有物品应放在坐位所及范围内，上肢尽量在 15cm 范围的平面内完成工作。立位工作时，工作平面的高度，女性在 95～105cm，男性在 100～105cm。

2. **保持正确的工作姿势**　坐位工作时，上臂应垂直放于体侧，肘屈曲不超过 70°～90°，腕和手放松；需进行重复或持续性工作时，避免肘部在超过头部的位置维持过长时间；避免肘部过度屈曲；避免前臂持续旋前或旋后；避免腕部反复向尺侧或桡侧偏移；避免持续抓握或拧捏。避免立位工作。

（二）日常生活中的应用

1. **进食**

（1）进食时要注意坐姿，不宜弯腰或半卧。

（2）将拿碗筷的手、肘承托于桌面上，菜碟尽量靠近自己。

（3）使用加粗手柄的勺子、叉子和弹性筷子；使用防洒碗、碟；使用防滑垫。

2. **梳洗**

（1）洗头和化妆要花费较多时间，最好坐下来完成。

（2）如果梳洗需要 5 分钟以上，应将肘部置于桌面上进行或将双肘支撑在洗漱池边缘支持双手进行。

（3）洗脸时用轻便的小毛巾，而不要用手，因为用手要花费更多的力气；拧毛巾时配合正确的呼吸方法；擦脸时，不要将口鼻同时掩盖。

（4）留短发可节省沐浴时间和活动量，洗发与沐浴同时进行。

（5）选用电动牙刷、电动剃须刀、长柄或成角的梳子等，以减少上肢的活动。

3. **穿脱衣裤、鞋袜**

（1）将衣服放在随手可及的地方。

（2）采取坐位（坐下来）穿脱衣裤、鞋袜。

（3）穿衣时，先穿患侧，再穿健侧，脱衣时则相反。

（4）避免穿紧身及纽扣或拉链在背后的衣裤；选择没有鞋带的鞋，以免弯腰系鞋带。

（5）使用穿衣钩和长柄鞋拔。

4. **如厕**

（1）使用坐厕或坐便器；坐厕高度适宜，需要时加以改装或使用坐厕加高垫。

（2）养成良好的排便习惯；大便时，分几次用力，保持呼吸均匀，避免过度喘气或憋气；平时多吃蔬菜、水果以防便秘。

5. **洗澡**

（1）选择身体及精神状况最佳时洗澡。

（2）提前准备好洗澡用品，放在靠近自己的地方。

（3）坐位洗澡或使用浴缸洗澡；用水盆洗头时，可将水盆放高，避免弯腰或下蹲。

（4）保持浴室空气流通，可使用抽气扇或打开窗；洗澡时蒸汽不要太多。

（5）清洁身体时可用长柄海绵刷或长毛巾。

（6）若洗澡中途需要休息，可用大毛巾包着身体保暖，如先洗上半身，围着毛巾休息后，再洗下半身。

（7）洗澡完毕，用大毛巾包着身体，抹干水分，保持正确的呼吸并放松休息一会，然后穿好衣服。

（8）在浴室墙壁安装扶手，在地上放置防滑垫。

6. **做饭**

（1）要保持厨房空气流通，可使用抽油烟机或排风扇。

（2）提前准备好所需材料及用具。

（3）做饭时，不应心急或贪快而同时处理几项工序，如不要同时炒菜及蒸鱼，这样容易使人紧张。

（4）尽量少用煎炸的烹饪方法，因为会造成烟熏，容易引起气喘。

（5）在厨房放置椅子，以便中途休息；择菜、削皮、调味等工作可坐下来进行。

（6）使用辅助器具，如用长汤匙打开锅盖，使用开瓶器或放一块布在瓶盖上将瓶盖打开等。

7. **洗、熨衣服**

（1）尽量使用洗衣机及干衣机。

（2）坐下来洗、熨和折叠衣物，不要蹲在地上洗衣服。

（3）如衣物太多，可分数次洗。

（4）若要将衣物晾干，应先坐下，把衣物逐件挂在衣架上，再慢慢配合呼吸，将衣架挂起。如距离较远，晾衣服时把衣服放在推车里运输。

8. **清洁及打扫**

（1）清扫活动分散进行，每日做一项清扫家务，如周一扫地，周三洗衣，避免过于劳累；粗重家务找他人帮助。

（2）如室内多尘，可使用吸尘器并戴上口罩。

（3）使用辅助器具，如使用长柄垃圾铲或拾物器从地上拾起物品，减少弯腰动作。

（4）用小推车装清洁用具。

9. **购物**

（1）预先计划购物路线、所需时间及所到之处是否有斜坡或楼梯，对自己的体力有正确的估计。

（2）使用购物推车，避免使用手提袋。

（3）购买重的物品，尽量使用送货服务，或找家人及朋友帮助购买，必须自己买时则分开每日买1件。

10. 长途旅行

（1）准备充足药物，以备紧急时使用。

（2）旅途中要考虑定时休息，避免过度疲劳。

（3）行李最好简单、轻便或由家人代提。

（4）多使用交通工具，避免步行。

（三）不同障碍者的应用

1. **运动障碍者** 偏瘫等单侧上肢运动功能障碍者可训练其单手完成扣纽扣、系鞋带、穿脱衣服等日常活动；截瘫或四肢瘫者可对环境和用具进行改造，并通过训练使患者适应在轮椅上进行部分日常活动。此外，还可以采用以下方法来适应日常生活：

（1）穿衣：用大纽扣代替小纽扣；魔术贴代替纽扣；用弹性鞋带。

（2）卫生：提高坐厕高度；安装扶手；用长柄镜子检查身体皮肤状态。

（3）进食：使用加重的餐具以减少手抖；用单柄杯或双柄杯；把碗碟放在湿毛巾上防滑。

（4）家务：使用杠杆门锁；使用轻金属厨具以减少手腕用力；使用稍重的厨具防止手抖；使用张力剪刀；开关安装在正面以方便轮椅使用者操作；使用高度可调的桌子。

2. **感觉障碍者** 主要采用感觉替代方法以适应感觉缺失。

（1）听觉障碍者：对于听力障碍者可用计算机进行交流或利用计算机进行口语与书面语的转换；用地毯和窗帘减少噪音；家具应放置整齐；说话时注视对方，这样才能引起听者的注意；学习通过口形和肢体语言猜出说话者的意思，并反复询问来确认。

（2）视觉障碍者：可以利用听觉或触觉替代视觉。放大物品，把物品放在中间或将物品靠近身体；增强光线，减少反光，形成强烈对比，如将浅色的东西放在黑色背景中；将发光颜料涂在楼梯的边缘等，以提高警觉。

（3）触觉障碍者：利用视觉代偿，戴手套保护手部免受伤害；食物、饮料或沐浴时用温度计测温；不使用尖锐的工具和物品。

3. **认知障碍者** 对于认知功能障碍者可以修改某些认知活动，计算机辅助是最省力而又能提供反馈的方法。

（1）在患者房间内挂大的钟，大的日历，并利用卡片提醒要做的活动。

（2）将每日经常要进行的活动，分步骤地写成清单或画成图画放在床边。

（3）门上贴患者的家庭合影或患者本人的照片帮助他找到自己的房间。

（4）让患者常带记事本，本中记有家庭地址、常用电话号码、生日等，并让他经常做记录和查阅。

（5）使用闹钟提醒需要进行的活动。

4. **言语障碍者**

（1）放慢讲话速度，多进行重复。

（2）用简短句子或只说关键词进行交流。

（3）多使用手势语和表情交流。

（4）利用文字或图画进行交流。

第十五节 康复营养支持

一、概念与目的

康复营养支持是通过消化道或消化道以外的各种途径及方式为患者提供全面、充足的机体所需的各种营养物质，以达到预防或纠正热量-蛋白质能量缺乏所致的营养不良的目的，增强患者对严重创伤的耐受力，促进患者康复的作用。目前，营养相关慢性病的发病率日益升高，很多疾病的发生、病情进展与疾病恢复都与营养密切相关。

二、应用范围

各种大手术、严重烧伤、败血症、严重营养不良的患者，放疗或化疗前后的癌症患者，慢性疾病等患者。

三、操作步骤

1. **营养调查** 是运用科学手段来了解某一人群或个体的膳食和营养水平以此判断其膳食结构是否合理、营养状况是否良好的重要手段。评估患者的营养状况可通过膳食调查、人体测量、临床检查、实验室检查四个部分的内容进行。膳食调查可通过 24 小时膳食回顾法、称重法、记账法、食物频率法进行，结果评价包括食物构成评价、能量及营养素摄入量评价、能量分配比例评价，以及蛋白质、脂肪、碳水化合物的评价等。人体测量包括身高、体重、皮褶厚度、上臂围、腰围的测量评价，以及手握力测试等的功能测试。临床检查主要是采集营养状况改变相关的病史和体征检查。实验室检查包括血清白蛋白、前白蛋白、转铁蛋白、肌酐、氮平衡等营养指标的测定。

2. **营养评价** 是对营养调查结果进行综合分析，客观地做出判断，以发现人群中的营养问题，并提出解决措施。综合评价对诊断营养缺乏病、制订营养防治措施、评价营养治疗效果有着重要意义，因此，目前临床多采用复合型营养评价工具，将实验室检查、膳食调查、人体测量及临床检查资料相结合进行综合分析。常用的营养综合评价方法主要有预后营养指数（PNI）、营养风险指数（NRI）、主观综合评价（SGA）、微型营养评定（MNA）与营养风险筛查（NRS）等综合评价方法，其中 NRS2002 被称为是目前临床唯一的与疾病结局相结合的工具。

3. **营养途径的选择** 营养的供给途径主要分为肠内营养和肠外营养。肠内营养是通过口服或管饲方式将营养物质输送到患者肠道内的一种营养供给的方法，多用于不能经口进食或经口摄食不足的患者。肠外营养是从静脉内供给患者营养的一种营养支持方式，适用于不能进食或不允许进食的疾病患者、胃肠吸收功能差以致生命危险的患者、高分解代谢所致营养不良和免疫功能低下的患者。

4. **营养支持的实施** 根据患者的疾病特点、营养调查及营养状况的综合评价，选择合适的营养途径，最后制订出患者个体化的营养治疗方案。目前，个体化营养治疗在临床的需求较高，但由于目前国内营养师的配备缺乏，故很少做到，而护士作为与患者接触最多的照护者，更应做好患者的营养支持者，促进疾病的康复。

四、注意事项

（1）注重患者目前疾病与营养的需求，综合评价患者的营养状况。

（2）定期、及时进行患者营养支持后的效果评价，根据疾病的变化动态调整营养支持的方案，使患者得到最佳、最适合的营养支持。

（3）配合适当运动，促进康复。

（汤继芹　吴成晖　卢玮旎　张　健　黄柳燕　沈翠玲）